Beiträge zum
III. Wissenschaftlichen Kolloquium zur Organisation der Informationsverarbeitung

---

Probleme der Informatik in Medizin und Biologie

ABHANDLUNGEN
DER AKADEMIE DER WISSENSCHAFTEN DER DDR
Abteilung Mathematik — Naturwissenschaften — Technik

Jahrgang 1981 · Nr. 4 N

Beiträge zum III. Wissenschaftlichen Kolloquium zur Organisation der Informationsverarbeitung „Probleme der Informatik in Medizin und Biologie"

Das Kolloquium wurde veranstaltet von

der Sektion Wissenschaftstheorie und -organisation,
dem Organisations- und Rechenzentrum der Humbolt-Universität,
der Gesellschaft für physikalische und mathematische Biologie der DDR,
der Gesellschaft für Krankenhauswesen in der DDR und
dem Forschungsverband für Medizinische Diagnostik und Gesundheitsüberwachung größerer Bevölkerungsgruppen.

Das Kolloquium wurde weiter unterstützt vom

Koordinierungsrat „Informationsverarbeitung" im Berliner Raum und
von der Sektion Automatisierte Informationsverarbeitung (EDV) der Gesellschaft für Biomedizinische Technik der DDR.

Berlin, 24. bis 26. Januar 1978
(Überarbeitete Beiträge: Stand Juli 1979)

Herausgegeben von:

K. Fuchs-Kittowski J. Adam
P. Gudermuth E. Mühlenberg

AKADEMIE-VERLAG · BERLIN 1982

Herausgegeben im Auftrag des Präsidenten
der Akademie der Wissenschaften der DDR
von Vizepräsident Prof. Dr. Heinrich Scheel

Erschienen im Akademie-Verlag, DDR - 1086 Berlin, Leipziger Straße 3—4

Lizenznummer: 202 · 100/530/82
Gesamtherstellung: VEB Druckhaus „Maxim Gorki", 7400 Altenburg
Bestellnummer: 762 931 6 (2001)81/4N) · LSV 1305, 2005
Printed in GDR
DDR 78,— M
ISSN 0302-8054

Vorwort

Im vorliegenden Konferenzband werden Probleme und Entwicklungstendenzen der Informatik in Medizin und Biologie der DDR behandelt. An der Konferenz nahmen neben ca. 500 Wissenschaftlern aus der DDR, namhafte Vertreter aus der UdSSR, aus der VR Polen, aus der CSSR, aus der VR Ungarn und aus der SR Rumänien sowie Vertreter des International Institute for Applied Systems Analysis (IIASA) teil. Der Ablauf des Kolloquiums, das in einzelnen Blöcken tagte, spiegelt sich im Konferenzband wider.

Es wird ein Überblick über den derzeitigen Stand des Einsatzes der Informationstechnologie in der DDR zur Rationalisierung und Automatisierung der Informationsprozesse in der Medizin gegeben. So werden Grundfragen der Informatik, der Strategie des Einsatzes der Informationstechnologie und zu erreichende Ziele bei der Gestaltung von automatenunterstützten Informationssystemen dargelegt. Probleme und Ergebnisse der angewandten Informatik bei der Entwicklung und beim Aufbau von patientenbezogenen Informationssystemen im Rahmen der medizinischen Betreuung werden gezeigt, z. B. aus dem Krankenhaus Berlin-Friedrichshain, aus der Medizinischen Akademie Dresden und aus der Charité. Über Erfahrungen bei der automatisierten Erfassung und Verarbeitung von biomedizinischen Meßwerten sowie der Anwendung von Mikrorechnern speziell im Labor wird berichtet. Die Unterstützung der biologischen und medizinischen Forschung durch biomathematische Modellierung, statistische Verfahren und Anwendung von Programmpaketen wird dargestellt. Erfahrungen, die national und international bei Anwendung der Modellierung zur Unterstützung der Leitung, Planung und Prognose im Gesundheits- und Sozialwesen gesammelt wurden, sowie der Einsatz der Information und Dokumentation für Betreuungs-, Forschungs- und Ausbildungsprozesse werden dargelegt. Weiterhin wurden Probleme der Ausbildung auf dem Gebiet der Informatik in der Medizin behandelt.

Mit dem vorgestellten Spektrum von Grundlagen bis zu Anwendungen der Informatik wird gezeigt, wie die Informatik sowohl die Entwicklung der naturwissenschaftlichen Grundlagen der Medizin unterstützt als auch durch sie erst verschiedene Forderungen der Epidemiologie und Sozialhygiene nach Analyse bestimmter gesellschaftlicher Faktoren, die Ursachen von Krankheiten sein können, erfüllbar werden.

Die Informationsverarbeitung hat sich als selbständige komplexe Wissenschaft mit unterschiedlichen, miteinander in enger Wechselwirkung stehenden Wissenschaftsgebieten, der Rechnerwissenschaft und der Informatik, entwickelt. Besonders die Informatik entwickelt sich aus der Notwendigkeit, das Spannungsfeld zwischen dem rein syntaktisch arbeitenden technischen Automaten als Informationstransformator und dem zur semantischen Informationsverarbeitung befähigten, schöpferisch tätigen Menschen zu überbrücken.

Die Informatik richtet sich auf die Entwicklung theoretischer Grundlagen zur Darstellung, Umwandlung, Interpretation und Klassifikation der Struktur und Organisation von Informationen und Informationsverarbeitungsprozessen. Auf dieser Grundlage gewinnt sie methodische und theoretische Prinzipien zur Analyse und Gestaltung gesellschaftlicher Informationssysteme. Sie beschäftigt sich also weder mit der Konstruktion von Automaten noch unmittelbar mit der Vielzahl ihrer Anwendungen; sie zielt auf abstrahierte Anwendungsfragen. Mit ihrer theoretischen Analyse will sie wissenschaftliche Grundlagen für das Erarbeiten neuer Lösungswege, für die Erschließung neuer Aufgabengebiete, für eine effektive Integration der automatisierten Informationsverarbeitung in gesellschaftliche Arbeitsprozesse gewinnen.

Heute muß festgestellt werden, daß erstens das Tempo der Bereitstellung moderner Rechentechnik das Tempo der Rationalisierung der Projektierung und Programmierung bei weitem übertrifft. Zweitens liegt das Tempo der Programmierung über dem Erkennen und Erschließen neuer Anwendungsgebiete. Gegenwärtig wird international der Rückstand der Informatik und damit speziell der Orgwaretheorie, -methodologie und -technologie als das entscheidende Hemmnis für den effektiven Aufbau von EDV-gestützten Informationssystemen angesehen.

Auch und gerade für den EDV-Einsatz in der Medizin muß ein klares Ziel bestehen, die Probleme sind zu definieren, und Modelle sind zu entwickeln sowie zu erproben. Die Informatik in der Medizin muß daher wissenschaftliche Aussagen über die rationelle Gestaltung rechnergestützter medizinischer Informationssysteme gewinnen, um maschinelle Operationen mit der ärztlichen Tätigkeit effektiv zu kombinieren. Dabei hat sie die medizinische Spezifik der Gerätetechnik, der Programmtechnik sowie insbesondere die der Organisationssysteme zu erfassen und bei der Entwicklung konkreter Gestaltungsstrategien zu berücksichtigen. Es gilt, die EDV-Anwendungssysteme den Bedürfnissen der Nutzer anzupassen und nicht umgekehrt. Die stürmische Entwicklung der Datenverarbeitung darf nicht dazu beitragen, den Patienten als Meßobjekt unpersönlicher Diagnose und Therapie zur Seite zu drücken. Alle Bemühungen zur Rationalisierung und Automatisierung der Informationsprozesse in der Medizin müssen zur Verbesserung des Arzt—Patient-Verhältnisses beitragen.

Der Minister für Gesundheitswesen OMR Prof. Dr. sc. med. Mecklinger, der die Schirmherrschaft über das Kolloquium übernommen hatte, unterstrich gerade diese gesundheitspolitische Forderung in seinem Eröffnungsreferat.

Die Herausgeber können heute feststellen, daß ausgehend von den richtungsweisenden Darlegungen des Ministers und den Beiträgen und Diskussionen des Kolloquiums starke Impulse für die Weiterentwicklung der Informatik und des praktischen EDV-Einsatzes in Medizin und Gesundheitswesen ausgegangen sind. Wir halten es daher gerade für erforderlich und gerechtfertigt, die Abhandlungen einem breiteren Leserkreis vorzulegen.

Die Herausgeber

Inhaltsverzeichnis

Gesundheitspolitische Forderungen an die Rationalisierung und Automatisierung der Informationsprozesse in der Medizin

L. Mecklinger

Ministerium für Gesundheitswesen der DDR, Berlin

Lassen Sie mich mit einem herzlichen Gruß an Sie, die Teilnehmer des III. Kolloquiums zur Organisation der Informationsverarbeitung zum Thema „Probleme der Informatik in Medizin und Biologie" aus der Republik, aus den sozialistischen Bruderländern, an die Repräsentanten aus dem internationalen Institut für angewandte Systemforschung (IIASA) gleich die Feststellung verbinden, daß wir uns von dieser bedeutsamen wissenschaftlichen Veranstaltung einen orientierenden Aufschluß erwarten zu dem, was in der Informationsverarbeitung in der Medizin bisher an Fragen beantwortet und an Problemen gelöst erscheint, und welche Aufgaben wir in den nächsten Jahren, abgeleitet aus den Erfordernissen sozialistischer Gesundheitspolitik und aus den durch den wissenschaftlich-technischen Fortschritt resultierenden Möglichkeiten im Interesse unserer Bürger zur Erhöhung der Qualität und Wirksamkeit der Arbeit in der medizinischen Forschung und Praxis zielstrebig und verantwortungsbewußt zu lösen haben.

In den vergangenen Jahren hat es nicht wenige Anstrengungen gegeben, einen gültigen Ansatz für die Anwendung der EDV in der Medizin zu finden und diesen Ansatz ständig zu aktualisieren. In erster Linie geht es darum, mit Hilfe der Rationalisierung und Automatisierung von Informationsprozessen durch Einsatz entsprechender Rechentechnik in der Medizin, eine qualitative Verbesserung der medizinischen Betreuung zum Wohl und Nutzen des Patienten zu erreichen und die verantwortungsvolle Arbeit vor allem des Arztes wirksam zu unterstützen.

Dieses Ziel ist nur dann zu erreichen, wenn es gelingt, mit Hilfe der EDV

- mehr Zeit für die Individualisierung des Arzt-Patient-Verhältnisses, für den Dialog Arzt—Patient zu erschließen, d. h., wenn es uns gelingt, das Arzt-Patient-Verhältnis zu bereichern,
- wenn es gelingt, die Diagnostik-Zeiten zu optimieren und gleichzeitig zu minimieren,
- wenn es gelingt, die heute oft noch zu langen Wartezeiten des Patienten auf eine wirksame medizinische Betreuung zu verkürzen und die rasche logische Aufeinanderfolge medizinischer Betreuungsleistungen zu fördern,
- wenn es gelingt, die Sicherheit in der Diagnostik zu erhöhen und auch die Entscheidung erleichtert wird, dem Patienten ohne Umwege die seinem Gesundheitszustand entsprechend qualifizierte medizinische Betreuung zu gewähren.

Das Programm der wissenschaftlichen Tagung macht die Vielfalt der auf dem Gebiet der Informationsverarbeitung entwickelten Aktivitäten mit zum Teil schon konkreten und praxiswirksamen Tätigkeiten deutlich. Die von Ihnen sicherlich nicht unbewußt vorgenommene Klassifizierung und Zuordnung in die einzelnen Tagungsblöcke dieses

Kolloquiums entspricht auch unserer Entwicklungskonzeption zum Einsatz und der Anwendung der Elektronischen Datenverarbeitung im Bereich des Gesundheits- und Sozialwesens einschließlich der medizinischen Bereiche der Universitäten und medizinischen Akademien.

Diese Entwicklungskonzeption ist auf 4 Hauptanwendungsgebiete orientiert:

1. Auf die patientenbezogene Informationsverarbeitung im stationären Bereich mit Anschlüssen zur ambulanten medizinischen Betreuung unter besonderer Akzentuierung des medizinischen Aspektes.

Ich darf mit Genugtuung feststellen, daß diese komplizierte Aufgabenstellung, welche schon vor einiger Zeit von engagierten interdisziplinär zusammengesetzten Forschungskollektiven in Angriff genommen wurde, jetzt durch verbesserte Kooperation mit höherer Effektivität einer Lösung zugeführt wird.

Allerdings ist es nach wie vor erforderlich, daß bei der Lösung dieser Aufgabe noch praxisorientierter Kurs darauf genommen wird, daß durch den Einsatz der EDV eine spürbarere, unmittelbare Unterstützung für die verantwortungsvolle Tätigkeit des Arztes und der mittleren medizinischen Fachkräfte erreicht wird.

Auch international gesehen gibt es hier noch einige offene Probleme. Um so notwendiger ist es, daß im Rahmen des Forschungsthemas „Schaffung eines patientenbezogenen Informationssystems in einem Großkrankenhaus" alle Anstrengungen unternommen werden, um speziell im arbeitsteiligen Prozeß mit der Sowjetunion und den anderen sozialistischen Ländern neue Erkenntnisse und neue praxisrelevante Möglichkeiten zu erforschen und zu entwickeln und sie mit Hilfe der uns zur Verfügung stehenden Datenverarbeitungstechnik umzusetzen.

2. Die Anwendung der EDV in der Prophylaxe, Metaphylaxe und Dispensairebetreuung.

Natürlich erfordert dies den Aufbau von maschinell auswertbaren Registern für die gezielte aktive Betreuung sozio-demographisch oder nosologisch determinierter Bevölkerungsgruppen und für die statistische Analyse zu Leitungs- und Forschungszwecken.

Es ist schon von beachtlicher gesundheitspolitischer Bedeutung, wenn z. B. durch den Aufbau des Herzinfarktregisters im Rahmen des Herzinfarktbekämpfungsprogramms oder des Geschwulstregisters in Zusammenschau mit anderen Faktoren wie Umweltbedingungen, Schadfaktoren, Verhaltensweisen aber auch der Organisation der Schnellen Medizinischen Hilfe (SMH) entscheidende wissenschaftliche und medizinische Voraussetzungen zur Ausarbeitung von wirksamen Bekämpfungsstrategien dieser häufig vorkommenden Krankheiten geschaffen werden.

Aus der Sicht der Leitung und Organisation der Anwendung der EDV im Rahmen dieser Anwendungslinie ist jedoch wichtig, daß aufgrund der oftmals vorhandenen engen inhaltlichen Beziehungen der Projekte für die Prophylaxe, Metaphylaxe und Dispensairebetreuung jegliche Art von isoliertem Herangehen vermieden wird.

Gegenwärtig muß man jedoch gelegentlich den Eindruck gewinnen, daß ungenügend die Erfahrungen und vorhandenen Erkenntnisse, der Datenträgeraufbau und die Programmiererfahrungen von Projekt zu Projekt genutzt werden.

Das verfassungsmäßig zugesicherte Recht der Bürger unseres Staates auf umfassende und qualitätsgerechte gesundheitliche Betreuung und das auch dadurch angeregte, sich immer stärker entwickelnde Gesundheitsbewußtsein unserer Bevölkerung verlangen, daß Diagnostik und Therapie nicht schlechthin im Umfang erweitert werden sollten.

Vielmehr gilt es, ihre Qualität ständig zu verbessern und die Zeitdauer des Wirksamwerdens dieser Maßnahmen zum Wohle des Bürgers immer mehr zu verkürzen. Aus dieser Aufgabenstellung leitet sich zwangsläufig das dritte Anwendungsgebiet ab.

3. Der Einsatz der Elektronischen Datenverarbeitung zur rechnergestützten Meßwertverarbeitung in der Medizin.

Im Bereich der Klinischen Chemie vollzog sich durch den Aufbau und Einsatz neuer Analysenmethoden und Erzeugnisse der Medizintechnik die diagnostische Leistung pro Patient und Zeiteinheit so schnell, daß eine unterstützende Verbindung mit der automatisierten Datenverarbeitung eine fast zwangsläufige Folge war.

Diese Problematik wurde frühzeitig erkannt und deshalb gezielt die investitionspolitischen Maßnahmen des Rechnereinsatzese im Bereich des klinisch-chemischen Labors vorgesehen. Zum gegenwärtigen Zeitpunkt befindet sich bereits eine beachtliche Zahl von Prozeßrechnern zur Verarbeitung von biomedizinischen Meßwerten des klinisch-chemischen Labors im Einsatz. Weitere Einsatzfälle werden bis 1980 in neuen Bezirkskrankenhäusern, z. B. in Karl-Marx-Stadt, Neubrandenburg und Suhl realisiert.

Durch diesen Einsatz der Rechentechnik wurde ein gesundheitspolitischer Beitrag zur weiteren Verbesserung der Qualität der medizinischen Betreuung unserer Bürger, speziell im diagnostischen Bereich, hinsichtlich der Steigerung des Umfanges und der Qualität der diagnostischen Leistungen, bei Reduzierung schematischer Arbeit und der Einsparung von Schreibarbeiten zur Dokumentation der Befundung erreicht.

Diese positive Wertung sollte uns jedoch nicht davon abhalten, jeder Versuchung zu widerstehen, Rationalisierungseffekte in einem Bereich, also zum Beispiel im klinisch-chemischen Labor auf Kosten zusätzlicher Belastung in anderen Bereichen, z. B. auf den Stationen und in klinischen Abteilungen unserer Krankenhäuser und Polikliniken anzustreben.

4. Ein breites Anwendungs- und Betätigungsfeld für den Einsatz der EDV ist mit dem Aufbau rechnergestützter Informationssysteme und entsprechender Modelle zur Unterstützung der Leitungs- und Planungsprozesse des Gesundheitswesens gegeben.

Angesichts des wissenschaftlich-technischen Fortschritts in der Medizin nimmt der die medizinische Betreuung begleitende und zu steuernde Informationsanfall einen Umfang an neuen Größenordnungen und Dimensionen an.

Die für eine in dieser Hinischt sachkundige Entscheidungsfindung zur Steuerung und Qualifizierung der entsprechenden Betreuungs-, Leitungs- und Planungsprozesse benötigten Informationen, welche nur mit Hilfe der Verarbeitung einer immer größer werdenden Menge von Daten aus Betreuungsdokumentation, Leitungs- und Rechnungsnachweisen zu gewinnen sind, verlangen geradezu den Einsatz der EDV.

Entsprechend der Bedeutung dieses Anwendungsgebietes wurde im Gesundheits- und Sozialwesen unserer Republik konzentriert und aus heutiger Sicht auch erfolgreich an die Lösung dieser Aufgabenstellung herangegangen, unter ständiger Beachtung der Erkenntnis, daß wohl nur selten zwischen Informationsangebot und Informationsbedarf ein Gleichheitszeichen gesetzt werden kann, vielmehr die Bestimmung des Informationsbedarfs eines strengen Maßstabes im Sinne des Notwendigen, des Unentbehrlichen bedarf. Das betrifft insbesondere den Nachweis der Kapazitäten, die Leistungen und Kosten, die Erfassung der Arbeitskräfte für die Bilanzierung der Arbeitskräftestruktur und nicht zuletzt die Optimierung der Bedarfsdeckung für die Versorgung des Gesundheitswesens mit Medizintechnik (Heil- und Hilfsmittel sowie Verbrauchsmaterialien).

Anhand der bisher erzielten Ergebnisse wird deutlich, daß Rationalisierungseffekte durch den Einsatz von differenzierter Rechentechnik nicht nur in den Einrichtungen erzielt werden können, sondern daß es auch darum geht, bisher nicht zugängliche Informationen und Kennziffern aus den Dokumentationen der Einrichtungen zu erfassen und sie stufenweise für den operativen Leitungsprozeß in den verschiedenen Leitungsebenen für die Prognose- und Perspektivplanung zu nutzen.

Nicht zuletzt geht es auch darum, den Kollektiven in den Einrichtungen mit Hilfe solcher Aussagen und Ergebnisse neue Möglichkeiten zur selbstkritischen Beurteilung der Qualität und Wirksamkeit ihrer eigenen Arbeit durch die Bereitstellung entsprechender Vergleichsinformationen zu eröffnen.

Der sozialistische Staat hat in den zurückliegenden Jahren auch auf dem Gebiet der automatisierten Informationsverarbeitung erhebliche finanzielle und personelle Fonds dem Gesundheits- und Sozialwesen zur Verfügung gestellt. Auch in Zukunft soll der Ausbau der rechentechnischen Basis im Gesundheitswesen planmäßig und proportional entwickelt werden. Hier gilt es vor allen Dingen zu überlegen, wie diese rechentechnische Basis bis zum Jahre 1990 aussehen soll. Dazu sind gründliche Untersuchungen seitens der dafür Verantwortlichen anzustellen. Sie wird nach dem heutigen Stand der rechentechnischen Entwicklung, den Erfordernissen und Bedürfnissen der Informationsspeicherung, -verarbeitung und -auswertung sicherlich über die gesamte Palette der Rechentechnik, also vom Mikrorechner bis hin zum universellen Rechner, reichen.

Im Rahmen dieser wissenschaftlichen Tagung möchte ich alle auf dem Gebiet der automatisierten Informationsverarbeitung in Medizin und Biologie, also unsere Wissenschaftler, Mediziner, EDV-Spezialisten, Informatiker aufrufen, sich noch enger zusammenzuschließen, um ausgehend von den vorliegenden Ergebnissen und Erkenntnissen der Elektronischen Datenverarbeitung in der Medizin weitere praktikable, die medizinische Betreuung unserer Bevölkerung unterstützende konkrete Fragestellungen in Angriff zu nehmen und einer Lösung zuzuführen.

Die Effektivität des Einsatzes der Elektronischen Datenverarbeitung hängt nicht allein von der einzusetzenden Technik ab.

Sprechen wir von der Rationalisierung und Automatisierung der Informationsprozesse in der Medizin, so hat damit ein vertieftes Verständnis des medizinischen Arbeitsprozesses unter informationellem Aspekt und die Suche nach neuen Wegen, wie die Ergebnisse des wissenschaftlich-technischen Fortschritts noch gewollter, noch ergiebiger und hilfreicher für die Vertiefung des Arzt-Patient-Verhältnisses im Dienste für Leben und Gesundheit der Bürger gemessen werden können, den Vorrang vor rein technischen Fragestellungen.

Für uns bleibt nach wie vor das „Wie“ der Einbeziehung der Elektronischen Datenverarbeitung zur Rationalisierung und Automatisierung der Informationsverarbeitungsprozesse entscheidend. Geht der Einsatz der EDV zu Lasten des Arztes und seiner Tätigkeit, wird er dabei von seiner Arbeit mit dem Patienten abgehalten oder gestört, erhält er keine Unterstützung bei seiner verantwortungsvollen Arbeit, dann müssen wir den Einsatz der EDV, und ist dieser noch so gut gemeint, ablehenen. Nicht das Mögliche und vom Erkenntnisstand her Denk- und Machbare darf uns bei unseren Überlegungen leiten, sondern zwingend für den Ansatz der EDV-Anwendung, für den Einsatz der EDV in der Medizin muß der Aspekt der nachweisbaren Nutzung, des damit erreichbaren Fortschritts in der Erhöhung der Qualität und Wirksamkeit unserer Arbeit in medizinischer Forschung und Praxis sein.

Zwischen Medizin und Informatik muß sich deshalb eine immer engere Symbiose entwickeln. Ein besonderes Problem stellen gegenwärtig die sich durch unterschiedliche fachspezifische Denkweise und benutzte Begriffssysteme immer wieder leicht aufbauenden Barrieren zwischen Informatik und Medizin dar. Wenn wir hier von der Notwendigkeit einer zunehmend stärkeren Integration der Methoden der Informatik in der Medizin, in den medizinischen Arbeitsprozeß sprechen, dann muß alles überwunden werden, was die erforderliche wissenschaftliche Kommunikation und Kooperation erschwert.

Solche Barrieren können insbesondere abgebaut werden, indem einmal die Spezialisierung von Medizinern auf diesem Gebiet verstärkt wird und zum anderen dadurch, daß EDV-Spezialisten (Organisatoren, Systemanalytiker usw.) herangebildet werden, die in der Lage sind, die spezifischen medizinischen Anforderungen an den Einsatz der automatisierten Informationsverarbeitung in der Medizin von vornherein zu berücksichtigen, so daß also von beiden Seiten den medizinisch-inhaltlichen Problemstellungen verstärkt Rechnung getragen werden kann. Hierbei wird auch die Ausbildung von Biomathematikern und Biokybernetikern einen wichtigen Platz einnehmen.

Historisch gesehen ist die Anwendung der EDV im Gesundheits- und Sozialwesen, speziell im medizinischen Bereich, noch als jung anzusehen.

Das Erforschen und Experimentieren war eine objektive Notwendigkeit, um Erfahrungen bei dem Umgang und der Anwendung der modernen Rechentechnik im Gesundheitswesen zu sammeln. Gute Ergebnisse hat es gegeben, über die wir uns freuen. Aber auch Enttäuschungen blieben bekanntlich nicht aus. Dieses Vorgehen ermöglichte, Inhalt, Umfang, und Grenzen der Anwendung der Elektronischen Datenverarbeitung im Gesundheitswesen realistischer und präziser zu bestimmen und verhinderte somit gleichzeitig die Erarbeitung von lebensfremden, der medizinischen Betreuung unserer Bürger nicht dienenden EDV-Systemen. Wir sind heute sicherer geworden in der Bestimmung des Platzes, der Anwendungsbereiche und des Nutzens, den uns die EDV bringen kann.

Die Fortschritte, die wir heute feststellen, sind in Umfang und Qualität das Ergebnis der richtigen Einordnung der Entwicklung und Anwendung der modernen Rechentechnik entsprechend der Orientierung in den Beschlüssen der Sozialistischen Einheitspartei Deutschlands. Diese Orientierung ist in der Auseinandersetzung mit schematischen Auffassungen zum Einsatz der Rechentechnik gereift. Unter steter Beachtung des Zusammenhangs von Aufwand und Nutzen werden wir zielstrebig die Bedingungen dafür schaffen, die weitreichenden und differenzierten Möglichkeiten der modernen Rechentechnik für die Erhöhung der Qualität der medizinischen Betreuung und die Erhöhung der Wirksamkeit der medizinischen Arbeit zu nutzen. Deshalb wird unsere ideologische Position zur Anwendung der EDV im Gesundheitswesen nicht durch den Vergleich der Zahlenangaben über installierte Computer in kapitalistischen Ländern bestimmt, sondern einzig und allein von den Erfordernissen bei der weiteren Ausgestaltung des sozialistischen Gesundheitswesens in Verbindung mit unseren volkswirtschaftlichen Möglichkeiten.

Auch in Zukunft wird unser Weg von der konstruktiven vertrauensvollen Zusammenarbeit mit der UdSSR und den anderen sozialistischen Bruderländern gekennzeichnet sein.

Erfahrungen aus anderen Ländern werden wir keinesfalls vernachlässigen, sondern daraufhin zu überprüfen haben, inwieweit sie auch für uns interessante Anregungen sowohl im konzeptionellen als auch im technischen Bereich enthalten.

Für die weitere Arbeit auf diesem Gebiet sehe ich die Notwendigkeit einer kontinuierlichen Weiterführung der Arbeiten zum Einsatz der elektronischen Datenverarbeitung in Medizin und im Gesundheitswesen unter besonderer Berücksichtigung folgender Kriterien:

— Erhöhung der Wirksamkeit und Qualität der medizinischen Betreuung
— Entlastung der medizinischen Praxis von berufsfremden, schematischen Schreibarbeiten und Verwaltungsaufgaben
— rationelle Informationsbereitstellung für den Leitungs- und Planungsprozeß auf allen Ebenen
— Erhöhung der Wirksamkeit der Forschung durch koordiniertes und arbeitsteiliges Vorgehen, insbesondere durch eine enge Kooperation mit der Sowjetunion und den anderen sozialistischen Ländern.

Ich möchte die Gelegenheit wahrnehmen, allen, die bisher geholfen haben, Konturen, Wege und Ziele der automatisierten Informationsverarbeitung herauszuarbeiten, die geholfen, haben, die ersten positiven praktikablen Ergebnisse, oft gewonnen in höchstem Maße erforderlicher wissenschaftlicher Kleinarbeit, zu erreichen, den Dank und die hohe Anerkennung für die geleistete Arbeit auszusprechen.

Vor diesem großen Forum interessierter Wissenschaftler und Praktiker aus den verschiedenen Bereichen des Gesundheitswesens und anderen Bereichen verbinde ich meinen und unseren Dank mit der Überzeugung, daß wir alle Voraussetzungen besitzen, uns nicht zuletzt im Ergebnis dieser wissenschaftlichen Veranstaltung mit neuer Tatkraft und mit vielen ermutigenden Impulsen den anspruchsvollen Aufgaben der nächsten Jahre im Dienst für Leben und Gesundheit unserer Bürger zu stellen und diese Aufgaben zum Wohle des Menschen und für das Glück unseres Volkes in Verwirklichung sozialistischer Gesundheitspolitik erfolgreich zu lösen.

Ich wünsche Ihnen und uns gemeinsam dazu viel Erfolg und danke Ihnen für Ihre Aufmerksamkeit.

1. Grundfragen der Informatik in Medizin und Biologie

Grundfragen der Informatik in Medizin und Biologie

K. Fuchs-Kittowski und P. Gudermuth

Humboldt-Universität zu Berlin, Sektion Wissenschaftstheorie und -organisation und Krankenhaus Berlin-Friedrichshain, ORZ

1. Zu Inhalt und Zielen der Informatik

Die Notwendikgeit und Möglichkeit des Einsatzes der automatisierten Informationsverarbeitung in der Medizin, im Gesundheitswesen und Sozialwesen ergeben sich aus immer deutlicher werdenden allgemeinen Entwicklungstendenzen des Gesundheitswesens:

1. Eine entscheidende Entwicklungstendenz des Gesundheitswesens in der sozialistischen Gesellschaft besteht vor allem darin, daß die kurative medizinische Betreuung der Bevölkerung zunehmend durch Maßnahmen des vorbeugenden bzw. Krankheiten früherkennenden Gesundheitsschutzes ergänzt wird. Eine aktive, gezielte Gesundheitsüberwachung mit dem Ziel der Früherkennung von Gesundheitsschäden bzw. prämorbiden Zuständen führt zu Vielfachreihenuntersuchungen, die nur noch rechnergestützt zu bewältigen sind.

2. Die moderne Medizin führt zur Entwicklung immer neuer Verfahren der Diagnostik, Therapieplanung und Therapieüberwachung, die jedoch einen komplizierten Prozeß der Verarbeitung der Primärdaten zu diagnostisch relevanten Aussagen zur Voraussetzung haben und daher effektiv auch nur noch mit Unterstützung von Rechnern zu bewältigen sind.

3. Charakteristisch ist die Entwicklung diagnostischer Verfahren, die aufgrund von Mehrfachuntersuchungen oder aufgrund von kontinuierlichen Ermittlungen von Meßwerten über einen längeren Zeitraum eine Trendanalyse mit Hilfe der EDV zulassen.

4. Charakteristisch für die gegenwärtige Situation ist das ständig wachsende Bedürfnis nach umfassender und rationeller Erfassung und Verarbeitung von Informationen über den einzelnen Patienten sowie eine rationellere und qualitativ aussagefähigere Informationsbeziehung innerhalb der Gesundheitseinrichtungen und zwischen ihnen, nach rationeller Krankenhausorganisation und -betriebswirtschaft sowie nach Modellen der Planung der medizinischen Betreuung, der Struktur- und Standortplanung von Einrichtungen u. a.

5. Immer umfangreicher wird das Gebiet der Modellierung und Anwendung mathematischer Verfahren in der biologischen und medizinischen Forschung. So werden z. B. verstärkt mathematische Simulationsmodelle entwickelt, die moderne Rechentechnik voraussetzen, so daß für den weiteren Erkenntnisfortschritt der effektive Einsatz der Rechentechnik im Forschungsprozeß für eine Reihe zentraler Forschungsaufgaben zu einem Schlüsselproblem wird.

Die in den letzten Jahren stürmisch gewachsenen Anforderungen an die medizinische Forschung und an das Gesundheitswesen, wie sie in den aufgezeigten Entwicklungstrends deutlich werden, der erforderliche qualitative Sprung zur Bewältigung dieser neuen Notwendigkeiten und Möglichkeiten zur umfassenderen und wirksameren medizinischen Versorgung der Bevölkerung hat deutlich eine effektivere Informationsverarbeitung zur Voraussetzung.

Mit Informatik bezeichnen wir eine sich in den letzten Jahren stürmisch entwickelnde Wissenschaft vom Wesen der Information, der Struktur und Funktion von Informationsverarbeitungsprozessen auf den verschiedenen Ebenen der objektiven Realität unter besonderer Berücksichtigung der semantischen und syntaktischen Informationsverarbeitungsprozesse und damit der Probleme der Integration der automatisierten Informationsverarbeitung in die gesellschaftliche Organisation. Die entscheidenden Grundfragen der Informatik sind daher verbunden mit dem theoretischen Verständnis der Information sowie insbesondere mit der Notwendigkeit der Überbrückung des Spannungsfeldes zwischen formalem Modell und objektiver Realität.

Gerade aus der Notwendigkeit der Überbrückung dieses Spannungsfeldes entwickelt sich die Informatik, deren entscheidendes philosophisches und methodologisches Grundproblem das Problem des Verhältnisses zwischen technischem Automaten und seiner gesellschaftlichen Umwelt ist.

Um eine effektive Funktionsteilung zwischen Automat und Mensch sowie eine echte Integration automatisierter Informationsverarbeitungssysteme (AIVS) in verschiedene gesellschaftliche Arbeitsprozesse zu erreichen, hat die Informatik auszugehen von den spezifischen Besonderheiten und der spezifischen Leistungsfähigkeit maschineller und menschlicher Informationsverarbeitung. Das kritiklose Akzeptieren der Welt des technischen, digitalen Rechenautomaten als Modell für die gesamte objektive Realität erweist sich immer mehr als ein gefährlicher Irrtum. Der Mensch hat immer den Unterschied zwischen formalem Modell (programmierter Struktur) und der tatsächlichen Dynamik und Mannigfaltigkeit des natürlichen und gesellschaftlichen Lebens zu überwinden.

Für die Informatik in der Medizin (oder medizinische Informatik) als eines der entscheidendsten Gebiete der angewandten Informatik wird dies bei allen Anwendungen immer deutlicher. Als die automatisierte Informationsverarbeitung etwa vor 20 Jahren immer mehr ins öffentliche Bewußtsein trat, erwartete man zunächst viel zu hohe Leistungen von ihr: z. B. schienen eine zuverlässige vollautomatische Sprachübersetzung, eine zuverlässige vollautomatische ärztliche Diagnose usw. und auch exakte automatisch erstellte Leitungsentscheidungen nur noch eine Frage von Jahren zu sein. Vor allem das Problem des Verstehens der Semantik und ihrer Erhaltung während der Verarbeitung wurde hier offensichtlich unterschätzt.

Es muß heute festgestellt werden, daß solche übertriebenen Einschätzungen wesentlich Schuld haben an den enttäuschten Hoffnungen, weil sie nicht exakt unterschieden haben

1. zwischen vielleicht wünschenswerten, jedoch mit heutigen Automaten prinzipiell nicht möglichen Anwendungen,

2. zwischen im Prinzip heute zwar möglichen, aber nur langfristig zu realisierenden Projekten und

3. kurzfristig mit hohem Effekt jetzt realisierbaren Aufgabenstellungen.

Es muß heute um eine genaue Einschätzung der Möglichkeiten und Grenzen des Einsatzes der automatisierten Informationsverarbeitung gehen. Eine entscheidende Frage, die es hier zu klären gilt, ist, ob sich die gesamte objektive Realität, die Natur, die Gesellschaft und das menschliche Denken auf ein Ensemble formalisierter Abläufe reduzieren läßt oder nicht, wenn letzteres möglich wäre, dann könnte auch der Mensch bzw. das menschliche Verhalten vollständig objektiviert und formalisiert werden, es wäre damit durch den informationsverarbeitenden Automaten vollständig zu ersetzen. Die automatisierte Informationsverarbeitung ist Entwicklungsprodukt und konzentrierter Ausdruck der gegenwärtig sich vollziehenden wissenschaftlich-technischen Revolution. Aufgrund der Jugend dieses Problemkreises ist es verständlich, daß die hier auftretenden Probleme bisher nur in geringem Maße philosophisch reflektiert wurden, sie berühren aber Fragen die schon seit langem in der Philosophie diskutiert und zum Teil geklärt wurden.

Das mechanistische Denken war und ist immer bestrebt, die objektive Realität allein als ein Ensemble von Maschinen und Mechanismen zu verstehen. Danach vollziehen sich die Material-, Energie- und Informationsprozesse gemäß vollständig objektivierbaren und formalisierbaren — und wenn letztere Bedingung gegeben ist — auch programmierbaren Gesetzen. Die objektive Realität, die Natur, Gesellschaft und das Denken, wird so als eine Welt von isolierten Atomen bzw. Elementarbausteinen, die in mathematisch formulierbaren Relationen zueinander stehen, aufgefaßt. Dieser Denkansatz, den wir z. B. im Ideal des Rationalismus bei Leibniz in dem Gedanken finden, daß es durch das Auffinden elementarer Denkeinheiten möglich werden müßte, alle philosophischen Streitigkeiten durch Berechnung aus der Welt zu schaffen, wurde von der atomistischen Logik, wie sie u. a. von B. Russell und L. Wittgenstein entwickelt wurde, konsequent zu Ende gedacht. Wir gehen hier davon aus, daß die zur Diskussion stehenden Automaten allein physikalischen Gesetzen unterliegen und in ihrem funktionellen Verhalten bestimmten mathematisch-logischen Operationen homomorph sind. Alles was im Automaten geschieht, ist eine wohl definierte logische Kombination von „Elementarsätzen", die — von Funktionsfehlern abgesehen — prinzipiell verifizierbar sind. Die Untersuchung der Anwendungsmöglichkeiten, Anwendungsbedingungen und Auswirkungen der EDV-Anwendung, die Bewältigungsprobleme der Integration der automatisierten Informationsverarbeitung in der gesellschaftlichen Organisation ist die entscheidende Aufgabe der Informatik. Als theoretische Grundlage der EDV-Anwendung hat sie wissenschaftliche Aussagen zur Gestaltung automatenunterstützter Informationssysteme zu gewinnen. Die organisatorischen Probleme der Integration der Automaten in die betriebliche Aufgabenerfüllung stehen heute international im Brennpunkt der Diskussion um einen effektiven Automateneinsatz. In diesem Zusammenhang erhebt sich die Frage, ob die Systemanalyse, Modellierung und der Automateneinsatz zugleich beiden, der Rationalisierung und dem Menschen dienen können. Über Rationalisierung (und Automatisierung) ist schon viel geschrieben worden, aber meist ohne ihren Gegenstand genau zu präzisieren.

Die menschliche Arbeit rationell zu gestalten, wird heute in fast allen Bereichen menschlicher Tätigkeit als notwendig angesehen, einschließlich der ärztlichen Tätigkeit. Durch Rationalisierung soll eine vernünftige, überlegte Arbeitsweise ermöglicht werden, um die bestmögliche Leistung zu erzielen.

Wir vertreten die These, daß Gegenstand der Rationalisierung allein die objektivierbaren rationalen Handlungen (Operationen) sind.

Gegenstand der Automatisierung sind dann allein die formalisierbaren menschlichen Operationen.

Die Objektivierbarkeit menschlicher Tätigkeit ist eine notwendige, wenn auch nicht hinreichende Bedingung für die Formalisierbarkeit. Entsprechend einer von uns vorgenommenen genaueren Differenzierung der menschlichen Tätigkeit in Handlungen und Operationen, der Bestimmung der Operation als einer voll objektivierbaren Tätigkeit und der klaren Eingrenzung des Gegenstandes der Automatisierung auf formalisierbare Operationen, erweist sich der Gegenstand der Rationalisierung als umfassender.

Unter dem Gesichtspunkt der Rationalität der Handlungsabläufe lassen sich unterscheiden: prärationale, rationale und irrationale Handlungen. Für die Frage, ob die Automatisierung beiden, der Rationalisierung und dem Patienten dienen kann, scheint uns nun die Unterscheidung und das Zusammenspiel von prärationalen und rationalen Handlungen entscheidender Schlüssel zu sein.

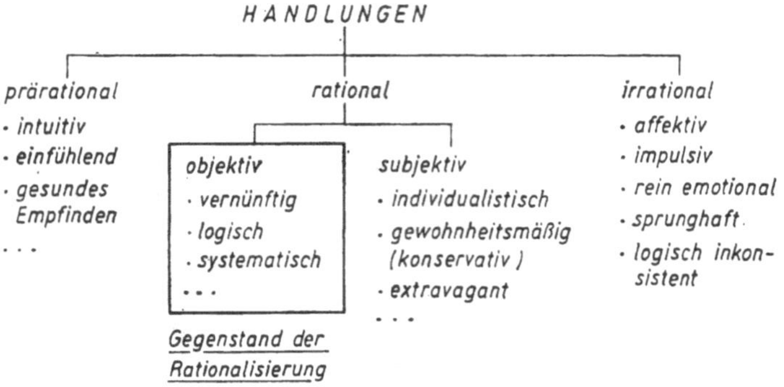

Abb. 1. Differenzierung der Handlungen

Prärational ist eine Handlung dann, wenn sie auf die Bereicherung des rationalen Systems von wissenschaftlichen Erkenntnissen und Erfahrungen hinzielt, ohne daß man bis ins letzte gehende Gründe für das im Werden begriffene Neue anzuführen vermag. Die prärationale Handlung stößt also in Neuland vor, erschließt vom Rationalen noch nicht oder nicht umfassend genug eroberte Gebiete und ist durch ihr Suchen nach neuen Wegen gekennzeichnet. Die prärationale Handlung steht somit nicht im Gegensatz zur rationalen Handlung. Die prärationale Handlung ist eine intuitive und eingehende Auseinandersetzung mit den Widersprüchen und Grenzen der bestehenden Ergebnisse und Erfahrungen. Das Neue wird zunächst nur vermutet, doch ist man überzeugt, daß rationale Wege zur Begründung des Neuen gefunden werden können und müssen. Die Berücksichtigung prärationaler Handlungen sowie der subjektiven Rationalität, die in vielen Verhaltensweisen z. B. des Arztes wie des Patienten anzutreffen sind, erfordert ein hohes Maß einfühlenden Verständnisses für die Menschen, die in die Rationalisierungsmaßnahmen einbezogen sind.

2. Medizin und Informatik in ihrem Wechselverhältnis gegenseitiger Forderungen und Förderung

2.1. Allgemeine und angewandte Informatik

Wenn von Informatik gesprochen wird, so unterscheidet man heute meist zwischen allgemeiner und angewandter Informatik. Angewandte Informatik bedeutet, daß die Erkenntnisse, Gesetze, Prinzipien und Methoden der allgemeinen Informatik in einem bestimmten Gegenstandsbereich angewendet werden. In diesem Sinne sprechen wir von Informatik in Biologie und Medizin. Die Erkenntnisse, die hierbei gewonnen werden, tragen in verallgemeinerter Form wieder zur Weiterentwicklung der allgemeinen Informatik in einem konkreten Anwendungsbereich bei; z. B. findet im Gesundheits- und Sozialwesen eine unmittelbare Verflechtung mit den Erkenntnissen der für diesen Gegenstandsbereich zuständigen Wissenschaften statt. Es ist ganz offentsichtlich, daß die EDV-Anwendung in der Medizin an der Oberfläche bleiben muß, wenn sie sich nicht unmittelbar mit der medizinischen Forschung verbindet.

Um automatisierte Informationsverarbeitungssysteme für konkrete Anwendungsbereiche zu entwickeln, bedarf es des organisierten Zusammenwirkens der angewandten Informatik und der angewandten Fachdisziplin bzw. des Anwendungsgebietes. Während die angewandte Informatik in der allgemeinen Informatik ihre theoretische Grundlegung findet und durch anwendungsspezifische Methoden und Verfahren für die Entwicklung leistungsfähiger konkreter Datenverarbeitungstechnologie ergänzt werden muß, besitzt die angewandte Fachdisziplin, zu deren Unterstützung die automatisierte Informationsverarbeitung dienen soll, in der entsprechenden Fachwissenschaft, in unserem Fall also die Medizin, ihre inhaltliche Grundlegung, indem die dort geltenden Methoden und Verfahrungen für die Lösung der im Rahmen der angewandten Fachdisziplin gestellten konkreten Aufgaben spezifiziert werden. Als Beispiel für den durch die angewandten Disziplinen vermittelten Zusammenhang zwischen der Informatik und einer Fachdisziplin möge die Gestaltung eines rationellen Systems des Herz-Kreislufa-Screenings dienen.

Aufbauend auf den medizinischen Ergebnissen der Grundlagenforschung über Herz-Kreislauf-Krankheiten, werden solche Meßwerte und die zwischen ihnen bestehenden algorithmischen Zusammenhänge ermittelt, die zur praxiswirksamen Massenuntersuchung für die Früherkennung von Symptomträgern von Herz-Kreislauf-Erkrankungen geeignet sind.

Ein effektives Massenuntersuchungssystem erfordert den Einsatz von EDVA und damit die Einführung eines entsprechenden automatisierten Informationsverarbeitungssystems. Während die angewandte Informatik durch die Analyse der Spezifik medizinischer Organisation und der hier auftretenden Informationsverarbeitungsprozesse die geeignete Gerätekonfiguration, Programmier- und Programmpakete sowie Aussagen zur Gestaltung des automatenunterstützten Informationssystems bereitstellen muß, steht die angewandte medizinische Herz-Kreislauf-Forschung vor der Aufgabe, ein effektives Organisationssystem für die Erfassung der klinisch relevanten Massendaten und die fachgerechte Auswertung der ermittelten Ergebnisdaten zu schaffen. Die Projektierung und Ausführung eines entsprechenden automatisierten Informationsverarbeitungssystems erweist sich somit als das interdisziplinäre Zusammenwirken von in der Medizin angewandter Informatik und angewandter Fachdisziplin. Will man die sich in den medizinischen Fachdisziplinen jeweils herausbildende Spezialisierung besonders hervorheben, so ist es in diesem Sinne vielleicht berechtigt, von medizinischer Informatik zu sprechen. Solche Wortverbindungen setzen jedoch voraus, daß es sich nicht nur um Anwendung handelt, sondern um einen wirklich eigenständigen wissenschaftlichen Beitrag zum Verständnis der Information und der Informationssysteme.

Die Informatik in der Medizin hat wissenschaftliche Aussagen über die rationelle Gestaltung automatenunterstützter medizinischer Informationssysteme zu gewinnen, um eine effektive Kombination der maschinellen Operationen mit der ärztlichen Tätigkeit zu erreichen. Dabei hat sie die medizinische Spezifik der Gerätetechnik, der Programmtechnik sowie die Spezifik medizinischer Organisationssysteme zu erfassen und bei der Entwicklung konkreter Gestaltungsstrategien zu berücksichtigen.

Indem die allgemeine Informatik aus der Klassifizierung von Informationsverarbeitungsprozessen und allgemeingültigen Untersuchungen über Inhalt und Form von Mensch-Rechner-Kombinationen die Grundstrukturen für verschiedene Typen von automatisierten Informationsverarbeitungssystemen ermittelt und allgemeine Methodiken erarbeitet, die den Besonderheiten dieser Typen angepaßt sind, legt sie praktisch handhabbare theoretische Grundlagen für alle Gebiete der angewandten Informatik.

Die angewandte Informatik, in unserem Falle die Informatik in der Medizin, bedient sich bei der Analyse des Informationsverarbeitungssystems des Anwendungsbereiches und der Grundsatzentscheidung für den Entwurf eines automatisierten Informationsverarbeitungssystems dieser allgemeinen Erkenntnisse und konkretisiert sie durch die spezifischen Erfordernisse des Anwenderbereiches. Sie steht mit der angewandten Fachdisziplin, die für das automatisierte Informationsverarbeitungssystem zu entwickeln ist, in enger Wechselbeziehung, das heißt, sie muß unter informationellem Aspekt den Zielstellungen des Anwendungsbereiches Rechnung tragen und daher um die Kenntnisse über die betreffenden Sachzusammenhänge bereichert werden. Umgekehrt bedarf die für den Anwendungsbereich verantwortliche angewandte Fachdisziplin gewisser Grundkenntnisse der angewandten Informatik ihres Bereiches, um eine moderne Organisation, die die Leistungen des automatisierten Informationsverarbeitungssystems in den jeweiligen Arbeitsprozeß integriert, entwickeln zu können. Das Informationssystem erweist sich somit immer nur als Hilfsmittel, um die sich aus den Sachzusammenhängen ergebenden Erfordernisse nach rationeller Technologie und Organisationslösungen realisieren zu können.

2.2. Zum Einfluß der Informatik auf die Entwicklung der Medizin

Für den sich gegenwärtig vollziehenden Integrationsprozeß in den Wissenschaften allgemein, wie speziell für die Beziehungen zwischen Informatik und Medizin, ist typisch, daß er sich nicht beschränkt auf die Herausbildung von Grenzwissenschaften, wie Informatik in der Medizin, sondern vor allem auch zu einer vertieften Differenzierung in der Basiswissenschaft — in unserem Falle Medizin und Biologie — führt.

Es ist deutlich, daß Informatik und Medizin über ihre spezialisierten Anwendungsgebiete in einer fruchtbaren Wechselbeziehung zueinander stehen. Diese Wechselbeziehung fördert vor allem auch eine breite Anwendung der Bio-Mathematik, vor allem der Statistik sowie der Bio-Kybernetik. Diese Entwicklung bleibt nicht ohne Auswirkungen auf die Struktur der Medizin. Dies ist eine sehr wichtige, jedoch wissenschaftstheoretisch noch ungenügend ausgewertete Tendenz gegenwärtiger Wissenschaftsentwicklung zur Differenzierung und Integration zwischen verschiedenen Wissenschaften.

Mit der Entwicklung der Informatik in der Medizin ist eine verstärkte Entfaltung der interdisziplinären Beziehungen verbunden. Charakteristisch dafür ist:

1. durch die verstärkte Anwendung mathematisch-kybernetischer Methoden und der Methoden der Informatik und Rechentechnik eine Verstärkung der Beziehungen zu sogenannten Hilfswissenschaften,

2. durch die Anwendung theoretischer Erkenntnisse der allgemeinen Informatik in der Medizin eine Erhöhung der Anzahl der Grenzgebiete der Biologie und Medizin und

3. durch die enge Wechselbeziehung der Informatik und der Medizin und Biologie über ihre Anwendungsgebiete eine Entfaltung und Differenzierung weiterer Grenzwissenschaften innerhalb der Ursprungswissenschaften.

Die Entwicklung der Informatik in der Medizin bedeutet zugleich eine vertiefte Mathematisierung in den medizinischen Wissenschaften. Als Grenzwissenschaften der Medizin- und Biologie sind einmal anzusehen die Physik und Chemie und zum anderen die Psychologie, Ökologie und Soziologie sowie andere relevante Gesellschaftswissenschaften. Die Informatik unterstützt nun einmal ganz offensichtlich die Entwicklung der Medizin zu einer exakten Naturwissenschaft, zum anderen werden durch sie aber auch erst bestimmte Forderungen der Epidemiologie und Sozialhygiene nach der Analyse bestimmter gesellschaftlicher Faktoren, die Ursachen von Krankheiten sein können, möglich. Große Datenbasen individueller (jedoch anonymer) Krankengeschichten, die über längere Zeit analysiert werden können, werden auf vielen Gebieten der Medizin zunehmend wichtig.

Erst auf dieser Grundlage wird es auch möglich, Kosten-Nutzen-Überlegungen bei prophylaktischen Programmen — im Vergleich zu Betreuungsprogrammen — durchzuführen.

Ebenso ist die Epidemiologie mit ihren großen statistischen Auswertungen stark abhängig vom Automaten, wie natürlich auch viele Vielfachreihenuntersuchungen ohne Automatenunterstützung nicht effektiv durchführbar sind. Das heißt, gerade die Beziehungen zur Ökologie, Soziologie u. a. Gesellschaftswissenschaften, wie sie sich speziell durch eine Maßnahme des vorbeugenden bzw. Krankheiten früherkennenden Gesundheitsschutzes verstärkt ergeben, werden durch die Entwicklung der Informatik gefördert. Es ist aber vor allem auch der Aspekt der gesellschaftswissenschaftlichen Organisation, unter dem die Informatik in der Medizin die Beziehungen zu den Gesellschaftswissenschaften fördert.

Wir haben auch herausgestellt, daß in der Wechselbeziehung zwischen Informatik und Medizin sich die Informatik in eine angewandte Richtung spezialisieren und die Medizin eine solche Stufe der Entwicklung erreichen muß, daß die theoretischen, methodologischen und auch praktischen Ergebnisse der Informatik auch aufgenommen und angewendet werden können, d. h., bestimmte medizinische und biologische Grundbegriffe müssen auf jeden Fall innerhalb der Medizin und Biologie selbst geklärt und weiterentwickelt werden.

2.3. Systemanalyse, Modellierung und Anwendung mathematischer Verfahren

Die Modellierung als Methode hat zwei verschiedene Richtungen ihrer Anwendung, einmal die allgemeine Forschungsmethode in den Einzelwissenschaften — wobei der Erkenntnisaspekt des Modells im Vordergrund steht — und zum anderen als Methode, die zur Lösung von Aufgaben bei der Leitung und Organisation in allen Bereichen unseres gesellschaftlichen Lebens, so auch bei der Leitung und Organisation des Gesundheits- und Sozialwesens, bei der Leitung und Organisation der Wissenschaft, zur Unterstützung von Entscheidungen in der medizinischen Wissenschaft und medizinischen Betreuung beiträgt. Hier steht vor allem der Steuerungsaspekt des Modells im Vordergrund [1].

Die Modellierung erfolgt unter informationellem Aspekt, es werden Informationsmodelle aufgebaut. Die Modellierung ist hier zugleich eine Methode zur Analyse, Verarbeitung, Speicherung und Gewinnung von Informationen. Systemanalyse und Modellierung werden gegenwärtig zu wichtigen Hilfsmitteln für die Untersuchung von Prozessen der Gesundheitsversorgung, der Gestaltung effektiver Gesundheitsbetreuungssysteme. Die Systemgestaltung dient insbesondere der effektiven Integration der automatisierten Informationsverarbeitung in die Organisation des Gesundheitswesens. Hierbei gilt es insbesondere, die formalisierten Informationsverarbeitungsprozesse zu bestimmen und die noch nicht formalisierten Anteile auf entsprechende Extensionalitätsbereiche abzubilden. Dieser Abbildungsprozeß erfolgt in festgelegten Bezugssystemen und ist nur für diesen gültig. Bei diesem Abbildungsprozeß sind die Formalisierungsbedingungen genau zu analysieren und festzuhalten.

Mit dem Problemkreis Modellierung und Anwendung mathematischer Verfahren unter Einsatz der Informationsverarbeitungstechnik in der biologischen und medizinischen Forschung wenden wir uns zunächst dem wohl größten Gebiet der Informatik in Medizin und Biologie zu.

Hier sehen wir einmal die möglichst umfassende Sammlung von Daten über spezielle Krankheitsgruppen (Krebs, Herz-Kreislauf u. a.), die mathematisch statistische Auswertung von Krankheitsgeschichten und zum anderen den fast unbegrenzten Einsatz des Automaten für die biomedizinische Grundlagenforschung. In den letzten Jahren hat die Nutzung der EDV in der medizinischen Forschung beträchtlich zugenommen, insbesondere werden in wachsendem Maße Programmpakete für Statistik und Numerik genutzt. In den naturwissenschaftlichen Grundlagenprinzipien der Medizin werden, wie insbesondere in der Molekularbiologie, verstärkt mathematische Simulationsmodelle entwickelt, die den Einsatz entsprechender Rechentechnik zur Voraussetzung haben. Als entscheidende Leitlinie für die weitere Entwicklung des EDV-Einsatzes in der medizinischen und biologischen Forschung wollen wir hier auch die verstärkte Entwicklung und Anwendung von Programmpaketen herausstellen.

Die modernen automatisierten Informationsverarbeitungsanlagen sind entscheidende wissenschaftliche Erkenntnismittel geworden. Als integrierender Bestandteil z. B. des wissenschaftlichen Experiments dienen sie der Rationalisierung und Intensivierung formalisierbarer geistiger Routinetätigkeit des einzelnen Forschers.

Mit Hilfe von materiellen und ideellen wissenschaftlichen Erkenntnismitteln, d. h. Geräten und methodischem Vorgehen (Methoden, Verfahren, Programme) können neue Informationen über den jeweiligen Untersuchungsgegenstand gewonnen werden. Die Geräte dienen als Vermittler bei der geistigen Aneignung des Erkenntnisgegenstandes durch das erkennende Subjekt. Das erkennende Subjekt schiebt zwischen sich und das Erkenntnisobjekt die wissenschaftlichen Arbeitsinstrumente vor allem zur Gewinnung, Vermittlung und Prüfung von Informationen. Dann gilt es jedoch, die Vielzahl von Einzelinformationen zu aussagefähigen, wesentlichen Information zu verdichten. Hier kann die automatisierte Informationsverarbeitung den Forscher erfolgreich unterstützen. Entscheidend ist, daß der Wissenschaftler in der Lage ist, bestimmte Problemstellungen in Angriff zu nehmen, die ihm ohne Ausrüstung mit dieser Technik und den dazugehörigen Systemunterlagen nicht zugänglich wären. Die Modellierung immer weiterer Gebiete der geistigen Tätigkeit des Menschen erweitert die Möglichkeiten menschlicher Betätigung in heute kaum schon übersehbarer Weise. Mit dem Einsatz moderner elektronischer Datenverarbeitungsanlagen werden ja nicht nur ein Gerät, sondern in Form von Systemunterlagen, insbesondere in Form von Programmpaketen, auch ideelle Erkenntnismittel und Organisationsmittel zur Verfügung gestellt. Ideelle Erkenntnismittel — als in den wissenschaftlichen Arbeitsprozeß unmittelbar eingehende Erkenntnisfonds aus Theorie und Fakten sowie spezifische Formen methodischen Vorgehens, Methodiken, Aufforderungen und Leitungsprinzipien — müssen jetzt nicht erst über das aktuelle Wissen eines bestimmten Forschers aktiviert werden, sondern stehen über die Programmpakete z. B. dem experimentell arbeitenden Physiker, Mediziner und Biologen unmittelbar zur Verfügung. Dadurch ergibt sich eine viel engere Verflechtung zwischen theoretischer und experimenteller Arbeit im Forschungsprozeß, um hier nur eine der vielen wissenschaftstheoretischen interessanten Konsequenzen des Automateneinsatzes zu nennen.

Es wird heute aber immer deutlicher, daß ein Modell nicht nur Hilfsmittel zum Erkennen, sondern vor allem auch ein Hilfsmittel zur Beherrschung der objektiven Realität ist. Die Realisierung dieser Steuerfunktion wirft gerade für die Informatik interessante neue erkenntnistheoretische und methodologische Probleme auf.

Das eigentliche Ziel der Analyse ist die Synthese zur Gestaltung gesellschaftlicher Organisationssysteme mit einer hohen Effektivität ihrer Leistungs- und Leitungsprozesse. Die Tätigkeit des Systemanalytikers bzw. Organisators ist eng mit dem Treffen von Metaentscheidungen, d. h. Entscheidungen über Entscheidungen verbunden. Der Einsatz der automatisierten Informationsverarbeitungstechnik setzt — wie schon verdeutlicht — das rationelle Durchdenken der Organisation der wesentlichen Vorgänge und Verfahren unter informationellem Aspekt voraus. Trotz der Tatsache, daß das jeweilige konkrete Vorgehen sehr stark von den Eigenarten der jeweiligen Einrichtung geprägt wird und es daher immer einer individuellen Planung der organisatorischen Vorbereitung des Einsatzes der EDVA bedarf, läßt sich doch ein allgemeines Handlungsschema, nach dem die Systemgestaltung im Prinzip durchgeführt wird, abheben.

Dies kann und muß auch zentraler Lehrinhalt bei der Ausbildung von EDV-Systemanalytikern sein. Die schwierigste und verantwortungsvollste Aufgabe bei der Analyse bzw. Systemgestaltung ist die Entwicklung des Systemmodells, die Festlegung der Sollkonzeption. Ein Ausgangspunkt ist die von der Leitung formulierte Zielstellung. Während bei vielen anderen Entwicklungsarbeiten oftmals ein eindeutiger Auftrag genügt, liegt die Schwierigkeit der Arbeit des Systemanalytikers darin, daß die Zielstellung nur ein Ausgangspunkt für seine Arbeit darstellt. Er muß die Möglichkeiten und Grenzen der vorhandenen bzw. künftig installierten Gerätetechnik und auch die aus der Erarbeitung der Grundkonzeption bekannte derzeitige Informationsstruktur der Einrichtung berücksichtigen. Die Schwierigkeit seiner Arbeit besteht also darin, daß er eine Reihe von Gesichtspunkten unterschiedlichster Art miteinander zu koordinieren hat. Unter dem Gesichtspunkt der Wirtschaftlichkeit ist das einzuführende EDV-Anwendungssystem kostengünstig einzuführen.

Es kann bei Berücksichtigung der verschiedenen Gesichtspunkte nicht nur um einen Systementwurf gehen, sondern ausgehend von der Zielstellung der Leitung wird, nach der Gewinnung von Informationen über das Objektsystem und die künftig zu installierende Technik einschließlich der zur Verfügung stehenden Systemunterlagen, ein erster Entwurf der Problemlösung gemacht, dem in der Regel mehrere weitere Entwürfe folgen werden, von denen der im Rahmen eines vertretbaren Aufwands für die Systemanalyse beste bzw. wirtschaftlichste dann realisiert wird. Um für bestimmte Arbeitsgebiete zu einer Sollkonzeption zu gelangen, ist es erforderlich, daß für das gesamte EDV-Anwendungssystem einer Einrichtung eine Grundkonzeption entwickelt werden muß. Diese Grundkonzeption braucht nicht im Detail, aber muß doch zumindest grob die wesentlichen Zusammenhänge des künftigen Informationssystems mit seinem EDV-Anwendungssystem erkennen lassen. Dieser erste Schritt — die Entwicklung der Anwendungskonzeption für einen Bereich — ist recht kompliziert und kann daher meist nur von erfahrenen Kräften ausgeführt werden. Dieser Schritt ist notwendig, weil die komplexe und in der Art der Informationen unterschiedliche Informationsstruktur der Einrichtung ermittelt wird, die neben der Zielstellung der Leitung und den Kenntnissen über das Gerätesystem einer der Ausgangspunkte für die Entwicklung des Sollkonzepts der Organisationsstruktur unter Nutzung der EDV-Technik sein muß.

Die Entwicklung der Grundkonzeption, der Systementwurf und dann seine Implementierung und Vervollkommnung ist als ein schrittweiser Prozeß zu sehen. Wir kommen damit zurück zu einer Ausgangsthese, daß sich gegenüber dem Wissenschaftsideal der sogenannten exakten Wissenschaften (wie es vor allem vom Positivismus im Extrem gefordert wurde) eine merkliche Veränderung bemerkbar macht.

Die Entwicklung eines System- bzw. Planungsmodells, das eine Systematisierung der Problemlösung über die Bestimmung von Teilproblemen und deren z. T. alternativen Lösungen sowie deren Koordination bis hin zur Realisierung festlegt, tritt an die Stelle des Kalküls der sogenannten exakten Wissenschaften, durch den der Zusammenhang zwischen ihren einzelnen Sätzen systematisiert wird. Da auch die Systemanalyse zum Entwurf des Systemmodells nur im Rahmen eines vertretbaren Aufwandes durchgeführt werden kann, ist es neben vielen anderen Gründen nicht möglich, dem Ideal der „Vollständigkeit" der Erkenntnis zu folgen, sondern der Aufbau des Systemmodells erfolgt auf der Grundlage vieler wesentlicher Erkenntnisse, insbesondere dem Kriterium der Effektivität.

Das Wagnis des EDV-Einsatzes verlangt ständig auch Entscheidungen vom Organisator bzw. Systemanalytiker auf der Grundlage oftmals unvollständiger Erkenntnisse. Aufgrund der Unterschiedlichkeit der verschiedenen möglichen Problemlösungen gibt es mehrere mögliche Planungs- und Systemmodelle. Es ist dem Kriterium der formallogischen Widerspruchsfreiheit zu folgen. Jedoch tritt das Kriterium der Relevanz hinzu.

2.4. Bestehende EDV-Projekte zur Bereitstellung von Daten für Morbiditätsanalysen[1]

Wir wollen im folgenden zeigen, wie etwa bestehende bzw. sich in der Entwicklung befindliche EDV-Projekte und medizinische maschinell auswertbare Datenbasen bzw. ein in der weiteren Entwicklung aufzubauendes System gekoppelter Datenbanken für die Leitung und Planung im Gesundheitswesen und entsprechende Modelle der Planung der Gesundheitsversorgung genutzt werden können.

Für den Entwurf und die Einführung eines solchen Systems sind auf der Grundlage einer intensiven Auswertung internationaler Erfahrungen, eines intensiven Erfahrungsaustausches zwischen den Hauptanwendern noch eine Vielzahl wissenschaftlicher Studien zu erarbeiten.

In der DDR bestehen bzw. wird die Einführung folgender Projekte vorbereitet, die als Datenbasis für die Ermittlung der allgemeinen Morbidität dienen können. Diese Projekte liefern unterschiedliche Datenarten, aus denen — mittels unterschiedlicher Modelle — eine Abschätzung der allgemeinen Morbidität vorgenommen werden kann.

1. Allgemeines dokumentationsgerechtes Krankenblatt der DDR.

In der DDR existiert seit ungefähr 10 Jahren für alle stationär behandelten Patienten ein allgemeines dokumentationsgerechtes Krankenblatt auf der Basis von EDV zur Er-

[1] Diese Ausführungen stützen sich auf Arbeiten und Diskussionen mit den Projektverantwortlichen: Dobbert, Enderlein, Irrgang, Sälzler, Thiele und Thoelke.

fassung von Personaldaten, Behandlungsdiagnosen, Sektionsdiagnose und stationärer Verweildauer.

Daneben werden administrative Daten erhoben. Die Erfassung zusätzlicher Informationen ist möglich. Die Daten werden zentral und dezentral ausgewertet. Zusammen mit

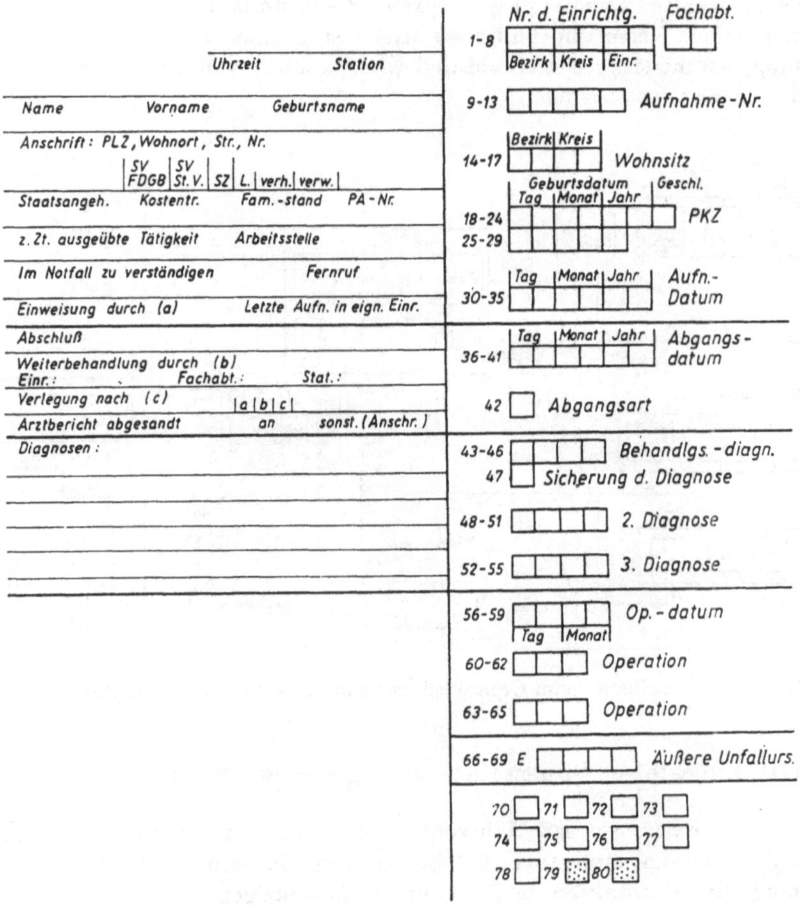
Uhrzeit Station
Name Vorname Geburtsname
Anschrift: PLZ, Wohnort, Str., Nr.
SV FDGB | SV St. V. | SZ | L. | verh. | verw.
Staatsangeh. Kostentr. Fam.-stand PA-Nr.
z. Zt. ausgeübte Tätigkeit Arbeitsstelle
Im Notfall zu verständigen Fernruf
Einweisung durch (a) Letzte Aufn. in eign. Einr.
Abschluß
Weiterbehandlung durch (b)
Einr.: Fachabt.: Stat.:
Verlegung nach (c) | a | b | c |
Arztbericht abgesandt an sonst. (Anschr.)
Diagnosen:
Nr. d. Einrichtg. Fachabt.
1-8 Bezirk | Kreis | Einr.
9-13 Aufnahme-Nr.
14-17 Bezirk | Kreis Wohnsitz
Geburtsdatum Tag | Monat | Jahr Geschl.
18-24 PKZ
25-29
30-35 Tag | Monat | Jahr Aufn.-Datum
36-41 Tag | Monat | Jahr Abgangs-datum
42 Abgangsart
43-46 Behandlgs.-diagn.
47 Sicherung d. Diagnose
48-51 2. Diagnose
52-55 3. Diagnose
56-59 Op.-datum Tag | Monat
60-62 Operation
63-65 Operation
66-69 E Äußere Unfallurs.
70 71 72 73
74 75 76 77
78 79 80

Abb. 2. Ausschnitt aus: Allgemeines dokumentengerechtes Krankenblatt der DDR

allgemeinen demographischen Angaben der DDR und Daten aus dem einheitlichen EDV-gerechten Sterbe- sowie Geburtenregister sind Analysen zu Morbidität und Mortalität möglich.

. 2. EDV-Projekt „Ambulante Patientenbetreuung“

Dieses Projekt wurde für eine große Poliklinik in Berlin entwickelt und in die Routine eingeführt. Es wird gegenwärtig schrittweise zunächst für ambulante Einrichtungen Berlins nachgenutzt. In den nächsten Jahren ist eine Übernahme durch gegenwärtig im Bau befindliche Polikliniken der DDR (Bezirkskrankenhäuser Neubrandenburg,

Suhl, Schwerin) vorgesehen. Mittels des Projektes erfolgt u. a. eine Erfassung von Basisdaten ähnlich dem dokumentationsgerechten Krankenblatt. EDV-gerecht erfaßt werden neben Personaldaten und administrativen Angaben Diagnosen der Behandlungskrankheit und der zur Arbeitsunfähigkeit führenden Erkrankungen, Dauer der Arbeitsunfähigkeit und ähnliches.

Für ausgewählte Patientengruppen existiert eine umfangreiche medizinische Anschlußdokumentation. Neben Morbiditätsanalysen sind eine automatisierte Befundberichtserstellung, automatisierte Auswahl und Überwachung von Patienten, Leistungsauswertungen und anderes möglich.

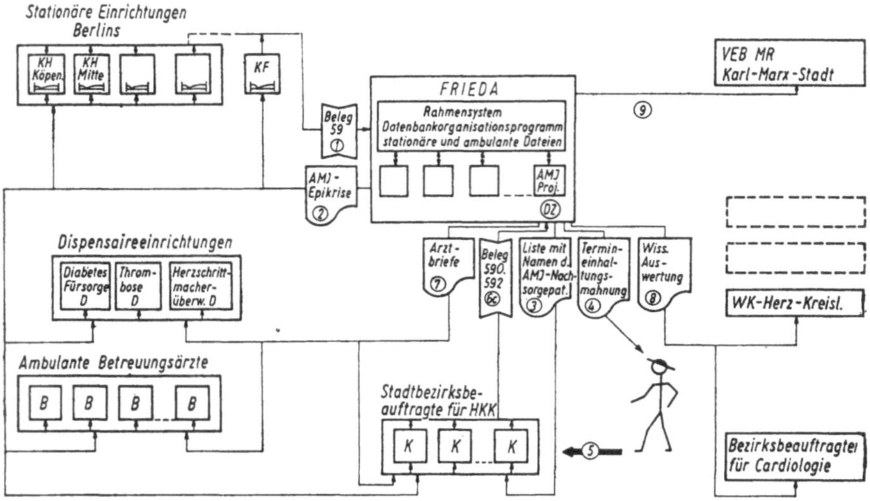

Abb. 3. Informationsflüsse beim Organisations- und EDV-Projekt „Herzinfarkt"

3. EDV-Projekte zur Dispensairebetreuung ausgewählter Bevölkerungsgruppen

In der DDR existieren seit Jahrzehnten für ausgewählte Krankheitsgruppen (z. B. Tbk und Carcinom) eine einheitlich organisierte Betreuungsform (u. a. standardisierte Erfassung aller Erkrankten im Rahmen von Meldebögen).

Für folgende Krankheitsgruppen sind bzw. werden gegenwärtig EDV-Projekte zur Erfassung und Überwachung eingesetzt:

a) Herzinfarkt-Patientenbetreuungsprojekt

Ausgehend von einer EDV-gerechten Erfassung aller in Berlin am Herzinfarkt erkrankten und stationär behandelten Patienten wurde ein Nachsorgeprojekt für diesePatienten entwickelt. Dieses Projekt zur Erfassung und lebenslangen Überwachung von Herzinfarktpatienten wird gegenwärtig für Berlin eingeführt. Eine Übertragung auf weitere Bezirke der DDR ist vorgesehen. Erfaßt werden überwiegend patientenbezogene klinische und paraklinische Befunde sowie Angaben zur beruflichen Rehabilitation, im Verlauf der Nachsorge auftretende Komplikationen, therapeutische Maßnahmen und Überlebensdauer.

b) EDV-Projekt „Nierentransplantation und Dialyse“

Mittels dieses Projektes (Abb. 4) werden alle in der DDR dialysierten Patienten betreut. Im Rahmen eines Transplantationsvorbereitungsprogramms werden wesentliche klinische und paraklinische Befunde erfaßt, auf deren Basis u. a. bei anfallender Spender-

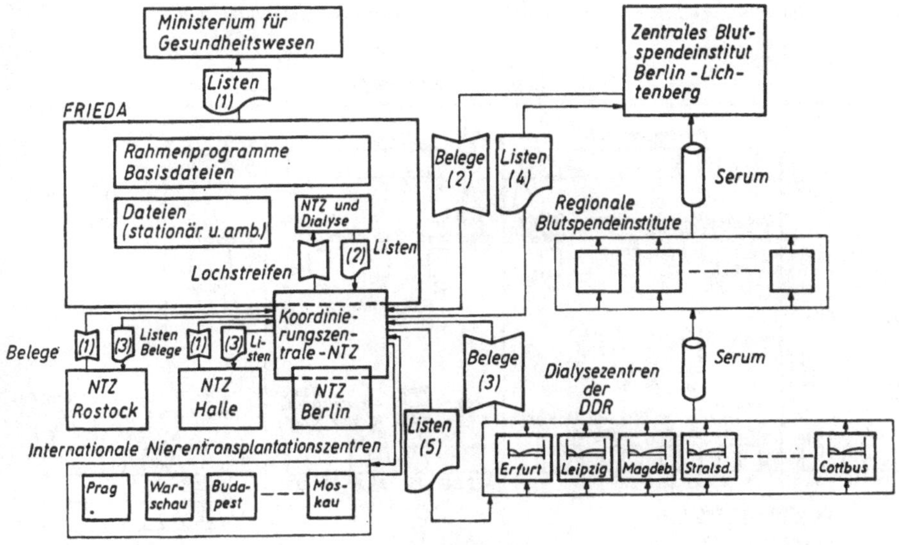

Abb. 4. Dispensairebetreuung „Dialyse und Nierentransplantation“

niere eine automatisierte Auswahl des geeigneten Empfängers erfolgt. Das Projekt ist seit 1974 für die gesamte DDR eingeführt. Die gespeicherten Daten können ohne zusätzlichen Aufwand für spezielle Morbiditätsanalysen bereitgestellt werden.

c) EDV-Projekt „Diabetikerbetreuung“

Dieses Projekt umfaßt alle Berliner Diabetiker. Eine Einbeziehung weiterer Bezirke der DDR ist vorgesehen. Neben Personaldaten werden Angaben zu Anamnese, Krankheitsstadien und Therapie gespeichert.

Die genannten drei Projekte dienen im wesentlichen der Rationalisierung und Verbesserung der Qualität der medizinischen Betreuung (u. a. automatisierte Befundberichterstattung, automatisierte Auswahl und Überwachung von Patienten). Statistisch-wissenschaftliche Auswertungen erfordern keinen zusätzlichen manuellen Erfassungsaufwand.

d) EDV-Projekt zur Erfassung und Analyse der Arbeitsbedingungen

In der DDR werden zur Zeit regelmäßig über 1 Million Werktätige arbeitsmedizinisch mit Tauglichkeits- und Überwachungsuntersuchungen erfaßt. In den Jahren 1976—1978 ist eine neue Untersuchungsvorschrift in Erprobung, die als Kernstück eine einheitliche Grunduntersuchung enthält. Entsprechend der Gefährdung des Werktätigen und den Anforderungen an ihn wird sie durch Zusatzuntersuchungen ergänzt. Zusammen mit der neuen Methodik ist auch ein EDV-Beleg in Erprobung (Abb. 5). Neben Personaldaten werden überwiegend Angaben zu Berufskrankheiten und arbeitshygienische Daten erfaßt.

Die Speicherung der Daten und ihre Auswertung soll territorial (bezirklich) getrennt erfolgen, wobei einige Wirtschaftszweige (Verkehrswesen, Bauwesen) eine zentrale Speicherung und Auswertung für ihre Bereiche vornehmen.

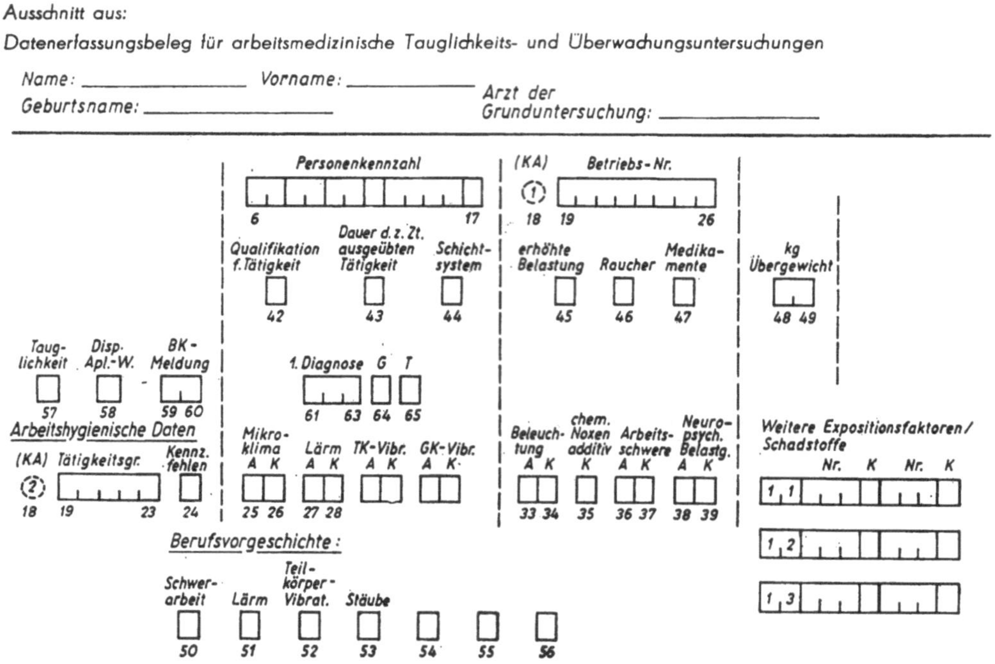

Abb. 5. Ausschnitt aus: Datenerfassungsbeleg für arbeitsmedizinische Tauglichkeits- und Überwachungsuntersuchungen

e) Datenauswertung aus Screeninguntersuchungen

Es ist der Aufbau eines Modells der gesundheitlichen Betreuung mit Screeninguntersuchungen in einem abgegrenzten Territorium (10000—20000 Menschen) in Angriff genommen worden, das nach 1980 wirksam wird.

Das Modell ordnet sich in die bestehende Struktur der Gesundheitsbetreuung im Territorium ein und berücksichtigt bereits bevölkerungswirksame Screeninguntersuchungen für chronische Krankheiten. Es dient neben seiner Aufgabe als Datenquelle zur Einschätzung der Wirksamkeit von Screeninguntersuchungen

— der unmittelbaren Verbesserung der medizinischen Betreuung (z. B. durch Ergänzung und Vereinfachung des Bestell- und Dispensairesystems),
— als Datenquelle für wissenschaftliche Untersuchungen,
— als Datenquelle für Leitungsentscheidungen im Territorium.

Die bereits bevölkerungswirksamen Screeninguntersuchungen werden durch den Aufbau eines Screening-Zentrums erweitert. Alle Untersuchungsergebnisse werden in einer Datenbank archiviert, wobei über eine Einwohnerdatenbank des Territoriums die laufende Aktualisierung der Personenangaben in der Datenbank erfolgt.

f) EDV-Projekt „Kinder- und Jugendgesundheitsschutz“

Es wurde eine durchgängig von der Geburt bis zur Schulentlassung gültige Dokumentation erarbeitet. Damit sind dem Arzt alle Untersuchungsergebnisse über den ganzen Betreuungszeitraum jederzeit zugängig.

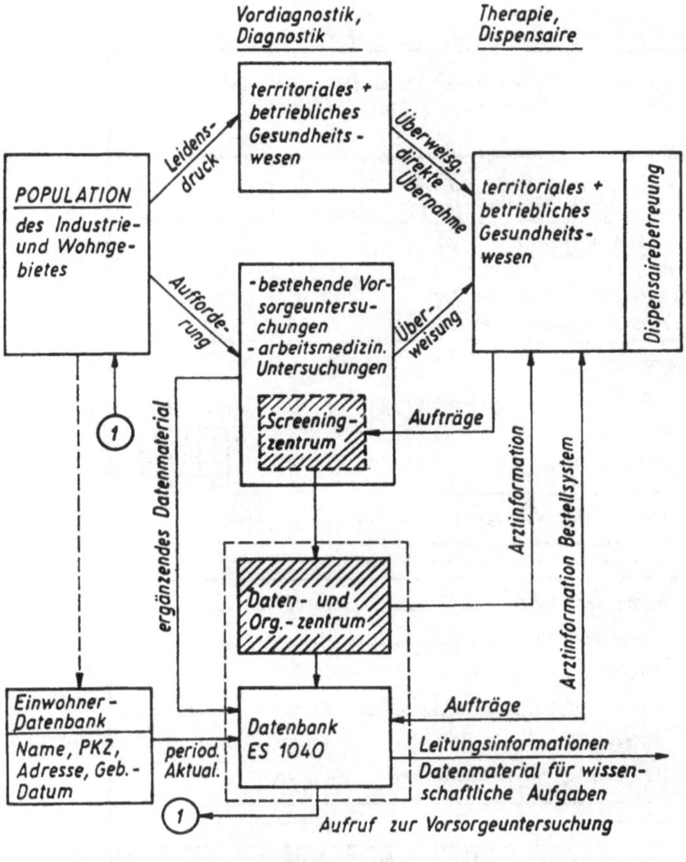

Abb. 6. Modell der Gesundheitsbetreuung im Territorium unter Einbeziehung zentral organisierter Screeninguntersuchungen

Gegenstand der periodischen Auswertungsprogramme ist die Betreuungsorganisation „Mutter und Kind“ (vom 1.—3. Lebensjahr), die Einschulungsuntersuchung, gesetzlich vorgeschriebene periodische Schulungsuntersuchungen sowie die Schulabgängeruntersuchung.

Durch die Auswertung der erfaßten Daten ergeben sich auch Aussagen über die allgemeine Morbiditätssituation im Kindes- und Jugendalter.

Entscheidend ist nun der Gedanke, daß wenn die Daten aus bestehenden Projekten gewonnen werden, ein entsprechendes Zusammenspiel gewährleistet werden muß.

Eine Mehrfachausnutzung der bestehenden und zu schaffenden medizinischen Betreuungs- und Screeningsysteme ist vorzusehen. Dies führt auch zu einer stärkeren

Vereinheitlichung der einzelnen EDV-Projekte. Bereits in dieser ersten Etappe wäre aber — bei Vorhandensein geeigneter Auswertungsprogramme — in begrenztem Umfange eine Zusammenführung der in den einzelnen Projekten gespeicherten Daten für einen Modelltest möglich. In Berlin wurden erste Ansätze für ein solches komplexes Datenauswertungssystem geschaffen, das in Zusammenhang mit diesen Problemen

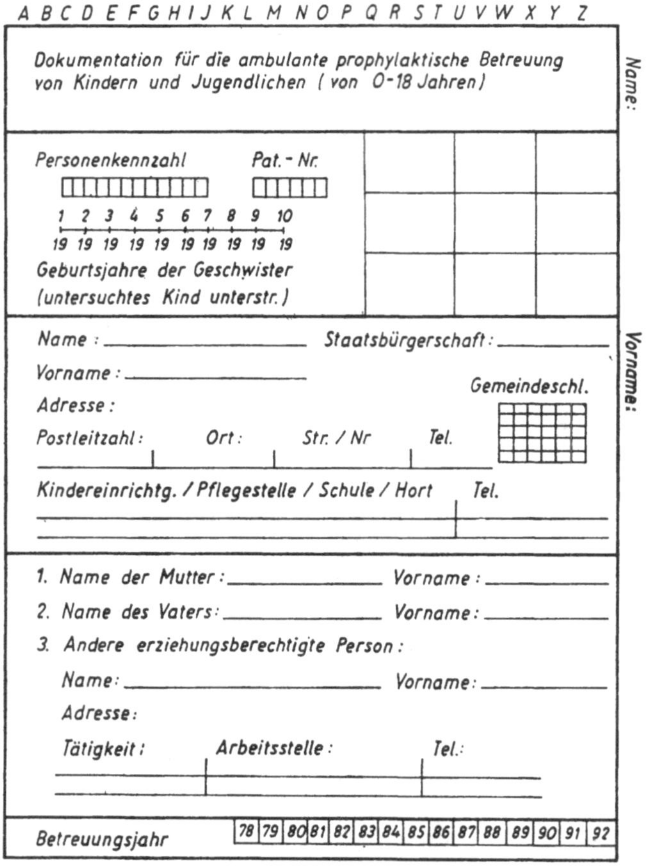

Abb. 7. Ausschnitt aus: Dokumentation für die ambulante prophylaktische Betreuung von Kindern und Jugendlichen

weiterentwickelt und getestet werden kann (vgl. Vortrag Klatt und Bauer in diesem Band). Sowohl die Erweiterung der Datenbasis in den einzelnen EDV-Projekten und den patientenbezogenen Datenbanken in ausgewählten Gesundheitseinrichtungen als auch die Entwicklung von Programmen zur Aufbereitung der unterschiedlich archivierten Daten unter dem Aspekt einer Modellanwendung setzt aber eine kurzfristig zu realisierende enge Zusammenarbeit zwischen den Entwicklern der mathematischen Modelle sowie maßgeblichen EDV-Projektanten in der DDR voraus. Ausgehend von den gegenwärtig vorhandenen Modellen muß gemeinsam eine Studie erarbeitet werden, die Aussagen darüber trifft, welche Modellteile mit welcher Zielstellung in dieser ersten Etappe unter Berücksichtigung der angeführten Kriterien und Nebenbedingungen zu welchen Zeitpunkten, für welche Krankheitsgruppen und in welchen Territorien einem ersten Test unterzogen werden soll.

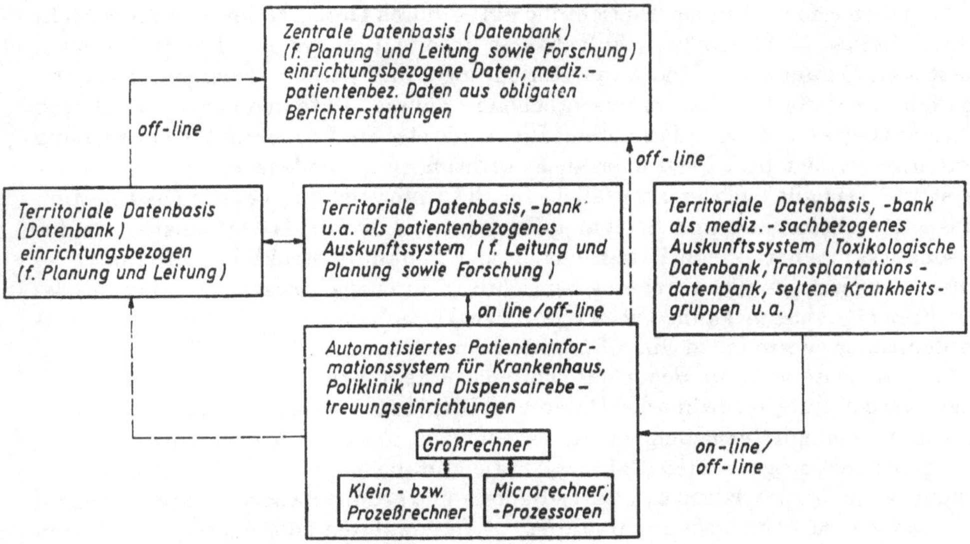

Abb. 8. Hierarchie unterschiedlicher Datenbasen (Datenbanken)

Endziel ist die Errichtung eines sowohl einrichtungsbezogenen als auch territorial und zentral organisierten Systems medizinischer Datenbanken. Die im Betreuungsprozeß anfallenden sehr großen Datenmengen können nur durch den Aufbau von gekoppelten, hierarchisch strukturierten Datenbanken effektiv für die Betreuung nutzbar gemacht bzw. für Leitung und Planung des Gesundheitswesens beherrscht werden.

3. Zu einer Grundkonzeption für die Gestaltung einer Hierarchie von Datenbasen für automatisierte Informationssysteme im Gesundheits- und Sozialwesen

Unterschiedliche Ziele und Aufgabenstellungen im Gesundheits- und Sozialwesen erfordern hierarchisch angeordnete, an unterschiedliche Einrichtungen und Leitungsebenen gebundene, technisch-organisatorisch unterschiedlich gestaltete AIVS. Im Rahmen einer Integration müssen die in diesem unterschiedlichen Systemen vorhandenen Datenbasen multivalent ausgewertet werden können.

Es erscheint sinnvoll, organisatorisch zwischen an Einrichtungen (Krankenhaus, Poliklinik, Dispensairebetreuungsstelle, Screening-Leiteinrichtung oder spezielle mit der Betreuung von ausgewählten Bevölkerungsgruppen beauftragte Leitinstitute) gebundene automatisierte Patienteninformationssysteme und territorialen bzw. zentralen Datenbanken für Leitung, Planung und komplexe Forschungsaufgaben zu unterscheiden.

Wesentliche Aufgaben der an eine Einrichtung gebundenen Patienteninformationssysteme sind u. a. die Realisierung der Befund- und Leistungsdokumentation, der rechnergestützten Entscheidungsfindung, der Auswahl und Überwachung von Patienten sowie die automatisierte Meßwerterfassung und -verarbeitung. Über diese AIVS erfolgt auch die Steuerung des Informationsflusses innerhalb der Einrichtung. Die Realisierung dieser Aufgaben erfordert in der Einrichtung ein — durch Groß-, Klein- und Mikrorechner unterstütztes — hierarchisch aufgebautes Informationssystem. Die territorialen und zentralen Datenbanken sind dann einrichtungs- und patientenbezogen orientiert, speichern und verarbeiten aber im wesentlichen nur ausgewählte und aggregierte Daten der Einrichtungen und zum Patienten. Die konkrete Steuerung und Überwachung von Patienten erfolgt prinzipiell über an Einrichtungen gebundene Patienteninformationssysteme. Das gilt auch und vor allem für die Unterstützung bei der Organisation von Dispensairebetreuung und Screening-Programmen, wobei das automatisierte Informationssystem einer — von Krankenhaus oder Poliklinik strukturell getrennten — Dispensairebetreuungs- oder Screening-Einrichtung durchaus Patientengruppen größerer Territorien umfassen kann. Die territorialen Datenbasen bzw. Datenbanken enthalten dann u. a. Verweise zu allen Dispensairesprechstunden, durchgeführten Screeninguntersuchungen usw., in denen ein Patient betreut bzw. erfaßt wird, und auch eventuell ausgewählte medizinische Daten zur Dispensairebetreuung sowie zu Ergebnissen von Screeninguntersuchungen. In der zentralen Datenbank existieren u. a. zentrale Register mit ausgewählten Daten zu Patienten in unterschiedlicher Dispensairebetreuung, Screeningprogramm usw. für patienten- und gruppenbezogene Auswertungen. Die — nach zentral vorzugebenen Kriterien — ausgewählten oder aggregierten Daten für territoriale und zentrale Datenbasen werden auf EDV-gerechten Datenträgern von den untergeordneten automatisierten Informationssystemen bereitgestellt.

Insbesondere die Problematik der Datengewinnung und Auswertung für die Leitung, Planung und komplexe Forschung im Gesundheitswesen führt uns zur Diskussion der Hierarchie von Datenbasen bzw. Datenbanken. Die Auswertung für Leitung, Planung und komplexe Forschung darf nicht zu zusätzlichen medizinischen Untersuchungen oder Datenerhebungen führen. Das heißt, eine Datengewinnung für Leitung und Planung kann auf jeden Fall nur in enger Verbindung mit der konkreten medizinischen Betreuung und dafür geschaffenen rechnergestützten Informationssystemen für einzelne Gesundheitseinrichtungen erfolgen. Als wesentliche Gründe für diese Vorgehensweise kann man anführen:

a) Die Bereitschaft zur Beteiligung an Datenerhebungen setzt eine entsprechende Motivation bei dem medizinischen Personal voraus. Diese Motivation wird letztlich nur bei Erkennen eines unmittelbaren Nutzeffektes seitens der Ärzte erreicht.

b) Die Güte der Auswertungen hängt wesentlich von der Qualität der eingegebenen Daten ab. Semantische Fehlerprüfungen mittels DVA lassen sich ohne größeren zusätzlichen Aufwand aber nur bei gleichzeitiger Verwendung der Daten im konkreten medizinischen Betreuungsprozeß — z. B. im Zusammenhang mit automatisiert erstellten Befundberichten — realisieren. Sondererhebungen ohne die Möglichkeit semantischer Prüfungen führen zu höheren Fehlerquoten.

Da die verschiedenen Informationsprozesse für die genannten Aufgaben unterschiedliche Anforderungen an die Organisation und Verarbeitung stellen, ist es sinnvoll, sie entsprechend organisatorisch zu trennen und unterschiedlich strukturierte, hierarchisch angeordnete Datenbanken aufzubauen.

Es erscheint sinnvoll, zwischen drei Arten von territorialen Datenbasen bzw. Datenbanken zu unterscheiden:

1. Die territoriale einrichtungsbezogene Datenbank für die Leitung und Planung. In ihr sind Daten über personelle, materielle und finanzielle Fonds der untergeordneten Krankenhäuser, Polikliniken und Dispensairebetreuungseinrichtungen zu speichern.

2. Territoriale patientenbezogene bzw. personenbezogene medizinische Datenbank u. a. als patientenbezogenes Auskunftssystem (Bereitstellung von Personaldaten, Verweise zu Dispensairebetreuungen) für Gesundheitseinrichtungen, für die Leitung und Planung sowie für die Forschung.

3. Territoriale (oder zentrale) Datenbank als medizinisch-sachbezogenes Auskunftssystem (z. B. toxikologische Datenbank, Transplantationsbank, Auskunftssysteme über seltene Krankheiten u. a.).

Patienteninformationssysteme (für Krankenhäuser) usw. und solche territorialen Datenbasen bzw. Datenbanken können z. B. für ausgewählte Territorien auf einer EDVA (z. B. in großen Versorgungskrankenhäusern oder medizinischen Forschungseinrichtungen) gemeinsam realisiert werden. Die medizinisch sachbezogenen Auskunftssysteme können territorial oder zentral organisiert sein. Darauf aufbauend ist weiterhin eine zentrale Datenbank für die zentrale Leitung und Planung sowie speziell für die zentrale epidemiologische Forschung zu organisieren, in der einrichtungsbezogene und medizinisch-patientenbezogene Daten aus der obligatorischen Berichterstattung sowie Daten zu ausgewählten Krankheitsgruppen (zentrale Register) gespeichert werden.

Die hier aufgezeigte Hierarchie von Datenbanksystemen bzw. Datenbasen hat weitere Konsequenzen. Wir haben in einer Reihe von Arbeiten verschiedene Typen von AIVS bestimmt und zwischen statischen, flexiblen, adaptiven und dynamischen AIVS unterschieden. Eine unserer Grundthesen war: Informationssysteme werden effektiv durch unterschiedliche Typen von AIVS unterstützt [2].

Statisch automatisierte Informationsverarbeitungssysteme (statische AIVS) werden wir zunächst vor allem an der Basis der hier vorgestellten Hierarchie finden. Sie bilden heute den am weitesten verbreiteten Typ von AIVS in der Medizin. Aufbauend auf diesen Typ der Organisation automatisierter Informationsverarbeitungssysteme werden höher strukturierte flexible, adaptive und dynamische AIVS entwickelt. So können wir feststellen, daß mit der erfolgreichen Realisierung der Friedrichshainer Datenbank (FRIEDA) ein Beispiel für ein flexibles und lernfähiges (adaptives) AIVS geschaffen wurde [3, 4].

In Zukunft werden aber auch dynamische AIVS zur Unterstützung von Problemlösungsprozessen des Arztes bzw. besonders der Leitung entwickelt werden. Solche Systeme, die universelle Datenauswertungssysteme zur Grundlage haben müssen, werden speziell im Rahmen der zuvor gezeigten Datenbankhierarchie in den höheren Ebenen am effektivsten zum Einsatz kommen. Während der Typ des statischen AIVS effektiv nur für häufig abzuarbeitende Aufgabenstellungen eingesetzt werden kann, ermöglicht der flexible und formal lernende Typ — als eine Grundstruktur eines komplexen, an eine Einrichtung gebundenen, Patienteninformationssystems — schon eine wesentlich bessere Anpassung an die Dynamik gesellschaftlicher Organisation.

Dieser Typ kann jedoch den Ansprüchen aus der wachsenden Dynamik und Komplexität der Leitungsprozesse sowie der Forschung im Gesundheitswesen nicht voll genügen, weil deren häufig wechselnde Ziel- und Aufgabenstellung hier nicht entsprechend berücksichtigt werden kann. Deshalb versuchen wir im Bereich Systemgestaltung und automatisierte Informationsverarbeitung der Sektion WTO und im Organisations- und Rechenzentrum der Humboldt-Universität schon seit einigen Jahren, eine theoretische und praktische Konzeption zur Lösung solcher inhaltlich-organisatorischer Probleme auszuarbeiten [2]. Eine Grundthese ist, daß einerseits der EDV-Einsatz nicht auf die statischen und flexiblen Formen beschränkt bleiben darf, die nur zur Lösung schematischer sich in gleicher Weise wiederholender Datenverarbeitungsaufgaben befähigt sind, daß aber andererseits die genannten Typen jedoch innerhalb dieser Grenzen besonders leistungsfähig sind [3, 4]. Wenn wir sagen, daß die Prinzipien des Aufbaus dynamischer AIVS besonders auf den höheren Hierarchieebenen zum Tragen kommen müssen, so hat dies seinen Grund darin, daß hier die Forderung nach Möglichkeiten zur Lösung nicht-schematischer Aufgaben in verstärktem Maße auftritt und daß zum anderen auch der weitgehend aufgabenunabhängige Aufbau eines dynamischen AIVS, wodurch die relative Unabhängigkeit der Systemelemente ermöglicht wird, hier z. T. realisiert werden kann.

Literatur

[1] Fuchs-Kittowski, K., Probleme des Determinismus und der Kybernetik in der molekularen Biologie. Jena (1976), 154—177.

[2] Fuchs-Kittowski, K., H. Kaiser, R. Tschirschwitz, B. Wenzlaff, Informatik und Automatisierung. Berlin, 1 (1976).

[3] Gudermuth, P. und F. Manglus, Zu Problemen eines automatisierten Informationsverarbeitungssystems im täglichen Routinebetrieb eines Versorgungskrankenhauses. (FRIEDA), Wiss. Z. Humboldt-Univ., Berlin, Math.-Nat. R., **XXV**, 2 (1976) 294—297.

[4] Scheidler, K., P. Gudermuth und F. Manglus, Rationalisierungsprojekt FRIEDA (Eine medizinische Datenbank, als Beispiel für den komplexen Einsatz eines Großrechners unter Hinzuziehung eines Kleinrechners in einem Versorgungskrankenhaus). Dtsch. Ges.-wesen, 29 (1974) 38—39.

Zur Frage der Klassifikation mathematischer Methoden der Optimierung in Verbindung mit Problemen der Systemmodellierung der Funktionen des staatlichen Gesundheitswesens (Übersetzung aus dem Russischen)

V. M. Timonin und V. M. Komarov

Allunionsforschungsinstitut für Sozialhygiene und Organisation des Gesundheitsschutzes (Semaschko), Moskau

Die verschiedenen Aspekte der Modellierung der Leitungsfunktionen im Gesundheitswesen fordern ein systemgerechtes Herangehen. Zu den wichtigsten Aufgaben, die in der Systemmodellierung gelöst werden, zählt die Optimierung.

Gegenwärtig sind viele verschiedene mathematische Methoden zur Lösung von Optimierungsaufgaben bekannt. Im Zusammenhang mit den vielfältigen Arbeiten zur Schaffung unterschiedlicher Leitungssysteme im Gesundheitswesen wurde es notwendig, die mathematischen Methoden zur Fällung von Leitungsentscheidungen zu ordnen, um anhand der so gewonnenen Klassifikationen methodische Empfehlungen für die schrittweise Systemmodellierung der Prozesse im Gesundheitswesen erarbeiten zu können. Das Besondere dieser Verfahrensweise besteht darin, daß der Klassifikation ein Komplex von Merkmalen zugrunde liegt, die bei der Variation mit einem bestimmten Vollständigkeitsgrad klassische und nicht klassische Optimierungsmethoden darstellen können. Im folgenden werden alle für die Klassifikation erarbeiteten Kriterien (R_i) genannt:

R_1 — formalisierte Art der Funktionen oder Gleichungen, die den Zustand der Systemelemente in der Bewegung beschreiben

R_2 — formalisierte Art der Beziehungen der Systemelemente

R_3 — formalisierte Art und Besonderheiten der Leitungsentscheidungen

R_4 — formelle Darstellung der Kontrollfunktion der Qualität der Funktionsweise des Systems (Zielfunktion)

R_5 — Wesen und formelle Darstellung des Zustandes des äußeren Mediums in bezug auf das System

R_6 — Besonderheit der Grenzen für Zustandsgleichungen, Systembewegungen, äußere Einflüsse u. a.

R_7 — Form der Analyse des Prozesses (Einschritt- oder Mehrschrittanalyse)

R_8 — Art der Veränderung der Variablen in den Modellgleichungen (Determiniertheit der Veränderung, Linearität oder Nichtlinearität des Gesetzes der Veränderung, Periodizität oder Aperiodizität; Indeterminiertheit der Veränderung, Zufallsprozeß ist stationär oder nicht stationär)

R_9 — Art der mathematischen Widerspiegelungsobjekte (Differential-, Integral-, Differenz- und algebraische Gleichungen und Ungleichungen; Bereich der Veränderung der Variablen, die zu den Zahlen-, Vektor- und Matrizengleichungen oder zu den Tensormengen gehören)

Als Beispiel wird nach diesem Schema eine allgemeine Aufgabe der nichtlinearen Programmierung in verkürzter Form durchgerechnet:

R_1 und R_2: Die Gleichungen des Zustandes und der Wechselbeziehungen der Elemente bilden folgendes System von Gleichungen bzw. Ungleichungen:

$$\begin{aligned} g_i(x_1, x_2, \ldots, x_n) &= b_i, \qquad i = 1, 2, \ldots, k \\ g_i(x_1, x_2, \ldots, x_n) &\leqq b_i, \qquad i = k+1, k+2, \ldots, m \end{aligned} \tag{1}$$

R_3: Wirkungen der Leitungsentscheidungen können als Gleichungssystem (1) dargestellt werden;

R_4: Zielfunktion stellt eine paarige Funktion dar:

$$\big(Z = f(x_1, x_2, \ldots, x_n)\big)$$

R_5: Die äußeren Einflüsse können ebenfalls wie (1) dargestellt werden;

R_6: Den Variablen wird gewöhnlich die Bedingung der Nichtnegativität zugeschrieben. Mitunter kann auch die Bedingung der Ganzzahligkeit eine Einschränkung eben dieser Variablen bilden;

R_7: Der Prozeß tritt als Einschrittprozeß auf;

R_8: Die Veränderungen sind determiniert und können sowohl perodisch als auch aperiodisch sein;

R_9: Algebraische Gleichungen und Ungleichungen (die Variablen können sowohl die Menge der reellen Zahlen als auch die der positiven Ganzen bestimmen).

Die Lösung der Aufgabe der nichtlinearen Programmierung führt dazu, Methoden zum Auffinden derartiger Kennziffern des zu erforschenden Prozesses zu suchen, die die genannten Beschränkungen erfüllen und die Kontrollfunktion minimieren (bzw. maximieren).

Auf die gleiche Weise lassen sich anhand der Merkmale R_1—R_9 auch andere Methoden analysieren. Die Klassifikation mathematischer Methoden kann auf verschiedenen Wegen erfolgen. Die angeführte Weise ist bedingt und berücksichtigt folgende Besonderheiten:

a) In klassischen Methoden wird die optimale Lösung in Form einer analytischen Formel gesucht.

b) In nicht klassischen Methoden (mathematische Programmierung) wird die Lösung in Form eines wirkungsvollen Algorithmus (des Rechenverfahrens) gesucht.

c) Die Trennung in Ein- und Mehrschrittmethoden ist allgemeingültig und wurde von uns angeführt, um zu beweisen, daß das Modell sowohl nach der Mehrschrittmethode, bei der man sich nach und nach dem Ziel nähert, als auch nach der Einschrittmethode, die aus einem Arbeitsgang besteht, arbeitet.

d) Ist die Anzahl der entscheidungsfällenden Personen größer als eins, wird die Klassifikation durch die Theorie der Entscheidungsfällung und die Spieltheorie ergänzt.

e) Bei der Kontrollfunktion, deren bedingter bzw. nicht bedingter Extremwert vorhanden ist, lassen sich alle Funktionen in zwei Gruppen aufteilen, und zwar in die Methoden der Suche nach dem Extremwert der Funktion und nach dem Extremwert des Funktionals.

Bei einer Analyse der mathematischen Methoden der Entscheidungsfällung, die in der Übersicht und unter den Anwendungsbedingungen der Methoden angeführt wurden, kann man zu folgenden Schlüssen und Feststellungen kommen:

1. Von der Systemmodellierung aus betrachtet ist der Kreis der zu lösenden Aufgaben so groß, daß alle angeführten Methoden genutzt werden müssen.

2. Von größtem Interesse für die Nutzung der EDVA und die Schaffung eines automatengestützten Leitungssystems bei der Lösung von Planungs- und Leitungsaufgaben sind die mathematischen (dynamischen, operativen, heuristischen) Programmierungsmethoden, da sie im wesentlichen eine algorithmische Lösung der Optimierungsaufgaben darstellen.

3. Bei den ersten Schritten der Modellierung, bei denen sehr angenäherte Modelle erarbeitet werden, lassen sich die klassische analytische Methode zur Lösung von variierenden Aufgaben, Methoden der linearen Programmierung und Algorithmen für die Lösung der Aufgaben anwenden, die für die EDVA erarbeitet wurden.

4. Außerdem ist aus der Analyse der formalisierten Darstellung der einen oder anderen Modellierungsaufgabe nach den erwähnten neun Merkmalen (R_1—R_9) auch die entsprechende Lösungsmethode aus der Übersicht der Methoden auszuwählen.

Literatur

[1] Ventzel', E. S., Issledovanie operacij (Operationsforschung). Moskva (1972) (russ.).

[2] Ėl'sgol'c, L. Ė., Variacionnoe isčislenie (Variantenberechnungen). Moskva—Leningrad (1952) (russ.).

[3] Raskin, L. G., Analiz složnych sistem i ėlementy teorii optimal'nogo upravlenija (Analyse komplizierter Systeme und Bestandteile der Theorie der optimalen Leitung). Moskva (1976) (russ.).

[4] Volkova, V. N., F. E. Temnikov, Metody formalizovannogo predstavlenija sistem (Methoden der formalisierten Darstellung von Systemen). Moskva (1974) (russ.).

[5] Obščaja teorija sistem i integracija znanij (Allgemeine Theorie der Systeme und Integration des Wissens), Sb. hrsg. von Prof. F. E. Temnikov, Moskva (1976) (russ.).

[6] Kuzin, L. T., Osnovy kibernetiki, T. I., Matematičeskie osnovy kibernetiki (Grundlagen der Kybernetik, Bd. I. Mathematische Grundlagen der Kybernetik), Moskva, (1973) (russ.).

[7] Koršunov, Ju. M., Matematičeskie osnovy kibernetiki (Mathematische Grundlagen der Kybernetik). Moskva (1972) (russ.).

[8] Kuznecov, Ju. N., V. J. Kuzubov, A. B. Vološčenko, Matematičeskoe programmirovanie (Mathematische Programmierung), Moskva (1976) (russ.).

Stand und Entwicklung der Systemanalyse und Modellierung für die Leitung, Planung und Prognose im Gesundheitswesen

J. Otto

Institut für Sozialhygiene und Organisation des Gesundheitsschutzes — HA III — Berlin

Nicht nur in der DDR, sondern in der ganzen Welt wird das Gesundheitswesen in zunehmendem Maße Gegenstand system-analytischer Untersuchungen, da seine qualitative und quantitative Entwicklung Größenordnungen annimmt, deren Beherrschung durch Leitung und Planung immer komplizierter wird, andererseits der zu seiner Unterhaltung und Reproduktion erforderliche Aufwand an die Grenze volkswirtschaftlicher Tragbarkeit stößt.

Hinzu kommt, daß im Rahmen des wissenschaftlich-technischen Fortschritts der Widerspruch zwischen den Möglichkeiten der Gesundheitsförderung und Krankheitsbekämpfung, die von der medizinischen Forschung bis zur technischen Perfektion hervorgebracht werden, und deren Umsetzung in die Praxis aufgrund ökonomischer Zwänge ständig wächst.

In sozialistischen Staaten gewinnt diese Problematik besondere Bedeutung, da hier die Gewährleistung medizinischer Hilfe für jeden Bürger verfassungsmäßiges Recht und die ständige Lösung dieses Widerspruchs eine unerläßliche und stets neu in Angriff zu nehmende Aufgabe der staatlichen Leitung auf allen Ebenen ist.

Ein wesentlicher Ansatzpunkt sind für uns in der DDR die territorialen Unterschiede in der Inanspruchnahme des Gesundheitswesens durch die Bevölkerung, die es gilt sichtbar zu machen und ihre Ursachen aufzuklären.

Als Beispiel sei die stationäre Behandlung der Appendizitis und Pneumonie angeführt, wie aus den Tab. 1 und 2 hervorgeht.

So gibt es für das Jahr 1975 bei der Appendizitis beim *männlichen* Geschlecht eine Maximalabweichung von 21 Behandlungsfällen je 10000 zwischen den Bezirken

— Karl-Marx-Stadt mit 36,0 und
— Schwerin mit 57,1 bei einem
— DDR-Durchschnitt von 41,8,

beim *weiblichen* Geschlecht liegt sie mit 24,9 zwischen den Bezirken

— Neubrandenburg mit 39,8 und
— Suhl mit 64,7 abgeschlossenen Behandlungsfällen je 10000 bei einem
— DDR-Durchschnitt von 46,2.

Bei der Pneumonie beträgt die Maximalabweichung 13,6 Behandlungsfälle je 10000 Einwohner *männlichen* Geschlechts und liegt zwischen den Bezirken

— Berlin mit 36,1 und
— Dresden mit 22,5 bei einem
— DDR-Durchschnitt von 30,7 abgeschlossenen Behandlungsfällen je 10000,

Tabelle 1

1971

Bezirke	Bh-F je 10000 m	Bh-F je 10000 w.	Gest. in % Insg.
Hauptstadt Berlin	51,0	64,5	0,7
Cottbus	54,6	61,1	0,4
Dresden	51,8	57,4	0,6
Erfurt	58,9	66,2	0,4
Frankfurt	49,3	56,5	0,3
Gera	57,6	69,9	0,4
Halle	53,7	62,3	0,5
Karl-Marx-Stadt	46,8	53,0	0,5
Leipzig	44,1	53,3	0,8
Magdeburg	51,0	57,8	0,4
Neubrandenburg	48,1	52,9	0,4
Potsdam	57,4	68,5	0,5
Rostock	46,7	53,4	0,3
Schwerin	73,4	86,4	0,4
Suhl	66,4	71,9	0,1
DDR	52,7	60,7	0,5

1975

Bezirke	Bh-F je 10000 m	Bh-F je 10000 w.	Gest. in % Insg.
Hauptstadt Berlin	41,0	47,5	0,9
Cottbus	49,8	52,7	0,7
Dresden	39,1	43,3	0,9
Erfurt	44,0	47,6	1,1
Frankfurt	36,5	43,9	0,7
Gera	50,5	57,5	0,9
Halle	41,8	47,1	1,1
Karl-Marx-Stadt	36,0	41,9	1,2
Leipzig	38,4	44,1	1,6
Magdeburg	40,6	41,1	1,1
Neubrandenburg	38,6	39,8	1,3
Potsdam	42,6	47,1	1,1
Rostock	38,8	40,0	0,7
Schwerin	57,1	56,3	1,0
Suhl	54,4	64,7	0,4
DDR	41,8	46,2	1,0

Grafik:

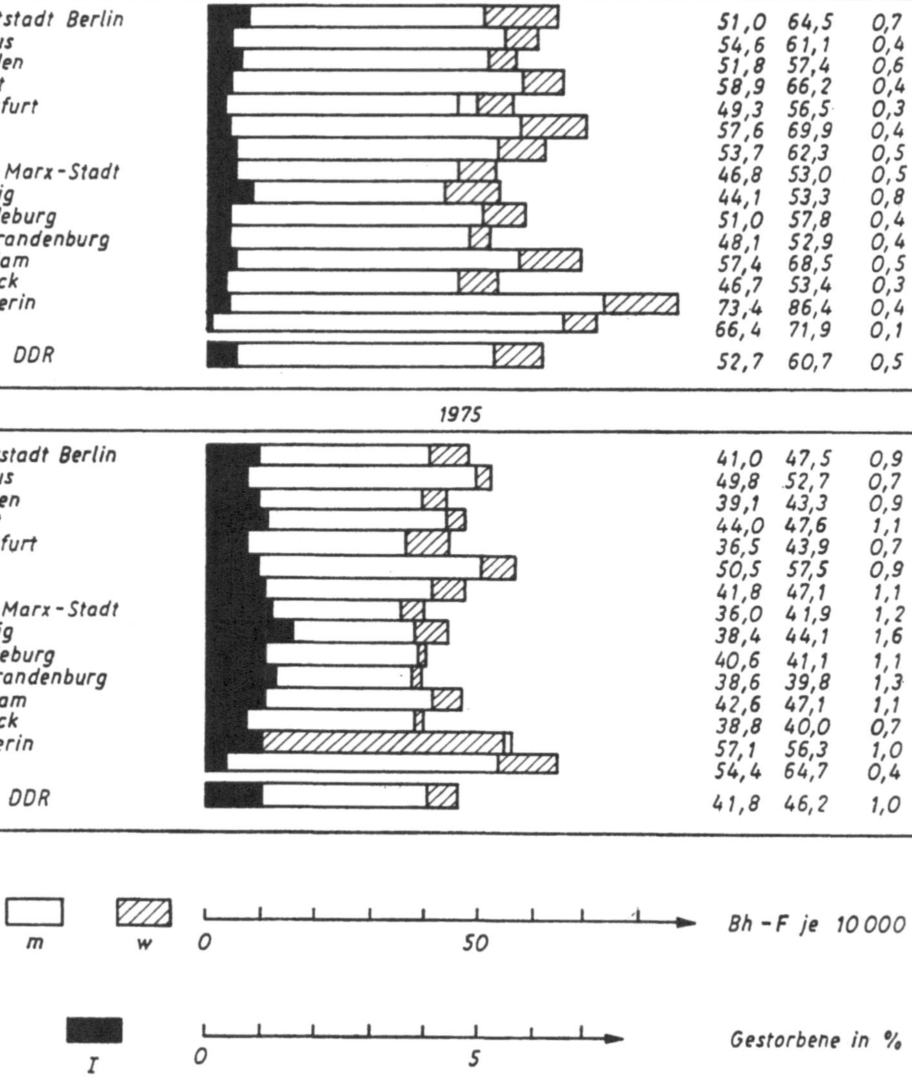

Aus Krankenblatt-Statistik, Mitteilungshefte des Instituts für Sozialhygiene und Organisation des Gesundheitsschutzes, Berlin

Tabelle 2

1971

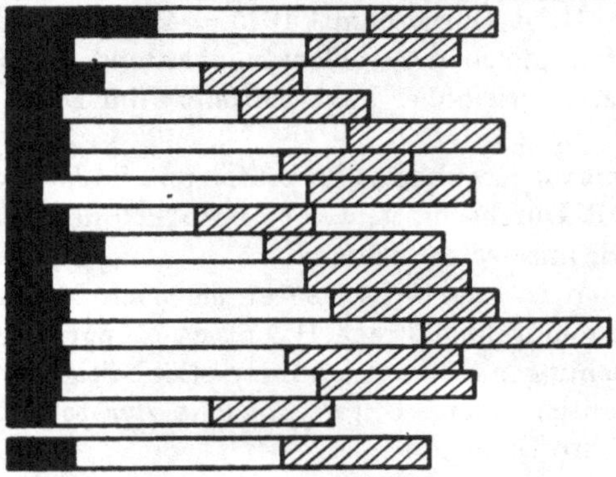

Bezirke	Bh-F je 10000 m	Bh-F je 10000 w	Gest. in % Insg.
Hauptstadt Berlin	34,8	26,1	21,2
Cottbus	32,4	21,3	8,0
Dresden	20,8	13,5	12,9
Erfurt	25,3	16,4	7,6
Frankfurt	35,0	24,1	8,4
Gera	29,0	19,4	8,8
Halle	33,3	21,3	4,4
Karl-Marx-Stadt	21,8	13,3	8,7
Leipzig	32,0	18,5	13,6
Magdeburg	33,1	21,3	6,6
Neubrandenburg	35,0	22,9	8,5
Potsdam	43,1	29,2	7,6
Rostock	32,4	19,9	8,1
Schwerin	32,8	22,0	7,2
Suhl	23,4	14,5	6,5
DDR	30,1	19,5	9,3

1975

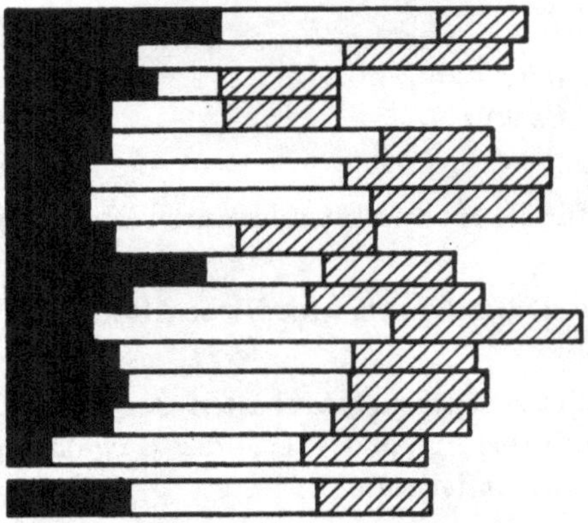

Bezirke	Bh-F je 10000 m	Bh-F je 10000 w	Gest. in % Insg.
Hauptstadt Berlin	36,1	29,9	29,6
Cottbus	34,5	22,8	17,1
Dresden	22,5	14,3	20,1
Erfurt	22,5	14,8	13,9
Frankfurt	33,8	26,1	13,9
Gera	35,9	23,3	10,3
Halle	35,8	24,6	10,4
Karl-Marx-Stadt	25,3	15,7	13,0
Leipzig	31,1	21,5	26,6
Magdeburg	32,6	20,9	16,6
Neubrandenburg	39,5	26,8	11,3
Potsdam	32,1	23,7	13,9
Rostock	32,4	23,2	15,3
Schwerin	31,6	22,2	13,9
Suhl	28,7	20,1	5,4
DDR	30,7	21,1	15,7

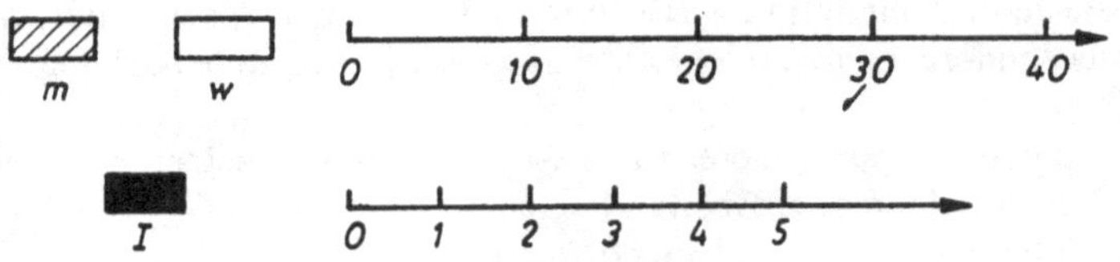

Aus Krankenblatt-Statistik, Mitteilungshefte des Instituts für Sozialhygiene und Organisation des Gesundheitsschutzes

beim *weiblichen* beträgt sie 15,6 bei einem Maximum in

- Berlin mit 29,9 und einem Minimum in
- Dresden mit 14,3 bei einem
- DDR-Durchschnitt von 21,1 abgeschlossenen Behandlungsfällen je 10000.

Neben dieser Maximalabweichung erkennen wir auch bei dieser Grafik deutlich das geschlechtlich determinierte Erkrankungsrisiko, indem Frauen häufiger an Appendizitis erkrankten (Differenz im DDR-Durchschnitt 1975 = 4,4, 1971 sogar 8,0 mehr stationäre Behandlungsfälle je 10000 gleichen Geschlechts), während das Risiko, an Pneumonie zu erkranken, bei den Männern höher liegt (Differenz im DDR-Durchschnitt 1975 = 9,6, 1971 = 10,6).

So kann man Krankheit für Krankheit überprüfen und findet immer wieder territoriale Abweichungen vom DDR-Durchschnitt, welche bezüglich der verschiedenen Krankheiten von Bezirk zu Bezirk unterschiedlich sind.

Will man den Ursachen nachgehen, so wären sie nach folgender Fragestrategie zu untersuchen, wobei jeder einzelnen Frage Hypothesen zugrunde liegen, welche durch weiterführende Untersuchungen hinsichtlich ihrer Stichhaltigkeit zu überprüfen wären. So können statistisch ausgewiesene Unterschiede in der territorialen Verteilung der Behandlungshäufigkeit ihre Ursachen

1. in echten ökologisch bedingten Unterschieden der Morbiditätsstruktur zwischen einzelnen Territorien besitzen,
wie sie unter den Begriffen

- Industrie — Landwirtschaft,
- Gebirge — Flachland — Seeklima,
- Stadt — Land,

mit einer entsprechenden, für die Morbidität relevanten Merkmalsstruktur subsummiert werden können;

2. sie können demographisch durch unterschiedliche Altersstrukturen und Geschlechtsproportionen bedingt sein,

3. sie können im differenten Anspruchsverhalten der Bevölkerung gegenüber dem Gesundheitswesen und durch die Art und Weise der Gewährung medizinischer Hilfeleistung im Krankheitsfall begründet sein.

Diese 3 genannten Ursachen- und Bedingungskomplexe, die es gilt, weiteren systemanalytischen Betrachtungen zu unterziehen, liegen im Bereich der Bevölkerung und in ihren Arbeits- und Lebensbedingungen im Territorium und verlangen spezifische Untersuchungsmethoden, insbesondere epidemiologisch-demographischer und soziologischer Art.

Weitere Ursachenkomplexe können jedoch im Gesundheitswesen selbst und seiner staatlichen Leitung in den verschiedenen Ebenen liegen.

Dazu wären in Weiterführung der Aufzählung zu nennen:

4. Die *Zugänglichkeit* zur medizinischen Betreuung, also die *Standortverteilung* und *Profilstruktur* der Kapazitäten der medizinischen Betreuung in Verbindung mit den Verkehrsbedingungen, aber auch die Organisation des Systems der medizinischen Betreuung. Dazu gehört — das sei noch am Rande vermerkt — die Optimierung des Krankentransportes und der Schnellen Medizinischen Hilfe.

5. Die Anwendung unterschiedlicher *Diagnostik- und Therapiestrategien* in den einzelnen Einrichtungen, welche nicht zuletzt auch aufgrund der unterschiedlichen Aktivitäten der territorialen Sektionen der medizinisch-wissenschaftlichen Gesellschaften auf das gesamte klinische Verhalten in einzelnen Bezirken Einfluß haben können.

Für die Leitung und Qualitätskontrolle sind daher die vom Institut für Arzneimittelwesen der DDR herausgegebenen *Therapieempfehlungen*, die ständig dem neuesten Stand medizinischer Erkenntnis angepaßt werden, von großer Bedeutung, da sie auch die *Maßstäbe* für die Verwirklichung einheitlicher Betreuungsstrategien liefern (bis jetzt über 100 in der Sammlung veröffentlicht).

6. Ein weiterer Ursachen-Komplex für unterschiedliche Häufigkeitsverteilung in der medizinischen Betreuung kann auf dem Gebiet der Betreuungsorganisation innerhalb und zwischen den Einrichtungen liegen z. B.

— im Zusammenspiel zwischen ambulanter und stationärer medizinischer Betreuung, bei der Indikationsstellung zwischen Grund- und spezialisierter Betreuung,
— im örtlichen Entwicklungsstand von Reihenuntersuchungen sowie der Dispensairebetreuung.

7. Schließlich verlangt eine gute, d. h. zweckentsprechende und für die Praxis nützliche statistisch fundierte Systemanalyse, die Arbeit mit klaren, eindeutig definierten Begriffen, Systematiken und Klassifikationen, d. h. auch eine dem Gegenstand und Forschungsanliegen adäquate Gruppenbildung der Kennziffern und Begriffe, mit deren Hilfe ein Gegenstand richtig widergespiegelt werden soll.

Schon Lenin wies bei der Analyse der Industriestatistik im zaristischen Rußland auf diese Notwendigkeit hin. Aus der Theorie der Systemanalyse bedeutet das, die einzelnen untersuchten Fakten so zu ordnen, daß daraus die Struktur des zu untersuchenden Gegenstandes mit den ihm eigenen spezifischen Gliederungen und Zusammenhängen deutlich wird.

Ausgehend von dem aus der Krankenblattdokumentation ableitbaren Beispiel der „stationären Morbidität“ wurden einige Probleme der Systemanalyse aufgeworfen, wie sie jedoch täglich als Fragestellung in der Leitungspraxis sowie bei der kurz- und langfristigen Planung auf uns zukommen. Aus ihnen lassen sich bereits Verallgemeinerungen und Schlußfolgerungen für die zukünftige Arbeit ableiten.

Viele der hier angesprochenen Probleme sind bereits Gegenstand wissenschaftlicher Untersuchungen. Einige Ergebnisse sachlicher und methodischer Art wurden hier auf diesem Kolloquium vorgetragen und zur Diskussion gestellt. Meines Erachtens scheint aber das Hauptproblem, wie es jetzt vor uns steht, darin zu liegen, einen gemeinsamen Weg zu finden, wie das schon erarbeitete und weiter zu gewinnende Wissen nutzbringend dem Betreuungs- und Leitungsprozeß zugeführt werden kann. Hier geht es um 3 Teilaufgaben:

1. Die perspektivisch orientierte und integrativ miteinander abgestimmte Weiterführung der system-analytischen Forschung mit dem Ziel, die immer komplizierter werdenden gesellschaftlichen Strukturen und Funktionsabläufe transparent und für die staatliche Leitung beherrschbarer zu machen;

2. die Beherrschung der Informationsströme, welche bedarfsgerecht für den Betreuungs- und Leitungsprozeß bereitgestellt werden müssen, ohne weiter die Betreuungsprozesse mit Schreib- und Verwaltungsarbeit zu belasten;

3. die Konzipierung und schrittweise Entwicklung eines rechnergestützten Informationssystems für das Gesundheitswesen mit kompatiblen Anschlüssen zu den gesamtvolkswirtschaftlichen Informationssystemen.

Diese Problemstellung ergibt sich nicht von ungefähr. Sie hat ihren Grund in dem allgemeinen wissenschaftlich-technischen Fortschritt im Weltmaßstab, welcher nicht nur für die Medizin gilt, sondern alle Wissenschaftsbereiche erfaßt.

Ihm folgt zwangsläufig bei dem jetzigen Stand der Informationstechnik die Situation, daß die exponentiell wachsenden Erkenntnisse nur beschränkt der Praxis zugute kommen, da sie in ihrer Gesamtheit immer unüberschaubarer werden.

Schließlich geht mit dem Erkenntniszuwachs eine immer höhere Komplexität und Kompliziertheit in der gesellschaftlichen Entwicklung einher, so daß deren sachkundige, d. h. auf ausreichenden und zeitgerecht zugänglichen Informationen beruhende Leitung immer schwieriger wird und der Risikofaktor bei Leitungsentscheidungen wächst.

Afanasjew führt in seinem Werk „Soziale Information und Leitung der Gesellschaft" aus, indem er sich auf das Akademiemitglied W. M. Gluschkow beruft, daß „bereits — Zitat — Mitte der 60iger Jahre die sowjetische Wirtschaft einen solchen Grad von Komplexität erreicht hat, daß für ihre effektive Leitung jährlich 10^{16} arithmetische Operationen auszuführen waren" und stellt mit Hilfe eines Rechenexempels fest, daß zur Bewältigung dieser Arbeit selbst über Nutzung von Tischrechenmaschinen 10 Mrd. Menschen, d. h. das 50fache der Bevölkerung der Sowjetunion erforderlich wären.

Gleichzeitig zeigt er aber auch auf, daß diese Informationsbarriere mit Hilfe moderner Technik und vor allem der EDV überwunden werden kann, und weist nach, daß die EDV den Arbeitsaufwand in der Verwaltung und Leitung um ca. 99% und die Kosten um 80—85% zu senken in der Lage ist.

Aber vor der Anwendung der EDV steht eben die Aufgabe, die mit ihrer Hilfe zu beherrschenden und ständig zu rationalisierenden Systeme mittels der Systemanalyse so aufzuschließen, daß ihr Einsatz überhaupt erst möglich wird.

Das betrifft nicht nur die einzelnen Aufgabenkomplexe, wie sie der Minister für Gesundheits- und Sozialwesen als Hauptrichtungen und Einsatzgebiete dargelegt hat — sondern weiterführend den Aufbau eines in sich geschlossenen Informationssystems, welches

a) von den Einrichtungen ausgehend,

b) die Informationen über alle Leitungsebenen führt und sie dem Leitungsprozeß nutzbar macht und

c) nicht zuletzt kompatible Anschlüsse zu den gesamtvolkswirtschaftlichen Informationssystemen besitzt, z. B. über das Baugeschehen, die Arbeitskräfte, den Staatshaushalt — um nur einige wesentliche zu nennen.

Nochmals auf die eingangs angeführte Fragestellung nach den territorialen Unterschieden zurückkommend, erfordert eine komplexe Einschätzung ihrer Ursachen für Leitungs- und Planungszwecke eine Vielzahl statistischer Vergleiche über

— die *Standortverteilung* der Kapazitäten und ihre Auslastung in den einzelnen Fachabteilungen entsprechend der vorhandenen *Profilstruktur*,
— das in den Einrichtungen jeweils vorhandene *Arbeitskräfte*potential hinsichtlich seiner Struktur, z. B. der Proportion zwischen Heil- und Heilhilfspersonal, medizinischem Fach- und ungelerntem Personal, der Alters- und Geschlechtsstruktur und vieles mehr.

Durch das Berichtswesen verfügen wir über eine große Zahl statistischer Kennziffern, welche aber für eine Komplex-Betrachtung, insbesondere zur Beurteilung der Qualität der medizinischen Betreuung — wozu auch die Analyse ihrer Voraussetzungen, wie Umfang der Bedarfsabforderung, Arbeitskräftepotential, Berufsalter und Ausbildungsstand einschließlich der medizinisch-technischen Ausstattung gehören — und daraus abzuleitender Leitungsentscheidungen in ihrer jetzigen Konsistenz nur wenig geeignet sind, da sie durch eine uneinheitliche Erfassungsmethodik aus einer Vielzahl isoliert voneinander entstandener Berichterstattungen, wenn überhaupt, dann auch nur manuell mit großem Aufwand für eine bestimmte Fragestellung zusammenstellbar sind.

Im Institut für Sozialhygiene und Organisation des Gesundheitsschutzes wird z. Z. an einem Projekt gearbeitet, das zum Ziel hat, die Vielzahl von heterogenen, nur auf einen Aufgabenbereich bezogenen Berichterstattungen zu einem einheitlich aufgebauten *Einrichtungsbericht* zusammenzufassen, welcher über die EDV modular, und zwar bezogen auf seinen Inhalt, als auch territorial gesehen abgearbeitet werden kann.

Durch eine einheitliche *Einrichtungsnummer*, welche neben vielen anderen Vorteilen, ähnlich wie die *Personenkennzahl*, als Integrationsmittel dient, soll ermöglicht werden, daß außer der statistischen Aufbereitung des erfaßten Informationsmaterials zu einer Sammlung standardisierter Auswertungstabellen eine relativ weitgespannte Datenverknüpfbarkeit erreicht wird, wodurch leitungsrelevante Informationsabforderung kurzfristig und je nach vorgegebener Fragestellung befriedigt werden können.

Über die Einrichtungsnummer wird darüber hinaus auch die Möglichkeit geschaffen, *personenbezogene Informationen* über betreute Bürger, z. B. aus der Krankenblattstatistik mit *einrichtungsbezogenen Informationen* zu verknüpfen, so daß beispielsweise bei der Beurteilung vom Durchschnitt abweichender stationärer Verweildauern einzelner Fachabteilungen auch die Diagnosenstruktur sowie Altersgliederung und Geschlechtsverteilung der in einem bestimmten Zeitraum betreuten Patienten herangezogen werden können.

All das aber erfordert noch weitergehende system-analytische Untersuchungen, indem entsprechend den hier vorgetragenen Modellen von Genossen Klementiev Standard-Vorlagen erarbeitet werden, in welchen Art und Umfang von Normabweichungen mittels EDV zur Kenntnis gebracht werden können.

Zum Schluß möchte ich noch auf drei Besonderheiten hinweisen die es gilt, sich ständig bei der system-analytischen Arbeit vor Augen zu führen:

1. Systemanalyse ist stets als *iterativer* Prozeß aufzufassen.
2. Es ist stets bei der Systemanalyse eines konkreten Gegenstandes die *Paßfähigkeit zur relevanten Umgebung des Systems* und seine prognostische Entwicklung zu beachten.
3. Es ist notwendig, die *Arbeiten zügig* voranzutreiben, auch wenn ihre Nutzanwendung insbesondere mittels der EDV erst in längerfristigen Zeiträumen realisierbar ist. Die Zeit, die wir jetzt verlieren, verzögert in noch weitläufigerem Maße eine Nutzanwendung in der Praxis.

So bedeutet Systemanalyse, neben augenblicklichem, für die Leitung und Planung nutzbaren Erkenntnisgewinn, den wissenschaftlichen Vorlauf für eine grundsätzlich neue Informatik der Medizin und des Gesundheitswesens zu schaffen.

Information als allgemeinwissenschaftlicher Begriff und seine Bedeutung für die Theorie der Wissenschaft und der Informatik[1]

A. D. URSUL

Akademie der Wissenschaften der UdSSR, Moskau

Die letzten Jahrzehnte der Entwicklung der Wissenschaft führten zum Anstieg der heuristischen Bedeutung solcher Begriffe wie „System", „Element", „Struktur", „Funktion", „Information", „Modell", „Wahrscheinlichkeit", „Symmetrie", „Asymmetrie", „Bestimmtheit", „Unbestimmheit" u. ä. Der Kreis der Wissenschaften, in denen diese effektiv angewandt werden, erweitert sich gegenwärtig stark. Dieser Prozeß der intensiven Entwicklung neuer Begriffe, ihre gnoseologische „Expansion", ruft die besondere Aufmerksamkeit der marxistischen Philosophen, die sich mit der Ausarbeitung methodologischer Probleme der Wissenschaft befassen, hervor.

Neben der fortwährenden Präzisierung des Inhalts und des Umfangs dieser Begriffe (und wie bekannt ist, sind viele Momente in ihrem Inhalt umstritten und bleiben weiterhin Gegenstand der aktiven Erörterung in der philosophisch-methodologischen Literatur) entstand auch die Diskussion über den Status dieser Begriffsgruppe in der modernen Wissenschaft.

Der traditionelle und sehr verbreitete Standpunkt besteht darin, daß solche Begriffe zum Apparat der Spezialwissenschaften gehören und daß sie einzelwissenschaftliche Begriffe darstellen. Diese Auffassung war bis vor kurzer Zeit weit verbreitet, da sie in den Enzyklopädien, Nachschlagewerken und Lehrbüchern enthalten war.

Ein anderer Standpunkt besteht darin, daß die erwähnten und ihnen analogen Begriffe (wenigstens viele von ihnen) nach dem Umfang, der Klasse der widerzuspiegelnden Objekte und nach ihrer Bedeutung in der Erkenntnis weit über den Rahmen der Spezialwissenschaften hinausgehen und schon den Status philosophischer Kategorien erreicht haben.

Das eben Erwähnte kann man am Beispiel des Begriffs der Information erläutern. Einerseits sind eine Reihe Autoren der Meinung, daß der Begriff der Information unbedingt als einzelwissenschaftlicher Begriff aufgefaßt werden muß. Am bekanntesten ist der Standpunkt, der die Information als eine der Kategorien solcher Einzelwissenschaft wie die Kybernetik darstellt. So schrieb P. W. KOPNIN, daß „die Information kein philosophischer, sondern ein kybernetischer Begriff ist, ähnlich dem Reflex, der ein Begriff der Physiologie ist",[2] und daß die Information im Unterschied zur Widerspiegelung im allgemeinen, auf einem bestimmten Niveau der Organisation der Materie entsteht".[3]

---

[1] Bearbeitet und gekürzt von P. FRANZ, Akademie der Wissenschaften der DDR, Zentralinstitut f. Philosophie, Berlin.

[2] KOPNIN, P. W., Einführung in die marxistische Gnoseologie. Kiew (1966) 116 (russ.).

[3] Ebenda.

N. I. SHUKOW, der der Begründung dieses Standpunktes ein Fachbuch gewidmet hat, nimmt an, daß sich der Begriff der Information als zentrale Kategorie der Kybernetik erweist.[1]

Zur Anerkennung der Information als Kategorie einer Einzelwissenschaft gelangen gewöhnlich die Autoren, die den Standpunkt der Entstehung der Information auf dem Niveau des Lebens vertreten (wenn auch nicht alle). Andererseits sind einige Gelehrte, die die Begrenztheit der reinen einzelwissenschaftlichen Auslegung des Begriffs der Information bemerken, mehr zur Anerkennung des philosophischen Status geneigt. M. A. CHRAMOWITSCH bemerkt, ,,Es wäre nicht richtig, diesen Begriff bis auf seinen kybernetischen Umfang einzuengen, da er genau genommen in der Umgangssprache und in der Wissenschaftssprache als breite philosophische Kategorie verwendet wird"[2]). Die Anhänger der kybernetischen Auslegung der Information ,,befriedigt" ihrerseits der philosophische Status nicht, der der Information von ihren Opponenten zugeschrieben wird. Die Anerkennung der Information als einzelwissenschaftliche Kategorie hat das Ziel, die Gefahr ,,des Erhebens dieses Begriffes in den Rang der philosophischen Kategorien"[3] zu vermeiden. Dabei wird angenommen, daß alle philosophischen Begriffe allgemeinen Charakter haben und daß die von ihnen widerzuspiegelnden Prozesse in ausnahmslos allen Sphären der materiellen und geistigen Wirklichkeit auftreten[4].

Diese zwei Konzeptionen, die die Teilung aller in der Wissenschaft bestehenden Begriffe in philosophische und einzelwissenschaftliche anerkennen, kann man als traditionelle Konzeptionen bezeichnen. Gleichzeitig entstand und erfährt eine immer größere Anerkennung ein neuer nicht traditioneller Standpunkt: die aufgeführten Begriffe können weder als philosophische noch als einzelwissenschaftliche betrachtet werden, da sie sowohl Züge der Ähnlichkeit als auch des Unterschieds im Vergleich mit diesen beiden Typen wissenschaftlicher Begriffe aufweisen. Richtiger ist es, sie als qualitativ neuen, nichttraditionellen Begriffstyp zu betrachten, der sich im Zuge der wissenschaftlich-technischen Revolution herausgebildet hat. Da der charakteristischste Zug dieser Begriffe ihre prinzipielle Anwendbarkeit in jedem Gebiet des einzelwissenschaftlichen Wissens, bei der Untersuchung der Objekte jeder Wirklichkeitssphäre ist, erhielten sie die Bezeichnung — Begriffe, die für alle Einzelwissenschaften allgemein sind, oder einfach — allgemeinwissenschaftliche. Die so zu verstehende Allgemeinwissenschaftlichkeit tritt als neue, ungewöhnliche Eigenschaft der nichtphilosophischen Begriffe auf, da bis zur letzten Zeit nur das philosophische Wissen (und im bestimmten Sinne das mathematische) Allgemeinwissenschaftlichkeit aufwies. In einer Reihe von Arbeiten von marxistischen Philosophen wurde die Untersuchung der allgemeinwissenschaftlichen Begriffe und ihrer Rolle in der Erkenntnis begonnen, aber auch anderer allgemeinwissenschaftlicher Phänomene — der Auffassungen, Methoden, Probleme usw. Es muß gesagt werden, daß selbst der Fakt der Aussonderung allgemeinwissenschaftlicher Formen und Mittel der Erkenntnis vorläufig noch diskutiert wird. Es bestehen auch Einwände gegen solche Aussonderung, wenn gemeint wird, daß z. B. die Systemauffassung und andere analoge allgemeinwissenschaftliche Methoden nicht ,,Selbstän-

---

[1] Siehe SHUKOW, N. I., Information (philosophische Analyse des zentralen Begriffs der Kybernetik. Minsk (1971) 223 (russ.).

[2] CHRAMOWITSCH, M. A., Das wissenschaftliche Experiment, sein Platz und seine Rolle in der Erkenntnis. Minsk (1972) 93 (russ.).

[3] SHUKOW, N. I., Information 223 (russ.).

[4] Ebenda, S. 239.

dige" Methoden sind, die zwischen der Philosophie und den Spezialwissenschaften stehen, sondern als konkrete Erscheinung der dialektisch-materialistischen Methode in dieser oder jener Sphäre der wissenschaftlichen Erkenntnis auftreten.

Zu den allgemeinwissenschaftlichen zählt man jetzt gewöhnlich außer den aufgeführten solche Begriffe wie Algorithmus, Vorzeichen, Wert, Isomorphie, Invarianz, Interpretation, Wissenschaftliche Information, Zuverlässigkeit, Optimalität, Organisation, Prognose, Vielfalt, Zustand, Geordnetheit, Leitung, Formalisierung u. a.[1]. Die Ungleichwertigkeit des Inhalts dieser Begriffe ist offensichtlich. Sie vereinen zwei Hauptgruppen, die vollkommen unterschiedlich sind in der Sphäre der zu bezeichnenden Erscheinungen und deshalb auch in ihren Funktionen in der Erkenntnis. Die Begriffe der einen Gruppe können im gleichen Maße zur Charakteristik sowohl gnoseologischer als auch ontologischer Phänomene verwendet werden. Die anderen Begriffe charakterisieren aber nicht das Untersuchungsobjekt selbst, sondern verschiedene Seiten und Eigenschaften seiner wissenschaftlichen Erkenntnis. Die Sphäre der wissenschaftlichen Anwendung dieser letzteren Begriffe ist natürlich bedeutend enger im Vergleich zu den Begriffen der ersten Gruppe. Offensichtlich können sie prinzipiell in allen wissenschaftlichen Disziplinen angewandt werden, aber nicht in allen Erkenntnisdisziplinen, sondern nur dort, wo die wissenschaftliche Erkenntnis eine Reflexion zu sich selbst ausführt.

In Zusammenhang mit solcher Ungleichwertigkeit des Inhalts und der Eigenschaften der Begriffe, die zu den allgemeinwissenschaftlichen gezählt werden, erhebt sich die Frage über den Sinn des Terminus „allgemeinwissenschaftlich" selbst. Sein Verstehen wird noch diskutiert. Einerseits zählen zu den allgemeinwissenschaftlichen „Begriffe, die in einer ganzen Reihe von Wissenschaften angewandt werden"[2]). Ein anderer Standpunkt besteht jedoch darin, daß zu den allgemeinwissenschaftlichen streng genommen nur jene Phänomene der Erkenntnis gezählt werden, deren Anwendungssphäre nicht nur eine Reihe von Wissenschaften beinhaltet, sondern ausnahmslos alle Gebiete des wissenschaftlichen Wissens. Die Allgemeinwissenschaftlichkeit kann nur einen gnoseologischen oder logischen Sinn haben; überhaupt umfassen die allgemeinwissenschaftlichen Phänomene nicht nur die Formen und Mittel der Erkenntnis, sondern auch die technischen und organisatorischen Formen und Mittel. Die Sphäre des Wirkens der allgemeinwissenschaftlichen Begriffe kann sich nur auf Einzelwissenschaften erstrecken, oder aber auf diese und die Philosophie, d. h. auf die Wissenschaft insgesamt. Es gibt noch eine Reihe von Nuancen im Verstehen der Eigenschaft der Allgemeinwissenschaftlichkeit[3], deshalb verdient der sich zur Zeit in der Wissenschaft herausgebildete Polysemantismus dieses Terminus weitere spezielle Untersuchungen.

Ein sehr charakteristischer Zug der Begriffe, die als allgemeinwissenschaftliche bezeichnet werden, ist die Vereinigung in ihnen von einzelnen Eigenschaften sowohl der Begriffe der Einzelwissenschaften als auch der philosophischen Kategorien, in dessen Ergebnis sie als ein eigenartiger Übergangstyp auftreten, als Verbindungsglied zwischen philosophischem und spezialwissenschaftlichem Wissen. Nach den Worten von L. A.

---

[1] siehe Gott, W. S., A. D. Ursul, Allgemeinwissenschaftliche Begriffe und ihre Rolle in der Erkenntnis. Moskau (1975) 24 (russ.).

[2] Birjukow, B. W., Kybernetik und Methodologie der Wissenschaft. Moskau (1974) 202 (russ.).

[3] Siehe Ursul, A. D., Integrativ-allgemeinwissenschaftliche Tendenzen der Erkenntnis und der Philosophie. Voprosy filosofii (1977) Nr. 1, 123 (russ.).
Gott, W. S., A. D. Ursul, E. P. Semenjuk, Die Einheit des wissenschaftlichen Wissens. Moskau (1977) (russ.).

PETRUSCHENKO in der modernen Wissenschaft „entstand die Notwendigkeit an Begriffen, die allgemeiner sind als die speziellen und weniger allgemein, als die philosophischen, d. h. „Zwischenglied“ zwischen der Philosphie und den Einzelwissenschaften sein könnten ...“[1] und solches „Zwischenglied“ werden gerade die allgemeinwissenschaftlichen Begriffe. Dieses Moment der „Zwischenstellung“, des Übergangscharakters der Stellung der Begriffe dieses Typs wird auch von U. B. Nowik[2] und anderen Autoren unterstrichen. Eine besonders wichtige Seite der logisch-methodologischen Rolle der allgemeinwissenschaftlichen Begriffe in der modernen Wissenschaft ist der Fakt, daß sie in den letzten Jahrzehnten eine effektive Form der Beziehung der Philosophie und der speziellen Wissensgebiete wurden. Diese ihre Besonderheit, die Vereinigung des Einzelwissenschaftlichen, ihre „Zwischenstellung “,macht auch ihren Status in der Wissenschaft umstritten.

Eine sehr wichtige Funktion der allgemeinwissenschaftlichen Begriffe in der Erkenntnis ist mit ihrer Rolle bei der Übertragung von Wissen der einen Wissenschaftszweige in andere verbunden, dank derer die Annäherung der verschiedenen Disziplinen erfolgt — der gesellschaftlichen, naturwissenschaftlichen, technischen u. a. Unter den Bedingungen der sich vertiefenden Differenzierung der Wissenschaftssprache, wenn sich sogar die Vertreter eines Wissensgebietes (wenn es ausreichend breit ist) schon schlecht verstehen, werden die allgemeinwissenschaftlichen Begriffe, natürlich gemeinsam mit den Kategorien der marxistischen Philosophie, ein bedeutsames Mittel der wissenschaftlichen Kommunikation und der Universalität des begriffs-kategorischen Apparates der Wissenschaft und spielen die Rolle eines wirksamen Gegenmittels gegen die „zweigliche“ Abgeschlossenheit der Gelehrten.

Solche sich herausbildenden Begriffe, die nach ihrem Ursprung das Ergebnis der Verstärkung der integrativen Tendenzen in der Wissenschaft sind, wurden ihrerseits eine wichtige treibende Kraft der weiteren Vertiefung und Entwicklung der integrativen Prozesse in der Wissenschaft und führen effektiv die Synthese des wissenschaftlichen Wissens durch. Vollkommen berechtigt nennt E. S. MARKARJAN die allgemeinwissenschaftlichen Begriffe in der Zahl der für unsere Zeit am charakteristischsten theoretischen Integratoren der Wechselwirkung der Gesellschafts- und Naturwissenschaften[3].

Das Vorhandensein der erwähnten und anderer methodologischer Funktionen der allgemeinwissenschaftlichen Begriffe zeugt von ihrer fundamentalen Rolle in der Erkenntnis, die nicht auf die Rolle der gewöhnlichen einzelwissenschaftlichen Begriffe hinausläuft. Die wichtigsten allgemeinwissenschaftlichen Begriffe haben nach ihrem Umfang und ihrer Bedeutung für die Erkenntnis jetzt schon das Niveau der Kategorien erreicht, der weitesten, grundlegendsten Begriffe der Wissenschaft. Bei der Untersuchung der allgemeinwissenschaftlichen Auffassungen der Erkenntnis unterstreichen marxistisch-leninistische Philosophen, daß bei aller Wichtigkeit solcher Auffassungen für die Wissenschaft, ihre Bedeutung jedoch nicht verabsolutiert werden darf: jede von ihnen, die nach der Anwendungssphäre allgemeinwissenschaftlich wäre, ist gleichzeitig nicht universal im Sinne der Hinlänglichkeit zur Untersuchung eines beliebigen Objekts. Von

[1] PETRUSCHENKO, L. A., Eigenbewegung der Materie im Lichte der Kybernetik. Moskau (1971) 19 (russ.).

[2] Siehe NOWIK, I. B., Fragen des Denkstils in den Naturwissenschaften. Moskau (1975) 105, 140 (russ.).

[3] Siehe MARKARJAN, E. S., Integrative Tendenzen in der Wechselwirkung der Gesellschafts- und Naturwissenschaften. Jerewan (1977) 75—76 (russ.).

dieser Seite her bleibt jede dieser Auffassungen eine spezielle, spezifische. Alle sind sie einander komplementär bezogen aufeinander und auf die traditionellen Mittel der Erkenntnis. Es ist verständlich, daß nicht eine dieser Auffassungen die allgemeine dialektisch-materialistische Methode ersetzen kann und als ein gleichrangiges Phänomen entgegengesetzt werden kann. Die Bedeutung neuer allgemeinwissenschaftlicher Auffassungen der Erkenntnis ist gerade dadurch determiniert, daß sie alle aus der allgemeinen wissenschaftlich-philosophischen Methode und Theorie hervorgehen, durch sie bestimmt werden und ihrerseits in ihrer Gesamtheit sie kontinuierlich weiterentwickeln und durch irgendwelche neue Züge ergänzen, deren besondere gnoseologische Wichtigkeit erst unter den modernen Bedingungen zutage tritt.

Nach Meinung einer Reihe von Forschern zählen allgemeinwissenschaftliche Begriffe, Kategorien und Auffassungen der Erkenntnis zu einem besonderen Niveau der Wissenschaftsmethodologik, das sich in unserer Zeit herausbildet, — zu ihrem allgemeinwissenschaftlichen Niveau[1]. Gleichzeitig ruft die Idee der Aussonderung verschiedener Niveaus und insbesondere des allgemeinwissenschaftlichen Niveaus in der Wissenschaftsmethodologik Einwände einer Reihe von Philosophen hervor (zu ihnen gehört z. B. G. G. Wdowitschenko[2]. Genauso wird selbst die Konzeption der allgemeinwissenschaftslichen Mittel der Erkenntnis, die keine philosophischen sind, von einem Teil der Gelehrten angefochten. So zählt N. I. Shukow die Kategorien des Systems, der Struktur, des Elements, der Funktion, der Information u. ä. zu den Begriffen der regionalen (integrativen) Wissenschaften — der allgemeinen Systemtheorie und der Kybernetik. Er negiert ihren allgemeinwissenschaftlichen Status und meint, daß allgemeinwissenschaftlich nur Kategorien „allgemeiner Wissenschaften" — der Philosophie und der Mathematik sein können[3].

Wie wir sehen, gibt es in der Frage der allgemeinwissenschaftlichen Begriffe nicht wenige umstrittene Momente (und vor allen Dingen ist selbst der Fakt ihrer Aussonderung umstritten). Die Umstrittenheit dieses Problems wird hervorgerufen durch seine Neuheit, die Vielfalt der Wege seiner Lösung, die Widersprüchlichkeit der Entwicklung selbst des Begriffsapparats der modernen Wissenschaft und die Versuche seiner Auslegung auf der Basis einer einheitlichen methodologischen Grundlage.

Wenn die Frage der Allgemeinwissenschaftlichkeit des Informationsbegriffs in bestimmtem Maße durch die Analyse seiner Anwendung in den wichtigsten einzelwissenschaftlichen Disziplinen gelöst wird, in beträchtlichem Grade unabhängig von der Ausarbeitung einer allgemeinen Definition des Begriffs, so besteht eine andere Situation bei der Lösung der Frage der Anerkennung oder Nichtanerkennung des philosophischen Statuts dieses Begriffs. Das Fehlen einer allgemein anerkannten Definition des Informationsbegriffs spielt hierbei eine entscheidende Rolle. Natürlich, wenn man im voraus

---

[1] Siehe z. B. Ukrainzew, B. S., A. D. Ursul, Kybernetik und materialistische Dialektik. Filosofskie nauki, (1975) Nr. 2, S. 12 (russ.).
Semenjuk, E. P., Allgemeinwissenschaftliches Niveau der Methodologik als besondere Verbindungsform der Philosophie und der Spezialwissenschaften. In: Philosophische Probleme der modernen Naturwissenschaften. Ausgabe 42, Kiew (1977) (russ.).

[2] Siehe Wdowitschenko, G. G., Methodologie der Naturwissenschaften und der moderne ideologische Kampf. In: Philosophische Probleme der modernen Naturwissenschaften. Ausgabe 42, Kiew (1977) (russ.).

[3] Siehe Shukow, N. I., Einige Überlegungen zur Klassifizierung der Kategorien der modernen Wissenschaft, Filosofskie nauki, (1977) Nr. 3, 142 (russ.).

annimmt, daß die allgemeine Definition des Informationsbegriffs unbedingt vollständig aus philosophischen Kategorien bestehen soll, geht man davon aus, daß die Information eine philosophische Kategorie ist. Solche Auffassung gibt als Ausgangspunkt das aus, was noch bewiesen werden muß und deshalb kann sie nicht für richtig gelten. Die Verallgemeinerung der real bestehenden besonderen Formen des Informationsbegriffs in der Wissenschaft ist notwendig, aber solche Verallgemeinerung muß nicht unbedingt zu einer Definition führen, die nur aus philosophischen Begriffen besteht.

So beinhaltet eine der verbreitetsten Definitionen des Informationsbegriffs als Beziehung der Widerspiegelung und der Vielfalt (der widergespiegelten Vielfalt) die philosophische Kategorie der Widerspiegelung. Der zweite Begriff jedoch, die Vielfalt, ist ein allgemeinwissenschaftlicher und kein philosophischer Begriff. Trotzdem hat die allgemeine Definition des Informationsbegriffs, die in der philosophisch-marxistischen Literatur gegeben wird, einen allgemeinwissenschaftlichen Charakter und unabhängig davon, wie er definiert wird, basiert er auf der philosophischen Kategorie der Widerspiegelung, hebt einen gewissen allgemeinwissenschaftlichen Aspekt dieser Kategorie hervor. So wird zum Beispiel in dem bekannten Buch von Wissenschaftlern der DDR die Information als „objektivierbarer Widerspiegelungsinhalt"[1] charakterisiert, aus dem klar der allgemeinwissenschaftliche Charakter sowohl des allgemeinen Informationsbegriffs als auch des Begriffs der wissenschaftlichen Information hervorgeht. Das gleiche kann man auch über die Definitionen des Informationsbegriffs des bulgarischen Gelehrten W. ZONEW sagen.

W. ZONEW nimmt an, daß man eine allgemeinere Definition des Informationsbegriffs geben kann, ausgehend davon, daß gerade die Vielfalt ein naher Gattungsbegriff zum Informationsbegriff ist, aber aus der Vielfalt der Außenwelt, des Objekts muß man ihren bestimmenden Teil, den man als Information zählen kann, aussondern. Er schreibt, daß „die Information keine vollständige, dem Objekt — Quelle eigene Vielfalt ist, sondern einen Teil von ihr darstellt. Die Information ist jener Teil der Vielfalt, der, erstens, unter dem Einfluß der äußeren Einwirkungen in Form der in spezifischer Weise geordneten Vielfalt des vom Objekt sich trennenden Stoffs und der von ihm ausstrahlenden Energie hervortritt und zweitens, der seinerseits, hervorgetreten, an der Einwirkung teilnehmen kann, die von diesem Objekt auf andere Körper ausgeübt wird, von welchen sie aufgenommen oder widergespiegelt, oder genutzt (oder nicht genutzt) werden kann (oder nicht kann), in Abhängigkeit vom Niveau ihrer Organisation"[2]. Weiter schreibt W. ZONEW „Information selbst ist keine Widerspiegelung. Sie ist die Basis, die dem Subjekt ermöglicht, das Objekt widerzuspiegeln, d. h., sein Abbild zu formieren. Die Widerspiegelung ihrerseits ist keine Information, ungeachtet dessen, daß ihr Bestehen ohne die Information nicht möglich ist. Widerspiegelung ist ein komplexer Prozeß, bei dem die Information an das Subjekt übergeben wird, von ihm aufgenommen wird und es in sich das Abbild des Objektes reproduziert.

Mit anderen Worten, die Information ist eine notwendige Voraussetzung für die Widerspiegelung, die Widerspiegelung aber tritt als Mechanismus des Fixierens und der Speicherung der Information außerhalb ihrer Quelle auf"[3].

---

[1] FUCHS-KITTOWSKI, K., H. KAISER, R. TSCHIRSCHWITZ und B. WENZLAFF, Informatik und Automatisierung. Berlin 1 (1976) 73.

[2] ZONEW, W., Information und Widerspiegelung. Sofia (1977) 36 (bulg.).

[3] ZONEW, W., Information und Widerspiegelung. Sofia (1977) 109 (bulg.).

Wir weisen darauf hin, daß die allgemeinen Schlußfolgerungen, die von W. Zonew erhalten wurden, sehr eigentümlich und umstritten sind. Im Prinzip ist es zur Zeit überhaupt nicht möglich, eine Einschätzung des Verhältnisses Widerspiegelung und Information zu erhalten, die nicht umstritten wäre. Wir wollten jedoch die Aufmerksamkeit darauf lenken, daß in der Konzeption von W. Zonew, ob es der Autor wollte oder nicht, der Informationsbegriff im bestimmten Sinne fundamentaler hervortritt als die philosophische Kategorie der Widerspiegelung. Solche Schlußfolgerung scheint uns unannehmbar.

Wenn man von dem Allgemeinen, Invarianten wie für die Konzeption ausgeht, die die Information mittels der Kategorie der Widerspiegelung charakterisiert, und so auch diese letztere Kategorie mittels des Informationsbegriffs, so kann man nach unserer Meinung die Schlußfolgerung ziehen, daß die Widerspiegelung und die Information miteinander verbunden sind und nicht ohne einander bestehen können. Die Einschätzung des fundamentaleren Charakters der Information, die W. Zonew erhielt, ist nicht mit der Aussonderung des Invarianten in beiden Standpunkten verbunden, sondern mit seiner eigenen Ausgangskonzeption, die sich auch auf die Struktur des Buches selbst auswirkte, in dem die Information von Anfang an als selbständiges Wesen betrachtet wird, das im Prinzip außerhalb der Widerspiegelung bestehen kann.

Währenddessen gibt es schwerwiegende Gründe, die die untrennbare Verbindung der Widerspiegelung und der Information bestätigen und die Kategorie der Widerspiegelung breiter betrachten als die Kategorie der Information, da die Widerspiegelung als philosophische, universelle Kategorie auftritt und der Informationsbegriff als einzel- und allgemeinwissenschaftlicher Begriff. An einer Reihe von Stellen erkennt W. Zonew dieses in seinem Buch an, wenn er bemerkt, daß die Widerspiegelung in sich Information einschließt, aber nicht auf sie hinausläuft.

Wie wir sehen, berühren die umstrittenen Momente die Definition der Information in ganz allgemeiner Form, trotzdem sprechen sich in letzter Zeit immer mehr marxistisch-leninistische Philosophen dafür aus, daß der Informationsbegriff allgemeinwissenschaftlichen Charakter trägt.

Der Grad „der Allgemeinwissenschaftlichkeit" der Information hängt in bekanntem Grade davon ab, wie allgemein die ihn begleitende mathematische Erklärung ist. In diesem Plan ist es angebracht, den stimulierenden Einfluß der philosophischen Forschungen, die von den Marxisten durchgeführt werden, auf die Ausarbeitung mathematischer Erklärung hervorzuheben. Wir haben schon mehrmals hervorgehoben, daß die Konzeption der widergespiegelten Vielfalt als methodologische Grundlage der Informationstheorie der Leitung auftrat[1]. Neben der technischen Kybernetik übte die Konzeption der Information als widergespiegelte Vielfalt einen Einfluß auf die Formierung der mathematischen Aspekte des Informationsproblems aus, insbesondere auf die allgemeinere mathematische Erklärung des Informationsbegriffs mittels der Kategorienlehre, die in der Arbeit von A. A. Scharow erhalten wurde[2].

A. A. Scharow erklärt den in den philosophischen Forschungen gegebenen Informationsbegriff als widergespiegelte Vielfalt mittels der mathematischen Kategorienlehre

---

1 Siehe Ursul, A. D., Widerspiegelung, Information, Leitung. Sofia 2 (1973) (bulg.). Ursul, A. D., Widerspiegelung und Information. Moskau (1973) (russ.). Ursul, A. D., Probleme der Information in d. modernen Wissenschaft. Moskau (1975) (russ.).

2 Siehe Scharow, A. A., Informationsbegriff in der Theorie der Kategorien, In: Semiotik und Informatik, Ausgabe 8, Moskau (1977) VINITI (russ.).

und hebt hervor, daß „vom mathematischen Standpunkt die Information eine gewisse Klasse der Abbilder oder der Morphismen ist ... Wir sprechen von der Information nur dann, wenn beim Abbild die alte Struktur erhalten bleibt“[1]. Welche Strukturen sind damit gemeint? Was die Shannonsche Theorie betrifft, so treten hier einige Strukturen mit Wahrscheinlichkeitsmaß auf, in der topologischen Informationstheorie von H. Rashevsky sind es Graphen, in der algorithmischen Theorie von A. N. Kolmogorow ist es eine gewisse Folge von Buchstaben usw. All das zeugt von der Notwendigkeit der Verallgemeinerung des Begriffs der mathematischen Struktur, der mit der Erklärung der Information verbunden ist und spricht von einer gewissen Unabhängigkeit der Informationsbegriffe von der konkreten Art der Objekte, bezüglich welcher die Information bestimmt und gemessen wird. A. A. Scharow unterstreicht, „Die einzige mathematische Theorie, die keinerlei Begrenzungen auf die Natur der Objekte auferlegt, ist die Kategorienlehre“[2]. Objekte dieser Lehre können theoretische Ordnungsstrukturen, topologische Räume, universelle Algebren, Mengen sein. Für die Kategorienlehre ist es nur wichtig, daß jedes Paar der Objekte (Elemente) durch eine gewisse Menge von Abbildern (Morphismen) charakterisiert wird. Bei dieser Kategorienauffassung der Erklärung der Information kann sie als Monomorphismus charakterisiert werden, d. h. als Widerspiegelung, bei der die Vielfalt des Widerzuspiegelnden erhalten bleibt. Wenn aber die Vielfalt bei der monomorphen Widerspiegelung nicht erhalten bleibt (z. B. in dem Falle, wenn die Buchstaben eines Textes injektiv widergespiegelt werden, aber alle Typen sich als nicht unterscheidbar erweisen), so erfolgt ihr Verlust und solche Widerspiegelung ist keine widergespiegelte Vielfalt, d. h. keine Information.

Die vorgeschlagene kategorientheoretische Auffassung ist offensichtlich die allgemeinste mathematische Auffassung, die auf der Grundlage der philosophisch-methodologischen Informationskonzeption als „widergespiegelte Vielfalt“ bestimmt wurde. Die allgemeinste mathematische Auffassung wurde, wie wir sehen, auf der Grundlage der allgemeinsten philosophischen Auffassung der Bestimmung des Informationsbegriffs erhalten und hat mit ihr methodologische Korrelation. Die Definition der Information als Widerspiegelung, die die Vielfalt erhält, kann effektiv in der Theorie der wissenschaftlichen Kommunikation und bei der Bestimmung des Informationsgehalts der wissenschaftlichen Theorien, Begriffe und experimentellen Formen der Erkenntnis angewandt werden. Die Allgemeinwissenschaftlichkeit des Informationsbegriffs gibt ihm in bedeutendem Maße Verbindung mit den mathematischen Methoden der Messung seiner Menge — zu Beginn mit kombinatorischen Mitteln, danach mit Wahrscheinlichkeits-, aber auch mit einer Reihe von Nichtwahrscheinlichkeitsmitteln — des schon erwähnten kombinatorischen, topologischen, „dynamischen“ und einer Reihe anderer. Die Erweiterung des Arsenals der mathematischen Methoden gewährleistet eine breite Front der „theoretisch-informatorischen“ Mathematisierung des Wissenschaftswissens und in diesem Sinne die Herausbildung des Informationsbegriffs als allgemeinwissenschaftliche Kategorie.

Eine wichtige Rolle bei der Formierung des allgemeinwissenschaftlichen Charakters des Informationsbegriffs spielte auch die Entwicklung der Kybernetik, die vielen Wissenschaften technische kybernetische Mittel der Übertragung und Verarbeitung der Information gab und auch eine Reihe theoretischer Methoden des gnoseologisch-allgemein-

---

[1] Ebenda S. 167.

[2] Ebenda.

wissenschaftlichen Plans. Dank der Entwicklung der Kybernetik drang der Informationsbegriff breit in die Wissenschaft der lebenden Systeme ein — in die Biologie, die Medizin, die Psychologie, die Soziologie usw. Keine geringe Bedeutung bei der Vertiefung des Verstehens des Inhalts des Informationsbegriffs hatte die Klärung seiner Verbindung mit der Steuerung, die Schaffung der Informationstheorie der Steuerung.

Neben diesen mathematischen und kybernetischen Faktoren (die von E. P. SEMENJUK als Hauptfaktoren der Formierung der allgemeinwissenschaftlichen Kategorien hervorgehoben werden)[1] muß hierzu auch die Entwicklung der Philosophie im ganzen und der philosophischen Forschungen der Marxisten gezählt werden, die den Informationsbegriff eng mit der universalen Kategorie der Widerspiegelung verbinden, wovon oben schon die Rede war. Dieser Fakt stellt sich vom inhaltlichen Plan als sehr wichtig heraus, da die Philosophie überhaupt die methodologische Grundlage ist für das Finden des allgemeinwissenschaftlichen Status mit beliebiger Form und mittels der Wissenschaftserkenntnis und insbesondere des Informationsbegriffs.

Das Entstehen des allgemeinwissenschaftlichen Charakters des Informationsbegriffs wird damit begleitet, daß man eine Reihe von Aspekten findet, die in diesem oder jenem Sinne den allgemeinwissenschaftlichen Status aufdecken. B. S. UKRAINZEW vermerkt, daß die Information folgende Aspekte beinhaltet:

1. den semantischen (Inhalt oder Bedeutung der Information),
2. den axiologischen (Wert der Information für ein selbstregelndes System),
3. den semiotischen (Bezeichnung der konkreten Information, in einem bestimmten Zeichensystem,)
4. den kommunikativen (Informationsverbindung),
5. den theroretisch-widerspiegenden (Rolle der Information in Prozessen der Widerspiegelung),
6. den gnoseologischen (Mittel der Erkenntnis),
7. den physikalischen (materielle Verkörperung der Information),
8. den kausalen,
9. den quantitativen und eine Reihe anderer[2].

Alle diese Aspekte der Information, aber auch die allgemeinsten Eigenschaften der Informationsprozesse, soll die Wissenschaft über die Information untersuchen, die einerseits einen Spezialcharakter trägt, in dem Maße wie sie nur einige allgemeine Eigenschaften und Charakteristiken untersucht, aber andererseits einen allgemeinwissenschaftlichen Status, da die Information und die Informationsprozesse in ausnahmslos allen wissenschaftlichen Disziplinen auftreten, ungeachtet der ihnen eigenen Spezifik.

Verschiedene Autoren stellen sich die Konturen und den Inhalt der Wissenschaft über die allgemeinen Eigenschaften der Information und der Informationsprozesse verschieden vor. So meinen die von uns schon erwähnten deutschen Wissenschaftler K. FUCHS-KITTOWSKI, H. KAISER, R. TSCHIRSCHWITZ und B. WENZLAFF, daß diese Wissenschaft sich vor allen Dingen mit der Schaffung der theoretischen Grundlagen der Struktur und der Organisation der Informationsprozesse und besonders der Informationsverarbeitungsprozesse befassen soll, mit dem Ziel, daß auf dieser Grundlage methodologische

---

1 Siehe SEMENJUK, E. P., Allgemeinwissenschaftliche Kategorien und Auffassungen der Erkenntnis (philosophische Analyse). Lwow (1978) Kapitel 4 (russ.).

2 Siehe UKRAINZEW, B. S., Selbststeuernde Systeme und Kausalität. Moskau (1972) 64 (russ.).

und theoretische Prinzipien der Analyse und Schaffung verschiedener Informationssysteme erarbeitet werden könnten. Die Ursache der Entwicklung der allgemeinen Wissenschaft über die Information besteht in der Notwendigkeit der Beseitigung des Widerspruchs zwischen den bestehenden technischen Informationsanlagen, die auf reinen syntaktischen Prinzipien arbeiten (als Informationstransformator) und den schöpferischen Möglichkeiten des Menschen als Wesen, das die Verarbeitung nach dem semantischen und dem pragmatischen Prinzip durchführt.

Die von uns erwähnten deutschen Autoren geben folgende Definition dieser allgemeinen Wissenschaft, die sie als Informatik bezeichnen. „Die Informatik ist die Wissenschaft von der Struktur und Organisation semantischer und syntaktischer Informationsverarbeitungsprozesse und -systeme unter besonderer Berücksichtigung der Möglichkeiten zur Nutzung des Automaten in einer effektiven Mensch-Maschine Kombination“[1]. Die Wissenschaftler der DDR heben zwei Teile der Informatik hervor — die allgemeine (oder fundamentale) und angewandte Informatik. Die angewandte Informatik stellt man sich vor als Anwendung der Erkenntnisse, Gesetze, Prinzipien und Methoden der allgemeinen Informatik in einem bestimmten Gegenstandsbereich.

Wir vermerken, daß solche Definition des Gegenstands der Informatik in der sowjetischen Literatur dem Gegenstand der Informologie (nach der Terminologie des korrespondierenden Mitglieds der Akademie der Wissenschaften der UdSSR W. I. Siforow)[2], als Wissenschaft der allgemeinen Gesetzmäßigkeiten der Informationsbewegung, näher ist. In der UdSSR ist die Definition sehr verbreitet, nach der „die Informatik eine wissenschaftliche Disziplin ist, die die Struktur und die allgemeinen Eigenschaften der wissenschaftlichen Information untersucht, aber auch die Gesetzmäßigkeiten aller Prozesse der wissenschaftlichen Kommunikation“[3]. In dem gleichen Buch von A. I. Michailow u. a. wird eine Übersicht der verschiedenen Anwendungen des Terminus „Informatik“ in verschiedenen Ländern der Welt, darunter auch in der DDR, gegeben (siehe S. 401 bis 410).

Zur Zahl der wichtigsten Aufgaben auf dem Gebiet der allgemeinen Wissenschaft über die Information, oder Informologie, zählt W. I. Siforow:

1. Untersuchungen des Inhalts des Informationsbegriffs und seiner Evolution,

2. Präzisierung des Status der Wissenschaft über die Information (Informologie),

3. Ausarbeitung des Begriffsapparats und des Systems der wissenschaftlichen Begriffe der Informologie,

4. Analyse der Wechselwirkung der Informologie mit anderen Wissenschaften, insbesondere mit der Kybernetik,

5. Durchführung von Forschungen zur Geschichte der Informologie, der Ursachen ihres Entstehens, Untersuchung der wichtigsten Entwicklungsetappen, die ihre Heraus-

---

[1] Fuchs-Kittowski, K., H. Kaiser, R. Zschirschwitz und B. Wenzlaff, Informatik und Automatisierung. Berlin, 1 (1976) 97.

[2] Siforow, W. I., Wissenschaft über die Information. Mitteilungen der Akademie der Wissenschaften der UdSSR, Nr. 3 (1974) (russ.).
Siforow, W. I., Methodologische Fragen der Wissenschaft über die Information. Voprosi filosofii, (1974) Nr. 7 (russ.).

[3] Michailow, A. I., A. I. Tscherny, R. S. Giljarewski, Wissenschaftliche Kommunikation und Informatik. Moskau (1976) 395 (russ.).

bildung bestimmt haben, finden der entscheidenden Sprünge in ihrer Entwicklung und Festlegung der Hauptrichtungen dieser Entwicklung,

6. Prognostizierung der weiteren Entwicklung der Informologie,

7. Untersuchung der Rolle der fundamentalen und angewandten Forschungen auf dem Gebiet der Informologie für die Lösung der Aufgaben der Wissenschaft insgesamt,

8. Analyse des Einflußes der Errungenschaften der Informologie auf die Formierung qualitativ neuer technischer Objekte und insbesondere von Objekten, die eine organische Verbindung des Übertragungsnetzes mit elektronischen Rechenmaschinen darstellen,

9. weitere Entwicklung der Informationsmethoden der Forschung zur Untersuchung von Objekten verschiedener Natur und insbesondere zur Untersuchung vielstufiger selbstregelnder Systeme,

10. Aufzeigen der Rolle der Forschungen auf dem Gebiet der Informologie für die Formierung supergroßer technischer Systeme,

11. Analyse der Rolle der Informologie für die Lösung der Probleme der Schaffung künstlichen Intellekts und der Formierung qualitativ neuer Formen der Bewegung der Materie,

12. Aufzeigen der Rolle der Information im Staat, in der Volkswirtschaft, bei der Erhöhung der Arbeitsproduktivität, der Erhöhung der Effektivität der Produktion.

Es ist offensichtlich, daß mit diesen beiden Forschungsprogrammen der Informatik (im Sinne der Autoren aus der DDR) und der Informologie (nach W. I. SIFOROW) sehr eng die Vorstellung über den allgemeinwissenschaftlichen Charakter der Information verknüpft ist. Dabei hat der allgemeinwissenschaftliche Charakter der Information hier einen dreifachen Charakter: ontologischen, logischen und gnoseologischen. Es wird angenommen, daß der Informationsbegriff sowohl die Eigenschaften der Objekte, die von dieser oder jener Wissenschaft untersucht werden, als auch die Formen und Mittel der Erkenntnis widerspiegelt.

Auf dem Gebiet der Wissenschaftskunde gibt die Vorstellung über den allgemeinwissenschaftlichen Charakter der Information die Möglichkeit der Entwicklung einer einheitlichen Informationskonzeption der Wissenschaft als kompliziertes dynamisches System, das Information aufnimmt und verarbeitet, neue wissenschaftliche Information erarbeitet, die in alle Glieder und Komponenten der wissenschaftlichen Tätigkeit, aber auch außerhalb ihrer Grenzen — in die Sphäre der Technik, der Produktion und andere praktische Gebiete, übertragen wird.

Die Anwendung des Informationsbegriffs für wissenschaftskundliche Untersuchungen gibt die Möglichkeit, die vielfältigen Informationsprozesse in der Wissenschaft zugleich als Widerspiegelungsprozesse darzustellen[1], was grundlegend den Einfluß auf die Formierung der Wissenschaftskunde der Leninschen Widerspiegelungstheorie erhöht. Die Anwendung der Informationskonzeption in der Wissenschaftskunde ermöglicht die Aufdeckung des Wesens und vieler Seiten der Wissenschaft als Prozeß, der dem Wesen nach ein Widerspiegelungsprozeß ist und wo das wichtigste die Bewegung der Information und nicht des Stoffs und der Energie ist, wie auf dem Gebiet der mate-

[1] URSUL, A. D., Probleme der Information in der modernen Wissenschaft. Moskau (1975) 108 bis 115 (russ.).

riellen Produktion. Auf diese Weise spielt die Feststellung des allgemeinwissenschaftlichen Charakters des Informationsbegriffs und der wissenschaftlichen Information eine wichtige methodologische Rolle in der modernen Wissenschaft überhaupt und insbesondere in der Wissenschaftskunde und der Informatik. Die Anerkennung der Allgemeinwissenschaftlichkeit des Informationsbegriffs schafft eine feste Grundlage für die Entfaltung der adäquaten theoretischen Konzeptionen sowohl der wissenschaftlichen Tätigkeit als auch der wissenschaftlichen Informationstätigkeit, aber führt auch in der Praxis dieser Tätigkeitsarten zu produktiven Ergebnissen.

Die Informatik als eine Grundlagenwissenschaft über die Struktur organisierter Systeme

B. Wenzlaff

Humboldt-Universität zu Berlin, ORZ

Die EDV hat in den letzten 10 Jahren in immer größerem Umfang in die Gestaltung von Informationssystemen Einzug gehalten. An die Stelle des „Ob überhaupt" ist das „Wie" getreten. Gleichzeitig wurden übertriebene Erwartungen und Zielstellungen der Ersetzung des Menschen durch den Computer korrigiert. Die Grenzen der Formalisierbarkeit von Informationsprozessen wurden und werden besser in Rechnung gestellt. Doch dieser ganze Umdenkungsprozeß der realistischeren Einordnung der EDV in die Gestaltung einer modernen Organisation der Informationsgewinnung und -auswertung spielte sich bisher nur an der Oberfläche der praktischen Gestaltung von EDV-Anwendungssystemen ab und trägt starke Züge der konkreten Hard- und Softwarebeschränkungen der zum Einsatz gelangenden Rechner.

Es ist an der Zeit, die Probleme der Informationsgewinnung umfassender zu analysieren und zum Gegenstand einer eigenen Wissenschaft zu machen, für die sich mehr und mehr der Terminus „Informatik" einbürgert. Der Informationsbegriff erweist sich heute in der Tat als ein Zentralbegriff, der in vielen Wissenschaften unumgänglich geworden ist, ohne daß er im Rahmen dieser Wissenschaften erarbeitet und analysiert werden könnte. Ich denke hier vor allem an die Kybernetik, Molekularbiologie und die Psychologie. Selbst in der Elementarteilchenphysik diskutiert man gerade in jüngster Zeit wieder solche Phänomene, die im Rahmen reiner Wechselwirkungsbeziehungen nicht erklärbar zu sein scheinen.

Sieht man sich die vielfältigen Ansätze zur Definition der Information etwas genauer an, so wird man feststellen, daß die zur Erklärung der Information herangezogenen anderen Begriffe mindestens an einer Stelle das Informationsphänomen selbst wieder voraussetzen, letztlich also Zirkeldefinitionen sind: Wissenschaftsmethodologisch deutet das darauf hin, daß Information ein Fundamentalbegriff ist und das ganze System von Begriffen, das mit den Problemen der Information zusammenhängt, einer sorgfältigen Analyse zugeführt werden muß.

Ein relativ zweckmäßiger Ausgangspunkt für diese Analyse ist der Vergleich informationsgesteuerter Wirkungen mit den reinen Wechselwirkungskräften der unbelebten Natur. Da die Physik den Vorzug hat, die Sachverhalte der Wechselwirkung sehr klar beschreiben zu können, andererseits die Information als Quelle prinzipiell neuartiger Wirkungsweise angesehen werden muß, ist hier der Zugang zum Verständnis des Informationsphänomens am ehesten zu erwarten.

Der Weg der Analyse ist daher, die Information primär als Wirkung anzusehen. Insofern erscheint die Information eingebettet in das Wirkungsgefüge, das durch die physikalischen Naturkräfte aufgespannt wird. Die Information beeinträchtigt nicht die

Universalität der physikalischen Wirkungszusammenhänge. Dennoch ermöglicht sie den Systemen, die zu ihrer Erzeugung und Nutzung befähigt sind, eine neue Dimension der Determinierung ihres Wirkens zu schaffen. Insofern es keine anderen als die physikalischen Naturkräfte (die vier fundamentalen Wechselwirkungskräfte) gibt, ist die Information sowohl in ihrem Ursprung als auch in ihrer Wirkung an die Realität dieser Naturkräfte gebunden. Die Freiheit für eine neue Determination von Wirkungen auf der Grundlage von Informationen kann daher nur ein Phänomen der Organisierung von Wirkungssystemen sein. Die Organisation als dialektischer Gegensatz zum zufälligen Zusammenwirken von Naturkräften erweist sich somit als die andere Seite der Information, als ihre Wirklichkeit im Verhältnis zu den reinen Naturobjekten.

Die Wirkung in der objektiven Realität wird meist als das gegenseitige Aufeinanderwirken von Objekten aufgefaßt (Kausalität und Wechselwirkung). Diese Vorstellung hat sich seit Jahrtausenden in den Grundlagen unserer Weltanschauung niedergeschlagen. Erst in unserem Jahrhundert wurde, insbesondere durch die allgemeine Relativitätstheorie, das Verständnis für die Art und Weise des Aufeinanderwirkens der Dinge logisch konsistent herausgearbeitet. Während bisher darüber spekuliert wurde, ob die Wirkungszusammenhänge zwischen den Objekten auf der Grundlage von Nah- und Fernwirkungskräften konstituiert werden, konnte Einstein zeigen, daß im Falle der Gravitation die Objekte (d. h. die Massen) direkt überhaupt nicht aufeinander wirken. Da der Raum, in dem sich Körper bewegen, keine leere Kiste ist, sondern eine strukturierte Metrik besitzt, die sich in Wechselwirkung mit den Massen (in Abhängigkeit von ihrer Größe und Bewegung) herausbildet, determiniert er die Gravitationsbewegung der Massen. Nach Einstein werden die Gesetze des Gravitationsfeldes und die Bewegungsgesetze der Massepunkte identisch. Daraus folgt, daß die Massen in direkter und unmittelbarer Wechselwirkung einzig und allein mit der sie umgebenden Struktur des Raumes stehen. In der Wirkung der Struktur des Raumes auf ihre Bewegung zeigt sich, daß andere Massen auf diese Struktur eingewirkt haben. Die Wechselwirkung zwischen Element und Feldstruktur eines Systems ist gewissermaßen die integrierte, aber nicht linearisierbare Wechselwirkung eines Massepunktes mit der Gesamtheit aller anderen Massepunkte. Aus diesem Grunde muß ein Massepunkt nicht eine Vielzahl von Wirkungsbeziehungen zu anderen Massepunkten berücksichtigen, um eine bestimmte Bewegung als Reaktion auf die Realität der von den anderen Massen herrührenden Einwirkungen hervorzubringen.

Dieses Phänomen der Gravitation, daß eine Element-Element-Beziehung erst über die Wechselwirkung zwischen Element und Feldstruktur vermittelt wird, kann in Hinsicht auf alle Naturkräfte verallgemeinert werden.

Diese Interpretation der Wirkungsbeziehungen zwischen physikalischen Objekten hebt die Bedeutung der Feldstruktur hervor, der die Objekte als Elemente angehören. Alle grundlegenden Naturgesetze (Erhaltungsgesetze) beziehen sich direkt und unmittelbar auf Eigenschaften (genauer: Symmetrieeigenschaften) dieser Feldstruktur. Sie kennzeichnen, wie ein Prozeß in Übereinstimmung mit den Erhaltungssätzen ablaufen kann, wenn eine Menge von Elementzuständen als Anfangsbedingung vorgegeben wird. Für diese Feldstrukturen, die für alle Naturkräfte charakteristisch sind, soll im weiteren der Terminus „physionomische Struktur“ verwandt werden (*φύσις* = Natur, Naturkraft; und *νόμος* = Ordnung, Regel, Gesetz).

Die Existenz organisierter Systeme in der Biologie und in der Gesellschaft zeigt, daß es weitere Strukturen zwischen Objekten geben muß, die in spezifischer Weise Wirkungen zwischen Objekten vermitteln. Da andererseits die physikalischen Gesetze uneingeschränkt wirken, es keine Reservate gibt, können andere Strukturen u. E. nur als Überlagerungen physionomischer Strukturen gedeutet werden. „Überlagerungen" soll hier bedeuten, daß die Struktur über ihre physionomische Wirkung hinaus für die Konstituierung einer semeionomischen Funktion genutzt wird (σημεῖον = Zeichen, Merkmal, Bild, Beleg).

Während die Objekte im Rahmen der Physik einzig und allein den physionomischen Wirkungen unterliegen, die von der sie umgebenden Feldstruktur ausgehen, vermögen organisierte Systeme die physionomische Struktur, die ihre Wechselwirkung mit der Umwelt vermittelt, als Träger von Signalen (d. h. als Funktionen von Objekten) zu interpretieren. Es erfolgt dadurch eine Reaktion des organisierten Systems auf die Funktionsbedeutungen, auf die die Signale hinweisen, ohne daß die physionomische Struktur als Signal auf direkt physikalischem Wege entsprechende Wirkungen zu erzeugen imstande wäre.

Die physionomische Struktur zeigt auf diese Weise eine doppelte Wirkung

— als physikalische Naturkraft,
— als Funktion eines Zeichens, eines Signals, das durch die physikalische Wirkung nur transportiert wird.

Die Funktion einer physionomischen Struktur ist ihre Fähigkeit, nicht nur physikalisch zu wirken. Funktionen kennzeichnen aus diesem Grunde nur die Art und Weise, wie Informationen wirken, in den physionomischen Strukturen wirklich sind, ohne die wirkenden Wechselwirkungskräfte zu beeinträchtigen oder zu modifizieren.

Funktionen sind die Organisation physikalischer Wirkungen. Funktionen sind rekursiv und bilden daher Hierarchien.

In der Philosophie widerspiegelte sich dieser Zusammenhang seit langem als Problem der Existenz qualitativ verschiedener Bewegungsformen der Materie.

Die Interpretation physionomischer Strukturen als semeionomische Funktionen erzeugt das Phänomen der Information. Information erweist sich damit als ein qualitativ neuartiges Verhältnis zu den Dingen und Erscheinungen der Wirklichkeit.

Während bisher nur die unmittelbaren Wechselwirkungen zwischen Element und physionomischer Struktur das Geflecht der Gesamtwirkungen konstituierte, treten jetzt durch die Ausbildung semeionomischer Funktionen direkte gegenständliche Wirkungsbeziehungen auf. Das Signal, das durch die physionomische Struktur getragen wird, kündet von einem anderen Objekt, auf das das Antwortverhalten des informationserzeugenden Systems zentriert wird. Die Information hebt somit die bisher blinde Wirkung der Objekte aufeinander auf und setzt an ihre Stelle die unmittelbare Wirkungsbeziehung zwischen organisiertem System und Objekt. Aus diesem Grunde könnte man auch sagen, daß direkte Element-Element-Beziehungen nur auf der Grundlage der Erzeugung und Nutzung von Informationen für die Formung von Wirkungszusammenhängen möglich sind.

Wenn die Kybernetik das System als eine Menge von Elementen und den zwischen diesen bestehenden Relationen definiert, dann unterstellt sie gewissermaßen bereits organisierte Systeme, weil rein physikalische Systeme einer solchen Systemauffassung nicht entsprechen. Die Interpretation der Wirkung einer physionomischen Struktur als Signal setzt einen spezifischen Wirkungszusammenhang im organisierten System voraus. Ohne diese Voraussetzung wäre die Erzeugung einer Information unsinnig, weil sie für eine spezifische Verhaltensweise nicht genutzt werden könnte. Die Interpretation der Wirkungen der Umwelt als Signale ist gewissermaßen nur die andere Seite der organisierten Struktur des informationserzeugenden und informationsnutzenden Systems.

Die Interpretation physionomischer Wirkungen als Signale ist die Herstellung einer Direktbeziehung zu den Objekten, die als Verursacher der eintreffenden Wirkung angesehen werden. Die Wirkungen zeigen die Existenz und mögliche Bewegung dieser Objekte an. Die Interpretation der eintreffenden Wirkungen als von Objekten ausgehenden Signalen ist somit gleichbedeutend mit der Implementierung von Bedeutungen in die Wirkungsursachen. Da diese Objekte möglicherweise schon in der Vergangenheit Gegenstand von Bedeutungsbildungen gewesen sind, verfügt das organisierte System bereits über ein System von Bedeutungen, das einen wesentlichen Einfluß auf die gerade erfolgende Signalinterpretation ausübt. Auf diese Weise aktualisiert die als Signal interpretierte physionomische Struktur ein ganzes System von Erfahrungen, die das organisierte System mit den betreffenden Objekten bereits gemacht hat und die folglich bei der Ausbildung einer Bedeutungsgelenkten Antwortreaktion mit berücksichtigt werden.

Es ist daher eines der hervorstechendsten Kennzeichen von organisierten Systemen, mittels der Bildung von Informationen ein explizit zeitabhängiges und sich in der Zeit entfaltendes Verhalten zu entwickeln. Alle Naturkräfte sind aufgrund des Energieerhaltungsgesetzes gegenüber Verschiebungen in der Zeit invariant; sie vermögen nicht zu berücksichtigen, was in der Vergangenheit geschehen ist, um es für ihre Wirkungsäußerung in der Gegenwart zu nutzen. Organisierte Systeme verfügen demgegenüber über die Fähigkeit, vergangenes Verhalten in die Determination ihres gegenwärtigen Verhaltens einzubeziehen, wodurch die Geschichte ihrer Entwicklung für sie selbst gegenständlich wird. Darin liegt am meisten begründet, inwiefern die Bildung von Informationen den unmittelbaren Zwang der Wirkung physionomischer Strukturen aufzusprengen vermag und in Relation hierzu Freiheitsgrade für das Verhalten organisierter Systeme erschlossen werden, ohne den Rahmen der Physik zu durchbrechen.

Der Hauptinhalt organisierter Systeme besteht vor allem darin, die vorgefundenen Naturkräfte in einer solchen Weise zu verändern, daß die Art und Weise der Implementierung von Bedeutungen in organomischen Strukturen reproduziert wird. Diese notwendige Bedingung schließt die Willkür in der Erzeugung von Bedeutungen aus und determiniert objektive Gesetze der Bedeutungserzeugung und -nutzung in den organisierten Systemen.

Die Bedeutungserzeugung ist nicht allein die Abbildung von Objekteigenschaften im Sinne einer Dopplung. Die Interpretation einer physionomischen Struktur als Signal ist vielmehr gleichbedeutend damit, daß in das Objekt selbst eine Bedeutung hineingelegt (implementiert) wird. Natürlich erweist sich diese Implementierung von Bedeutungen im physikalischen Objekt als für diese selbst gegenstands- und wirkungslos. Diese Bedeutungen sind nur real im Verhältnis dieser Objekte zum organisierten System. Das organisierte System wiederum „substantialisiert“, „speichert“ seine Erfahrungen über die Wirkung der Objekte in den implementierten Bedeutungen.

Das Objekt wirkt mehr und mehr mit allen seinen Eigenschaften, auch denen, die in der Vergangenheit sichtbar geworden sind, auf das organisierte System. Insofern bildet sich ein über den unmittelbaren aktuellen Zusammenhang hinausgehender allgemeiner Zusammenhang zwischen Objekt und organisiertem System aus.

Die jetzt von dem Objekt ausgehenden physionomischen Strukturen — interpretiert als Signale — werden mit dem Gesamtsystem bisher gebildeter Bedeutungen überlagert. Diese Gedächtnisfähigkeit des organisierten Systems, in den Wirkungen der physionomischen Strukturen ganze Hierarchien von Bedeutungskettungen zu erkennen, ermöglicht eine unmittelbare Antwortreaktion und vermeidet den Aufbau von Informationsspeichern innerhalb des organisierten Systems selbst.

Die in Objekten implementierten Bedeutungen stellen eine Art Ersetzung des eigentlich ja nur auf seine physionomische Struktur wirkenden und somit wirklichen Objektes durch Bedeutungen dieses wirklichen Objektes dar, deren Bildung nach objektiven Gesetzen erfolgt (Widerspiegelung) und die mehr und mehr an die Stelle der physikalischen Wirkungen auf das organisierte System treten. Wir unterscheiden zwischen eidetischen und symbolischen Bedeutungen.

(*εἴδωλον* = Bild, Gestalt
σύμβολον = Wahrzeichen, Merkmal, Erkennungszeichen)

Eidetische Bedeutungen sind gewissermaßen den Objekten selbst „angeheftet“ und können nur zum Gegenstand der Informationserzeugung und Informationsverarbeitung im organisierten System gemacht werden, wenn dieses Objekt ins Blickfeld des organisierten Systems tritt.

Die an die Gegenstände selbst angehefteten und auf diese Weise gespeicherten Bedeutungen werden auf einer relativ hohen Entwicklungsstufe von dort wieder „abgelöst“ und leichter handhabbaren „Dingen“ zugeordnet, die jetzt zum Träger dieser Bedeutungen werden. Die Träger von symbolischen Bedeutungen sollen im weiteren Symbole genannt werden. Die wichtigsten Symbole sind die Worte einer Sprache. Der Übergang zur Bildung symbolischer Bedeutungen bewirkte neben der Erringung einer gewissen Unabhängigkeit von vorliegenden aktuellen Situationen für die Durchführung von Informationsverarbeitungsprozessen zugleich die Bildung abstrakter und allgemeiner Bedeutungen, deren Implementierung in den Objekten der Umwelt kaum möglich gewesen wäre.

Wenn wir hervorhoben, daß eidetische und symbolische Bedeutungen in den uns umgebenden Gegenständen implementiert, d. h. selbst vergegenständlicht werden, so ist dieser Sachverhalt doch nur die eine Seite, die für den Prozeß der Erzeugung von Informationen beachtet werden muß.

Es scheint eine sich heute immer mehr bestätigende Tatsache zu sein, daß die Art und Weise, wie das menschliche Denken ein Gedächtnis realisiert, fundamental von einer vergleichsweisen Speicherung von Informationen in einer Datenverarbeitungsanlage unterschieden ist. Gedächtnis ist der dialektische Gegensatz zum Speicher und repräsentiert u. E. die subjektive Wirklichkeit der Information als Wirkung einer Feldstruktur, die das organisierte System selbst erzeugt hat, um in Verbindung mit den Signalen Informationen hervorzubringen. Doch diese Thematik können wir hier nicht weiter verfolgen.

Wenn man davon ausgeht — wie ich es zu skizzieren versucht habe —, daß die Informationserzeugung und -nutzung die Aktivität einer spezifischen Organisation ist, so erscheint die Automatisierung von Informationsverarbeitungsprozessen als ein ebenso genereller Aspekt jeder Organisation wie die Informationserzeugung selbst. Das Bindeglied ist die Formalisierung von Signalen, Informationen und Funktionen. Formalisierung bedeutet hierbei, daß die Strukturformen selbst, die die Bedeutungen von Signalen,

Informationen und Funktionen tragen, zum Gegenstand der Verarbeitungsprozesse werden. Voraussetzung hierbei ist die eindeutige Zuordenbarkeit von Bedeutung und Strukturform. Die Bedeutung steht gewissermaßen nur noch am Anfang und am Ende. Die Verarbeitung von Bedeutungen wird durch die Verarbeitung von Strukturen, d. h. die definierte Wandlung von Strukturen, ersetzt.

Es ist verständlich, daß keine wirkliche Organisation vollständig auf das Wirken von Automatismen reduzierbar sein kann, weil dann das Informationsphänomen selbst liquidiert wäre. Die organisierende Kraft von informationserzeugenden Systemen zeigt sich gerade in der Wirkung von Bedeutungen. Diese Betrachtungsweise hat u. E. Konsequenzen für die Beurteilung von Erklärungen und Beschreibungen sowohl biologischer und psychologischer Prozesse als auch automatisierter Informationsverarbeitungssysteme im gesellschaftlichen Bereich. Wenn beispielsweise im Rahmen der modernen Molekularbiologie die Mechanismen der sog. Erbinformation untersucht werden, so muß aus dem Blickwinkel der Informatik zunächst darauf aufmerksam gemacht werden, daß das, was mit Erbinformation bezeichnet wird, nur die Kodierung der eigentlichen Erbinformation sein kann, weil materielle Strukturen zwar Bedeutung tragen, nicht aber selbst Informationen sein können. Mißverständnisse in den Grundlagen führen auch auf den weiteren Beschreibungsebenen leicht zu Fehlinterpretationen. Es ist nicht allein die Steuerung, die in kybernetischer Sicht als alleinige Grundlage für die Erklärung biologischer Phänomene angesehen wird, sondern die für alle Formen der Organisation charakteristische Erzeugung von Bedeutungen, die es zu analysieren gilt.

In ähnlicher Weise ist der Einsatz der EDV in gesellschaftlichen Bereichen und speziell in der Medizin zu sehen. Kein Computer vermag dem Arzt oder irgendeinem anderen die EDV nutzenden Menschen die aus seiner Tätigkeit resultierende Informationsgewinnung abzunehmen. Wir haben in unseren bisherigen Publikationen immer wieder zu zeigen versucht, daß in den menschlichen Organisationsformen die semantisch gesteuerten Informationsverarbeitungsprozesse ihre dominierende und determinierende Rolle behalten werden. EDV-Systeme sind immer nur Hilfsmittel für die Automatisierung der formalisierbaren Anteile der menschlichen Informationsverarbeitung. Sie erfordern daher die Integration in die von der Vernunft ausgehende Gestaltung zweckmäßiger Arbeitsabläufe und Informationsbeziehungen sowohl zwischen Arzt und Patienten als auch zwischen medizinischen Einrichtungen.

Zu Problemen der Entwicklung und Anwendung der Biomathematik unter dem Aspekt der Informationsverarbeitung

J. Adam

Martin-Luther-Universität Halle—Wittenberg, Hygiene-Institut, Lehrstuhl für Medizinische Statistik und Datenverarbeitung

1. Entwicklungstendenzen unter dem Einfluß von Datenverarbeitungstechniken

Vor etwa 25 Jahren begann man in der DDR, mathematisch-statistische Methoden im Bereich der Medizin und der Biowissenschaften als Forschungsmittel allgemein anzuerkennen. Es galt damals als eine schon beinahe überhöhte Forderung, wenn in einer methodischen Publikation das Vorhandensein einer elektrischen Tischrechenmaschine vorausgesetzt wurde. In einigen Zentren des Auslandes wurde zwar schon eine höhere Stufe in der Verarbeitungstechnologie erreicht, im Großen und Ganzen aber bestanden die Möglichkeiten der Datenverarbeitung auch international noch in der konventionellen Datenverarbeitungstechnik. Diesen realen Möglichkeiten waren die theoretisch entworfenen Methoden, vor allem aber die für die Anwender publizierten Methoden angepaßt. Nur zögernd wurden auch solche Gedanken weiter entwickelt, die zu Verfahren mit hohem Bearbeitungsaufwand führten. In der Breite der Anwendungen dominierten die Standardtests unter Beschränkung auf den Fehler erster Art. Nicht selten wurden auch diese Methoden als bloßer Formalismus den Untersuchungen angehängt. Die mathematische Statistik und die Biometrie hatten zwar längst die Betrachtung multifaktorieller und multivariater Betrachtungsweisen eingeführt, aber in der Anwendungsliteratur und in den Anwendungen selbst blieben sie untergeordnet, wenn man von einigen Gebieten der agrarwissenschaftlichen Forschung absieht. Insbesondere im Bereich der Medizin blieb eine eindimensionale Betrachtungsweise und die Analyse eines medizinischen Geschehens in Abhängigkeit von nur einem Faktor lange Zeit absolut vorherrschend. Viele epidemiologische, ökologische und diagnostische Erkenntnisse, von denen wir heute Gebrauch machen, stammen aus dieser Periode, die, wie wir leider sagen müssen, auch nur langsam vorübergeht.

Es ist bekannt und braucht hier nicht ausgeführt zu werden, wie rasch sich die Rechentechnik in den letzten Jahrzehnten entwickelt und auch ausgebreitet hat. Rechenautomaten und ihre weitgehende Anwendung in vielen Gebieten der Wissenschaft, der Produktion und der Dienstleistungen sowie auf anderen Gebieten des gesellschaftlichen Lebens haben allen Arten von analytischer Tätigkeit neue Möglichkeiten erschlossen. Das gilt auch für die Anwendung der allgemeinen und der mathematischen Statistik in den Biowissenschaften, der Medizin und im Gesundheitswesen und zwar sowohl für die Biostatistik als Forschungsinstrument wie für das Werkzeug „Statistik" in der Planung und Leitung des Gesundheitswesens und anderer Bereiche des gesellschaftlichen Lebens. Statistische Methoden als Forschungs- wie als Leitungsinstrument sind durch die

EDV wirksamer geworden und haben an Bedeutung zugenommen. Daß sich dabei die Vorstellungen einiger Phantasten von der perfektionierten Statistik nicht verwirklicht haben, ist ebenso zu begrüßen.

Die automatisierte Informationsverarbeitung hat der Statistik zwei Wege eröffnet:

1. Mit ihrer Hilfe wurde es möglich, praktisch beliebig große Mengen von Daten zur Analyse heranzuziehen und vielseitige Verknüpfungen vorzunehmen, ohne dadurch die Zeit zu überschreiten, in der die Ergebnisse noch praktisch nutzvoll angewendet werden konnten. Dies ist für alle gesellschaftlichen Prozesse, für die Leitung des Gesundheitswesens, für die praktische Epidemiologie, die Ökologie und viele andere Aufgabenstellungen von großer Bedeutung.

2. Diese Möglichkeiten verlangen einerseits neue methodische Grundlagen und machen es andererseits erst in neuerer Zeit sinnvoll, die statistische Theorie in Richtung rechen- und datenaufwendiger Verfahren intensiv zu entwickeln. Bei diesem Prozeß und seinen Rückwirkungen auf die fachlichen Problemstellungen in Medizin und Biologie interessiert hier vor allem, wie effektiv wir diesen Prozeß bewältigen. Dabei darf nicht übersehen werden, daß die Entwicklung der Informationsverarbeitung und der Analytik eingebettet sind in eine enorme technische Entwicklung, die natürlich auch die Forschungs-, Medizin- und Nachrichtentechnik betrifft und daß diese sich hier im Gleichklang mit der gesellschaftlichen Veränderung vollzieht.

Prinzipiell ähnlich ist die Situation auf anderen biomathematischen Teilgebieten. Deterministische und in noch höherem Maße stochastische Modelle von biologischen Prozessen lassen sich zwar formulieren (auch hier reichen die Anfänge weit zurück, man braucht nur an BERTALANFFY zu denken), aber sie ließen sich in der Vergangenheit nur zu einem Bruchteil auswerten. Numerische Integration von umfangreichen Systemen gewöhnlicher wie partieller Differentialgleichungen und Differenzen-Differentialgleichungen ermöglicht die praktische Analyse zwar schon seit Jahrzehnten, aber sie war bis zur Computer-Ära bestenfalls für einige wenige ausgezeichnete Zustände des Systems tatsächlich ausführbar.

Damit befriedigte bis in die 60er Jahre die Aufstellung von kinetischen, von Wachstums-, von Epidemiemodellen vorwiegend das wissenschaftliche Bedürfnis nach quantitativ-kausaler Formulierung der hauptsächlichsten Zusammenhänge der verschiedenen Seiten biologischer Prozesse, aber die praktischen oder theoretischen Folgerungen gingen in den meisten Fällen nicht wesentlich über das hinaus, was mit nicht-mathematischen Erkenntnismitteln auch erreichbar war. Auch eine Kontrolle der Modelle war nur begrenzt möglich. Diese Situation hat sich in einem Zeitraum von 10 bis 20 Jahren gründlich geändert. Die Möglichkeit der Computersimulation macht biologische, biochemische, biophysikalische Modelle zu einem ganz entscheidenden praktischen Hilfsmittel der Forschung. Das kommt auch und vor allem durch die Rückkopplung auf die Fragestellungen zustande. Sehr vereinfacht und überspitzt ausgedrückt hat der Anteil der komplexen Theorien und der Fragen nach Überprüfung der aus ihnen abgeleiteten Folgerungen zugenommen. Die experimentelle Überprüfung mathematischer Modelle von biologischen Prozessen hat, so sehr sie noch am Anfang steht, auch erhebliche Wirkungen auf die Statistik ausgeübt. Die mathematische Statistik hat Verfahren entwickelt oder ausbauen müssen, die Aussagen darüber gestatten, ob und wieweit ein Modell mit realen Daten im Rahmen des Zufälligen übereinstimmt. Nicht diese Frage ist neu, sondern ihr Gewicht, das sie erst erlangen konnte, als *numerische* Möglichkeiten zu ihrer

Beantwortung vorhanden oder in Sicht waren. Beispiele sind die nicht-lineare Regression und, damit verwandt, die Analyse von zeitabhängigen Prozessen. Die mathematischen Mittel der Modellierung entstammen nach wie vor hauptsächlich der Analyse und der Stochastik.

2. Zu einigen gegenwärtigen Fragen der Biostatistik

So wichtig all diese mehr oder weniger weit gediehenen Entwicklungslinien für die theoretischen und praktischen Problemstellungen in den Biowissenschaften, in der Medizin, den Agrarwissenschaften auch sind, so wirken sie sich doch nur auf einige besonders weit methodologisch fortgeschrittene Teilgebiete dieser Disziplinen aus, Gebiete allerdings, denen die Zukunft gehört. Die Quantität der Anwendungen statistischer und allgemein mathematischer Verfahren wird aber vom mittleren Entwicklungsstand in Biologie, Medizin und methodisch verwandten Wissenschaften bestimmt. Dieser mittlere Stand ist heute und auch für längere Zukunft durch einen hohen Anteil an Empirie und empirischer Forschung charakterisiert. Gezielte Faktenermittlung ist der Hauptzug dieser Wissenschaften, auch wenn dabei theoretische Erwägungen die Fragen an die Wirklichkeit mehr oder weniger beeinflussen oder sogar bestimmen und wenn die experimentelle Planung und Technik ausgefeilt und aufwendig sind. Demgemäß nehmen die klassischen statistischen Grundprobleme des Schätzens und Testens nach wie vor den breitesten Raum in der Biometrie ein. Die Fachleute wissen, daß im Rahmen der klassischen linearen statistischen Theorien durch Differenzierung, Aufnahme der Versuchsplanungsprobleme und Wiedereinbeziehung BAYESschen Gedankengutes eine ungeheure Ausweitung stattgefunden hat. Multifaktorielle und multivariate Verfahren wurden zur Anwendungsreife entwickelt. Varianzanalyse, Diskriminanzanalyse, Clusteranalyse, Maximum-Likelihoodschätzung von Ladungen der Faktorenanalyse, multivariate lineare Regression, Kontingenztafelmethoden waren bevorzugte Themen und Gegenstände der biometrischen Bearbeitung. Aber bei all dem, wie auch bei der zunehmenden Einbeziehung des Fehlers 2. Art in die statistischen Aussagen und dem nunmehr systematischen Ausbau von Beiträgen der Versuchsplanung heißt „Anwendungsreife" im eigentlichen Sinne, daß dem Anwender ein Computerprogramm empfohlen werden kann. Formeln allein sind noch kein Anwenderinstrument, weil man sie ohne Rechnerhilfe nicht abarbeiten kann. Entsprechend nehmen auch die Programme oder Hinweise auf Programme in der Literatur zu. Ähnliches gilt auch für neuere Schätzmethoden wie MINQUE, gewogene kleinste Quadrate, iterative Maximum-Likelihoodverfahren. Mit Hilfe von EDVA ist auch die Tabellierung multivariater Prüfverteilungen und nichtzentraler Verteilungen möglich geworden. Man kann jedoch nicht außer acht lassen, daß die Qualität der biostatistischen Analysen noch vor den rechentechnischen Möglichkeiten von der Modellwahl abhängt. Das bedeutet, daß vor dem Programm die Problemanalyse betrieben werden muß. Wir dürfen uns durch die Entwicklung der Informationsverarbeitung nicht dazu verführen lassen, Sachprobleme aus der Sicht der Datenverarbeitungstechnik anzugehen.

Die Biometer der DDR haben zur Entwicklung der Biostatistik einen erkennbaren Beitrag geleistet. Für unsere Fragestellung ist es wichtig, daß die Verfahren der statistischen Datenanalyse einen hohen Allgemeinheitsgrad besitzen und ihre abstrakten Grundmodelle für viele biologische, meist experimentelle Problemstellungen von gleichem logischem Aufbau zutreffen. Diese Routineverfahren können durch einfache Variation, vorwiegend Parameteränderungen, den speziellen Situationen angepaßt werden. Die mathematisch-statistischen Verfahren dieser Kategorie sind interdisziplinär, ihre Erarbeitung und anwendungsreife Gestaltung ist an kein spezielles medizinisches, biowissenschaftliches usw. Fach gebunden, wenn auch in vielen Fällen von einer konkreten Problemstellung angeregt. Zwischen den Verfahren dieser Kategorie gibt es allerdings große Unterschiede im numerischen Aufwand und theoretischen Verständnis. Zur Zeit spielt diese Tatsache noch immer eine große Rolle bei der Auswahl des statistischen Analyseverfahrens im Rahmen einer wissenschaftlichen Untersuchung. Statt des am besten der Fragestellung angepaßten Verfahrens wird nicht selten aus Gründen des Rechenaufwandes ein anderes Analyseverfahren gewählt, das der Datenart oder der Fragestellung oder beiden nur in grober Annäherung gerecht wird. Die wissenschaftliche Literatur weist fast täglich Beispiele für solche Qualitätsminderungen von wissenschaftlichen Untersuchungen auf. Unter den heutigen Bedingungen kann also die Verfügbarkeit von Rechenmöglichkeiten zur Qualitätssteigerung in der biowissenschaftlichen Forschung beitragen. Auf diesem Gebiet gibt es auch in der DDR noch große Möglichkeiten zur Qualifizierung biostatistischer Ergebnisse zu nutzen. Trotz vieler Fortschritte in der Qualität der statistischen Aussagen, vor allem in der Medizin, gibt es eine Reihe objektiver und subjektiver Hindernisse, die das Entwicklungstempo noch zu niedrig halten. Ich meine damit jetzt nicht solche rückständigen Erscheinungen, daß man in wissenschaftlichen Veröffentlichungen auch heute noch hier und da die „Statistik" für einen Schnörkel hält, der zwar das Prestige des Autors aufbessert aber zur Sache nicht beiträgt. Ich meine schon eher jene kritiklose Zahlengläubigkeit, die jedes Ergebnis als etwas Absolutes hinnimmt und damit auch die Methodenkritik verzögert. Aber versuchen wir die Situation systematisch zu analysieren.

Es sollten folgende Fragen beantwortet werden:

1. Wieweit ist ein mathematisch-statistischer, biometrischer Vorlauf vorhanden und in welchem Umfang und in welcher Zeit steht er dem Anwender in einer angemessenen Form zur Verfügung?
2. Wieweit ist der medizinisch, biowissenschaftlich oder agrarwissenschaftlich ausgebildete Anwender biometrischer Verfahren heute in der Lage, allein oder in Kooperation mit dem Biometer Nutzen aus den Ergebnissen biometrischer Grundlagenforschung zu ziehen?
3. Wie sehen die objektiven technischen und organisatorischen Bedingungen für die Anwendungsmöglichkeiten aus? Wie steht es mit der Verfügbarkeit von Rechentechnik und Programmen?

Zur ersten Frage: Es gibt bei uns viele einzelne Wissenschaftler und einige Gruppen, von denen allerdings nur wenige institutionalisiert sind, die sich theoretisch und praktisch mit biometrischen Problemen befassen und sie vorwiegend in Zeitschriften des Anwendungsgebietes veröffentlichen, und das mit zunehmendem Neuheitswert. Die Arbeitsrichtungen dieser Gruppen werden von den vordringlichen Forschungsaufgaben in der DDR bestimmt. Die Quantität und Qualität der Ergebnisse wird zwar durch die nicht immer zweckmäßige Organisation der biostatistischen Forschung beeinträchtigt — die Universitäten zeigen hier wenig Mut — stellen aber beachtliche Beiträge in der *internationalen* Biostatistik dar, die ihrerseits voll genutzt werden kann. Nationales Publikationsorgan spezifisch biometrischer Beiträge ist die Biometrische Zeitschrift (Biometrical Journal) unter Leitung von ERNA WEBER. Die Biometrische Zeitschrift selbst erscheint in höherer Qualität, wenn auch zugleich mit zunehmend stärkerer theoretischer Orientierung. In den letzten Jahren sind Lehr- und Handbücher sowie Monographien der mathematischen Statistik und ihrer Anwendungen in größerer Anzahl und teilweise auch in höherer Auflage erschienen. Die Palette ist breit gefächert und reichhaltig. Von Bedeutung sind insbesondere einige Monographien, die neuere Gebiete erstmals zusammenschauend vorstellen, wie die von AHRENS und LÄUTER über multivariate Varianzanalyse[1] aber auch und vor allem die Verfahrensbibliothek, in der alle wesentlichen statistischen Methoden auch unter dem Aspekt der Versuchsplanung durch eine große Gruppe von Statistikern unter Leitung von RASCH nicht nur zusammengestellt sondern auch durch eigene Beiträge ergänzt und vervollkommnet wurden[2]. Die Verfahrensbibliothek hat die Vorteile, genaue Indikationen anzugeben und eine gute Grundlage für eine systematische Erarbeitung von Rechnerprogrammen zu sein. Die Verfahren werden laufend ergänzt. Hierzu ist noch Grundlagenarbeit erforderlich, die gemessen an den Anforderungen in Epidemiologie, Ökologie, biochemischer Versuchsplanung usw. durch zu geringen und unkonzentrierten Kräfteeinsatz zu langsam ist. Die Verfahrensbibliothek setzt wie jeder Einsatz biometrischer Mittel Grundkenntnisse und Grundverständnis statistischer Schlußweisen beim Anwender voraus. Die Synthese von fachlicher Fragestellung, statistischer Methodik und fachlicher Deutung kann dem Fachwissenschaftler niemals voll vom Biostatistiker abgenommen werden. Darüber helfen auch noch so große Programmpakete in Rechenzentren nicht hinweg. Rechentechnik und auch Mathematik bleiben Werkzeuge. Auch die Anleitung und Unterstützung durch das wissenschaftliche Personal der Rechenzentren können dem Fachwissenschaftler die Entscheidung und Verantwortung für methodisch korrektes Verhalten nicht abnehmen.

Damit sind wir bei der 2. Frage. Wohl in allen Fachgebieten, von denen hier die Rede ist, wurde die Statistik in die Ausbildung der Studenten einbezogen. Über den Umfang läßt sich gewiß streiten, aber ebenso gewiß sind hier Kompromisse notwendig. Wichtiger scheint das Problem der Qualität dieser Ausbildung zu sein. Die Qualität einer mathematisch orientierten Lehrveranstaltung wird wesentlich vom Umfang und der Praxisnähe der Übungen bestimmt. Hier bleiben im Medizinstudium, aber wahrscheinlich auch in den Biowissenschaften und Agrarwissenschaften die Möglichkeiten weit hinter den Notwendigkeiten zurück. Die Begrenzung erfolgt in erster Linie durch die personellen Kapazitäten, die ein Training in kleinen Gruppen und in Verbindung mit der adäquaten Rechentechnik nicht zulassen. So bleiben die Kenntnisse bei vielen Absolventen formal. Noch problematischer ist die Lage für alle diejenigen Ärzte, Biowissenschaftler oder Agrarwissenschaftler, die an wissenschaftliche Einrichtungen gehen und dort Forschung betreiben. Sie brauchen ein weit höheres Maß an Kenntnissen und Fertigkeiten in Biomathematik und Datenverarbeitungstechnik. Diesen Kollegen müßten neben ihrem unentbehrlichen Selbststudium mehr Kurse, und zwar genügend lange Trainingskurse angeboten werden. Gewiß gibt es eine Reihe von Fachwissenschaftlern, die durch Selbststudium hervorragende Biomathematiker geworden sind. Aber das ist kein Argument gegen eine systematische und auch in einigen Universitäten institutionalisierte Weiterbildung. Heute liegt das Ausgangsniveau der Biostatistik beträchtlich höher als vor

---

[1] AHRENS, H., und J. LÄUTER, Mehrdimensionale Varianzanalyse. Akademie-Verlag Berlin (1974).

[2] RASCH, D. u. a., Verfahrensbibliothek Versuchsplanung und Auswertung. VEB Deutscher Landwirtschaftsverlag Berlin (1978).

20 Jahren, das Entwicklungstempo von Statistik und Informationstechnik ist beschleunigt und die Fragestellungen wie auch Versuchstechniken erfordern mehr Wissenschaftler, die sich im neuesten Stand von Versuchsplanung und -auswertung auskennen. Außerdem müssen sie so viel über die EDV wissen, daß sie als Partner der Mathematiker und Informatiker auftreten können. Um die nötige Verbreitung biomathematischer Kenntnisse unter Bio- und Agrarwissenschaftlern sowie Medizinern aber auch Psychologen und empirisch forschenden Gesellschaftswissenschaftlern zu erreichen, muß es auch genügend Biomathematiker geben, also Kader mit mathematischem Hochschulwissen (das EDV-Kenntnisse einschließt) und tiefem Verständnis für die biologische, medizinische und agrarwissenschaftliche Problematik. Bisher haben sich oder wurden Biomathematiker auf 2 Wegen herangebildet: Absolventen der Mathematik oder mathematisch orientierter Wissenschaften haben sich durch langjährige Mitarbeit in entsprechenden Fachinstituten zu Partnern der Ärzte, Biologen und Agrarwissenschaftler qualifiziert oder umgekehrt, Fachwissenschaftler haben alle Bildungsmöglichkeiten, ein mathematisches Zweitstudium eingeschlossen, ausgenutzt, um sich die mathematischen Grundlagen anzueignen. Beide Wege sind nicht sehr ökonomisch. Es müßte möglich sein, an geeigneten Universitäten für Mathematikstudenten als Nebenfach ausgewählte biowissenschaftliche Kenntnisse teilweise anstelle eines Teiles Spezialwissen in Physik, Chemie usw. zu vermitteln. Das würde die z. Z. unsystematische postgraduale Ausbildung abkürzen und zu höherer Effektivität führen. Eine andere Möglichkeit wäre die Einführung eines postgradualen Studiums. Biomathematiker werden nicht nur für die Statistik gebraucht, auch wenn das Problem hier in diesem Zusammenhang genannt wurde, sondern auch für viele Belange der Informatik, der Biophysik usw. Man sollte also die Fragen des Fachnachwuchses nicht unterschätzen. In anderen Ländern überläßt man diese Frage auch nicht dem Selbstlauf.

Die dritte der drei Fragen führt zu den Bedingungen und Voraussetzungen bei den technischen Hilfsmitteln für die praktische Arbeit. Es läßt sich nicht generell ermitteln, welchen Anteil die einzelnen Rechentechniken — Tisch- und Taschenrechner, Kleinautomaten, zentrale Klein-, Mittel- und Großrechner — heute an der Planung und Auswertung jeder Art von Untersuchungen haben. Aus eigener Erfahrung läßt sich aber sagen:

a) Universitätsinstitute und Einrichtungen des MfGe, der Akademien (mit eigenem Rechenzentrum) haben in der Regel keine größeren Schwierigkeiten, ihre Arbeiten in den hauseigenen oder hochschuleigenen ORZ unterzubringen. Ist allerdings ein Ausweichen erforderlich, so ist das meist mit Programmaufwand verbunden.

b) In nicht wenigen Fällen sind die erreich- oder verfügbaren Rechner nicht ideal für die Aufgabenstellung geeignet. Bei bestimmten Serienversuchen kann der zentrale Rechner ohne Terminal den Rechner am Arbeitsplatz nicht ersetzen. Die Entwicklung der Mikroelektronik dürfte hier noch entscheidenden Wandel schaffen.

c) Wissenschaftler aus peripheren Einrichtungen erstreben zunehmend öfter die Inanspruchnahme von Rechentechnik (direkt oder über Institutionen der Hochschulen). Es scheint, daß die Rechenzentren diesen Ansprüchen bereits jetzt nicht mehr voll zeitlich gerecht werden können. Das sind vorwiegend lokale Schwierigkeiten. Sie können ihre Ursache in mangelnder Anlagenkapazität haben. Eine andere und, wie wir meinen, wichtigere Ursache liegt im Organisatorischen. Unterschiedliche, nicht abgestimmte Datenstrukturen seitens der Anwender, Programmsysteme, die nur für bestimmte

Anlagen oder Betriebssysteme ohne weiteres verwendbar sind, Mängel in der Kommunikation über vorhandene Programme für spezielle Methoden erfordern derzeit einen hohen Arbeitsaufwand vom Personal der Rechenstellen und blockieren wohl auch zeitweilig die Anlagen. Natürlich läßt sich dieser Aufwand nicht beseitigen, wahrscheinlich aber senken. Unter anderem könnte dazu schon beitragen, wenn in der Planungsphase die Beleggestaltung in allen Fällen schon mit dem Rechenzentrum abgestimmt würde, wenn in biostatischen Veröffentlichungen die Programme besser charakterisiert würden und wenn die Rechenzentren verschiedener Unterstellung zu einer gewissen Abstimmung hinsichtlich der Biostatistik kämen wie in der Nutzergemeinschaft des KRS 4200. Wir sollten hier nicht nach perfekten Lösungen suchen, sondern nach gangbaren Schritten zu höherer Effektivität.

3. Zu Problemen der biomathematischen Modellierung

Die zweite Kategorie mathematischer Beiträge zu den Biowissenschaften sind jene, bei denen verlangt wird, einen Prozeß abzubilden, bei denen also das aufgabenbedingte Besondere eine größere Bedeutung als die Verallgemeinerungsfähigkeit des formalen Modells hat. Dieser Modellierungsvorgang, ob er nun der Kinetik von Umsetzungen und Abläufen, der Ökologie, der Epidemiologie oder den molekularen Strukturen entstammt, bedeutet bestmögliche Anpassung an die Daten aus der Realität durch Variation der Parameter einer theoretisch fundierten Modellgleichung mit Hilfe einer geeigneten Rechentechnik.

Diese Kategorie mathematischer Beiträge ist in der DDR bisher vorwiegend von Physikern, aber nur relativ wenig von Mathematikern geliefert worden. Bücher zu Themen dieser Gruppe gibt es von DDR-Autoren nur vereinzelt, etwa die Monographien von Barthel über diagnostische Entscheidungsfindung[1] und von Knorre über Simulation von Modellgleichungen mittels Analogrechner[2]. Hier gibt es allerdings viele und z. T. umfangreiche Originalveröffentlichungen. Bei Lehrbüchern sind wir auf Publikationen aus dem Ausland angewiesen. Abschnitte in Lehrbüchern der Biophysik, Biochemie oder Physiologie sind nicht zum Erwerb von Spezialkenntnissen durch Fachleute gedacht, sondern vermitteln Grundkenntnisse. Dagegen ist die englisch-sprachige und vor allem auch die sowjetische Literatur in den letzten Jahren stark angestiegen. Fragen der mathematischen Modellierung haben auf Tagungen in der DDR an Umfang und Bedeutung zugenommen, Die Modellentwicklung scheint dabei aber auf kleine Gruppen beschränkt zu sein, die in der Biophysik, in der Medizin und in der Forstwissenschaft arbeiten. Einen wesentlich größeren Umfang hat die Anwendung von vorwiegend kinetischen, Wachstumsmodellen und Diffusionsmodellen in der Grundlagenforschung ebenso wie bei praktisch klinischen Fragen. Die Meßwertverarbeitung in der klinischen Routine, für prophylaktische Reihenuntersuchungen und in epidemiologischen Studien ist nach wie vor ein Problem der adäquaten Modellierung der zu erfassenden Prozesse und Strukturen. Der notwendige Vorlauf für den Einsatz und die Anpassung der Technik kann nur von Medizinern und Mathematikern gemeinsam geschaffen werden.

---

[1] Barthel, D., Prinzipien der automatischen Diagnosestellung, Fortschritte der exp. und theoret. Biophysik. Heft 13, Leipzig (1970).

[2] Knorre, W. A., Analogcomputer in Biologie und Medizin. Jena (1971).

Im Bereich der Anwendungen in der Forschung ist die Situation nicht nur prinzipiell ähnlich der in der Biostatistik, sondern es besteht auch ein direkter Übergang. Die beispielsweise von Pharmakologen, Physiologen, klinischen Chemikern und theoretisch forschenden Klinikern verwendeten Mehr-Compartment- oder Wachstumsmodelle besitzen ähnliche mathematische Strukturen und führen auf Exponentialpolynome; also auf das Problem der nichtlinearen Regression. Es gibt hier wesentlich neue Ergebnisse sowohl in der statistischen Theorie als auch in der praktikablen Handhabung. Beiträge dazu wurden u. a. durch Scharf, Peil u. Mitarbeiter geleistet[1].

Für nicht-statistische biomathematische Aufgabenstellungen ist die Rechnerkapazität im Großen und Ganzen nicht zum entscheidenden limitierenden Faktor geworden. Dabei ist zu berücksichtigen, daß die Bearbeitung solcher Problemkreise in der DDR nicht sehr umfangreich ist, daß hierbei mathematische Unterprogramme verwendet werden, die optimal laufen, daß die Rechenzeit in der Regel nicht durch die vielfältigen Sortierarbeiten etwa wie bei einer epidemiologischen Studie belastet werden und daß für bestimmte Aufgaben auch manchmal Großrechner der Industrie zur Verfügung stehen. Entscheidend ist aber nicht allein die vorhandene hardware und software, sondern die Zahl und Qualifikation der Mitarbeiter von Rechenzentren, wie auch der EDV-Qualifikation der Nutzer. Hier zeigt sich, daß die Wissenschaftler, die sich mit der mathematischen Abbildung biologischer Strukturen und Prozesse befassen, im allgemeinen über mehr Kenntnisse und Fertigkeiten der Informationsverarbeitung verfügen als die Nutzer von Statistik-Algorithmen. Bei letzteren fällt ein großer Teil der Arbeitsbelastung, die mit der Herstellung von Anpassungs- und Verbindungsprogrammen usw. entsteht, dem Personal der Rechenzentren zu. Deren Besetzung entspricht aber nicht immer diesen Anforderungen.

4. Einige Folgerungen und Ausblick

Für die Zukunft ergeben sich in der Hauptsache 3 Aufgabenstellungen:

1. Der zweckmäßige Einsatz der verschiedenen Rechner entsprechend der Aufgabenstellung.

Heute werden, etwas vergröbert gesagt, die gerade verfügbaren Anlagen verwendet, obwohl vielleicht in einem Falle die Speicherkapazität nicht benötigt wird und im anderen Falle viele Zusatzoperationen notwendig sind, um mit zu kleinen Speichern fertig zu werden. Hier könnte die Entwicklung der Mikroelektronik einen erheblichen Fortschritt bringen. Kleine, programmierbare, aber relativ billige Rechner in Institutionen der Biomathematik, Biophysik, Physiologie usw. könnten nicht nur eine Vielzahl von Aufgaben abfangen und damit Großrechenanlagen für adäquate Aufgaben freimachen, sondern wären für die Lösung von Problemen, an die man mit Simulation, durch Probieren nach „trial and error" herangeht auch viel geeigneter. Allein unter psychologischen Gesichtspunkten ist nach bisheriger Erfahrung zu erwarten, daß eine weniger eingeschränkte und einfacher handhabbare Verfügung über Computerkapazität die Effektivität der Forschung erhöhen würde.

2. Die Information über Programme.

Die Verwendung von Programmen auf anderen Anlagen, bei unterschiedlichen Be-

---

[1] vgl. z. B. Adam, J., J.-H. Scharf und H. Enke, Methoden der statistischen Analyse in Medizin und Biologie. VEB Verlag Volk und Gesundheit Berlin (1977).

triebssystemen usw. ist eine schwierige Frage. Die Gründe sind allgemein bekannt. Die Information über die Existenz von Spezialprogrammen ist verlustreich und weitgehend dem Zufall überlassen, vor allem sind oft die Programmbedingungen dem Anwender nicht vor Beginn seiner Studie bekannt. Vielleicht ließe sich etwas wie eine Programmauskunft einführen. Eine biometrische Institution sammelt in Karteiform knappe standardisierte Angaben über biometrische u. biophysikalische Programme und vermittelt Anfragen zur Konsultation an die Hersteller der Programme bzw. die Nutzergemeinschaften.

3. Die Aus- und Weiterbildung von Hochschulkadern der biologischen und medizinischen Richtungen auf dem Gebiet der Informatik im Zusammenhang mit Biomathematik.

In allen Studienrichtungen werden EDV-Kenntnisse vermittelt, in einigen, wie in der Medizin jedoch nicht mehr als einige Grundinformationen. Hauptsächlich aus Gründen der Studiendauer und auch der Zweckmäßigkeit kommt eine entscheidende Erweiterung der verbindlichen Lehrveranstaltungen wenig in Betracht. Dafür müßten aber umfassende Möglichkeiten eines postgradualen Studiums für biomathematisch arbeitende Wissenschaftler angeboten werden. Länder, die längerdauernde Studiengänge (1/2 bis 1 Jahr) in Biometrie mit theoretischer und praktischer Ausbildung in Informatik haben, erweisen sich hierin als überlegen. Die Wissenschaftsentwicklung erzwingt es ganz augenscheinlich, die Kooperation von Medizinern und Biologen mit Physikern und Mathematikern zu verstärken. Dieser objektiv begründete Trend schließt auch die Notwendigkeit ein, eine begrenzte Anzahl von Wissenschaftlern mit genügend Wissen und Können in beiden Wissenschaftsrichtungen heranzubilden. Die bisherigen Beobachtungen haben gezeigt, daß dies die Forschungen sehr befruchtet. Das Problem der Aus- und Weiterbildung wird hier deshalb so betont, weil die Qualifikation der Kader und der biomathematische Vorlauf von wissenschaftsstrategischer Bedeutung sind. Erst diese Voraussetzungen ermöglichen es, die Fortschritte der Informationsverarbeitung für die biowissenschaftliche, medizinische und agrarwissenschaftliche Forschung und Routine voll zu nutzen.

Zur Informationsverarbeitung als Hilfsmittel der Forschung in Biologie und Medizin mit mathematischen Methoden:

1. Rechentechnik wird z. Z. innerhalb von Medizin und Biologie vorwiegend in der Forschung eingesetzt, vor allem zur Auswertung von Experimenten, Feldstudien, klinischen Dokumentationen und klinischen Versuchen. Das Niveau dieses Einsatzes wird vorwiegend vom Erkenntnisstand der Biomathematik und von den biomathematischen Kenntnissen der Forscher sowie vom Grad der Kooperation von Ärzten und Biologen mit Mathematikern bestimmt.

2. Die bisherige qualitative und quantitative Entwicklung der hardware hat dem Forschungsfortschritt keine entscheidenden Schranken gesetzt. In der Zukunft entsteht mit dem stärkeren Einsatz von Rechnern in der Routine der Medizin auch ein zusätzlicher Gewinn an Kapazität für die Forschung. Zusammen mit der Kapazität der ORZ in Akademien, Universitäten usw. scheint ausreichender Zuwachs gesichert. Qualitativ bessere Anpassung ist aber notwendig.

a) entscheidende Forschungseinrichtungen in Universitäten usw. müssen direkt mit Großrechnern verbunden werden.

b) Die Ausstattung von experimentellen Instituten mit programmierbaren Kleinrechnern ist zu verbessern.

c) Es ist zu prüfen, ob die Analog-Rechentechnik ausreicht.

3. Das Hauptproblem liegt in der Entwicklung und Verbreitung mathematischer Methoden und Verfahren für die biologische und medizinische Forschung. Informationsverarbeitung ist in diesem Zusammenhang wesentliches Hilfsmittel, aber nicht Ausgangspunkt. Biomathematik (einschl. Biostatistik, medizin. Statistik) sollte deshalb nicht in Rechenzentren institutionalisiert werden.

A Disaggregated Health Care Resource Allocation Model

R. J. Gibbs

IIASA, Laxenburg (Österreich)

1. The function of the Resource Sub-Model

The aim of the IIASA Modelling Health Care Systems Task is to build a National Health Care System Model and apply it in collaboration with national research centers as an aid to health service planners. As described in earlier papers by Venedictov and Shigan [1] and by Gibbs [2] the research plan includes the construction of linked sub-models dealing with population, disease prevalence, resource need, resource supply, and resource allocation. This paper is concerned with the resource allocation sub-model which has been named DRAM-disaggregated resource allocation model.

This chapter is concerned with definition of the attributes that are required of DRAM for it to fulfill its role in the overall National Health Care System Model. In Chapter 2 a model formulation is presented which meets some, though not all, of these attributes; the model thus defines is referred to as DRAM Mark 1. The formulation is given in terms of the allocation of hospital beds but this is only an example of how the model may be applied; the model is equally applicable to the allocation of other health service resources. An algorithm for running DRAM Mark 1 is described in Chapter 3[3]. There are a number of parameters in the model whose values may be estimated from empirical data. However it is likely that data availability will vary from one country to another. Accordingly, in Chapter 4, three of the most likely cases of data availability are considered and parameter estimation procedures are described for each case. Illustrative model runs for two of the three cases are presented in Chapter 5 using hospital data from England. Finally Chapter 6[2] suggests how further versions of DRAM might be developed in the future so as to meet all, rather than some, of the required attributes defined below.

The role of the resource allocation sub-model in relation to the other sub-models is shown in Figure 1 and described more fully in Gibbs [2]. Within this scheme the function of the resource allocation sub-model is to simulate how the Health Care System (HCS) allocates limited supplies of resources between competing demands. Accordingly it requires input data on demand and supply.

The demand inputs, which represent ideal or asymptotic demands (to be defined more fully in Chapter 2), are as follows:

— the total number of individuals who could be offered treatment, by category (from the morbidity and population sub-models),

---

[1] Auszug aus: Gibbs, R. J., The IIASA Health Care Resource Allocation Sub-Model: Mark 1
[2] RR-78-8, Laxenburg (1978).
Diese Kapitel (3 und 6) sind hier nicht enthalten. Siehe dazu das Original (Fußnote 1).

— the policies for treatment (i.e. the feasible modes of treatment for each patient category-in-patient, out-patient, domiciliary, etc.) and
— ideal standards of treatment for each patient category and mode of treatment (e.g. the length of stay in hospital for a given episode of illness).

The supply inputs consists of information on the amounts of resources available for use in the HCS. These inputs can be provided via a resource supply (production) sub-model or, failing this, they can be provided direct by the user in the form of a trial policy option for the provision of HCS resources. An illustration of the latter form of input is given later, in Chapter 5.

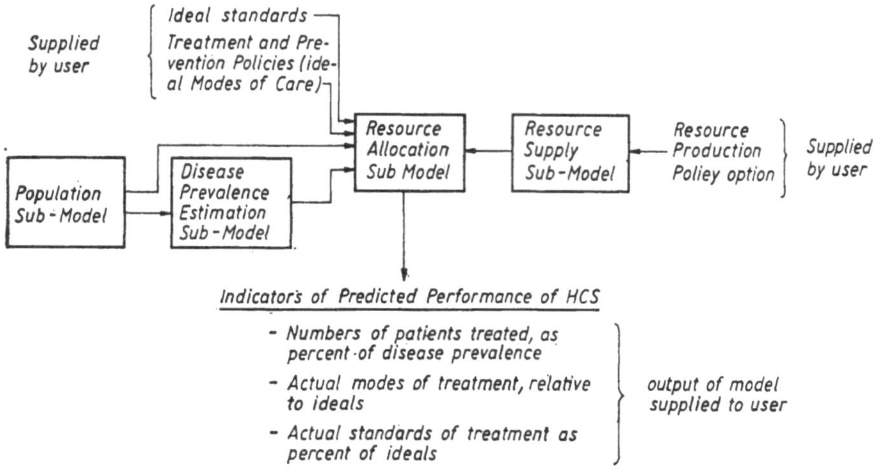

Fig. 1. The role of the resource allocation model in the context of the IIASA HCS-model

It is assumed in the sub-model, as Rousseau [3] among others has observed, that there is never a sufficient supply of resources to saturate all the asymptotic demands for them. Accordingly the sub-model represents the HCS as attempting to achieve an equilibrium between supply and demand by adjustments along three dimensions:

— the number of patients of different types who are offered treatment,
— the modes of treatment offered, and
— the standards at which treatment is offered.

Because of the limited supply of resources the performance of the HCS in these three respects falls short of ideal levels:

— a proportion of the morbidity in the population is not treated,
— some patients are not treated in the most desirable mode,
— patients are treated at less than ideal standards.

The degree of short-fall from the ideal levels varies between types of patient and sectors of the HCS according to a set of priorities and preferences which operate in the HCS.

The type of model that is suitable in this context is one which simulates the way in which the HCS allocates resources by means of a behavioural hypothesis which takes account of these preferences and priorities. It is argued in an earlier paper [4], which reviewed the literature on HCS resource allocation models, that this behaviour simulation type of model is more appropriate than either the classical econometric or optimisation type. The formulation of behaviour simulation model, DRAM, is presented in the following chapter. The central behavioural hypothesis is that the HCS allocates its resources so as to maximise an utility function whose parameters can be inferred from observations of past allocations. Like the models of McDonald et al. in the UK [5] and Rousseau in Canada [3], its hypothesis implies that the actors in the HCS are striving to attain some ideal pattern of behaviour within resource constraints.

2. Model formulation

The model proposed here, DRAM, is a simplification of the model of McDonald et al. [5]. Of the three main dimensions of the HCS resource allocation process-patient numbers, treatment modes and standards — which were described above and which are included in the McDonald model, the initial, Mark 1, version of DRAM includes only two — patient selection and standard attainment. Thus DRAM Mark 1 can be applied to only one mode of treatment at a time. However one of the advantages of DRAM Mark 1 is that its computing requirements are relatively light (for reasons explained in the next chapter) so that it can be readily implemented on different computers without using elaborate software and so could be relatively easily applied in different countries; (by contrast the McDonald model, in its current form, requires relatively sophisticated software and a large computer in order to solve the non-linear programming formulation). Being more simple this model is also more transparent. Keyfitz [6], among others, has argued persuasively that with a transparent model the user can gain an insight into the workings of the model and is then more likely to have confidence in its results than with a "black box" model. It is planned, as explained in Chapter 6, to develop further versions of DRAM which will both retain some of the computational simplicity of DRAM Mark 1 and include the third dimension of resource allocation — mode selection — which is missing from DRAM Mark 1.

To simplify the exposition, DRAM will be presented here in terms of application to the acute hospital in-patient sector, but this application should be regarded merely as an example. The essence of the model is the concept of the HCS achieving an equilibrium by balancing the desirability of treating more patients of one type against treating more of other types and against the desirability of treating each type patient at a higher many average standard. Since this concept is equally valid for many other HCS sectors (e.g. out-patient treatment) and for several resources within each sector (e.g. physicians, beds, nurses), DRAM is offered in the belief that it is widely applicable.

The way in which the HCS achieves such an equilibrium has been extensively researched. One finding, which has been so frequently obtained (e.g. [7]) that the accumulated evidence for it is by now overwhelming, is that for a wide range of clinical conditions and specialities, both the number of admissions and the average length of inpatient stay are elastic to the supply of beds; that is to say the greater the supply of beds the greater are both the numbers admitted and their length of stay. Furthermore it appears that in none of the places studied has the supply of beds reached the level at which in-patient care is given to all individuals who seek it, at the ideal average length of stay.

The model, DRAM, represents how the HCS achieves an equilibrium between numbers of patients and lengths of stay on the one hand and bed supply on the other by means of a hypothesis that the HCS attempts to optimise a utility function. Thus, if this underlying hypothesis is sound, DRAM can not merely describe past equilibria, as can classical econometric models, but it can also, unlike classical econometric models, predict how the equilibrium is likely to change in the future as a result of changes in factors such as clinical standards, disease prevalence, and the preferences and priorities operating in the HCS.

The formulation of DRAM, given below, is similar to that of the model of McDonald et al. [5] but the methods for solution and parameter estimation, given in the following chapters, are different.

Definitions

Subscript:

i = Patient category (e.g. disease type), $i = 1, 2, 3, \ldots, N$.

Variables:

x_i = Hospital admission rate (cases per million population).
u_i = Average length of stay (days).

Parameters:

X_i = Ideal, maximum admission rate for patients needing hospital treatment (to be defined more fully below).
U_i = Ideal average length of stay (to be defined more fully below).
c = Unit cost of a hospital bed-day.

Data:

B = Number of hospital bed-days per million population available for occupation, assuming a constant occupancy rate. (The model is applicable for the range $0 < B < \sum_i X_i U_i$.)

Hypothesis:

The HCS chooses the x_i, u_i so as to maximise a utility function, Z, where

$$Z = \sum_i g_i(x_i) + \sum_i x_i h_i(u_i) \tag{1}$$

subject to

$$0 < x_i < X_i, \qquad \forall_i,$$
$$0 < u_i < U_i, \qquad \forall_i,$$

and

$$\sum_i x_i u_i = B. \tag{2}$$

We will now define the components $g_i(x_i)$ and $h_i(u_i)$ of the utility function. To do this we make the following assumptions:

i. $g_i(x_i)$ and $h_i(u_i)$ are monotonically increasing with decreasing gradients.

ii. At the ideal admission rate, X_i, and the ideal length of stay, U_i, the marginal utility of increasing admission rate or length of stay equals the corresponding marginal resource cost. This can be regarded as completing the definitions of the X_i and U_i. An important implication of assumptions (i) and (ii) is that the HCS would not seek allocations for which either $x_i < X_i$ or $u_i < U_i$ since in such cases marginal utility is less than marginal cost.

iii. At the ideal length of stay, U_i, the contribution to utility of treating extra patients of category i is represented by the function $g_i(x_i)$ alone, i.e. $h_i(U_i) = 0$ and $h_i(u_i) < 0$ for $u_i < U_i$. Thus if we consider the marginal utility of treating an additional patient at less than the ideal length of stay we see from the additive nature of the utility function defined by equation (1) that there will be a negative contribution, $h_i(u_i)$, to be set against a positive contribution, $g_i'(x_i)$; the values of the x_i and u_i which maximise total utility under the constraint (2) correspond to a point where these two contributions exactly balance each other — this is one aspect of the way in which we expressed the HCS achieving an equilibrium between competing demands.

iv. The elasticities of admission rate, x_i, and length of stay, u_i, with respect to marginal utility are constant; let us denote the elasticities of the x_i by E_i and of the u_i by F_i. The optimisation model will lead to a solution in which the marginal utility of treating additional patients or of increasing length of stay equals the corresponding opportunity cost. Thus we can also regard the E_i and the F_i as the elasticities of the x_i and the u_i with respect to opportunity cost.

Let us now define the function $g_i(x_i)$. From assumption (iv) we have

$$\frac{d(\log x_i)}{d(\log g_i'(x_i))} = -E_i;$$

therefore

$$g_i'(x_i) = A_i x_i^{-1/E_i}.$$

To ascribe an appropriate value to A_i, the constant of integration, we involve assumption (ii). Thus, since the marginal resource cost of treating an extra patient is cU_i, we have

$$g_i'(X_i) = cU_i,$$

$$A_i = cU_i X_i^{1/E_i},$$

$$g_i'(x_i) = cU_i \left(\frac{x_i}{X_i}\right)^{-1/E_i}.$$

Hence, except for a constant of integration which is not relevant to what follows, we have

$$g_i(x_i) = \frac{cU_i X_i}{1 - 1/E_i} \left(\frac{x_i}{X_i}\right)^{1-1/E_i}. \tag{3}$$

We can define the function $h_i(u_i)$ in a similar way. From assumption (iv) we have

$$h_i'(u_i) = B_i u_i^{-1/F_i}.$$

To determine the constant of integration, B_i, we again invoke assumption (ii). Thus, since the direct marginal resource cost per extra day of stay equal to c, we have

$$h_i'(U_i) = c,$$

$$B_i = cU_i^{1/F_i},$$

$$h_i'(u_i) = \left(\frac{u_i}{U_i}\right)^{-1/F_i}$$

From (iii) we have $h_i(U_i) = 0$. Thus

$$h_i(u_i) = -\frac{cU_i}{1 - 1/F_i}\left(1 - \left(\frac{u_i}{U_i}\right)^{1-1/F_i}\right). \tag{4}$$

The utility function is now fully defined. However we can simplify the expression a little. Firstly note that c appears as a multiplicative constant in each of the $g_i(x_i)$ and $h_i(u_i)$ functions; by choosing to measure utility in the units of the cost of a hospital bed-day we may divide through by c. Secondly it is convenient to replace the elasticity terms by constants α_i and β_i where

$$\alpha_i = -\left(1 - \frac{1}{E_i}\right),$$

and

$$\beta_i = -\left(1 - \frac{1}{F_i}\right).$$

Since the E_i and F_i are expected to lie in the range between zero and unity the α_i and β_i will have positive values. The model formulation is now complete and can be written as follows:

Choose the x_i and u_i to maximise the utility function, Z, where

$$Z = \sum_i g_i(x_i) + \sum_i x_i h_i(u_i), \tag{1}$$

and

$$g_i(x_i) = -\frac{X_i U_i}{i}\left(\frac{x_i}{X_i}\right)^{-\alpha_i}, \qquad \forall i, \tag{5}$$

and

$$h_i(u_i) = \frac{U_i}{i}\left(1 - \left(\frac{u_i}{U_i}\right)^{-\beta_i}\right), \qquad \forall i, \tag{6}$$

subject to

$$0 < x_i < X_i, \qquad \forall i,$$

$$0 < u_i < U_i, \qquad \forall i,$$

and

$$\sum_i x_i u_i = B. \tag{2}$$

We have now formulated a model whose function is to simulate how the HCS allocates a given quantity, B, of hospital bed-days. The user of the model has to supply an input value for B and the model outputs, the x_i and u_i, then constitute a prediction of the consequent HCS resource allocation behaviour, conditional upon certain assumptions about the nature of this behaviour. By running the model a number of times with different values for B, the user can examine the consequences of a number of planing options for hospital bed supply. Initially at least, we regard the model parameters — both the ideal allocations, the X_i and U_i, and the priority power parameters, the α_i and β_i — as being properties of the behaviour of the actors in the HCS and not under the direct control of the HCS planner. Thus although we have adopted a hypothesis that the behaviour of the actors in the HCS is of an optimising nature, we do not assume that their objective function necessarily corresponds to any objective function that the HCS planner might have. From the point of view of the HCS planner and the model user, the model is therefore of a simulation type even though, as we shall see in the next chapter, optimisation techniques are needed to compute the simulation.

3. Solution of the model[1]

4. Parameter estimation

In order to run the model we require values for the following parameters:

— the X_i and U_i, the ideal admission rates and lengths of stay;
— the α_i and β_i, the power factors of the functions $g_i(x_i)$ and $h_i(u_i)$.

Three possible situations are considered in this paper:

Case 1: Exogenous estimates available for all parameters,
Case 2: Exogenous estimates available for none of the parameters,
Case 3: Exogenous estimates available for the X_i und U_i but not for the α_i and β_i

Although we need to consider Case 1 because of its theoretical importance we shall argue that it is unlikely to be relevant in practice. Case 2 describes the practical situation we expect to encounter in those countries where the HCS does not have a strong degree of central planning. Case 3 is relevant for those countries which do have a strong degree of central planning of the HCS; here we may find that planning norms exist which can serve as appropriate values for the X_i and U_i.

This chapter is mainly concerned with describing methods by which parameter values may be estimated for Cases 2 and 3 from certain empirical data on past resource allocations in the HCS. The computations for these methods can be carried out by simple Fortran programmes. For the convenience of the model user the programmes for parameter estimation have been incorporated with the programme for solving the model, for given parameter values, which was described in the previous chapter. Thus the corporate programmes take the empirical data on past allocations as part of their input set and provide the model solution, the simulation results, as their output; the computed parameter values are, in effect, intermediate quantities within the corporate programme. Some illustrative runs of these programmes are given in the following chapter using empirical data from England. A complete user's guide to the programmes is given in a seperate publication [10]. We will now consider the process of parameter estimation for each of the three cases.

---

[1] Diese Kapitel (3 und 6) sind hier nicht enthalten. Siehe dazu das Original (Fußnote 1, S. 81).

Case 1:

Exogenous estimates of the X_i may be obtainable from a combination of morbidity estimation and expert opinion on hospitalisation rates, and estimates of the U_i from clinical opinion. Indeed in some countries where there is a strong degree of central planning in the HCS estimates of this type are used within a formal planning process, as described in Gibbs [2].

It is more difficult to see how exogenous estimates of the α_i and β_i might be obtained. It might be possible to estimate the utility functions $g_i(x_i)$ and $h_i(u_i)$ directly by subjective judgements using methods such as those employed by Keeney and Raiffa [11]. However, even if it where possible to obtain estimates of all these parameters by means of subjective judgements, the validity of using them in practice is open to question. The problem is that these subjective judgements define the utility function of the individual giving the judgements and there is no reason to suppose that this will correspond to the utility function of the HCS. Thus the results of running the model with parameters values of this type will describe a theoretical allocation of bed-days that is optimal from the individual's point of view but this will not, in general, correspond to the resource allocation behaviour of the HCS in practice. Such results would only be relevant for HCS planning if the user of the Model had good reason to believe that either (a) the subjective judgements corresponded to the prevailing preferences and priorities in the HCS or (b) that the preferences and priorities implied by the subjective judgements could be implemented in the HCS in place of the prevailing ones.

Accordingly we will examine Case 1 no further and turn our attention to Cases 2 and 3 which describe situations which are likely to be more relevant in practice.

Case 2:

Here we assume that in its past resource allocations the HCS has optimised a utility function of the form defined in the previuos chapter. We describe a method, based on this assumption, by which values of the parameters of the function — the α_i, β_i, X_i and U_i — can be inferred from empirical data on past allocations. With such parameters values we can then use the model to generate predictions of how the HCS would allocate resources in the future for different levels of aggregate resource availability; such predictions are conditional upon the prevailing preferences and priorities in the HCS remaining unchanged. Illustrative examples of using the model in this way are given in the following chapter.

In this section we start defining a set of empirical resource allocation data. We then derive equations which relate the model parameters to this data; these equations define a set of parameter values which is consistent with the empirical data. Finally we describe an algorithm for solving the equations and producing the required parameter values.

....

5. Illustrative model runs

To illustrate how the model can be used we shall examine a hypothetical example of an HCS resource allocation situation — the allocation of acute hospital bed-days in the South Western Region of England in 1968 between patients suffering from six diseases:

- varicose veins;
- haemorrhoids;

— ischaemic heart disease, excluding acute myocardial infarction;
— pneumonia;
— bronchitis; and
— appendicitis.

To obtain the required input quantities we shall use hospital data for the 15 Hospital Regions of England for 1968 and the elasticity estimates of FELDSTEIN. Illustrative runs for Cases 2 and 3 are presented below.

Case: 2

The required input consists of data on the $\bar{x}_i$, $\bar{u}_i$, $\hat{p}_i$ and $\hat{\eta}_i$ and $\bar{B}$ are taken from data [9] on the actual use of hospital beds in the South Western Region in 1968. The elasticity data are derived from the results of Feldstein. The full list of input data is shown below in Table 1.

Table 1

Input data for illustrative runs of DRAM for Case 2.

Patient Category	Mean Admission Rate	Mean Length of Stay	Elasticities	
i	$\bar{x}_i$	$\bar{u}_i$	$\hat{p}_i$	$\hat{\eta}_i$
1. Varicose Veins	6.3	11.3	0.78	0.62
2. Haemorrhoids	4.1	13.1	0.70	0.44
3. Ischaemic Heart Disease	4.6	40.2	1.14	1.08
4. Pneumonia	12.3	14.7	0.71	0.23
5. Bronchitis	11.8	27.4	1.13	0.05
6. Appendicitis	24.8	11.3	0.005	0.31
All Categories	63.9	17.1	—	—

Total bed-days used $= \bar{B} = \sum_i \bar{x}_i \bar{u}_i = 1094.2$

Two illustrative runs for Case 2 are described below. In the first run the bed supply input, figure B, is set at a level, 800 bed-days, which is considerably below the level $\bar{B}$ (1094.2 bed-days per million population), which existed in the South Western Region in 1968. In the second run the figure for bed supply is set at a higher level, 1200 bed-days. The results of the two runs are displayed below in Table 2.

Naturally both the admission rate and the length of stay for each category increase from Run 1 to Run 2 as a consequence of the increase in bed supply. However the amount of increase varies considerably, in accordance with the values of the corresponding elasticities. For example, the admission rate for appendicitis increases very little, from 24.4 in Run 1 to 24.9 in Run 2 (see Table 2); this is a direct consequence of the low value of the elasticity for appendicitis admissions, 0.05 (see Table 1). By contrast the admission rate for bronchitis changes a great deal, from 8.4 in Run 1 to 12.9 in Run 2, because of the relatively high value, 1.13, of the elasticity of bronchitis admissions. For similar reasons the length of stay for bronchitis increases very little between runs but the length of stay for ischaemic heart disease increases a great deal.

...

Table 2

Outpout from two illustrative runs of DRAM for Case 2.

Patient Category	Run 1:	B = 800 bed-days/million	Run 2:	B = 1 200 bed-days/million
	Admission Rate	Av. Length of Stay	Admission Rate	Av. Length of Stay
i	x_i	u_i	x_i	u_i
1. Varicose Veins	5.0	9.4	6.7	11.9
2. Haemorrhoids	3.3	11.5	4.3	13.6
3. Ischaemic Heart Disease	3.3	29.2	5.1	43.9
4. Pneumonia	10.0	13.7	13.0	15.0
5. Bronchitis	4.8	27.0	12.9	27.5
6. Appendicitis	24.4	10.3	24.9	11.6
All Categories	54.6	14.7	67.0	17.9

Summary

Within the context of the IIASA Health Care System model the function of the resource allocation sub-model is to simulate how the HCS allocates limited supplies of resources between competing demands. The principal outputs of the sub-model should be the numbers of patients treated, in different categories, and the modes and standards of treatments they receive. The Mark 1 version of the sub-model is described in this paper. It simulates the allocation of one resource within one mode of treatment but it should be possible to use the approach to develop further versions to cover more general cases. The main assumption of the model is that in allocating its resources the HCS attempts to optimise a utility function whose parameters can be inferred from data on past allocations. Depending upon the type of data that is available different procedures for parameter estimation can be incorporated with the algorithm for solving the model into a computer programme whose main inputs consist solely of empirical data. The programme is fairly small and can readily be installed on most scientific computer installations. The use of the sub-model is illustrated by a hypothetical application using hospital data from England.

References

[1] Venedictov, D. D., and E. N. Shigan, The IIASA Health Care System Model, paper presented at IIASA Conference on Modelling Health Care Systems. International Institute for Applied Systems Analysis, Laxenburg, Austria (1977).

[2] Gibbs, R. I., A Disaggregated Health Care Resource Allocation Model, RM-78-1, International Institute for Applied Systems Analysis, Laxenburg, Austria (1978).
[3] Rousseau, J.-M., The Need for an Equilibrium Model for Health Care System Planning. In: E. N. Shigan and R. Gibbs, eds., Modeling Health Care Systems — Proceedings of a IIASA Workshop, CP-77-8. International Institute for Applied Systems Analysis, Laxenburg, Austria (1977).
[4] Gibbs, R. J., Health Care Resource Allocation Models — A Critical Review, RM-77-53. International Institute for Applied Systems Analysis, Laxenburg, Austria (1977).
[5] McDonald, A. G., G. C. Cuddeford and E. M. L. Beale, Mathematical Models of the Balance of Care. British Medical Bulletin, **30**, 3 (1974), 262—270.
[6] Keyfitz, N., Understandig World Models, RM-77-18. International Institute for Applied Systems Analysis, Laxenburg, Austria (1977).
[7] Feldstein, M. S., Economic Analysis for Health Services Efficiency. North-Holland, Amsterdam (1967).
[8] Gibbs, R. J., Computer Programms for the IIASA Health Care Resource Allocation Sub-Model, Mark 1 — A User's Guide. Internal paper, International Institute for Applied Systems Analysis, Laxenburg, Austria (forthcoming).
[9] Department of Health and Social Security, Report on Hospital. In-Patient Enquiry for the Year 1968, Her Majesty's Stationary Office, London (1972).

Numerische Lösung von Adaptationsaufgaben mittels einer Evolutionsstrategie

K. Bellmann und J. Born

Akademie der Wissenschaften der DDR, Zentralinstitut für Kybernetik und Informationsprozesse, Berlin

1. Adaptationsaufgaben und geeignete numerische Lösungsverfahren

Der Entwicklungsstand der modernen Rechentechnik gestattet die Computersimulation parameterabhängiger Modelle von naturwissenschaftlichen bzw. technischen Prozessen oder Objekten mit dem Ziel, solche Parameter aufzufinden, die ein gewisses ausgezeichnetes Modellverhalten bestimmen. Dabei wird eine Adaptationsaufgabe des folgenden Typs behandelt:

Gegeben seien:
eine Parametermenge $X \subseteq R^n, \quad X \neq \emptyset$
eine Qualitätsfunktion $y\colon R^n \to R^q$,
die jedem Parametersatz $x \in X$ einen gewissen Qualitätssatz $y(x)$ zuordnet;
ein Qualitätssatz $y^0 \in R^q$
und ein Wichtungsfunktional $f\colon R^{2q} \to R^1$.

Dann ist zu lösen:

$$\inf \{f(y(x), y^0) \mid x \in X\} \; (= g^*), \tag{A}$$

wobei stets $g^* > -\infty$ vorausgesetzt werden soll.

Die Qualitätsfunktion y wird im allgemeinen nicht explizit gegeben sein. Es soll aber angenommen werden, daß für jeden Parametersatz $x \in X$ der entsprechende Qualitätssatz $x(y)$ angegeben werden kann — etwa durch die Realisierung eines algorithmischen Modells. Der Qualitätssatz y^0 kann — im obigen Sinne — ein ausgezeichnetes Modellverhalten repräsentieren. Für das Folgende soll zunächst eine bestimmte Gestalt der Parametermenge X nicht vorausgesetzt werden; aber ein festes, explizites Wichtungsfunktional f als gegeben angesehen werden.
Sei als Gütefunktional das durch

$$g(x) = f(y(x), y^0) \tag{1}$$

definierte Funktional $g\colon R^n \to R^1$ bezeichnet. Dann läßt sich die Adaptationsaufgabe (A) auch in der Form

$$\inf \{g(x) \mid x \in X\} \tag{E}$$

schreiben.

Damit wird auch formal deutlich, daß es sich bei der Adaptationsaufgab (A) um eine allgemeine Extremalaufgabe handelt, wenn von der durch (1) festgelegten Gestalt des Gütefunktionals g abgesehen wird — und das soll im folgenden geschehen. Wohl aber bestimmt der Charakter der Adaptationsaufgabe (A) den Typ der Aufgabe (E) als allgemeine Extremalaufgabe insofern, als eben praktisch weder für die Parametermenge X noch für das Gütefunktional g bestimmte Eigenschaften (etwa Konvexität, Differenzierbarkeit, Unimodularität) vorausgesetzt werden können. Bei der Auswahl von Verfahren zur numerischen Lösung allgemeiner Extremalaufgaben dominieren direkte oder ableitungsfreie Verfahren aufgrund des Wegfalls numerisch aufwendiger Gradientenapproximation. Von den direkten Verfahren zeichnen sich die stochastischen Methoden durch die potentiell vorhandene Chance zum Auffinden des globalen Extremums aus. Zu diesen Verfahren zählen die Evolutionsstrategien.

2. Aufbau von Evolutionsstrategien

Ausgangspunkt für das Vorhaben, die Evolution natürlicher Populationen zur numerischen Lösung von Extremalaufgaben zu stimulieren, ist einmal die Hypothese, daß die Mechanismen der biologischen Evolution eine ausgezeichnete Strategie bilden, um eine Population unter natürlichen Bedingungen möglichst gut an eine gegebene Umwelt anzupassen. Zum anderen können die Bedingungen für eine Extremalaufgabe als Abstraktionen für die Bedingungen der Evolution in natürlichen Populationen angesehen werden. Für numerische Zwecke ist eine Auswahl nur der wesentlichsten Evolutionsmechanismen sinnvoll. Dazu gehören die Prinzipien: Variation (Mutation, Inversion, Rekombination), Reproduktion und Selektion. Wie bedeutend die Simulation des Phänomens der „genetischen Reserve“ oder „genetischen Last“ sein kann, soll im folgenden noch deutlich gemacht werden.

Als einer der ersten hat Bremermann [1], [2] Evolutionsstrategien entwickelt. Die von Rechenberg [7] angegebenen Evolutionsstrategien zur Optimierung technischer Systeme lassen sich auch zur numerischen Lösung von Extremalaufgaben einsetzen. Neuere Arbeiten über Evolutionsstrategien stammen von Holland [5] und Schwefel [8].

Als augenfälligstes Charakteristikum einer Evolutionsstrategie tritt die Operation mit einer Punktmengenfolge — einer Populationsfolge — auf, im Unterschied zur Bildung einer Folge von Iterationspunkten bei „gewöhnlichen“ Verfahren. Die Evolutionsstrategien der genannten Autoren sind Varianten (teilweise mit Modifikationen) eines iterativen Schemas mit:

Anfangsschritt ($k = 0$)
Bildung einer Startpopulation P_1 von m ($m \geqq 1$, bel., aber fest) Parametersätzen aus X:

$$P_1 = (x_1{}^1, \ldots, x_1{}^m); \qquad x_1{}^i \in X, \qquad i = 1, \ldots, m.$$

k-ter Schritt Iterationsschritt ($k \geqq 1$]

1. Variation

Ausgehend von der k-ten Population P_k werden l ($l \geqq 1$, bel., aber fest) neue Varianten $x^{v_1}, \ldots, x^{v_l}$ erzeugt. Jede neue Variante wird bestimmt durch:

1.1. Stochastische Wahl von r ($r \geqq 1$, bel., aber fest) Eltern $x^{l_1}, \ldots, x^{l_r}$ aus den Parametersätzen $x_k^i \in P_k$, $i = 1, \ldots, m$, wobei jeder Parametersatz mit einer gewissen Wahrscheinlichkeit (die durch seine Güte bestimmt sein kann) zur Auswahl kommt.

1.2. Realisierung der Mutation (d. h.: stochastische Änderung) an jeder Komponente der Eltern x^{l_i}, $i = 1, \ldots, r$ mit einer gewissen Wahrscheinlichkeit und einem gewissen Variabilitätsspektrum.

1.3. Realisierung der Inversion (d. h.: Umkehrung der Reihenfolge der Parameter in einem stochastisch bestimmten Komponentenabschnitt) in den mutierten Eltern.

1.4. Realisierung des Crossing-overs (d. h.: gegenseitiger Austausch von Parametern innerhalb stochastisch bestimmter — gleicher — Komponentenabschnitte) mit den mutierten und invertierten Eltern mit einer gewissen Wahrscheinlichkeit.

1.5. Realisierung der interchromosomalen Rekombination (d. h.: stochastische Wahl eines der so modifizierten Eltern als neue Variante.

2. Selektion

Bildung der Population P_{k+1} durch Auswahl der m besten (nach ihren Güten) neuen Varianten $x^{v_1}, \ldots, x^{v_l}$ mit $x^{v_i} \in X$, $i = 1, \ldots, l$ und (oder auch ohne Berücksichtigung) der Parametersätze $x_k^i \in P_k$, $i = 1, \ldots, m$.

3. Effektivität von Evolutionsstrategien

Bei der Lösung praktischer Adaptationsaufgaben bestimmt die meist hohe Rechenzeit für die Bestimmung der Güte $y(x)$ eines Parametersatzes x eine ökonomische Grenze für die Anzahl der möglichen Güteberechnungen. Bei einer so begrenzten Zahl an Iterationen besteht das Ziel darin, möglichst „nahe “an die Lösungsmenge $X^*(X^* = \{x \in X | g(x) = g^*\}, X^* \neq \emptyset)$ heranzukommen, oder wenigstens eine möglichst große Güteverbesserung zu erreichen.

Ein Algorithmus, der diesem Wunsch entsprechen soll, wird immer eine Kompromißlösung zwischen dem Ziel, eine hohe Effektivität zu gestatten, und der Wahrung einer globalen Konvergenzsicherheit bzw. einer befriedigenden globalen Effektivität sein. Dabei soll bei einer Evolutionsstrategie unter Effektivität ein Maß für die Änderung (Verbesserung) der Güte des jeweils besten in der Population vorhandenen Parametersatzes nach einer festen Anzahl an Iterationen und unter globaler Effektivität ein Maß für die Änderung (Verbesserung) des Abstandes des jeweils besten Parametersatzes zur Lösungsmenge X^* verstanden werden. Die Effektivität bzw. globale Effektivität einer Evolutionsstrategie wird insbesondere beeinflußt durch:

1. die Wahl der Startpopulation,
2. die Mächtigkeit der Population,
3. die Wahl der Strategieparameter.

Dabei dominiert unter (3) die geeignete Wahl der Variabilitässpektren für Mutationen.

Von den Evolutionsstrategien der unter Abschnitt 2. angeführten Autoren entspricht die mehrgliedrige Evolutionsstrategie (kurz: die MGE-Strategie) von Schwefel am besten der oben geäußerten Zielvorstellung. In der MGE-Strategie werden im Verlauf der Iterationen die Strategieparameter (nur die Variabilitätsspektren für Mutationen) — durch Anwendung der Evolutionsstrategie auf die Strategieparameter selbst — zugunsten einer hohen Effektivität variiert.

SCHWEFELS Tests bescheinigen der MGE-Strategie eine relativ hohe globale Konvergenzsicherheit. Eigene numerische Tests zeigen, daß die globale Effektivität der MGE-Strategie unbefriedigend ist. (Vgl. mit [3] oder [4].) Eine Ursache für diesen Mangel besteht in der Vernachlässigung des Reproduktionsprinzips (bei der MGE-Strategie werden bei der Selektion die Elemente der Ausgangspopulation nicht berücksichtigt, was eine Minderung der Güten von Iteration zu Iteration zur Folge haben kann, insbesondere bei großen Variabilitätsspektren und einer geringen Nachkommenszahl l). Eine andere Ursache ist darin zu finden: Obwohl mit einer Population operiert wird, werden die dadurch gegebenen Möglichkeiten zur Bestimmung neuer Varianten nur unzureichend genutzt — die Variabilität in der Population wird nach nur wenigen Iterationen allein durch die Realisierung der Mutation bestimmt. Dieses Phänomen zeigen alle Evolutionsstrategien der unter Abschnitt 2. angegebenen Autoren. Die Konzeption der folgenden Evolutionsstrategie begegnet diesem Mangel.

4. Aufbau einer erweiterten Evolutionsstrategie mit Realisierung des Prinzips der genetischen Last — die EGL-Methode

Die EGL-Methode kann als Variante des unter Abschnitt 2. angeführten allgemeinen Schemas angesehen werden — mit $l = 1$, $r = 2$ und Berücksichtigung der Ausgangspopulation bei der Selektion. Die Erweiterungen bestehen in:

(1) Der Operation mit Strategiepopulationen und damit einer Variation der Strategieparameter im Verlauf der Iterationen durch Anwendung der Evolutionsstrategie auf die Strategieparameter selbst.

(2) Der Realisierung des Prinzips der genetischen Last. Jede Population enthält Parametersätze, die im Anfangsschritt gesetzt und unabhängig von ihrer Güte nie der Selektion unterworfen werden.

Dabei werden die genetischen Lasten praktisch „extrem" zu wählen sein. In der Population der Parametersätze aus X — jetzt Objektpopulationen genannt — wird sie i. a. im Sinne einer „Überdeckung" der Parametermenge X, von „Brückenköpfen" gewählt werden. Die genetischen Lasten in den Strategiepopulationen sind dann günstig gewählt, wenn sie ein weites Feld an unterschiedlichsten Wahrscheinlichkeiten und Variabilitätsspektren bilden. Aus dieser bleibenden Reserve werden dann im Verlauf der Iterationen die aktuell günstigen Grundvarianten ausgewählt.

In dem folgenden Schema sind:

${}^{R}c \in R^{n+4}$, der Strategieparametersatz der Wahrscheinlichkeiten für Mutationen, Inversion und Crossing-over in den Strategiepopulationen;

${}^{V}c \in R^{n+2}$, der Strategieparametersatz der Streuungen für normalverteilte Mutationen in den Strategiepopulationen.

$$ {}^{R}S_k = {}^{R}S_k{}^{A} \cup {}^{R}S^{L} \quad \text{mit} \quad {}^{R}S_k{}^{A} = ({}^{R}s_k{}^{1}, \ldots, {}^{R}s_k{}^{l_s}) \quad \text{und} $$

$$ {}^{R}S^{L} = ({}^{R}s_k{}^{l_s+1}, \ldots, {}^{R}s_k{}^{m_s}), \qquad l_s \underset{(-)}{<} m_s , $$

wobei ${}^{R}s_k{}^{l} \in \{s \in R^{n+2} \mid 0 \leqq s_i \leqq 1, i = 1, \ldots, n + 2\}$, $l = 1, \ldots, m_s$, die k-te Strategiepopulation der Wahrscheinlichkeiten für Mutationen, Inversion und Crossing-over in der Objektpopulation mit der genetischen Last ${}^{R}S^{L}$ ist.

${}^{V}S_k = {}^{V}S_k^A \cup {}^{V}S^L$ mit ${}^{V}S_k^A = ({}^{V}s_k^1, \ldots, {}^{V}s_k^{l_s})$ und ${}^{V}S^L = ({}^{V}s_k^{l_s+1}, \ldots, {}^{V}s_k^{m_s})$, wobei ${}^{V}s_k^l \in \{s \in R^n \mid s_i \geqq 0,\ i = 1, \ldots, n\}$, $1 = 1, \ldots, m_s$, die k-te Strategiepopulation der Streuungen für die normalverteilten Mutationen in der Objektpopulation mit der genetischen Last ${}^{V}S^L$ ist.

$$\dot{0}_k = 0_k^A \cup 0^L \quad \text{mit} \quad 0_k^A = (x_k^1, \ldots, x_k^{l_0}) \quad \text{und}$$

$$0^L = (x_k^{l_0+1}, \ldots, x_k^{m_0}), \quad l_0 \underset{(-)}{<} m_0$$

wobei $x_k^l \in X$, $l = 1, \ldots, m_0$, die k-te Objektpopulation mit der genetischen Last 0^L ist.

Als Güte einer Strategievariante soll hier zur Kürze die Güte der damit bestimmten Variante aus der Objektpopulation angesehen werden.

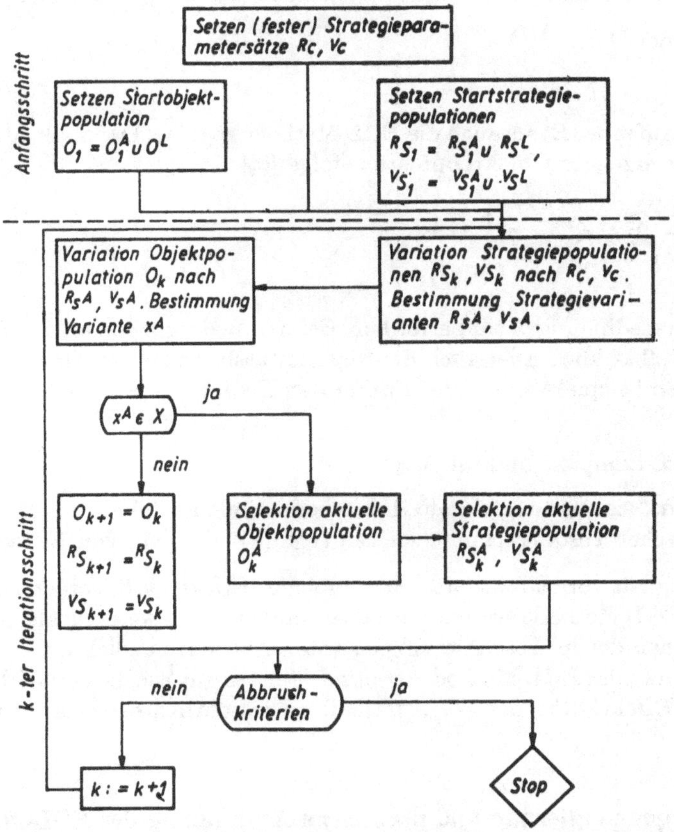

Abb. 1. Schema der algorithmischen Realisierung der EGL-Methode

5. Konvergenz und Effektivität der EGL-Methode

Unter den folgenden Regularitätsbedingungen kann die Konvergenz mit Wahrscheinlichkeit 1 der EGL-Methode nachgewiesen werden. Es bezeichne:

$$X_\varepsilon^* = \{x \in X \mid g(x) - g^* \leqq \varepsilon\}, \qquad \varepsilon > 0.$$

Die Aufgabe (E) heiße regulär, falls gilt:

(R_1) g ist stetig.
(R_2) X ist abgeschlossen.
(R_3) Für jedes $\bar{x} \in X$ ist $\bar{X} = \{x \in X \mid g(x) \leqq g(\bar{x})\}$ beschränkt.
(R_4) Für jedes $\varepsilon > 0$ gilt int $X_\varepsilon^* \neq \emptyset$[1].

Die EGL-Methode heiße regulär, wenn gilt:

(R_5) Für den Strategiesatz ${}^Rc$ gilt: $\max\limits_{i=1,\ldots,n+4} {}^Rc_i < 1$.
(R_6) In der genetischen Last ${}^RS^L$ existiert ein Element ${}^Rs$ mit: $\min\limits_{i=1,\ldots,n} {}^Rs_i > 0$[2] und ${}^Rs_{n+1} < 1$, ${}^Rs_{n+2} < 1$[3].
(R_7) In der genetischen Last ${}^VS^L$ existiert ein Element ${}^Vs$ mit ${}^VS_i = s > 0, i = 1, \ldots, n$.

Es gilt (vgl. [3] oder [4]):

SATZ

Seien sowohl die Aufgabe (E) als auch die EGL-Methode regulär. Dann gilt für eine durch die EGL-Methode erzeugte Objektpopulationsfolge $\{0_k\}$:

$$P\left\{\frac{1}{l_0} \sum_{i=0}^{l_0} g(x_k^i) \to g^*\right\} = 1,$$

wobei $x_k^i \in 0_k^A$, $i = 1, \ldots, l_0$.

Die Regularitätsbedingungen sind erfüllbar. Bei den Bedingungen an die EGL-Methode ist dies unmittelbar klar. Aber auch die Regularitätsbedingungen (R_1) — (R_4) an die Aufgabe (E) gelten beispielsweise bereits unter den Bedingungen:

1. g ist stetig.
2. X ist konvex, kompakt und int $X \neq \emptyset$.

Für die praktische Anwendung der EGL-Methode sind die folgenden Merkmale, die aufgrund numerischer Tests bestimmt wurden (vgl. [3] oder [4]), von Bedeutung:

1. Der Abhängigkeit von Effektivität bzw. globaler Effektivität von den Startwerten kann durch die EGL-Methode wesentlich besser entsprochen werden, als dies bei den Evolutionsstrategien der in Abschnitt 2. genannten Autoren möglich ist.

2. Die Effektivität der EGL-Methode ist mindestens so gut wie die der MGE-Strategie.

3. Die globale Effektivität der EGL-Methode ist wesentlich besser als die der MGE-Strategie.

6. Implementierung und praktische Anwendung der EGL-Methode

Die EGL-Methode wurde zur praktischen Nutzung in FORTRAN-IV unter Verwendung numerischer Grundmoduln, die im BESM-Assembler vorliegen (vgl. [6]), implementiert. Eine vollständige Beschreibung des Programmsystems ADABES ist in [3] gegeben.

---

[1] Für eine Menge $M \subseteqq R^n$ bezeichne int M die Menge aller inneren Punkte.
[2] Wahrscheinlichkeiten für Mutationen an den einzelnen Komponenten.
[3] Wahrscheinlichkeiten für Inversion und Crossing-over.

Das Programm ADABES belegt auf der Anlage BESM-6 ohne Service-Routinen einen Kernspeicherplatz von 662 Wörtern; bei einem Problem mit den Dimensionen $n = 10$, $m_0 = m_s = 10$ werden pro Iteration etwa 0,015 s benötigt.

Die EGL-Methode hat sich bei der Lösung einer praktisch relevanten Adaptationsaufgabe — der Parameteridentifikation in einem algorithmischen Simulationsmodell eines Teilprozesses der genetischen Signalübertragung — bewährt. Die Struktur der dabei gegebenen Adaptationsaufgabe (Anzahl der freien Parameter gleich 52, wobei je 4 Parameter eine „Funktionseinheit" bilden), bestimmte die Anwendung der EGL-Methode mit Modifikationen als besonders geeignet (vgl. [4]).

Literatur

[1] Bremermann, H. J., Numerical optimization procedures derived from biological evolution processes. In: Cybernetic problems in bionics. New York (1968).

[2] Bremermann, H. J., A method of unconstrained global optimization. Math. Biosci., **9** (1970) 1—15.

[3] Born, J., Evolutionsstrategien zur numerischen Lösung von Adaptationsaufgaben. Dissertation (A), Humboldt-Universität zu Berlin (1978).

[4] Born, J., und K. Bellmann, Numerical adaption of parameters in simulation models by using evolution strategies. In: Modelling and simulation of molekular genetic information systems. Berlin (1979) (in Vorbereitung).

[5] Holland, J. H., Adaptation. In: Progress in theoretical biology, Vol. 4. New York, San Francisco, London (1967) 263—293.

[6] Hollatz, H., und D. Richter, Programmoduln zur Erhöhung der Genauigkeit und Effektivität numerischer Algorithmen. ZfR-Informationen — 78.03, Berlin (1978).

[7] Rechenberg, I., Evolutionsstrategie: Optimierung technischer Systeme nach Prinzipien der biologischen Evolution. Stuttgart (1973).

[8] Schwefel, H. P., Numerische Optimierung von Computer-Modellen mittels der Evolutionsstrategie, Inderdisciplinary systems research, Basel und Stuttgart, **26** (1977).

Aufbau und Formierung medizinischer Informationssysteme

A. A. Popov und V. A. Petruchin

Akademie der Wissenschaften der Ukrainischen SSR, Institut für Kybernetik, Abt. Medizinische Informationssysteme, Kiev

Das Problem des Aufbaus medizinischer Informationssysteme unter Verwendung modernster Computer wird in den letzten zwei Jahren für die Medizin und das Gesundheitswesen immer aktueller. So ist es jetzt vielen Spezialisten der Medizin (Ärzten, Professoren, Akademikern) klar, daß die weitere Entwicklung der Medizin und des Gesundheitswesens von der Einführung von Computern, Informationssystemen und Modelliermethoden für komplizierte dynamische Objekte, denen man Pflanzen, Tiere und Menschen zuordnen kann, abhängt [1—5].

Zur Zeit gibt es ziemlich viel medizinische Informationssysteme, die die technologischen Vorgänge in der Medizin und im Gesundheitswesen sichern. Medizinische Informationssysteme werden gegenwärtig zur Lösung folgender Aufgaben verwendet:

— Prophylaxe, Heilprozesse, wissenschaftliche Forschung, Aus- und Weiterbildung der Kader,
— informationsmäßige und materielle Sicherung der vier genannten Richtungen,
— Verwaltungsführung in der Medizin und im Gesundheitswesen.

In eine Reihe mit den Aufgaben der Prophylaxe können die Aufgaben der Epidemiologie, der Hygiene, des Sanitätswesens, der Wertung und Kontrolle des Zustands der Biosphäre und Genosphäre und andere gestellt werden.

Zur Zeit unterscheiden wir zwei Klassen medizinischer Informationssysteme, die auf der Anwendung moderner Computer basieren:

Erstens: automatisierte medizinische Informationssysteme,
Zweitens: automatische medizinische Informationssysteme.

Diese Klassen werden wie folgt unterteilt:

— Systeme zur Erfassung und Speicherung medizinischer Information,
— Systeme zur Modellierung der Prozesse und ihrer Elemente, der Strukturen und Elementefunktionen, sowie der Sphäre der menschlichen Organe.

Die Systeme zur Erfassung und Speicherung medizinischer Information enthalten faktographische und dokumentale Informationssysteme, medizinische Datenbanken, medizinische Informationssysteme, die allen Informationsänderungen nach Zeit und Raum folgen.

Die medizinischen Datenverarbeitungssysteme enthalten Systeme zur primären und sekundären Verarbeitung. Die ersten erfassen und verarbeiten die Information (Daten) und speichern sie in Massive, die zweiten ermöglichen auf der Basis der erfaßten Information die Diagnose und Prognose dieses oder jenes Prozesses oder Zustandes bei Einfluß dieser oder jener ätiologischen Ursachen, Heilfaktoren oder des äußeren Milieus.

Die Modellierungssysteme kann man nach der Methode von Professor Klaus Fuchs-Kittowski (1976) in zwei Typen unterteilen: stoffliche Modelle und Denkmodelle. Die letzten enthalten physisch-biochemische, stetige und diskrete mathematische Modelle und allgemeine theoretische Modelle, die reale Objekte der organischen Natur auf verschiedenen Ebenen beschreiben. Natürlich erfolgt die Modellierung mit Hilfe der verschiedensten Systeme und ihre Beschreibung mit Hilfe der unterschiedlichsten Sprachen.

Automatische Systeme schließen im Unterschied zu den automatisierten Systemen den Menschen mit seinem Verstand nicht in ihre Struktur ein, obwohl sie ebenso wie die automatisierten Systeme durch den Menschen ausgenutzt werden. Die einzelnen automatischen oder automatisierten Systeme kann man als Elemente medizinischer Informationssysteme (MIS) betrachten. MIS werden aus diesen Elementen synthetisiert. Die Elemente werden auf der Basis der Analyse des menschlichen Organismus oder des Krankenhauswesens aufgebaut.

In den MIS kann man drei Niveaustufen hervorheben: 1) die technologische Stufe, 2) die Steuerstufe, 3) die Koordinationsstufe. Eng damit verbunden ist auch die Unterteilung in Poliklinik- und Krankenhaussysteme, Systeme für die Automatisierung des Verwaltungsapparates und Systeme für das staatliche Gesundheitswesen (Stadt, Bezirk, Unionsrepublik, Gesamtstaat).

Es muß betont werden, daß es verschiedene Technologien auf jeder Niveaustufe gibt, also auf jeder Niveaustufe existieren technologische Systeme. Diese sind sowohl für medizinische wie auch für nichtmedizinische Zwecke geeignet. Zu den ersten gehören Systeme für klinische, prophylaktische, sanitäre und epidemiologische Prozesse, zu den letzteren — die Hilfs- und Verwaltungssysteme.

Seinerseits besteht jeder Prozeß auf jeder der drei Niveaustufen aus folgenden fünf Etappen:

— der Etappe der Datenerfassung,
— der Etappe der Datenverarbeitung,
— der Diagnostik,
— der Prognostizierung,
— der Steuerung.

Sie alle werden durch die Etappe der Informationsübertragung in ein einheitliches Ganzes vereinigt.

Jede dieser Etappen wird entweder durch ein lokales MIS oder durch ein synthetisiertes kompliziertes MIS mit einer eigenen medizinischen Datenbank realisiert.

In allen MIS zirkulieren ständig medizinische Informationsflüsse und Flüsse über Entscheidungen. Die ersten sind Grundlage für die zweiten, die letzteren zeigen, was wann, wie und in welchem Umfang gemacht werden muß. Dagegen geben die ersten Auskunft, was „wie und wann", „wo und wieviel" in Übereinstimmung mit den entsprechenden Entscheidungen gemacht wurde.

Die „Entscheidungsfindungen" erfolgen auf allen drei genannten Ebenen und werden angefangen vom Minister und dem Präsidenten der Akademie der medizinischen Wissenschaften bis hin zum Arzt, zur Krankenschwester, zum wissenschaftlichen Mitarbeiter und zum Laboranten getroffen.

Die letzten konkreten Ausführungen deformieren nicht selten die von den höchsten Organen getroffenen Entscheidungen, melden aber an die übergeordnete Ebene über die Erfüllung der Entscheidung entsprechend den durch das Berichtssystem vorgegebenen Fragen. Das führt zu einem Rauschen im Informationsfluß, das unbewußt von denen, die die getroffene Entscheidung ausführen, auf der technologischen Ebene erzeugt wird. Um dieses Rauschen zu korrigieren, muß das höhere Verwaltungs- oder Koordinationsorgan die medizinische Information, die während oder sofort nach Ausführung dieser oder jener Technologie anfällt, aus der Beschreibung des Prozesses herausextrahieren. Deshalb hat der Leiter, Koordinator, Spezialist dieser oder jener technologischen Ebene (Arzt, Krankenschwester, wissenschaftlicher Mitarbeiter, Laborant) genau, zuverlässig und eindeutig alle Erscheinungen und Fakten zu registrieren, die während des Heilprozesses, der wissenschaftlichen Forschung, des Experimentes, der Objektbeschreibung usw. beobachtet werden, und weiterhin alle möglichen Folgen der durchgeführten Steuereinwirkung in solchen komplizierten Objekten wie Mensch, menschlicher Gesellschaft, Umwelt und Biosphäre zu kennen.

Leider ist der Wissensstand der im System arbeitenden Menschen unterschiedlich. Einige wenige wissen sehr viel (Professoren, Dozenten, Doktoren), viele andere bedeutend weniger. Die Arbeit jedoch verlangt eine hohe Qualität der Ausführung, hohe Zuverlässigkeit und ausgezeichnete Ergebnisse der Entscheidungsfindung.

Es versteht sich, daß für die Verbesserung dieses Prozesses Modellierung und Modelle des Objekts, an dem die Steuerung mit ihren möglichen Folgen vollzogen wird, notwendig sind.

Es versteht sich weiterhin, daß die Vielfalt, die große Kompliziertheit und der hohe Organisationsgrad eines solchen Objekts wie Mensch, Biosphäre und ihre Elemente kollektives Wissen und Erfahrungen verlangen.

Im Zusammenhang damit ist in unserem Institut unter der Leitung des Akademiemitglieds W. M. Gluschkow ein modellierender Komplex unter der Bezeichnung „Medizinischer Kollektiver Verstand" (MKV) geschaffen und auf dem Computer „BESM-6" und den Peripherieprozessoren „MIR-2" realisiert worden.

Der „Medizinische kollektive Verstand" stellt einen Komplex organisatorischer Maßnahmen mathematischer und technischer Systeme dar, die für den Aufbau und die Analyse komplizierter dynamischer Objekte verschiedener Niveaustufen und Bestimmung vorgesehen sind. Der MKV ist ein Mittel zur Erforschung der Dynamik der Objekte, das informativ die technologischen Elemente des Heilprozesses und der Prophylaxe verbindet, aber auch das Wissen der auf diesen Gebieten arbeitenden Spezialisten.

Der MKV setzt in erster Linie eine genaue Abgrenzung der Forschungsobjekte, der Aufgabenstellungen, der Vorgabe von Kriterien, der Untersuchung und Steuerung der Objekte voraus. Wichtig sind die Bestimmung des Zeitintervalls, innerhalb dessen die Dynamik des Objektes untersucht werden soll, die Bestimmung der Größe des Kontrollzeitquants, sowie die Bestimmung der Gesamtheit der Prozesse und Erscheinungen, die beim Aufstellen des Modells dieses oder jenes Forschungsobjektes berücksichtigt werden müssen. Dadurch werden die Grenzen des zu untersuchenden Objekts, die äußere Umwelt und das zu untersuchende System selbst, das all das einschließt, was merkbar auf die Erfüllung der Zielstellung Einfluß ausübt, aufgezeichnet.

Die Untersuchungsetappe wird mit der Beschreibung der ausgewählten Elemente des Systems und der elementaren Einwirkungen auf das System mit Hilfe von Parametern abgeschlossen. Neben traditionellen quantitativen Parametern können auch diskrete Parameter betrachtet werden, Parameter, die einen endlichen Änderungsbereich besitzen. Mit ihnen kann man die Dynamik von Erscheinungen und Prozessen beschreiben, in denen auf der gegebenen Etappe nur qualitative Abhängigkeiten dominieren (was durch den Grad der Mathematisierung dieses oder jenes Wissensgebietes bestimmt wird). Zum Beispiel besitzt in bestimmten Fällen die Temperatur quantitativen Charakter, während in anderen Fällen qualitative Gradationen verwendet werden: erhöhte Temperatur, normale Temperatur usw.

Die Einführung jedes beliebigen Parameters bedeutet, seinen Namen zu fixieren und seinen Änderungsbereich vorzugeben. Der Änderungsbereich der qualitativen Parameter wird durch das Intervall der Änderung ihrer Werte angegeben. Für die qualitativen Parameter wird der Änderungsbereich durch Aufzählung der möglichen Werte, die der Parameter annehmen kann, gegeben.

Beispiele für die Beschreibung der Parameter:

GEWICHT (50:130), ZAHL DER HERZSCHLÄGE (0:600),
ATMUNG (CHAIN-STOKES:BIOT:OBERFLÄCHLICH:APNOE),
BEWUSSTSEIN (KLAR:STUPOR:SOPOR:AMNESIE:EUPHORIE:PSYCHOMOTORISCHE ERREGUNG:PSYCHOSE:FEHLT)

Der Prozeß der Parameterisierung ist mit dem Aufbau von medizinischen Wörterbüchern und thematischen Thesauren verbunden. Es ist wichtig, daß Regeln zur Übersetzung der Informationssprachen früherer technologischer Ebenen der medizinischen Informationsverarbeitung existieren.

Mit der Etappe der Parameterisierung wird der Aufbau der Informationssprache beendet.

Eine zweite wichtige Etappe bei der Untersuchung komplizierter dynamischer Objekte betrifft das Aufstellen von Abhängigkeiten zwischen den eingeführten Parametern.

Diese Abhängigkeiten kann man auf verschiedene Weise bekommen. Da sind, erstens, Ursache-Wirkungs-Abhängigkeiten im zeitlichen Aspekt. Es existiert eine Sprache zur Beschreibung dieser Abhängigkeiten, ein Translator aus dieser Sprache in eine innere Darstellung, die für die Interpretation der Aussagen (Expertenurteile) durch den Spezialisten bestimmt ist.

Zweitens, können die Abhängigkeiten durch entsprechende Regeln zur Bearbeitung von Massiven standardisierter Krankheitsgeschichten und anderer formalisierter Dokumente erhalten werden.

Drittens, können faktographische Informations-Such-Systeme Quelle der Information für den Aufbau von Modellen sein.

Gegeben seien $X_1, X_2, X_3, \ldots, X_n$ Systemparameter. Der Parameter X_i wird von verschiedenen Spezialisten $Э_i, \ldots, Э_{ji}$ beurteilt, welche folgende Abhängigkeiten formulieren (die Abhängigkeiten werden in einer speziellen Sprache formuliert):

$$f_{ik} = f_{ik}(x_i, x_{Pik}, \ldots, x_{gik}, t), \qquad k \in [0, j], \qquad i \in [1, N].$$

Auf diese Art erhalten wir durch die Vereinigung der aus den verschiedensten Quellen stammenden Abhängigkeiten nach dem Parameter X_i eine verallgemeinerte „lokale“ Abhängigkeit

$$F(x_i, t) = F_i(f_{i1}, \ldots, f_{ji}).$$

Das Volumen des Modells ist derart, daß man mit ihm Experimente nur bei Anwendung moderner elektronischer Rechnerkomplexe durchführen kann.

Der sprachliche Apparat des MKV umfaßt eine Sprache zur Erfassung der experimentellen Aussagen, eine Sprache für Steuerdirektiven, eine Sprache zur Einführung der Steuereinwirkung, eine Sprache zur Korrektur der Steuereinwirkungen, ein Sprache zur Redaktion der Testinformation.

Der MKV ist für die Modellierung der dynamischen Veränderungen der zu untersuchenden Objekte in Abhängigkeit von den Steuereinwirkungen zur Optimisierung der Steuerobjekte vorgesehen.

Es versteht sich, daß für den MKV besonders auf der Etappe der Informationserfassung und Informationsverarbeitung entsprechende Methoden der Erfassung medizinischer Information und ihrer Verarbeitung für die Bedürfnisse der Klinik, des Heilprozesses, der Rehabilitation, der Prophylaxe, das Sanitätswesens und der Hygiene bereitgestellt werden müssen.

Die für den Heilprozeß notwendige Information kann man zum Beispiel je nach Heilmethode in drei große Klassen teilen: therapeutische, chirurgische und energetische. Seinerseits ist eine weitere Unterteilung in fünf Arten, die für alle Klassen gemeingültig sind, möglich. Das sind

— die Struktur des zu untersuchenden Objekts und seine Funktion,
— die Veränderung von Struktur und Funktion,
— die Ursachen der Änderungen,
— die Mechanismen, die die Änderungen bei Einwirkung dieser oder jener Faktoren bedingen,
— die Heilfaktoren und die Mechanismen ihrer Wirkung.

Man kann die medizinische Information auch nach dem SNOP-Prinzip (Systematized Nomendature of pathology) klassifizieren, indem man alle semantischen Muster in 4 Klassen unterteilt (T-Topologie, M-Morphologie, E-Äthiologie, F-Funktion). Die Menge der Beziehungen ($R_1, R_2, \ldots, R_n$) ermöglicht es, verschiedene Sätze zu realisieren, darunter auch Sätze, die gerade Beziehung zum Heilprozeß haben. Bei Anwendung unserer Klassifizierung kann man jedoch Ursache-Wirkung-Verbindungen beschreiben, das heißt die Äthio-Pathogenese und das klinische Bild dieses oder jenes Kranken oder die Prognose des Zustands eines beliebigen Prozesses in Abhängigkeit von verschiedenen Steuereinwirkungen.

Es versteht sich, daß sich der MKV gegenwärtig in der Entwicklung befindet und daß seine Vervollkommnung bezüglich der Untersuchungsmethoden und des Anwendungsbereichs einen langen Zeitraum erfordert.

Literatur

[1] Амосов Н. М., Н. Г. Зайцев, В. Г. Мельников, А. А. Попов, В. П. Старчик, В. А. Шульга, В. М. Яненко Медицинская информационная система. Киев (1975).

[2] Клаус Г., Организация принятия решения. В кн.: Прогресс биологической и медицинской кибернетики. Москва (1974).

[3] Fuchs-Kittowski, K., Probleme des Determinismus und der Kybernetik in der molekularen Biologie. Jena (1976).

[4] Воробьев Е. И., А. И. Китов, Введение в медицискую кибернетику. Москва (1977).

[5] Глушков В. М., Макроэкономические модели и принципы построения ОГАС. Москва (1975).

[6] Глушков В. М., В. А. Петрухин, А. А. Попов, Системный подход к моделированию в медицине. В сб.: Кибернетика и вычислительная техника, вып. 36, Киев (1977).

Grundprobleme der automatisierten patientenbezogenen Informationsverarbeitung[1]

W.-D. Grimm, F. Dörre und P. Gudermuth

Medizinische Akademie „Carl Gustav Carus" Dresden, ORZ und Krankenhaus im Friedrichshain Berlin, ORZ

1. Einleitung

Wenn nachfolgend über Grundprobleme der automatisierten patientenbezogenen Informationsverarbeitung gesprochen wird, so ist diese als ein Teil der medizinischen Informatik in ihrer Einheit von Grundlagen- und Anwendungsforschung zu betrachten. Andererseits stellt die patientenbezogene Informationsverarbeitung eines der Haupteinsatzgebiete der EDV in der Medizin dar. Damit soll zum Ausdruck gebracht werden, daß es verschiedene Denkmodelle gibt, die man einer Klassifikation der Grundprobleme der patientenbezogenen Informationsverarbeitung zugrunde legen kann. Ausgehend von den Zielstellungen der Medizinischen Informatik lassen sich die Grundprobleme auf dem Gebiete der Formalisierung, der Speicherung und Verwaltung sowie von Erfassung, Verarbeitung und Wiederbereitstellung medizinischen Wissens ableiten. In diesem Zusammenhang sei an Begriffe wie

— automatisierte Textverarbeitung,
— medizinische Datenbank,
— automatisierte Recherche,
— medizinische Linguistik,
— medizinische Thesauri,
— Klassifikation und Nomenklaturen des medizinischen Wissens,
— rechnergestützte Entscheidungsverfahren u. a.

erinnert.

Andererseits bezieht sich die automatisierte patientenbezogene Informationsverarbeitung auf konkrete Einsatzgebiete der EDV in der Medizin:

— patientenbezogene Informationsverarbeitung in der stationären und ambulanten Betreuung,
— patientenbezogene Informationsverarbeitung in der spezialambulanten und Dispensairebetreuung,
— automatisierte Meßwertverarbeitung.

In diesem Zusammenhang sind konkrete medizinisch-problemorientierte, rechentechnische und programmtechnische Entwicklungen wie das automatisierte Krankenhausinformationssystem, Registerinformationssysteme, territoriale Modelle zur Verbesserung

---

[1] Der vorliegende Beitrag wurde im Rahmen des Themenkomplexes EDV des Forschungsverbandes MDG erarbeitet.

diagnostischer Prozesse im klinischen Labor, in der Nuklearmedizin, aber auch die Verwendung von Datenbankbetriebssystemen, vorgefertigten Programmsystemen zur statistischen Auswertung medizinischer Informationen, Rechnerhierarchiesysteme, Datenfernverarbeitung und Dialogsysteme zu nennen.

Seit der zweiten Hälfte der 79er Jahre kommt man immer mehr zu der Schlußfolgerung, daß das erste Dezennium der Rechneranwendung in der patientenbezogenen Informationsverarbeitung nicht alle Hoffnungen erfüllen konnte, die der Einsatz der Informationsstechnik in der Medizin versprochen hatte. Auf dem Kongreß der Internationalen Gesellschaft für Krankenhauswesen 1975 in Zagreb legte eine internationale Expertengruppe [1] eine Einschätzung der bisherigen Anwendung der Rechentechnik in der Medizin vor, die folgende Schwerpunkte enthielt:

1. Der Einsatz der automatisierten medizinischen Informationsverarbeitung bezieht sich auf klar definierte und exakt beschreibbare Anwendungsgebiete.
2. Die medizinische Informationsverarbeitung umfaßt vorwiegend einfache numerische bzw. nichtnumerische Transaktionen.
3. Die automatisierte Informationsverarbeitung wird in Teilen der medizinischen Diagnostik und Therapie ohne Rücksicht auf eine Abstimmung zum Gesamtsystem der medizinischen Betreuung eingesetzt.

Während die zweite Feststellung noch einer ungenügenden Flexibilität der Rechen- und Programmtechnik zuzuschreiben ist und die automatisierte Informationsverarbeitung vorranging in solchen Gebieten der Medizin eingesetzt wurde, wo sie vom Standpunkt der Technik aus adäquat war, erfordert die dritte Feststellung ein Überdenken der medizinisch-problemorientierten Lösungswege und rückt Probleme der Systemgestaltung in den Vordergrund. Es ist heute für jeden offensichtlich, daß für eine effektive Nutzung einer so komplexen Technik, wie sie die moderne Rechentechnik darstellt, immer eine sorgfältige Untersuchung ihrer Möglichkeiten sowie ihrer sinnvollen Integration in die Medizin unabdingbare Voraussetzung ist. Ausgehend von dieser Position soll auf einige Grundprobleme der patientenbezogenen Informationsverarbeitung eingegangen werden. Die Darlegung der Grundprobleme wird dabei nicht so sehr als Analyse des bisher Erreichten auf diesem Gebiet (dazu geben andere Beiträge der Tagung eine Einschätzung) verstanden, sondern mehr als ein Vorausschauen auf zukünftige Entwicklungen und Aufgaben der patientenbezogenen Informationsverarbeitung.

Den einleitend dargestellten „Denkansätzen“ entsprechend und ohne Anspruch auf Vollständigkeit zu erheben, werden drei Gebiete betrachtet:

1. Die Formalisierung bzw. Standardisierung medizinischen Wissens.
2. Der Einfluß technologischer Entwicklungen der Automatisierungstechnik auf die Medizin.
3. Die Entwicklung automatisierter Informationssysteme für die stationäre und ambulante medizinische Betreuung.

2. Die Formalisierung bzw. Standardisierung medizinischen Wissens

Der unzureichende Formalisierungsgrad des medizinischen Wissens ist eines der wichtigsten Probleme der patientenbezogenen Informationsverarbeitung. Dies ist kein spezifisch medizinisches Problem. Probleme der Nomenklatur und Klassifikation fachspezifischen Wissens treten auch in anderen Fachgebieten auf. Trotzdem ist es deutlich, daß die medizinische „Sprache“ noch unpräziser, mehrdeutiger und umfassender ist als andere Fachsprachen. Dies ist nicht nur ein Problem der vielgestaltigen sprachlichen Wurzeln der medizinischen Umgangssprache, sondern auch ein Ausdruck der enormen Entwicklung der Medizin in den letzten 40/50 Jahren. Neue Techniken haben das Gesicht der Medizin grundlegend geändert. Um dieser Entwicklung gerecht zu werden, braucht der Mediziner von heute neue Ausdrucksmöglichkeiten. Daraus resultiert ein lawinenhaftes Anwachsen der medizinischen Terminologie. Wenn automatisierte Techniken diesem Wissenszuwachs der Verarbeitung gerecht werden sollen, sind Standardisierungen und Formalisierungen notwendig. Dabei treten eine Reihe von prinzipiellen Schwierigkeiten auf:

a) Die Spezialisierung in der Medizin. Noch zu Beginn des 20. Jahrhunderts waren praktisch alle medizinischen Begriffe allen Ärzten verständlich. Diese Situation hat sich heute grundlegend geändert.

b) Die interdisziplinäre Betreuung. Um einen Patienten zu betreuen, muß der Arzt heute eine Reihe von medizinischen Fachdisziplinen einbeziehen, die nicht seine eigenen sind (klinische Chemie, Immunologie u. a.) und dabei sowohl den Sinn der fremden Terminologie verstehen als auch seine eigenen Fachbegriffe verständlich machen.

c) Die verschiedenen medizinischen Schulmeinungen als ein Ausdruck der noch nicht ausreichend präzisen Einschätzung verschiedener Strategien.

d) Die hohe Entwicklungsgeschwindigkeit der Medizin, zu der auch die automatisierte patientenbezogene Informationsverarbeitung im hohen Maße beiträgt.

Resultat aller dieser Faktoren ist es, daß gegenwärtig ca. 200000 verschiedene medizinische Fachausdrücke existieren, für die es keine auch nur annähernd einheitliche Definition gibt. Dabei fehlt es nicht an Versuchen, dieser Vielfalt in nomenklatorischer und klassifikatorischer Hinsicht gerecht zu werden. Es sei nur an die Internationale Klassifikation der Krankheiten, an die Systematized Nomenclature of Pathology (SNOP), die Systematized Nomenclature of Medicine (SNOMED) erinnert.

Welche Lösungswege werden nun von der automatisierten patientenbezogenen Informationsverarbeitung beschritten? Wenn man patientenbezogene Informationen automatisiert verarbeiten will, müssen sie entweder vor dem Rechner durch Absprache standardisiert oder rechenintern strukturiert, d. h. analysiert und definiert, werden. In automatisierten medizinischen Informationssystemen lassen sich dabei vier Arten der Formalisierung unterscheiden:

1. Die Formulartechnik: Die Eingabe von Informationen erfolgt auf der Basis fest vorgegebener Strukturen und medizinischer Inhalte. Auf einem Beleg oder einer entsprechenden Terminaldarstellung wird die Codierung der vorher festzulegenden medizinischen Inhalte, z. B. durch Markierungen oder Tastaturen, durchgeführt. Freitextzusätze sind prinzipiell möglich, gestatten aber keine systematische Auswertung. Die Prüfung und Auswertung der Daten erfolgt auf der Basis fixer Algorithmen.

2. Die dialoggesteuerte Standardisierung: Diese Verfahren beruhen auf den Prinzipien der Formulartechnik. In Abhängigkeit von bereits eingegebenen Informationen kann eine Auswahl getroffen werden bzw. es erfolgt eine Hinführung des Nutzers auf standardisierte Texte.

3. Die Klartextverarbeitung: Nach Eingabe eines eingeschränkt formalisierten medizinischen Textes realisiert der Automat selbsttätig die Textanalyse und Codierung. Für

diese Textanalyse und Codierung existieren gegenwärtig verschiedene Verfahren, wie Zuordnung zu Schlüsselwörtern, Facettenklassifizierung und Morphemanalyse unter Verwendung von rechnerintern gespeicherten Thesauri. Bisher bekannte morphosemantische Transformationen führen über einen Vergleich mit standardisierten Thesauri (z. B. SNOMED) zu systematischen Einordnungen wie morphologische, topografische, ätiologische Funktionskategorien u. a. Auswertungen der gespeicherten Informationen sind außer durch Standardprogramme über dialoggesteuerte Abfragesprachen möglich.

4. Die thesaurusfreien Frage-Antwort-Systeme: Ein Frage-Antwort-System ist ein Programmsystem, das auf Fragen, die der Mediziner über einen dem Rechner verfügbaren Informationsbestand stellen kann, eine Antwort erzeugt. Es ist ein freier Wechsel zwischen Informationseingabe und -abfrage möglich. Eingabeinformation, Fragen und Antworten werden in einer Sprache formuliert, die der medizinischen „Umgangssprache" entlehnt wurde. Das Schwergewicht des Antwortfindens liegt auf einem logisch-deduktiven Erschließen von nicht explizit eingegebenen Informationen [2].

Ausgehend von den Anforderungen verschiedener medizinischer Fachgebiete haben alle vier Verfahren unterschiedliche Bedeutung für die medizinische Textverarbeitung. Formulartechnik und dialoggesteuerte Standardisierung können als prinzipiell gelöst eingeschätzt werden. Erarbeitungsprobleme liegen hier lediglich in der Parameteroptimierung aus fachgebietsspezifischer medizinischer Sicht.

Die Entwicklung der Klartextverarbeitung erfordert komplizierte Analyseverfahren und die Erarbeitung umfassender medizinischer Thesauri. Der Einsatz thesaurusfreier Frage-Antwort-Systeme setzt eine systematische Grundlagenforschung auf dem Gebiet der medizinischen Linguistik voraus.

3. Einfluß technologischer Entwicklungen der Automatisierungstechnik auf die Medizin

Die Erarbeitung der patientenbezogenen Informationsverarbeitung steht in einem engen Zusammenhang mit der Entwicklung der Rechentechnik. Der ständig zunehmende „prozeßseitige" Einsatz von Mikroprozessoren und leistungsstarken Kleinrechnern in der medizinischen Diagnostik und Therapie erfordert eine Aufgabenverlagerung für das zentrale Informationssystem. Man kann annehmen, daß medizinische Informationssysteme immer stärker auf der Basis entsprechender Rechnerhierarchiesysteme bzw. von Rechnernetzen realisiert werden. Diese „hardwareseitige" Entwicklung erfordert Vorbereitungen für den Einsatz netzwerkkompatibler Datenbanken einschließlich der dedizierten Speicherung der Informationen in Form von geografisch an verschiedenen Orten lokalisierten Datenbankmodulen.

Diese grundsätzliche Entwicklungsrichtung muß in den gegenwärtig auf den Aufbau von Rechnerhierarchiesystemen bzw. regional angeordneten Modellösungen gerichteten Forschungsarbeiten berücksichtigt werden. Unter Rechnerhierarchie soll dabei ein Rechner- und Programmkonzept verstanden werden [3], das eine automatisierte Informationsverarbeitung auf verschiedenen Ebenen zuläßt, wobei die in der unteren Ebene verdichteten Informationen in der übergeordneten Ebene verarbeitet werden und die übergeordnete Ebene ihrerseits auf die niedrigere Ebene einwirken kann. Ein wichtiger

Aspekt der Rechnerhierarchie besteht in der relativen Autonomie der Teilsysteme, wodurch eine gute Systemstabilität erzielt werden kann.

Die in medizinischen Einrichtungen zum Einsatz kommenden hierarchischen Systeme untergliedern sich in der Regel in drei Ebenen. Die 1. Ebene wird durch den Einsatz von Mikroprozessoren und Minicomputern zur Steuerung und Informationsverarbeitung von Teilprozessen, z. B. in der Laborautomatisierung, in der Patientenüberwachung, in der Röntgendiagnostik gekennzeichnet. Dies gilt in verstärktem Maße für alle diejenigen medizinischen Fachgebiete, die einen Großteil ihrer Informationen in grafischer (Bild-) Form erzeugen bzw. verarbeiten. Diese „grafische" Informationsverarbeitung ist als eine sehr zukunftsweisende Entwicklung für die Medizin anzusehen. Der Einsatz von Mikroprozessoren und die medizinische Entwicklung schaffen immer neue Arten von „Bild"-Informationen (Computertomographie, Ultraschalldiagnostik u. a.), die ebenfalls dem Informationssystem zugängig gemacht werden müssen. Daraus läßt sich ableiten, daß die „grafische" Informationsverarbeitung ebenfalls ihren Widerhall in einer entsprechenden Datenbankentwicklung finden muß. Dabei ist grundsätzlich von der Idee abzugehen, daß sowohl die physikalische als auch die logische Struktur des „Bildes" in der Datenbank abgebildet sein muß. Zur Wiederbereitstellung dieser Informationen sind relational orientierte Ansätze zu entwickeln.

Die zunehmende Verwendung von grafischen bzw. „Bild"-Informationen führt in der medizinischen Diagnostik und in der Therapieentscheidung zu einer wesentlichen Informationsverdichtung. Dies ist als ein Weg zu einer computergestützten Diagnostik- und Therapieoptimierung anzusehen. An diesem Beispiel zeigt sich auch die zunehmende Verflechtung und gegenseitige Bedingtheit der medizinspezifischen Entwicklung von Diagnostik und Therapie auf der einen Seite und die Beeinflussung dieses Prozesses durch die technologische Entwicklung der Rechentechnik andererseits.

In der 2. Ebene des Rechnerhierarchiesystems erfolgt die Verarbeitung der Informationen komplexer, in sich abgeschlossener Prozesse, wie z. B. solcher des klinischen Labors, der nuklearmedizinischen Diagnostik, der Patientenüberwachung u. a. Hier kommen in der Regel Prozeßrechner oder leistungsfähige Kleinrechner zum Einsatz, mit denen die Rechner der 1. Ebene on-line oder off-line gekoppelt sind.

Die 3. Ebene wird durch den Zentralrechner repräsentiert. In dieser Ebene werden die Informationen der autonomen Subsysteme in einem komplexen Informationssystem, z. B. einem Krankenhausinformationssystem, zusammengefaßt. Andererseits werden zentral verwaltete Daten, z. B. die Patientenstammdaten, den Subsystemen zur Verfügung gestellt und dadurch in die Verarbeitungsprozesse der niederen Systemkomponenten einbezogen.

Dem Rechnerhierarchiesystem steht die Entwicklung von Rechnernetzen gegenüber. Die Architektur moderner medizinischer Rechnernetzwerke weist in der Regel fünf logische Hauptkomponenten auf:

a) das Terminalsystem, das dem Mediziner über verschiedene „intelligente" bzw. „nichtintelligente" Terminals den Zugang zu den Verarbeitungs- und Speicherkapazitäten des Netzwerkes ermöglicht,
b) das Arbeitsrechnersystem,
c) das Netzwerksteuersystem,
d) das Kommunikationssystem und
e) das Speichersystem.

Diese Entwicklung wird Ende der 80er Jahre entscheidenden Einfluß auf den Rechnereinsatz in der Medizin, besonders unter dem Gesichtspunkt des Ressourcen- und Lastenverbundes, aber auch als Havariekonzeption für umfassende medizinische Informationssysteme nehmen.

4. Die Entwicklung automatisierter Informationssysteme für die stationäre und ambulante medizinische Betreuung

Die Entwicklung der Informationsverarbeitung im Rahmen der einheitlichen Rechentechnik der sozialistischen Länder (ESER, SKR) und des Einsatzes von Mikroprozessoren ermöglicht den Aufbau eines umfassenden modular organisierten klinischen Informationssystems [4], in dem folgende Elemente realisiert werden:

1. Eine zentrale medizinische Datenbank auf der Basis eines Datenbankbetriebssystems zur Speicherung und Verwaltung wesentlicher medizinischer Informationen.
2. Patientenbezogene Ein- und Ausgabesysteme für die Aufgaben der medizinischen Dokumentation.
3. Recherche- und Auswertungssysteme für wissenschaftliche Auswertungen, Planung und Leitung.
4. Registerinformationssysteme für ausgewählte Krankheitsgruppen und spezifische medizinische Betreuungsformen.
5. Die Kopplung von kleinrechnergestützten bzw. mikroprozessor-orientierten Subsystemen mit der zentralen Datenbank.
6. Ein Leitungsinformationssystem einschließlich Krankenhausbetriebswirtschaft.

Die Erarbeitung dieser klinischen Informationssysteme wird wesentlich von den bisher gesammelten Erfahrungen und Erkenntnissen beeinflußt. Es kann nicht Ziel der EDV-Anwendung sein, die Medizin so gut wie möglich an die existierende Rechentechnik anzupassen. Die bisherige Aufgabenstellung, soviel wie möglich Daten, speziell sogenannter „harter" Daten, die mit technischen Methoden erfaßt werden, zu sammeln, dürfte endgültig überholt sein. Die zunehmende Dezentralisierung der Informationsprozesse, besonders bedingt durch eine zunehmende „geräteseitige" Verarbeitung von Daten in der medizinischen Diagnostik und Therapie, erfordert ein Überdenken der Datenbankentwicklung und der angewendeten statistischen Auswertungsmethoden. Die Selektion zu erfassender und im zentralen Informationssystem zu verarbeitender medizinischer Informationen kann nur unter dem Gesichtspunkt ihrer „Wertigkeit" für die medizinische Betreuung geschehen. Der Aufbau von Faktensammlungen ohne Beziehungen zu dem konkreten Informationsprozeß führt zu einer Vielzahl „toter" Informationen, die auch statistisch nicht sinnvoll auswertbar sind. Ansätze für neue Entwicklungen sind im Aufbau relationaler Datenbankmodelle [5] und von Systemen mit „künstlicher" Intelligenz erkennbar. Ohne die Wichtigkeit des Rationalisierungs- und Integrationsaspektes der automatisierten Informationsverarbeitung für die Medizin unterbewerten zu wollen, ist dem „Informationsaspekt" besonders im Hinblick auf die Unterstützung der medizinischen Diagnostik und die Therapieoptimierung zukünftig mehr Aufmerksamkeit zu schenken. Dabei sind drei Abstraktionsebenen zu unterscheiden:

1. Die Ebene des Mediziners unter Berücksichtigung dessen Interpretation und dessen Verstehens der gespeicherten und verwalteten medizinischen Informationen.

2. Die Ebene des logischen Datenbankmodells.
3. Die Ebene der physikalischen Speicherung der Informationen.

Auf der Ebene des logischen Modells muß das Wissen des Mediziners um die gespeicherten Informationen der Datenbank unter Berücksichtigung funktioneller und semantischer Aspekte berücksichtigt werden. Dies sind vorwiegend Inhaltsbeschreibungen, Attribute u. a. der einzelnen Dateien. Dieses Konzept beinhaltet die systematische Anwendung von logisch synthetisierten medizinischen Relationen und anderen funktionell notwendigen Relationen, die zu einem kompletten System mit hoher Nutzerfreundlichkeit ausgebaut werden müssen:

a) Elementare Dateien, die als relationale Modelle (Beziehungen) definiert werden müssen. Eine Grundform dieser Relationen sind die „Zeiger"-Verweise in hierarchisch strukturierten Datenbanken.
b) Ein Datenbankgerüst, das die Struktur und den Inhalt der Dateien beschreibt.
c) Eine Datenbanksprache, die auf relationalen Beziehungen aufbaut.
d) Ein problemorientiertes medizinisches Interface zur Steuerung der Datenbankverwaltung.

In diesem Sinne sind alle medizinischen Informationssysteme, sei es das Krankenhausinformationssystem, sei es ein Dispensaire- oder Registerinformationssystem oder sei es ein territorial orientiertes Informationssystem zur Unterstützung z. B. der Laboratoriumsdiagnostik, als problemorientierte, auf die Unterstützung medizinischer Entscheidungsprozesse ausgerichtete Informationssysteme anzusehen, die aus verschiedenen Datensammlungen und entsprechenden Bausteinen zu deren Interpretation bestehen. Grundsätzlich kann man dabei zwei Entscheidungsbereiche hervorheben:

1. Den ärztlichen Entscheidungsprozeß, der vom Informationssystem auf der Grundlage medizinischer Datenbanken durch aufbereitete patientenbezogene Daten, durch Berichte, Histogramme, Ergebnisse statistischer Verfahren u. ä. unterstützt wird.
2. Die computergestützten Entscheidungsprozesse im engeren Sinne, die auf der Grundlage von deterministischen, probabilistischen u. a. Entscheidungsmodellen arbeiten und zumeist auch Algorithmen zur Ablaufoptimierung der medizinischen Diagnostik und Therapie enthalten, die dem Arzt Entscheidungshilfen auf höherem Abstraktionsniveau bereitstellen.

Erfahrungsgemäß haben die letztgenannten Entscheidungshilfen nur dann eine ernsthafte Chance, im medizinischen Routineprozeß (Diagnostik und/oder Therapie) akzeptiert zu werden, wenn es gelingt, sie vollständig in diesen zu integrieren. Unter diesen Gesichtspunkten betrachtet, muß die Entwicklung der patientenbezogenen Informationsverarbeitung folgende Schwerpunkte berücksichtigen:

a) Die Entwicklung einer medizinorientierten Kommunikationssprache, die keine Anpassung des Arztes, der Schwester oder anderer Systemnutzer an die Sprache des Rechnersystems erfordert.
b) Die Entwicklung von Systemen mit „künstlicher" Intelligenz, die in der Lage sind, ihre eigenen Entscheidungen dem Nutzer des Systems zu erklären.

Insgesamt ist die Entwicklung ausreichend flexibler Systeme notwendig, die fähig sind, sich neuen Anforderungen anzupassen.

Literatur

[1] Schneider, W., und S. Bengtsson, The Application of Computer Techniques in Health Care. Comp. Progr. Biomed., **5** (1975) 171–249.
[2] Autorenkollektiv, Der Aufbau des Frage-Antwort-Systems FAS-80 und die Arbeit mit diesem System. Forschungsbericht 1976, ZFT Robotron Dresden.
[3] Autorenkollektiv, Forschungsbericht zur Verwendung von Rechnerhierarchiesystemen im Krankenhausinformationssystem. Dresden (1977) (unveröffentlicht).
[4] Autorenkollektiv, Gemeinsame Grundkonzeption zum Einsatz der EDV in einem Großkrankenhaus auf der Basis von ESER. Allunionsforschungsinstitut für Sozialhygiene (Semaschko), Hauptrechenzentrum des MfGe der UdSSR, Moskau, Medizinische Akademie Dresden; Dresden (1974/75) (unveröffentlicht).
[5] McCormick, B. H., u. a., Technological Trends in Clinical Informations Systems, in: Medinfo, 1977. North Holland Publishing Company, Amsterdam, New York, Oxford (1977).

2. Probleme der angewandten Informatik beim Aufbau eines patientenbezogenen Informationssystems

Das automatisierte Patienteninformationssystem FRIEDA (Ziel und Möglichkeiten der Einbeziehung großer ambulanter Patientengruppen in eine medizinische Datenbank am Beispiel von FRIEDA)[1]

P. GUDERMUTH und F. MANGLUS

Krankenhaus im Friedrichshain, ORZ, Berlin

1. Zielstellung

Gegenstand dieser Darstellung ist der Teilkomplex FRIEDA-ambulant des für ein Großkrankenhaus (stationärer Bereich und Poliklinik sowie Dispensairebetreuung größerer Territorien) entwickelten automatisierten Patienteninformationssystems FRIEDA (Friedrichshainer Datenbank) [1, 2, 3, 4, 5, 6, 7].

Bei der Konzipierung der EDV-Lösung für die Poliklinik ging es vor allem um eine Entlastung der Ärzte und Schwestern von Routinearbeiten, um eine Erhöhung der Qualität der medizinischen Betreuung sowie um die Gewinnung umfassender Aussagen für die Leitung und Planung der gesundheitlichen Betreuung der Bevölkerung. Während sich der Rationalisierungseffekt im wesentlichen dadurch ergibt, daß z. B. bei Ärzten, Schwestern und Schalterkräften aufwendige Schreibarbeiten entfallen (u. a. durch automatisiertes Erstellen von Adressetiketten, Arbeitslisten, obligatorischen Berichterstattungen und Arztberichten), kann die Qualität der medizinischen Betreuung u. a. dadurch erhöht werden, daß in unterschiedlichen Bereichen und zu unterschiedlichen Zeitpunkten anfallende Informationen zum Patienten — für den Arzt übersichtlich — zusammengeführt werden. Damit wird Mehrfachdiagnostik verhindert, und die neue Organisationsform führt zu einer Verringerung der Wartezeiten für die Patienten. Außerdem sind erstmals ohne zusätzlichen Datenerfassungsaufwand umfangreiche Analysen für Forschung sowie Leitung und Planung möglich, da das Patientengut ambulant wesentlich größer ist als stationär.

Das automatisierte Informationsverarbeitungssystem FRIEDA wird seit 1971 auf der Basis von Rechnern der ESER-Serie im Auftrage des Ministeriums für Gesundheitswesen und des Magistrats der Stadt Berlin im Städtischen Krankenhaus im Friedrichshain Berlin entwickelt.

Ab 1. 4. 1974 begann für den gesamten stationären Bereich und am 1. 1. 1975 für ausgewählte Bereiche der Poliklinik des Krankenhauses die Einführung auf einer EDVA R 21.

Im Jahre 1977 erfolgte für FRIEDA-ambulant die Umstellung in das Betriebssystem OS. Das Projekt kann dann auf den EDVA R 21, ES 1020 und ES 1040 (DOS und OS) abgearbeitet werden. FRIEDA ist strenggenommen im Sinne der gegenwärtigen vom VEB Kombinat Robotron publizierten Definitionen keine Datenbank. Es handelt sich bei FRIEDA um ein bausteinartig aufgebautes, komplexes EDV-System, das der Lösung von Problemen des Gesundheitswesens — speziell eines Versorgungskrankenhauses

---

[1] Herrn OMR Prof. Dr. sc. med. K. SCHEIDLER zum 65. Geburtstag gewidmet.

mit großer Poliklinik — angepaßt ist und kurzfristig und kostengünstig in die Praxis überführt werden konnte.

Mit der medizinischen Datenbank FRIEDA sollte von vornherein ein System geschaffen werden, das neben einer stationären Einrichtung vor allem auch die Poliklinik und ausgewählte Territorien für Dispensairebetreuung und Screeninguntersuchungen einbezieht. Das System sollte komplex und auch in Form von Teilsystemen bzw. Teilfunktionen nachnutzbar sein. Diese beiden Forderungen beeinflußten dann die realisierte EDV-Organisation. Die Nachnutzung von Teilfunktionen, die dann vor allem auch entsprechend kostengünstiger als der Betrieb des Gesamtsystems ist, erfordert z. B. die bausteinartige Struktur.

2. Einordnung des Teilsystems FRIEDA-ambulant in das Gesamtprojekt

Abbildung 1 zeigt die Grobstruktur des automatisierten Patienteninformationssystems FRIEDA. Ein erster Entwurf des Systems führt auf eine Untergliederung in patientenbezogene Informationsverarbeitung (Komplex „Patientenregistratur") und struktureinheitenbezogene Informationsverarbeitung (Komplex „Strukturregistratur"), wobei die Integration beider Komplexe wesentlich über das Eingabesystem sowie Steuerprogramme und Zusatzdateien erfolgt. Die Informationseingabe ist gegenwärtig über Lochstreifen, Magnetband und Terminal auf der Basis einer sogenannten Formulartechnik — im allgemeinen über Belege — realisierbar. Formulartechnik bedeutet, daß die Eingabe auf der Basis fix vorgegebener Strukturen und medizinischer Inhalte (mit Auswahlmöglichkeiten) erfolgt. Auf einem Beleg oder einer entsprechenden Abbildung auf einem Bildschirm wird die Codierung der jeweils relevanten Inhalte z. B. durch Markieren oder Einsetzen von vorgegebenen Zeichen (Auswahl aus einer fixen Zeichenmenge) reali-

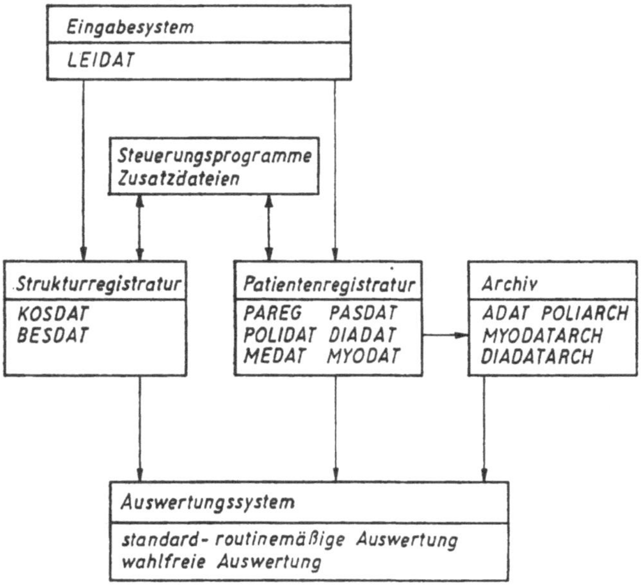

Abb. 1. Grobstruktur des automatisierten Patienteninformationssystems FRIEDA

siert. Zusätzliche Dokumentation nicht vorgegebener Inhalte (die aber nicht ausgewertet werden können) ist möglich. Für ausgewählte Probleme bzw. Bereiche (u. a. Patientenaufnahme und Bestellsystem) muß ein erweitertes Dialogsystem entwickelt werden.

Die Patientenregistratur beginnt mit der administrativen Registratur bei der Aufnahme des Patienten; es werden Angaben erfaßt, nach denen der Patient identifiziert werden kann (Kennzahl, Name, Vorname usw.). Außerdem werden patientenbezogene Informationen für die Abwicklung von Verwaltungsvorgängen, z. B. Kosteneinziehung, benötigt, über das Versicherungsverhältnis, eine mögliche Pflegefallerklärung usw.

Zu dem gleichen Komplex gehören auch Daten über Verlegung und Entlassung von Patienten. Für die Grundbetreuung sind z. B. Aufnahmedaten, -uhrzeit, -anlaß (Einweisungsdiagnose), aufnehmende Klinik usw. zu erfassen. Außerdem beinhaltet dieser Komplex im wesentlichen die Dokumentation aller erhobenen medizinischen Informationen zum Patienten wie anamnestische Angaben, klinische und paraklinische Befunde, therapeutische Maßnahmen usw. sowie die patienten- und gruppenbezogene Auswertung der erfaßten Daten.

Im Komplex Strukturregistratur ist die Gliederung des Krankenhauses fixiert, soweit sie für EDV-gerechte Auswertungen wie Leistungsabrechnungen, Meldungen, Arbeitslisten (auch in Form von Terminplänen) usw. benötigt wird. Für den stationären Betreuungsbereich bezieht sich das auf die Benennung der Kliniken, die Anzahl der vorhandenen Betten und eventuell auch Angaben über den Personalstand, während für die Funktionsbereiche die Kapazitäten in Form von Arbeitsplätzen, technischen Geräten, Personal usw. zu ermitteln und abzuspeichern sind.

Das gesamte Projekt wurde dann in drei weitere Teilsysteme, die sich auf den stationären Bereich (FRIEDA-stationär), die Poliklinik (FRIEDA-ambulant) und die Dispensairebetreuung sowie Screeninguntersuchungen ausgewählter Bevölkerungsgruppen des Territoriums (FRIEDA-Dispensaire) beziehen, untergliedert. Die den drei genannten Teilsystemen zugeordneten Dateien werden entweder auf Magnetplatte (MP) oder Magnetband (MB) gespeichert, je nach dem, ob die Informationen für einen Direktzugriff benötigt werden, oder ob sie seltener, d. h. nur für bestimmte Bearbeitungsprogramme zur Verfügung stehen müssen. Neben einer Reihe ablaufbedingter Zwischenspeicher bzw. Arbeitsdateien und Parameter- oder Zusatzdateien sind das im wesentlichen:

- LEIDAT (Magnetplatte) — dient als Eingabepuffer aller auf LS oder MB sowie auch Terminal erfaßten Belege und Formulare
- PASDAT (Magnetplatte) — enthält stationäre Patientendaten. Während der gesamten Behandlungsdauer ist ein direkter Zugriff möglich
- KOSDAT (Magnetplatte) — enthält strukturbezogene Daten des allgemein-medizinischen Betreuungsbereichs
- BESDAT (Magnetplatte) — enthält strukturbezogene Daten des Funktionalbereichs
- PAREG (Magnetband) — enthält zu allen ambulanten Patienten Personaldaten, Risikodaten sowie Vermerke zu Behandlungen in den einzelnen Fachabteilungen
- POLIDAT (Magnetband) — enthält pro Patient die jeweils aktuellen Behandlungen, die sich behandlungsfallweise aus den Verlaufblättern einer jeden Fachabteilung bzw. Spezialsprechstunde zusammensetzen. Bereits

abgeschlossene Behandlungen eines Patienten werden jährlich geräumt und archiviert.

- MEDAT (Magnetplatte) — enthält pro Patient alle speziellen medizinischen Anschlußbelege
- MYODAT (Magnetband) — enthält neben Personal- und umfangreichen medizinischen Behandlungsdaten für alle Herzinfarktpatienten von Berlin auch administrative Daten zur Betreuung (Spezialsprechstunde usw.)
- DIADAT (Magnetband) — enthält neben Personaldaten umfangreiche medizinische Daten für alle Dialysepatienten der DDR

Den aktuellen patientenbezogenen Dateien nachgeordnet existieren unterschiedliche — nach Patientengruppen und Archivierungszeiträumen gegliederte — Archivdateien.

Für die genannten drei Teilsysteme FRIEDA-stationär, FRIEDA-ambulant und FRIEDA-Dispensaire existiert ein einheitliches Eingabesystem.

Ebenso wurden für die aktuellen und archivierten Daten der drei Teilsysteme gemeinsam zu nutzende standardisiert-routinemäßige und wahlfreie Auswertungssysteme entwickelt. Diese Auswertungssysteme beziehen sich im wesentlichen auf das automatisierte Erstellen von Arztberichten (Epikrisen, Arztbriefe, Verlaufsschilderungen, Operationsberichte usw.) sowie auf Auswertungen für Leitung, Planung und Forschung.

3. Beschreibung der Organisationssysteme FRIEDA-ambulant

In der Vorbereitungsphase zur Umstellung auf EDV müssen — neben der Absicherung von Rechnerkapazität — auch in der Poliklinik entsprechende technische Voraussetzungen geschaffen werden. Dabei wurden in Abhängigkeit von der Patientenzahl Datenerfassungsgeräte installiert. Für die Aufbewahrung der Patientendokumentation werden Schriftgutbehälter vom VEB Organisations-Technik Eisenberg eingesetzt. Es existieren einige EDV-gerechte Belege (Personalblatt, Verlaufsdokumentation, Beleg zur Erfassung von Risikofaktoren) sowie teilstandardisierte Belege (Anamnese für Pädiatrie und Innere, Laborblatt und Apparative Diagnostik). Für ausgewählte Krankheitsgruppen bzw. Sprechstunden existiert eine EDV-gerechte medizinische Anschlußdokumentation, die umfangreiche medizinische Behandlungsdaten enthält.

Für jeden Patienten wird bei der erstmaligen Behandlung der EDV-Beleg „Personalblatt" beschriftet. Dabei entsteht ein Datenträger, der ausgewählte Patientendaten enthält, die in die EDVA übernommen werden. Parallel zu dem Personalblatt werden mittels Datenerfassungsgerät bzw. auf einem gesonderten Adressendrucker Namensetiketten, die der rationellen Symbolisierung von Akten, Belegen, Laborproben usw. dienen, hergestellt. Personalblatt, Verlaufsdokumentation und Namensetiketten werden in die Patientenakte eingelegt und die so vorbereitete Akte dem Arzt übergeben. Bei jeder Arztkonsultation muß der EDV-Beleg „Verlaufsdokumentation" ausgefüllt werden. Dieser Beleg enthält neben medizinischen auch administrative Daten.

In der Poliklinik-Anmeldung werden täglich die Konsultationen abgelocht. Anschließend erfolgt das Einsortieren der Akten in das Archiv. Die Akten bestellter Patienten werden am Vortag anhand von — manuell mittels Namensetiketten oder automatisiert über EDVA erstellten — Bestellisten herausgesucht und an den Arztplätzen abgelegt.

Die in der EDVA gespeicherten Daten werden periodisch und aperiodisch (auf Anforderung) für unterschiedliche Zwecke ausgewertet:

1. Obligatorische Berichterstattung
Es handelt sich hier um monatliche, vierteljährliche und jährliche Leistungsauswertungen für die im Krankenhaus übergeordnete Leitung.

2. Arbeitslisten für den behandelnden und den leitenden Arzt
Diese Listen (u. a. Überblick über den Krankenstand, Überblick über Behandlungen eines Patienten in unterschiedlichen Fachabteilungen, Bestellisten usw.), die auch obligatorische Meldungen (z. B. an die Ärzteberatungskommission) umfassen, dienen der Verbesserung der Betreuungsorganisation und entlasten den Arzt von Schreib- und Sucharbeiten.

3. Auswertung für Leitung, Planung und Forschung
Unter diesem Aspekt ergibt sich für ein EDV-System für ambulante Patienten eine wesentlich umfassendere Aussagemöglichkeit als im stationären Bereich. Es sind ohne zusätzlichen Datenerfassungsaufwand Analysen zur allgemeinen Morbidität, detaillierte Krankenstandsanalysen und auch epidemiologische Studien möglich.

4. Automatisiertes Erstellen von Arztberichten
Für ausgewählte Krankheitsgruppen bzw. Spezialsprechstunden ist auf der Basis der gespeicherten medizinischen Daten das automatisierte Erstellen von Epikrisen z. B. als Zwischenbericht über einen Behandlungsverlauf (auch an weitere Behandlungsärzte) oder als Arztbrief für Kurverschickung möglich. Es ergibt sich eine Entlastung des Arztes von Schreibarbeit sowie eine Verbesserung der Qualität der medizinischen Betreuung.

Es ist vorgesehen, zur besseren Übersicht und zur Ausdünnung der Patientenakten periodisch epikritische Einschätzungen in Form von zusammengefaßten Angaben über Diagnosen, operative Eingriffe, wesentliche diagnostische und therapeutische Maßnahmen usw. automatisiert (nach vorgegebenen Kriterien) über die EDVA zu erstellen.

4. EDV-Organisation des Poliklinik-Projektes „FRIEDA-ambulant“

Die Datenerfassung erfolgt gegenwärtig auf Organisationsautomaten 528 und Datenerfassungsgeräten vom Typ DEG 1372 mit Lochstreifenausgabe im R300-Code oder im Iso-7-Bit-Code. Das Datenerfassungsgerät 1372 ist vorzugsweise einzusetzen, da es programmierbar ist und die unmittelbare Prüfung von Daten während des Erfassungsvorgangs gestattet (z. B. Prüfung der 12stelligen Personenkennzahl eines jeden Patienten). Die Lochstreifen werden in Dienstleistung bei dem VEB Maschinelles Rechnen Berlin im Betriebssystem OS auf einer EDVA vom Typ ES 1040 wöchentlich verarbeitet. Dazu wird eine 100-K-Partition benötigt und es sind neben der Systemresidenz, Arbeitsplatten und Privatbibliotheken 2 Wechselplattengeräte, 4 Magnetbandgeräte, 1 Lochkartenleser und 1 Drucker als Peripherie erforderlich.

Das hier vorzustellende Projekt untergliedert sich in die im folgenden skizzierten Programmkomplexe:

Datenerfassung und Einlesen der Lochstreifen

In der Poliklinik werden zu allen Patienten Daten erhoben, die fachabteilungsspezifisch dokumentiert werden. Umfang und Art der zu dokumentierenden Daten sind pro Patient und Fachabteilung verschieden. Es gibt keinen allgemeingültigen Algorithmus für die

Beziehungen zwischen den Daten zu einem Patienten: Zum Beispiel sind zwei mit je drei Arztkonsultationen behandelte Grippen eines Patienten meist ohne Beziehung zueinander, jedoch gehören die Konsultationsdaten zu einem Grippefall unbedingt zusammen. In einem anderen Beispeil (Überweisung zwecks Mitbehandlung) sind aber sogar die Konsultationsdaten verschiedener Behandlungen in mehreren Fachabteilungen zu einem Patienten im Zusammenhang zu sehen.

Daraus ergeben sich einige Besonderheiten für die Gestaltung der Datenerfassung und Datenverarbeitung ambulanter EDV-Dokumentationen, deren Variabilität auf den ersten Blick so groß wie die Zahl der Patienten erscheint. Es muß bei der Einhaltung des Prinzips der einmaligen Datenerfassung und -speicherung gewährleistet sein, daß die Daten bezüglich unterschiedlicher Ziele in mehreren Hierarchien struktureinheitsbezogen (Statistik, Berichterstattung), behandlungsfallbezogen und patientenbezogen ausgewertet werden können. Dafür wurde eine „Belegtechnik" entwickelt, die es gestattet, unabhängig von Form und Inhalt prinzipiell jede Information zum Patienten

Tab. 1

Beispiele für ambulant genutzte Belegarten

Belegart	erforderlich für	einmalig/ mehrmalig	Inhalt
1. Personalblatt	alle Patienten	einmalig bei Erstbehandlung in Poliklinik	Personaldaten
2. Verlaufsblatt	alle Patienten	mehrmalig bei jeder Konsultation	administrative und medizinische Daten
3. Medizinische Anschluß-dokumentation	ausgewählte Patienten	mehrmalig für epikritische Einschätzungen	medizinische Daten

EDV-technisch zu erfassen. Die Daten bzw. Informationen zu einem Patienten, die an einem Ort zur selben Zeit (Dauer einer Konsultation bzw. Untersuchung) erhoben werden, sind zu einem „Beleg" gruppiert. Damit ist das Problem auf die Gestaltung der für verschiedene Orte (Fachabteilungen, Dispensairesprechstunden) und verschiedene Zeiten (Erstkonsultation — Anamnese, Status usw., Verlaufsdokumentation, Abschlußkonsultation — Überweisung mit Epikrise usw.) spezifischen Belege verlagert. Abgesehen davon, daß es uns gegenwärtig unmöglich und künftig nicht sinnvoll erscheint, eine lückenlose elektronische Patientenakte aufzubauen, ist selbst bei strenger Auswahl von EDV-würdigen Daten angesichts der dynamischen Entwicklung der Medizin die Belegvielfalt beinahe unbegrenzt.

Das Setzen von Prioritäten nach Kriterien wie Häufigkeit des Auftretens und damit verbundenem Nutzen bringt nur scheinbar und vorübergehend Ordnung und Zielstrebigkeit.

Die eminent schnell fortschreitende Spezialisierung in der Medizin setzt jährlich neue Akzente und Wertigkeiten, die nie in einem starren EDV-System abzufangen wären.

Aus den angeführten Gründen wurde ein Standardeinleseprogramm geschaffen, das regellos angebotene Daten in Belegform vom Lochstreifen mit verschiedenen Codes auf eine Magnetplatte übersetzt und überträgt, einheitlich bei variabler Länge strukturiert und die kleinsten logischen Belegbausteine, die Segmente, formal prüft. Die Prüfungen werden über eine Hilfsdatei realisiert, die für jede Belegart einen speziellen Beschreibungssatz mit Angaben über die Maximalzahl der Segmente, ihren Datentyp, ihre Länge usw. enthält. Außerdem sind hier eine Reihe nicht näher aufzuführender Eingabeerleichterungen verabredet, die es beispielsweise gestatten, in einem Beleg über Segmente unbeantwortet hinwegzuspringen oder einen Beleg vorzeitig abzubrechen.

Das ermöglicht in gewissem Umfang eine Standardisierung der Belege, ohne zum lästigen und arbeitsaufwendigen Dogma beim Ausfüllen und Ablochen zu werden.

Beispiele für ambulant genutzte Belegarten zeigt Tabelle 1.

Prüfen der Beleginhalte und Fortschreibung der Dateien

Nachdem alle zu einer Verarbeitung gehörenden Belege formal richtig auf der Magnetplatte stehen, werden sie patientenbezogen (PKZ) in einer solchen Reihenfolge sortiert, daß es den logischen zeitlichen Patientendurchlauf repräsentiert (vergleiche Abbildung 2). Danach werden die Belegdaten auf ihre logische Verträglichkeit zueinander und zu bereits gespeicherten Daten geprüft. Dazu werden weitere Hilfsdateien (z. B. Schlüsselkataloge wie Operations und Diagnoseschlüssel, Tabellendateien mit Aussagen wie: „ein Mann darf nicht in der Gynäkologie behandelt werden“, usw.) herangezogen, und es werden die letzten zum Patienten gespeicherten Informationen dahingehend untersucht, ob sie zu den neuen Daten widerspuchsfrei sind.

Beispielsweise kann eine Krankschreibung vom 5. 2.—10. 2. nicht vom 8. 2. oder vom 12. 2. fortgeschrieben werden („schwerer“ Fehler).

Bei „leichten“ Fehlern erfolgt eine plausible Ersatzannahme und eine Fortschreibung der Dateien mit Fehlermeldung — bei „schweren“ Fehlern wird der entsprechende Beleg mit Fehlermeldung abgewiesen. Diese Trennung erscheint uns aus folgendem Grund erforderlich: Ein fehlerhaftes oder fehlendes Versicherungsverhältnis des Patienten hat nur statistische Bedeutung. Der Patient kommt möglicherweise erst in einem Jahr oder nicht mehr in unsere Poliklinik. Die Fehlermeldung müßte bis zur nächsten Konsultation des Patienten am Aufnahmeschalter unbearbeitet liegenbleiben. Das ist bei der Belastung der Schalter undiskutabel. Im Rechner wird dafür automatisch „SV“ (Sozialversicherung) angenommen, was in mehr als 90% der Fälle auch stimmt. Ersatzannahmen dienen der Bewältigung so großer Datenmengen wie bei 100000 Patienten mit etwa 420000 Konsultationen pro Jahr und einer hohen Fluktuation mit völlig unvorhersehbaren Anlauffrequenzen.

Diese Ersatzannahmen sind im Rechner gekennzeichnet und können jederzeit überschrieben werden. Bei Auswertungen relativer Häufigkeiten kann man sie übergehen, bei Auswertungen absoluter Häufigkeiten als Fehlerquote ausweisen und bei patientenbezogenen Auswertungen mit Kennzeichnung ausgeben. Die so geprüften und gekennzeichneten Belege werden bei jeder Verarbeitung in Analogie zu den drei Belegbeispielen in die Dateien PAREG, POLIDAT und MEDAT einsortiert, d. h., diese drei Dateien werden fortgeschrieben.

Auswerten der Fortschreibungsdateien (periodische Auswertung)

Nachdem die Daten bisher nur erfaßt, eingelesen, formal und logisch geprüft, sortiert, gespeichert und durch Ausgabe von Fehler- und Laufmeldungen kommentiert wurden, soll hier näher auf den Gegenstand des EDV-Projektes „FRIEDA-ambulant" aus programmtechnischer Sicht eingegangen werden.

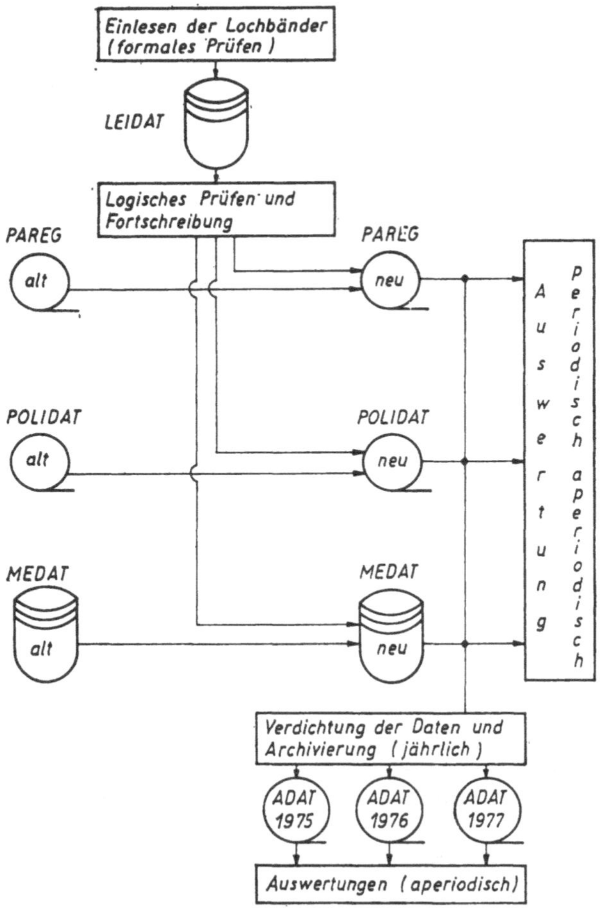

Abb. 2. Prüfen der Beleginhalte und Fortschreiben der Dateien

Die drei Dateien PAREG, POLIDAT und MEDAT sind sequentiell nach PKZ sortiert, so daß Auswertungsprogramme bei Parallelverarbeitung dieser Dateien zu allen aktuellen Patientendaten Zugriff haben. Diese Trennung der Daten auf verschiedene Dateien erscheint zunächst künstlich. Es gibt jedoch eine Reihe von Programmen für die Ausgabe von Arbeitslisten, Listen mit Berichterstattungscharakter und speziellen patientenbezogenen medizinischen Auswertungen, die wegen ihrer verschiedenen Periodizität, der begrenzten Hauptspeichergröße sowie wegen des Aufwandes der nachträglichen

Trennung auf verschiedene Listen separate Dateidurchläufe erfordern. Hierfür erweist sich als Vorteil, daß die Patientendaten auf verschiedene Dateien verteilt wurden, da nur äußerst selten alle drei Dateien parallel verarbeitet werden müssen. Der Regelfall der Auswertung erfolgt von nur je zwei der drei Dateien. Das spart Verarbeitungszeit. So werden beispielsweise wöchentlich nach Fachabteilungen sortiert die „AU-Bücher" (Arbeitsunfähigkeitsbücher) aus den Dateien POLIDAT und PAREG erstellt. In POLIDAT werden alle Patienten gesucht, deren Arbeitsunfähigkeit in der letzten Verarbeitungsperiode beendet wurden. Es werden Grund und Dauer der Arbeitsunfähigkeit zusammen mit dem zur Identifikation erforderlichen Personalangaben ausgegeben.

Diese Liste hat sich zuvor der jeweils leitende Arzt einer Fachabteilung aus den ebenfalls von Hand geführten AU-Büchern der einzelnen Arztplätze heraussuchen müssen.

Ein analoges Beispiel für die Rationalisierung der Arbeit des Arztes ist das maschinelle Ausgeben von Arztbriefen auf der Basis eines Interpretationssystems. Nach dem Codieren eines standardisierten Anschlußbeleges durch Ankreuzen vorgegebener Alternativen und wahlweiser Angabe von Erläuterungen, verarbeitet ein weiteres Auswertungsprogramm unter Hinzunahme einer Textelementdatei die Dateien MEDAT und PAREG, um für jeden noch nicht verarbeiteten Beleg auf MEDAT die Antwortcodes durch Textelemente aufzulösen, ihnen verbindende Textelemente voran — und/oder nachzustellen, sie mit Überschriften, Unterstreichungen, Interpunktion, Einrücken und Unterschriften zu versehen und aus PAREG mit den Personalangaben des Patienten zu komplettieren. Eine weitere Hilfsdatei gibt dann Auskunft über die gewünschte Stückzahl dieser Art Arztbrief, der nach Kontrolle und Unterschrift durch den Arzt beispielsweise zur Rücküberweisung des Patienten verschickt wird.

Charakteristisch für die hier auszugsweise gezeigten Problemlösungen ist die Absicht, in Anlehnung an die Flexibilität des eingangs geschilderten Belegkonzepts bezüglich des Einlesens und Prüfens, Erweiterungen oder Hinzunahme von medizinischen Belegen oder Fachabteilungen nicht durch Programmänderungen abfangen zu müssen.

Vielmehr arbeiten die Programme innerhalb der für das Gesundheitswesen möglichen Voraussicht problemunabhängig. Vorhersehbare Änderungen oder Wechsel zu anderen medizinischen Einrichtungen sind durch Ändern oder Neuladen von Hilfsdateien möglich. Damit wird u. E. sehr viel Platz in den Bibliotheken, Übersetzungszeit und Programmdokumentationsarbeit gespart.

Auswertung der Archivdateien oder der Fortschreibungsdateien (aperiodische Auswertung)

Die relativ teure Datenerfassung wäre vielleicht nicht für alle ambulant erhobenen Daten gerechtfertigt, wenn man den großen Umfang dieser Massendatenverarbeitung betrachtet. Hier muß jedoch noch ein Aspekt der Auswertung der Daten angemerkt werden. Die zuvor angeführte Dynamik der medizinischen Entwicklung erfordert auch rasche und zielstrebige Auswertungsmöglichkeiten gesundheitspolitischer und wissenschaftlicher Natur. Prinzip des hier geschilderten EDV-Projektes ist eine strenge Auswahl für die Neuaufnahme von medizinischen Daten oder Belegen in den Verarbeitungszyklus nach zwei Kriterien:

1. Kann man mit der Erfassung dieser Daten die Arbeit des medizinischen Personals rationalisieren und standardisieren?

2. Kann man mit diesen Daten wichtige gesundheitspolitische und/oder wissenschaftliche Auswertungen gewinnen?

Kurz — kann man mit der relativ billigen Archivierung der Daten gegenüber ihrer Erfassung den Nutzeffekt weiter steigern?

Wir glauben, daß die Auswahl bisher richtig war, und sind nun in der Lage, aperiodisch nach Anfrage durch leitende Ärzte Anfragen im Rahmen der gespeicherten Daten zu beantworten. Dafür steht bisher ein Programm zur Verfügung, das mit den bei der Archivierung stark verdichteten Daten mit Einschränkung wahlfrei über Parameterkarten steuerbare Auswertungen ermöglicht.

Hier ist ein umfangreicher Ausbau in Bearbeitung, der auch komplexere Auswertungen über die anderen Projektteile von FRIEDA garantiert. Ziel ist der Bezug zu allen Daten eines Patienten, gleich ob stationäre, ambulante oder aus Dispensaireprojekten gewonnene.

Literatur

[1] Scheidler, K., P. Gudermuth, und F. Manglus, Rationalisierungsprojekt FRIEDA (Eine medizinische Datenbank als Beispiel für den komplexen Einsatz eines Großrechners unter Hinzuziehung eines Kleinrechners in einem Versorgungskrankenhaus). Dtsch. Ges.-wesen, **29** (1974) 38/39.

[2] Scheidler, K., P. Gudermuth, und F. Manglus, Grundzüge eines Organisationsprojektes zur Einführung der EDV in einem Versorgungskrankenhaus. In: Leitung und Organisation im Gesundheitswesen. Ausgewählte Beiträge, Hrsg. Keck, A., Redetzky, H., Thiele, H., und K. Winter, Berlin (1975) 160—168.

[3] Gudermuth, P., und F. Manglus, Zu Problemen eines automatisierten Informationsverarbeitungssystems im täglichen Routinebetrieb eines Versorgungskrankenhauses (FRIEDA). Wiss. Zeitschrift der Humboldt-Universität Berlin, Math.-Nat. R. **XXV**, 2 (1976) 294—297.

[4] Gudermuth, P., Integration des poliklinischen Bereichs des Städtischen Krankenhauses im Friedrichshain Berlin in das Datenbanksystem „Friedrichshainer Datenbank". In: EDV im Gesundheitswesen. Bericht über den EDV-Informationslehrgang 1973 der Medizinischen Akademie „Carl Gustav Carus" Dresden, S. 39—44.

[5] Manglus, F., Realisierung einer medizinischen Datenbank im Städtischen Krankenhaus im Friedrichshain auf der Basis der EDVA R 21 unter Einbeziehung eines Kleinrechners für tägliche Routinearbeiten. Gesellschaft Krankenhauswesen in der DDR, Mitteilungsblatt, **3** (1976), 189—190.

[6] Manglus, F., Maschinelle Ausgabe von Signierstreifen und deren Auswertung als Teilprojekt der „Friedrichshainer Datenbank". In: EDV im Gesundheitswesen (Bericht über den EDV-Informationslehrgang 1973) der Medizinischen Akademie „Carl Gustav Carus" Dresden), 45—46.

[7] Dobbert, H., und P. Gudermuth, Einsatz der EDV zur Nachsorge von Herzinfarktpatienten, In: Zeitschrift für die gesamte Innere Medizin, **32**, 18 (1977), (TGIDAU 10, 275—277).

Automatisierte Informationsverarbeitung zur Unterstützung der Dispensairebetreuung ausgewählter Patientengruppen am Beispiel von FRIEDA[1]

P. GUDERMUTH, W. WEINSTOCK und H. DOBBERT

Krankenhaus im Friedrichshain, ORZ, Berlin

1. Dispensairebetreuung — Notwendigkeit und Möglichkeit einer Rationalisierung mittels EDV

Gegenstand dieser Darstellung ist der Teilkomplex FRIEDA-Dispensaire des für ein Großkrankenhaus (stationärer Bereich und Poliklinik sowie Dispensairebetreuung größerer Territorien) entwickelten automatisierten Patienteninformationssystems FRIEDA (Friedrichshainer Datenbank) [1, 2, 3, 4]. Dispensairebetreuung — als eine Form der ambulanten (selten auch stationären) Patientenbetreuung — ist charakterisiert durch

1. aufgrund bestimmter Kriterien wie z. B. Alter, Krankheitsmerkmale oder sogenannte Risikofaktoren definierte Patientengruppen bzw. Populationen,
2. eine periodische, oft algorithmisierbare Befunderhebung,
3. eine allgemein langfristige Patienten- bzw. Probandenüberwachung und -behandlung und
4. die Einbeziehung umfassender Elemente wie Prophylaxe, Krankheitserfassung z. B. im Rahmen von Registerprojekten, Krankheitsbehandlung und Patientennachsorge des sozialistischen Gesundheitswesens.

Gegenwärtig werden beispielsweise in der DDR 600 Patienten mit chronischer Niereninsuffizienz regelmäßig dialysiert und ärztlich betreut. Etwa die Hälfte von ihnen ist für eine Nierentransplantation geeignet. Bis vor 5 Jahren, bevor ein noch zu erläuterndes EDV-Projekt Basis für wesentliche Rationalisierungsmaßnahmen wurde, mußten in regelmäßigen Abständen klinische und paraklinische Befunde dieser Patienten in den einzelnen Dialysezentren der DDR erhoben, dokumentiert und dann der damaligen einzigen Nierentransplantationszentrale (NTZ) der DDR im Städtischen Krankenhaus im Friedrichshain Berlin brieflich oder telefonisch übermittelt werden. Das erfordert für die meldenden Dialysezentren und für die praktisch als Patientenauswahl- und Koordinierungszentrale tätige Arbeitsgruppe des NTZ einen erheblichen Zeitaufwand. Für jeden einzelnen potentiellen Nierenempfänger mußte manuell ein Patientenjournal geführt werden: u. a. mit Angaben zur Anamnese, mit klinischen Untersuchungsergebnissen und paraklinischen Befunden, die ständig manuell ergänzt und aktualisiert werden mußten. Danach wurde dann — anhand ausgewählter Kriterien und zeitaufwendiger Analyse der innerhalb eines bestimmten Zeitraumes gesammelten Daten des jeweiligen Patienten und Vergleich mit Daten ebenfalls möglicher anderer Transplantatempfänger

---

[1] Herrn OMR Prof. Dr. sc. med. K. SCHEIDLER zum 65. Geburtstag gewidmet.

— der geeignetste ausgewählt. Es war auf dieser Basis nahezu unmöglich, alle Parameter genau zu vergleichen — zumal sie schwer überschaubar und oftmals auch gar nicht vollständig vorlagen (exakte Prüfmöglichkeiten auf Vollständigkeit waren nicht immer einzuhalten) —, so daß meistens mehrere Patienten für eine vorgesehene Transplantation ins NTZ einberufen werden mußten. Das bedeutete nicht nur einen erheblichen ökonomischen Mehraufwand, sondern auch zusätzliche psychische Belastungen für die Patienten, die dann nicht transplantiert werden konnten.

Wissenschaftliche Auswertungen der gesammelten Daten und Nutzung der gewonnenen Ergebnisse (beispielsweise zur Vermeidung sekundärer Komplikationen bei Dialysepatienten hinsichtlich des Herz-Kreislaufsystems, des ZNS, des Wasser- und Elektrolythaushaltes, u. a. Stoffwechselvorgänge) sowie für die Lösung noch bestehender immunologischer Probleme, waren auf dieser Grundlage kaum möglich.

Aufgrund dieser Schwierigkeiten entstand aus der Praxis die Forderung nach einer umfassenden Rationalisierung. Unter dem Aspekt der Informationsverarbeitung sind im Rahmen von Dispensairebetreuung folgende Arbeitsgänge bzw. Aufgaben zu rationalisieren:

a) Sammeln und Prüfen der zum Patienten zu unterschiedlichen Zeitpunkten anfallenden Daten.

b) Überwachung des Patienten.

c) Auswahl des Patienten (nach vorgegebenen Kriterien).

d) Aufruf des Patienten (nach vorgegebenen Kriterien bzw. Zeitpunkten).

e) Periodische und aperiodische Darstellung und Einschätzung des individuellen Krankheitsverlaufs.

f) Aperiodische Auswertungen für Wissenschaft, Leitung und Planung (u. a. epidemiologische Analysen, Leistungsauswertungen).

2. Organisatorischer Ablauf

Im Dialyseprogramm der DDR werden z. Z. ca. 600 Patienten betreut, die an chronischer Niereninsuffizienz erkrankt sind. Die Patienten werden zwei- bis dreimal wöchentlich dialysiert und unterliegen einer exakten medizinischen Überwachung, deren Ergebnisse in Dialysepatientenjournalen dokumentiert werden. Für diese Patienten besteht nur die Möglichkeit, durch die Transplantation einer fremden Niere aus dem chronischen Dialyseprogramm entlassen zu werden. Der Teil der Dialysepatienten, deren Gesundheitszustand eine Nierentransplantation zuläßt, unterliegt einer zusätzlichen medizinischen Überwachung, dem Transplantationsvorbereitungsprogramm. Die Ergebnisse dieser und ein Teil der allgemeinen Untersuchungen werden regelmäßig der Koordinierungszentrale der Nierentransplantationszentren gemeldet, die daraus für jeden Patienten ein spezielles Dialysepatientenjournal für transplantationsvorbereitete Patienten aufbaut. So ist in dieser Koordinierungszentrale jederzeit der gegenwärtige Gesundheitszustand des Patienten und sein Krankheitsverlauf dokumentiert. Bei Anfall einer Spenderniere kann die Koordinierungszentrale aus dem potentiellen Empfängerkreis kurzfristig einen geeigneten Patienten ermitteln. Die Abbildung 1 zeigt die Stellung der Koordinierungszentrale im System der Dispensairebetreuung für die Dialysepatienten.

Für die regelmäßige Kontrolle des Gesundheitszustandes der Patienten mit überstandenem Herzinfarkt wurde die Einrichtung von Nachsorgezentralen notwendig. Um eine möglichst vollständige Erfassung und optimale medizinische Betreuung aller Bürger, die einen akuten Herzinfarkt erlitten haben, zu erreichen, ist das enge Zusammenwirken der behandelnden Versorgungskrankenhäuser, der ambulant tätigen Betreuungsärzte und der Kreiskardiologen erforderlich. Weiterhin ist zu berücksichtigen, daß diese Patienten oft noch in anderen Dispensairesprechstunden zusätzlich betreut werden. Es besteht also die Aufgabe, den Patienten sofort nach der Entlassung durch Kreiskardiologen nachzubetreuen, dem Kreiskardiologen eine umfassende Information über den stationären Krankheitsverlauf zu übermitteln und in der darauf folgenden Zeit alle

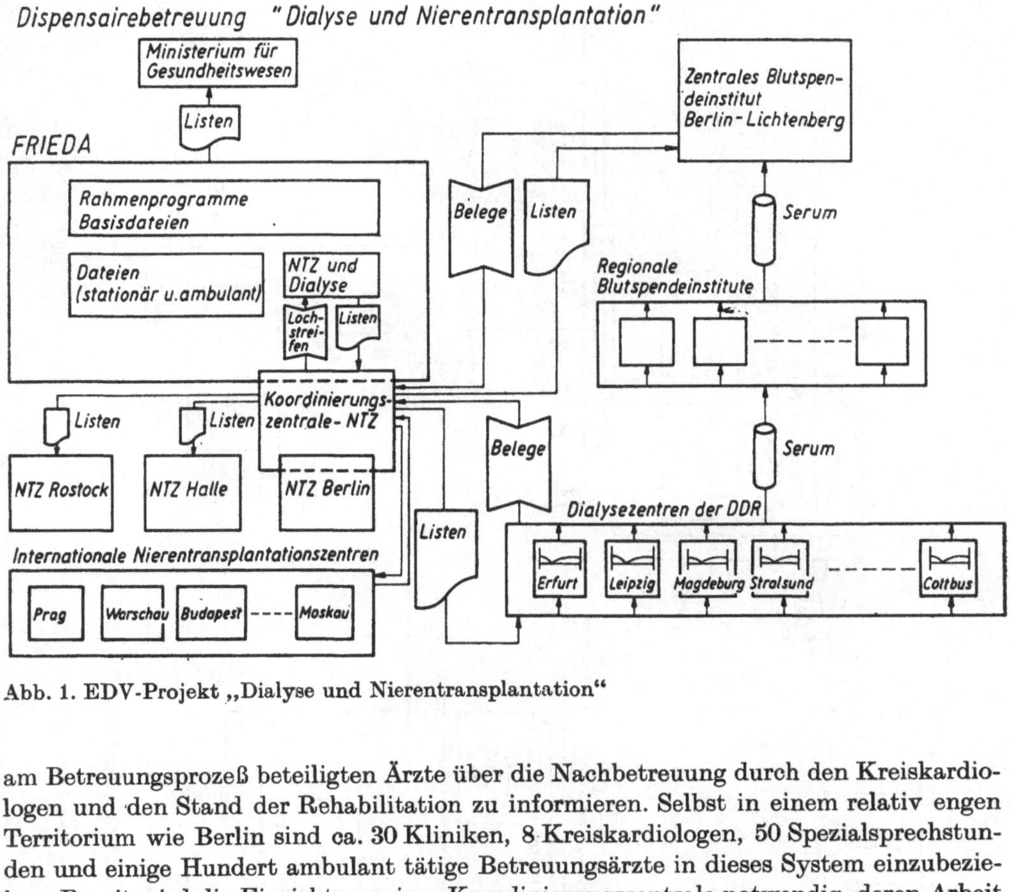

Abb. 1. EDV-Projekt „Dialyse und Nierentransplantation“

am Betreuungsprozeß beteiligten Ärzte über die Nachbetreuung durch den Kreiskardiologen und den Stand der Rehabilitation zu informieren. Selbst in einem relativ engen Territorium wie Berlin sind ca. 30 Kliniken, 8 Kreiskardiologen, 50 Spezialsprechstunden und einige Hundert ambulant tätige Betreuungsärzte in dieses System einzubeziehen. Damit wird die Einrichtung einer Koordinierungszentrale notwendig, deren Arbeit ohne Einbeziehung von EDV nicht durchführbar wäre. Sie übernimmt die Funktion, zu sammeln, zu prüfen, zu speichern, auszuwerten und zu verteilen. Die Abbildung 2 zeigt die Stellung der Koordinierungszentrale im System der Dispensairebetreuung für die Herzinfarktpatienten.

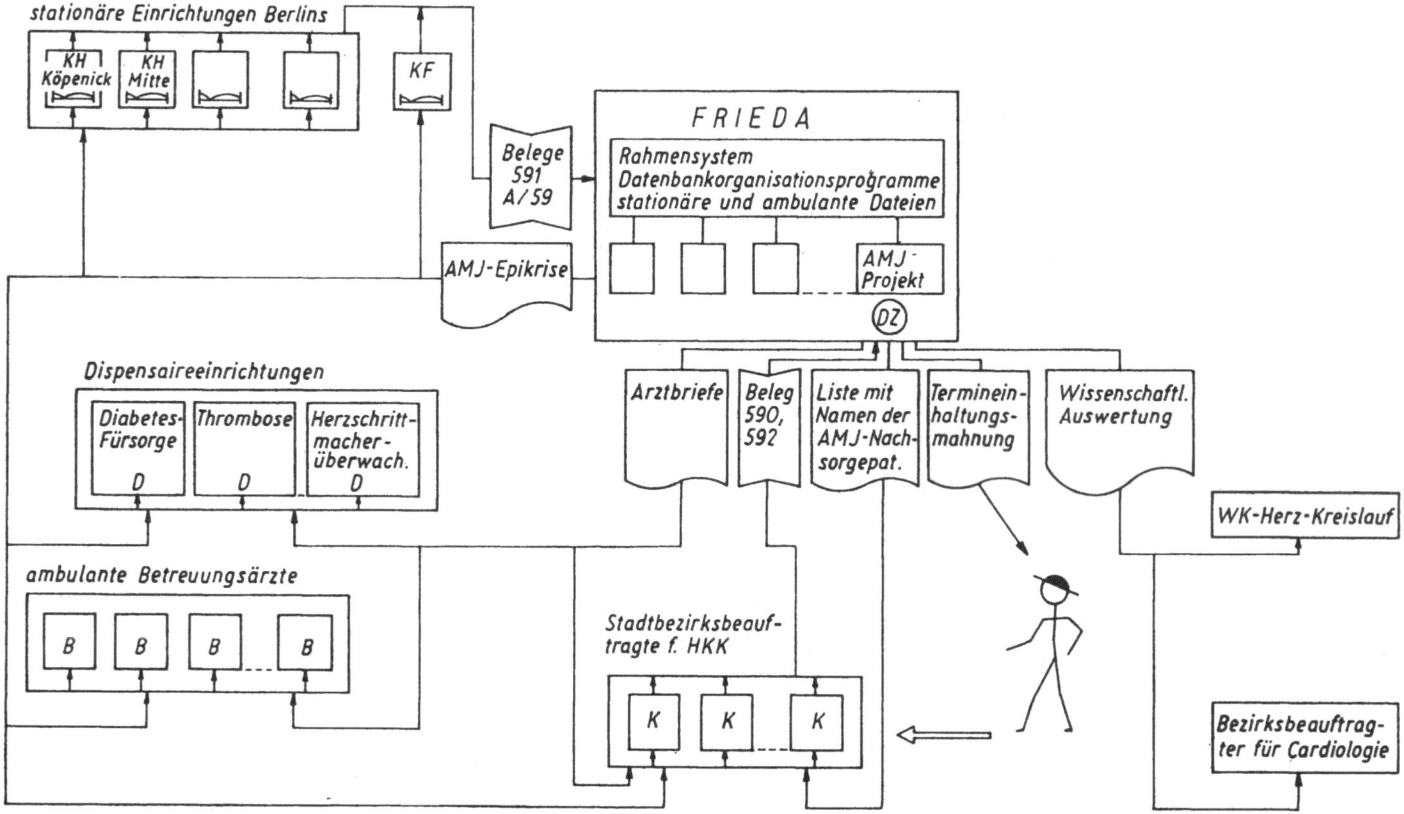

Abb. 2. EDV-Projekt „Herzinfarktnachsorge“

3. Zur EDV-Organisation von FRIEDA-Dispensaire

Das Teilsystem FRIEDA-Dispensaire benutzt — ebenso wie FRIEDA-stationär und FRIEDA-ambulant — das einheitliche Eingabe- und Prüfsystem. Für die drei genannten Teilsysteme von FRIEDA existieren außerdem für die aktuellen und archivierten Daten gemeinsam zu nutzende standardisiert-routinemäßige und wahlfreie Auswertungssysteme. Diese Auswertungssysteme beziehen sich im wesentlichen auf das automatisierte Erstellen von Arztberichten (Epikrisen, Arztbriefe, Verlaufsschilderungen, Operationsberichte usw.) sowie auf Auswertungen für Leitung, Planung und Forschung. Die EDV-technischen Besonderheiten von FRIEDA-Dispensaire spiegeln sich unter anderem in der anzuwendenden Speichertechnik wider. Sie muß berücksichtigen, daß der Patient mehrjährig in Behandlung sein kann und in dieser Zeit pro Patient eine umfangreiche Befunddokumentation anfällt. Diese kann sich ändern und muß trotzdem ständig im Zusammenhang in programmtechnisch einfacher Weise auswertbar sein.

Patientendateien in Dispensaireprojekten werden gegenwärtig in der Regel als sequentielle Magnetbanddatei aufgebaut. Das ergibt sich aus den umfangreichen Daten (oft hohe Patientenzahlen) und der für diese Zwecke meistens ausreichenden Sequenztechnik. Der periodische Datenzugang je Patient ist, gemessen an den bereits gespeicherten Daten, gering und kann sortiert zugeführt werden. Wird die in der DDR eingeführte Personenkennzahl benutzt, ergeben sich einfache Verbindungsmöglichkeiten zu ähnlich aufgebauten anderen Dispensairedaten.

Kriterium für die laufende Organisation des laufenden Zugangs zur Patientendatei ist die Aktualität der Daten. Einmal durchgeführte Untersuchungen müssen sofort dokumentiert und schnellstens der Datenerfassung und -verarbeitung zugeführt werden. Dieser Prozeß darf durch die Datenverarbeitung selbst nicht verzögert werden. Kritischer Punkt ist hierbei die erforderliche strenge Fehlerprüfung, bevor der Datenzugang in die Datei übernommen wird. Es muß abgesichert werden, daß die richtige Teildatenmenge sofort gespeichert werden kann und für die fehlerhafte Teildatenmenge praktikable Korrekturmöglichkeiten existieren. Das ist besonders wichtig bei territorial organisierten Betreuungsformen. Auf einem Formular können bis zu zwanzig umfangreiche Untersuchungen dokumentiert sein und die Klärung einer falschen bzw. fragwürdigen Angabe kann Tage andauern. Für das Speicherprogramm wurde deshalb ein Fehlerprüfsystem entwickelt, das mehrere Fehlerklassen enthält und aufgrund der Klassifizierung Teildaten zurückweist, Korrekturen anfordert, Ersatzannahmen vornimmt und zweifelhafte Angaben signalisiert. Zur Unterstützung der Koordinierungszentrale werden die erforderlichen Maßnahmen detailliert ausgegeben.

3.1. Das Dispensaireprojekt „Dialyse und Nierentransplantation“

Die allgemeine Aufgabenstellung für Dispensaire-Koordinierungszentralen hat im vorliegenden Projekt folgende präzisierte Gestalt:

1. Erfassung aller Dialysepatienten in der DDR (1979 ca. 600 Patienten).
2. Aufbau einer Patientendatei mit den Untersuchungsergebnissen (ca. 5 umfangreiche Belege je Monat).
3. Prüfung der Patientendatei auf Vollständigkeit und Mahnung fehlender Untersuchungsergebnisse.

4. Unterstützung der Entscheidungsfindung des Arztes durch Einstufung der Patienten nach medizinischen Kriterien aufgrund der Untersuchungsergebnisse in Transplantationsbereitschaftsstufen mit Begründung der Einstufung (von den ca. 300 Einzelbefunden werden 50 für den Einstufungsalgorithmus benutzt).

5. Ausgabe eines Patientenjournals (gesamter Krankheitsverlauf) zur Vorbereitung der Transplantation.

6. Statistische Auswertung ausgewählter Daten.

3.2. Das Dispensaireprojekt „Herzinfarktnachsorge"

Die präzisierte Aufgabenstellung für die Koordinierungszentrale der Herzinfarktnachsorge umfaßt die folgenden wichtigen Punkte:

1. Möglichst vollständige Erfassung aller Herzinfarktpatienten Berlins über die Versorgungskrankenhäuser.
2. Ausarbeitung und Unterstützung eines einheitlichen optimalen Betreuungsprogramms für diese Patienten in der Nachsorge.
3. Information aller den Patienten zusätzlich behandelnden Ärzte über diese Spezialbetreuung durch den Kardiologen, um ein aufeinander abgestimmtes Zusammenwirken zu erreichen.
4. Gewinnung neuer Erkenntnisse für die sekundäre Prävention des Herzinfarktes.

Der wichtigste Teil des Belegsatzes, der für dieses Programm ausgearbeitet wurde, besteht aus Epikrisenbelegen. Sie enthalten im Behandlungsprozeß gewonnene Daten. Durch die nachträgliche Überprüfung der Epikrise durch den behandelnden Arzt haben diese Daten eine hohe Sicherheit.

Das ausgearbeitete Belegsystem garantiert die vollständige Erfassung aller Herzinfarktpatienten eines Territoriums, sofern alle betreffenden Einrichtungen angeschlossen sind. Die zentral vorgegebenen Untersuchungs- und Epikrisenbelege tragen wesentlich zu einer einheitlichen optimalen Betreuung bei. Da je Patient alle wesentlich am Betreuungsprozeß beteiligten Ärzte erfaßt und durch die Epikrisen informiert werden, wird eine koordinierte Behandlung erleichtert.

4. Nutzensaspekte

Die Wirksamkeit eines EDV-Dispensaireprojektes wird weitgehend daran gemessen, wie umfangreich bestimmte Arbeitsabläufe rationalisiert werden und medizinische Aussagen qualitativ verbessert werden. Im Projekt „Dialyse und Nierentransplantation" sei dies am Patientenjournal und an der Einstufung für die Transplantationsbereitschaft erläutert. Das Ablochen der Daten für das Patientenjournal ist bis zu zehnmal schneller als die manuelle Erstellung des Journals. Hinzu kommt, daß mit einem Druckvorgang die Journale für die drei Transplantationszentren der DDR erstellt werden können und das gedruckte Journal besser nach medizinischen Gesichtspunkten gestaltet werden kann. Die Einstufung der Patienten nach klinischen Werten ist jetzt wesentlich sicherer, da von den 300 ständig überwachten Werten 50 in den Einstufungsalgorithmus einbezogen werden konnten. Bei ca. 200 Patienten und zwei- bis dreimal wöchentlicher Einstufung ist dieser Vorgang nur noch rechnergestützt denkbar.

Die Wirksamkeit des Projektes „Herzinfarkt-Nachsorge" liegt sowohl in der Rationalisierung als auch in der qualitativen Verbesserung der medizinischen Betreuung. Die Erfassung aller Herzinfarktpatienten und ihre einheitliche optimale Betreuung, durch die EDV-Anwendung unterstützt, wird zur Gewinnung neuer Erkenntnisse für die sekundäre Prävention des Herzinfarktes beitragen.

Literatur

[1] Scheidler, K., P. Gudermuth, und F. Manglus, Rationalisierungsprojekt FRIEDA. (Eine medizinische Datenbank als Beispiel für den komplexen Einsatz eines Großrechners unter Hinzuziehung eines Kleinrechners in einem Versorgungskrankenhaus). Dtsch. Ges.-wesen, **29** (1974) 38/39.

[2] Scheidler, K., P. Gudermuth, und F. Manglus, Grundzüge eines Organisationsprojektes zur Einführung der EDV in einem Versorgungskrankenhaus. In: Leitung und Organisation im Gesundheitswesen, Ausgewählte Beiträge, Hrsg. Keck, A., Redetzky, H., Thiele, H., Winter, K., Berlin (1975) 160–168.

[3] Gudermuth, P., und F. Manglus, Zu Problemen eines automatisierten Informationsverarbeitungssystems im täglichen Routinebetrieb eines Versorgungskrankenhauses (FRIEDA). Wiss. Zeitschrift der Humboldt-Universität, Math.-Nat. R. **XXV**, 2 (1976) 294–297.

[4] Dobbert, H. und P. Gudermuth, Einsatz der EDV zur Nachsorge von Herzinfarktpatienten. In: Zeitschrift für die gesamte Innere Medizin, **32**, 18 (1977) (TGIDAU 10, 275–277).

Automatisierte Textausgabe als wesentliches inhaltliches Informationsproblem einer medizinischen Datenbank am Beispiel der „Friedrichshainer Datenbank" (FRIEDA)[1]

F. MANGLUS

Krankenhaus im Friedrichshain, ORZ, Berlin

Einleitung

Der Arzt muß für jeden Patienten Verlaufs-, Operations- und epikritische Berichte diktieren und schreiben lassen. Organisiert man die Erfassung medizinischer Daten so, daß der Großrechner diese Berichte in gewünschter Stückzahl ausgeben kann, so ergeben sich folgende Vorteile:

1. Jeder Arzt kann mit von hochspezialisierten Ärzten entwickelten standardisierten Belegen arbeiten, d. h. codiert durch Ankreuzen befunden und damit Dokumentationsarbeit einsparen.

2. Der Großrechner gibt über automatische Textausgabe die Arztberichte mit direkt vergleichbaren Aussagen und damit in gleicher Qualität aus. Der Arzt spart diese Arbeit ganz und hat nur noch für die Richtigkeit zu unterschreiben.

3. Zusätzlich kann man den bereits kompensierten Aufwand an Datenerfassung für wissenschaftliche Auswertungen nutzen und damit über größere Zeiträume die Arbeit des medizinischen Personals an den Patienten qualifizieren.

Damit liegt das zentrale Problem einer medizinischen Datenverarbeitung darin, ein so flexibles und komplexes EDV-System zu schaffen, das im Prinzip die Verarbeitung und textliche Aufbereitung eines jeden beliebigen Krankheitsbildes ermöglicht, ohne daß für den jeweiligen Einzelfall programmiert werden muß.

Dieses EDV-System muß so praktisch handhabbar sein, daß seine Anwendung nur durch den Aufwand des Belegdruckes bei selten auftretenden Krankheitsbildern sowie durch die Menge der zu erfassenden Daten pro Patient beschränkt ist. Dieses Problem ist hier durch eine Elementarisierung der Texte und Abarbeitung eines Algorithmus gelöst worden. Der Algorithmus verbindet mit Hilfe von Steuerelementen Textelemente miteinander, fügt die benötigte Interpunktion hinzu und teilt den Raum durch Überschriften und Absätze so auf, wie es eine gute Arztsekretärin nach Vorgabe von Stichpunkten tun kann.

Da sich das hier beschriebene Programmsystem bausteinartig in das Gesamtprojekt FRIEDA einfügt, wird auf Anschlußstellen innerhalb des Gesamtprojekts nur verwiesen.

Dieses Programmsystem ist seit 1977 in der Routine.

---

[1] Herrn OMR Prof. Dr. sc. med. K. SCHEIDLER zum 65. Geburtstag gewidmet.

Bedingungen und Leistungsumfang

Es gibt ein ganzes Dateien- und Programmsystem (Datenbank), in das sich das vorliegende Programmpaket einpaßt. Alle Belege des Systems FRIEDA werden über ein einheitliches Einleseprogramm eingelesen und geprüft. Nur diesen Bedingungen genügende Belege werden auf einen Eingabepuffer geschrieben. Die Zuordnung eines jeden Belegs zu sonstigen Informationen über diese Patienten geschieht mit Hilfe der 6-stelligen Aufnahmenummer (mit Prüfziffer) im Direktzugriff aus der Patientenstammdatei. Die Identifizierung der Belegart wird über das Formularkennzeichen realisiert. Belege einer Art, die zum selben Patienten mehrfach auftreten können, werden am Ausfülldatum unterschieden. Die Archivierung der Originalbelege erfolgt zwecks späterer wissenschaftlicher Auswertung.

Vor dem Test oder der Abarbeitung von KF25 (Name des Programmsystems zur automatisierten Textausgabe) muß eine Tabellendatei vom Magnetband in den Hauptspeicher geladen werden, die Textelemente für die zu bearbeitenden Belege vorgibt. Die Qualität dieser Tabelle bezüglich Vollständigkeit und Richtigkeit ist direkt ausschlaggebend für die Güte des Berichts, den KF25 ausgibt. Bei fehlerhafter Tabelle schreibt das Programm alle nicht gefundenen textlichen Entsprechungen anhand ihres nicht belegten Suchbegriffs aus und reproduziert alle inhaltlichen und formalen Fehler der Tabelle, die bei dieser Abarbeitung angesprochen wurden (z. B. orthographische, grammatikalische, syntaktische und inhaltliche Fehler, vergessene Absätze oder Einrückungen, Leerzeichen oder Überschriften usw.). Garantiert wird jedoch, daß das Programm nicht abstürzt und in vorgegebener Folge den angebotenen Beleginhalt interpretiert mit Hilfe der beigegebenen Tabelle. Zusätzlich werden automatisch Kommata bei Aufzählungen gesetzt, Wörter nicht über das Zeilenende geschrieben und Punkte nach in sich abgeschlossenem Inhalt gesetzt.

Die Tabelle hat Lochkartenaufbau mit 10 Byte Suchbegriff und maximal 70 Byte Textelement pro Antwortcode und Position auf dem Beleg. Längere Textelemente werden auf Folgekarten fortgeschrieben. Es lassen sich mehrere einzelne Textelemente zu einer globaleren Formulierung zusammenfassen (Textkompression) — z. B. kann man für die Antwort bc, die einzeln bedeuten b = PARAVESICALER ABSZESS LINKS und c = PARAVESICALER ABSZESS RECHTS die Antwort definieren: bc = BEIDSEITIGER PARAVESICALER ABSZESS.

Das Nichtvorhandensein einer Codierung ist mit einem sogenannten Gegentext definierbar (z. B. Antwortbuchstabe „f“ steht an einer bestimmten Position „... WURDE DURCHGEFUEHRT“ — Antwortbuchstabe „f“ fehlt: „... WURDE NICHT DURCHGEFUEHRT“ oder „ES WAR NICHT MOEGLICH ... DURCHZUFUEHREN“).
Es können vorangestellte und/oder nachgestellte Textkonstanten für variable Antworten definiert werden.

Beispiel:

Vorangestellte Konstante	Variabler Antwortbuchstabe		Nachgestellte Konstante
	a	b	
ES FINDEN SICH	DERBE	ZARTE	VERWACHSUNGEN

Die vorangestellten und nachgestellten Textkonstanten können für unterschiedliche Längen im Antwortfeld nuanciert oder grammatisch angepaßt werden, d. h. daß die soeben getroffenen Definitionen sich nur darauf beziehen sollten, daß die variablen Antworten allein auftreten (also entweder a oder b, d. h. Länge des Antwortfeldes = 1). Will man für das gemeinsame Vorhandensein von a und b andere Definitionen, so kann man diese zusätzlich zu den bereits vorhandenen treffen.

Beispiel:

Vorangestellte Konstante für Länge = 2
ES GIBT VERWACHSUNGEN VERSCHIEDENER ART:

Variable Antwortbuchstaben
a b, d. h. a in Kombination mit b
SIE SIND ALS ZART BIS DERB ZU BEZEICHNEN

Nachgestellte Konstante für Länge = 2
EINE EINDEUTIGE BESCHREIBUNG IST NICHT MOEGLICH

Würde man diese Definition nicht zusätzlich angeben, dann käme automatisch:

ES FINDEN SICH DERBE UND ZARTE VERWACHSUNGEN

Das Programm sucht also immer Textelemente, die mit der tatsächlichen Länge, in der ein Antwortcode kommt, für jeden einzelnen Buchstaben übereinstimmen.

Ist solche Definition nicht vorhanden, dann wird die Länge um 1 reduziert und erneut gesucht. Findet das Programm auch bei der Länge = 1 keine Definition, dann wird der Suchbegriff als Fehlermeldung in dem fortlaufenden Text einbebaut.

In gleicher Art kann man auch Probleme der Singular- und Pluralbildung für Textkonstanten bei Aufzählungen lösen. Werden Antworten in dem Beleg gefunden, die numerisch sind oder eine Länge > 6 haben, so werden sie als „Kommentare" gedeutet und unverändert in den Text eingeführt. Auch Kommentare können voran- und nachgestellte Konstanten haben. Zum Beispiel könnte man die Antwort „120" für eine bestimmte Position auf dem Beleg so interpretieren:

BLUTDRUCK: 120 mm Hg

Für die eigentliche Handhabung des Programms, d. h. für den Aufbau von neuen Tabellen sei hier auf die Organisationsanweisungen zum Programm KF25 verwiesen, die es kurz eingewiesenen Ärzten ermöglichen, mit Hilfe von Tabellenangaben „ihren" Bericht mit Unterstützung des ORZ selbst zu testen. Das automatische Schreiben eines Arztberichtes von einem zweiseitigen Beleg erfordert etwa die Definition von 150 Textelementen, die dann auf Lochkarten abgelocht, mit einem „CARD TO TAPE UTILITY" geladen, mit dem SORT-Programm sortiert und für Korrekturzwecke mit TAPE TOPRINT UTILITY ausgedruckt werden.

Es fehlen jedoch noch einige grundsätzliche Bemerkungen: Es ist darauf zu verweisen, daß zwar die Behandlung einer logischen Belegeinheit (Segment) beim ersten Fehler durch Ausschrift des Suchbegriffs abgebrochen wird, daß aber beim nächsten Segment sofort weitergearbeitet wird, d. h., daß beim Test eines neuen Belegs bei dem 1. Programmlauf Fehleradressen für alle fehlerhaften Segmente im Beleg kommen. Das wird dadurch erreicht, daß das Programmpaket KF25 unabhängig vom Beleginhalt erarbeitet und für die Hinzunahme eines neuen Belegs kein Programmteil geändert und neu übersetzt werden muß. Damit entfällt der übliche Testweg von dem ersten bis zum letzten Dump, der also für das Herausfinden von beispielsweise 10 Fehlern eine zehnmalige Abgabe des Programms (bei täglichem Test = 2 Wochen) erfordert. Da KF25 nicht neu übersetzt wird, kann es nicht „abstürzen" und bringt außerdem in codierter Form die Adressen aller fehlerhaften Segmente mit der Art des Fehlers. So kann es bei der Anlaufphase der Bearbeitung eines neuen Belegs so sein, daß ein bestimmter Prozentsatz der Berichte zu mehreren Belegen einer Art (z. B. OP-Bericht Appendicitis) fehlerfrei sind und sofort verteilt werden kann und die Komplementmenge durch Änderung der Tabelle (entsprechend der Fehlerhinweise in diesem Programmablauf) am nächsten Tag ausgegeben werden kann. Obwohl damit durchaus nicht alle Fehler, die etwa in der Tabelle sein können, behoben sind, ist es möglich, innerhalb von zwei Tagen 100% richtige Berichte zu den ausgefüllten Belegen auszugeben. Treten während der Anlaufphase weitere Fehler auf, etwa durch das Codieren seltener Befunde durch den Arzt, die bisher nicht auftreten, so werden dennoch innerhalb von zwei Tagen 100% richtige Berichte nach erneuter Änderung der Tabelle ausgegeben. Entgegen der sonst üblichen Methode, einen Beleg als Problemlösung für ein zu schreibendes Programm in der Leistungsstufe E3 vorzulegen, ein Programm zu schreiben, was theoretisch völlig einwandfrei ist, (E 4), und nur noch in der Praxis bestätigt werden muß (Zusammenspiel von Beleg und Programm E5), um es nach der Erprobung und Beseitigung von Restfehlern in die Routine zu übergeben (E6), haben wir hier folgende Vorgehensweise:

1. Der Beleg wird entworfen — E3.
2. Es wird mit KF25 in der Praxis erprobt — E5.
3. Bei erwiesener Fehlerfreiheit Übergabe E6.

Dabei ergibt sich folgender offensichtlicher Vorteil:

Der Arzt, der einen Beleg entworfen hat, kann mit diesem Beleg sofort praktisch arbeiten, kann ihn qualifizieren bzw. ergänzen und/oder die Textelemente korrigieren. Es entfällt die Zeit, in der das ORZ die Leistungsstufe E4 erbringen mußte, d. h. ein neues fehlerfreies Programm schreiben mußte und der Arzt warten mußte, bis er eine Rückmeldung erhielt. Das konnte unter Umständen ein halbes Jahr dauern, eine Zeit, in der der Arzt, der den Beleg entworfen hatte, vielleicht schon an einer anderen Thematik arbeitete oder die Einrichtung verlassen hatte.

Das Krankenhausinformationssystem der Charité

H. Weihrauch

Humboldt-Universität zu Berlin, Bereich Medizin (Charité), AG Informationsverarbeitung

Neubau und Rekonstruktion der Charité legen sichtbares Zeugnis davon ab, wie die Beschlüsse des IX. Parteitages der SED zur weiteren Entwicklung des sozialistischen Gesundheitswesens in der DDR umgesetzt werden. Beim Neubau und der Rekonstruktion der Charité sind bewährte Traditionen mit neuen Möglichkeiten der sozialistischen Gesellschaft und des wissenschaftlich-technischen Fortschritts zu verbinden.

Dieser Forderung soll auch durch die schrittweise Entwicklung eines modernen Krankenhausinformationssystems der Charité entsprochen werden, dessen Konzeption in ihren Grundzügen vorgestellt werden soll. Ihr liegen das Ergebnis von Expertenberatungen unter Leitung des Ministeriums für Hoch- und Fachschulwesen und Analysen zugrunde, die sich auf die Erfahrungen und Pionierleistungen der Medizinischen Akademie Dresden, des Krankenhauses Berlin-Friedrichshain und anderer Gesundheits- und medizinischer Hochschuleinrichtungen der DDR und des Auslandes stützen. Die Konzeption gilt es nun unter den konkreten Bedingungen der Charité in die Praxis umzusetzen. Dabei sind hohe Maßstäbe an die Leistungen des Informationssystems zur Unterstützung der Hauptprozesse des Universitätsklinikums und an die effektivste Verwendung der materiellen und personellen Fonds anzulegen. Die Voraussetzungen für die Realisierung der Konzeption werden so eingeschätzt:

Die Bereitschaft der Mitarbeiter der Kliniken, Institute, Abteilungen und der Verwaltung, die Ausarbeitung und Einführung der automatisierten Informationsverarbeitung in ihrem Bereich aktiv zu unterstützen, ist differenziert. Die Argumente, daß Neubau und Rekonstruktion genug neue Probleme mit sich bringen und daß es bisher ohne automatisierte Informationsverarbeitung doch ganz gut ging, haben ihre Wirkung.

Andererseits ist ein moderner Neubau eines Chirurgisch Orientierten Zentrums (COZ) — das größte Investvorhaben des Gesundheitswesens der DDR in diesem Fünfjahrplan — in den 80er Jahren ohne ein Minimum an automatisierter Informationsverarbeitung kaum noch denkbar. Ein solches Minimum ist bis zur Inbetriebnahme des COZ 1981 zu verwirklichen.

Einige Thesen sollen den erreichten Erkenntnisstand aus der bisherigen vorbereitenden Arbeit umreißen.

1. Das Krankenhausinformationssystem der Charité muß in erster Linie dem Patienten, dem Arzt und Wissenschaftler, der Schwester, dem Studenten und den anderen Mitarbeitern dienen.

— Die automatisierte Informationsverarbeitung mit ihrer EDVA, ihren Systemunterlagen und Anwenderprogrammen und ihren sonstigen technischen und organisatorischen Mitteln sind Werkzeug für die medizinische Betreuung, Forschung sowie Erziehung und Ausbildung.

— Das Krankenhausinformationssystem der Charité muß einen differenzierten Einblick in die wahren Geschehnisse im klinischen Betrieb und der Krankenhausbetriebswirtschaft gestatten. Das ist für die Charité ein Fernziel, das aber bei der Lösung der Tagesfragen nicht aus den Augen verloren werden darf.

— Das Krankenhausinformationssystem der Charité soll 3 Teilgebiete umfassen:

a) die patientenbezogene Informationsverarbeitung (PIV)

b) die automatisierte Informationsverarbeitung für die Leitung und Planung und Krankenhausverwaltung (LPK)

c) die automatisierte Meßwertverarbeitung (AMV).

2. Die patientenbezogene Informationsverarbeitung ist das Kernstück des Krankenhausinformationssystems der Charité.

Ihr entspringt der breiteste Nutzen.

— So soll sie direkt der Intensivierung der medizinisch-klinischen Betreuungsprozesse dienen.

— Nur sie kann medizinische Massendaten liefern, die, vielfach mathematisch-statistisch ausgewertet, einen großen Beitrag zu hohen Forschungsleistungen und gesundheitspolitischen Entscheidungen liefern können.

— Sie liefert viele Primärdaten besonders für krankenhausbetriebswirtschaftliche Prozesse, für die Medizinstatistik, aber auch für die Leitung und Planung.

3. Die PIV ist der komplizierteste Teil des Krankenhausinformationssystems der Charité.

— Für die patientenbezogene Informationsverarbeitung besteht der Zwang, die objektiven Erfordernisse der einzelnen Disziplinen, aber auch ihre differenzierten und eingefahrenen Verfahrensweisen in einem einheitlichen System zu vereinigen.

— Bei der patientenbezogenen Informationsverarbeitung besteht vorrangig die Aufgabe, die Widersprüche zwischen individuellen Nutzerwünschen und einheitlichen Strukturen und Abläufen in der EDV zu lösen. Die einen sind wechselnd und entwickeln sich dynamisch, die anderen weitgehend standardisiert und damit relativ stabil.

— Beim Nutzer der PIV erfordert das oft Trennung von bisherigen Gewohnheiten, historisch entstandenen und ungeschriebenen Regelungen, die sich nicht mit den prinzipiellen Lösungen der automatisierten Informationsverarbeitung vereinbaren lassen.

— Es gilt, den Nutzer in der Charité

- an der Ausarbeitung und Einführung besserer Lösungen zu interessieren.
- zu motivieren und stimulieren, sich aktiv dafür einzusetzen und daran zu beteiligen,
- zu aktivieren, in seinem Verantwortungsbereich durch persönliches Engagement die erforderlichen Veränderungen durchzusetzen.

Es wird daher für wirkungsvoll angesehen, die PIV in ihren Teilen am Modell der Kinderklinik der Charité zu erproben. Die Kinderklinik bietet gute Voraussetzungen dafür. Es besteht dort die Möglichkeit, die Teilprojekte sowohl für stationäre wie auch ambulante Behandlungen zu erproben.

4. Die PIV wird schrittweise entwickelt und eingeführt.

Zunächst wollen wir die patientenbezogene Informationsverarbeitung in 4 Teilprojekten ausarbeiten und in die praktische Nutzung der Kinderklinik überleiten. Jedes Teilprojekt ist etwa mit einer zeitlichen Etappe identisch.

— **Das erste Teilprojekt umfaßt die Patientenaufnahme- und -entlassungsdaten.** Es hat eine Schlüsselfunktion für das gesamte Krankenhausinformationssystem der Charité. Es liefert die Basisdaten für die Patientenidentifikation, die Kurzepikrise und eine Reihe weiterer Ausgangsdaten für die Behandlung und die Krankenhausverwaltung. Damit ist z. B. die automatisierte Herstellung der Patientenstammdaten für das erste Blatt der Krankenakte und der Haftetiketten gegeben. In aggregierter Form liefern die Daten die Grundlage für einige Statistiken, die Bettenbelegungsplanung, die Übersicht über die Patientenbewegungen u. a. Die Datenerfassung erfolgt für dieses erste Teilprojekt vorwiegend in der Patientenaufnahme bzw. bei der ersten Konsultation durch die Aufnahmeschwester. Sie belastet noch nicht den Arzt, liefert ihm aber bereits erste Ergebnisse.

— **Das zweite Teilprojekt beinhaltet den Behandlungsbeginn.** Hier werden weiter Informationen, jetzt aber aus dem Bereich des behandelnden Arztes erfaßt und für leicht automatisierbare Verarbeitungszwecke bereitgestellt. So sollen Untersuchungsberichte, statistische Berichtsdaten, meldepflichtige Erkrankungen, Leistungsanforderungen u. a. automatisiert bearbeitet werden.

— **Das Anwendungsgebiet des dritten Teilprojektes ist die Anforderung und Auswertung diagnostischer und therapeutischer Leistungen.** Damit soll vor allem die Sicherheit in der Kommunikation mit den Leistungsstellen erhöht, der dafür erforderliche zeitliche und Schreibaufwand gesenkt und der Patient vor unnötigen Doppeluntersuchungen bewahrt werden. Es soll aber auch die Befundung z. B. in der Röntgendiagnostik im Rahmen dieses Teilprojektes rationalisiert werden. Die Laborautomatisierung mit Hilfe von Kleinrechnern und die rechnergestützte Funktionsdiagnostik auf verschiedenen Gebieten (z. B. HNO, Augen, EKG) gestatten dabei den Austausch maschinenlesbarer Datenträger oder sogar on-line Verbindungen.

— **Im vierten Teilprojekt soll der Verlauf und der Abschluß der Behandlung bearbeitet werden.** Hiermit stehen während der Behandlung und für deren Abschluß die medizinisch relevanten Daten über den Krankheitsverlauf zur Verfügung. Dieses Teilprojekt stellt die umfassendsten Massendaten für die Forschung und Lehre bereit.

Innerhalb der Teilprojekte sollen Verarbeitungsbausteine dafür sorgen, daß auch hier eine Einführung in kleinen Schritten erfolgen kann, damit der Nutzer Gelegenheit hat, sich an die Arbeit mit dem jeweiligen Auswertungsbaustein zu gewöhnen. Die Einführung der Teilprojekte in kleineren Schritten soll auch in kürzeren Zeitabständen sichtbare Ergebnisse bringen, um dahinter den Freiraum zu gewinnen, der für die Lösung der perspektivischen Probleme benötigt wird.

5. Besonders die patientenbezogene Informationsverarbeitung soll dem Niveau der 80er Jahre in der Anwendung der automatisierten Informationsverarbeitung in der Medizin entsprechen.

Aus den sichtbaren Tendenzen wurden für das Krankenhausinformationssystem der Charité einige Bedingungen dafür abgeleitet:

— Die Ein- und Ausgabe von Daten und Ergebnissen für die patientenbezogene Informationsverarbeitung soll im **interaktiven Betrieb** über Bildschirmgeräte erfolgen, zum Teil mit gekoppelter Ausdruckmöglichkeit durch Drucker oder Schreibmaschine.

— Den wachsenden Anforderungen des Betriebes soll das Gerätesystem in der weiteren Perspektive angepaßt werden durch

- die Kopplung des Rechners für den direkt prozeßgekoppelten interaktiven Betrieb mit einem größeren Hintergrundrechner im Territorium, der über ein leistungsfähigeres und komfortableres Datenbanksystem verfügt,
- die zunehmende Vervollkommnung der Bildschirmgeräte mit Mikrorechnern und Bandkassetten- oder floppy-disk-Speichern zu „Intelligenten Terminals".

Damit soll eine Dreiebenenhierarchie verschiedener Antwortzeiten für verschiedene Kategorien von Aufgaben realisiert werden, die von Sekunden über den Minutenbereich bis zu Stunden reicht. Die rechentechnische Basis ist das ESER.

6. Die Informationsverarbeitung für die Leitung, Planung und Krankenhausbetriebswirtschaft wird vorwiegend für die Stapelverarbeitung vorbereitet und ebenfalls schrittweise eingeführt.

Der erste Schwerpunktkomplex sind die Aufgaben, die auf den erfaßten Patientenstammdaten der patientenbezogenen Informationsverarbeitung basieren. Der zweite Schwerpunkt ist der Komplex der finanz- mnd materialwirtschaftlichen Prozesse einschließlich der Speisen- und Medikamentenversorgung. Der dritte Schwerpunkt ist die Arbeit auf dem Gebiet der Arbeitskräfte. Auch hierfür liegen detaillierte Ausarbeitungen vor.

7. Die Arbeiten auf dem Gebiet der Meßwertverarbeitung sind so zu beeinflussen, daß die Ergebnisse im Krankenhausinformationssystem der Charité automatisiert verarbeitet werden können.

Das betrifft insbesondere die Gebiete der

— Laborautomatisierung
— Funktionsdiagnostik (EKG, EEG, objektive Funktionsdiagnostik in HNO- und Augenheilkunde)
— Nuklearmedizin
— Strahlentherapie
— Intensivtherapie.

8. Es ist ein hohes Verhältnis von Nutzen zu Aufwand zu realisieren.

Die relativ hohen Aufwendungen an Mitteln und Personal für die automatisierte Informationsverarbeitung sind nur gerechtfertigt, wenn daraus perspektivisch, aber auch kurzfristig ein sichtbarer Nutzen entspringt. Das muß vor allem die Erhöhung der Qualität der medizinischen Betreuungs-, Forschungs-, Ausbildungs-, der krankenhausbetriebswirtschaftlichen Prozesse sowie die Senkung des Zeitaufwandes dafür sein. Wir denken, daß das nur erreicht werden kann, wenn der Nutzer das System vollkommen beherrscht und nicht von ihm beherrscht wird. Dazu muß es überschaubar und handhabbar sein. Sonst bleiben alle theoretisch errechneten Effekte Hypothesen. So soll zunächst kein kompliziertes, komfortables Datenbanksystem angewendet werden, sondern nur eine einfach strukturierte Primärdatenbasis auf der Grundlage der Personenkennzahl (PKZ).

Die Auswertung erfolgt prinzipiell über einen ständig zu erweiternden Bestand an modularen Dialog- und Stapelauswertprogrammen, um den Nutzungsgrad der erfaßten Daten ständig zu erweitern. Nicht die Möglichkeiten der EDV sollen die Priorität bei Entscheidungen haben, sondern die Erfordernisse und Notwendigkeiten der medizinischen, Verwaltungs- und Leitungsprozesse. Es soll auf EDV-Lösungen zunächst verzichtet werden, wenn ihnen der Nutzer mißtraut. Das Vertrauen des Nutzers wird für eine wichtige Voraussetzung gehalten, die gestellten Aufgaben für das Chirurgisch Orientierte Zentrum zu lösen. Es muß Schritt für Schritt errungen werden mit sichtbaren, beweisbaren Ergebnissen.

Auch in der Charité muß der Nachweis neu erbracht werden, daß die automatisierte Informationsverarbeitung Nutzen bringt, auf den ein modernes Universitätsklinikum nicht verzichten kann, daß sie neue Perspektiven eröffnet für die weitere Erhöhung der Qualität in der medizinischen Betreuung, Forschung und Lehre. Das erfordert auch, möglichst viele Erfahrungen zu berücksichtigen und gemachte Fehler nicht zu wiederholen.

Es soll in diesem Zusammenhang dem ORZ der Humboldt-Universität, der Medizinischen Akademie Dresden, der Medizinischen Akademie Erfurt, dem Krankenhaus Berlin-Friedrichshain, dem Bezirkskrankenhaus Zwickau und den anderen erfahrenen Anwendern in der DDR, der UdSSR, der ČSSR und der Ungarischen Volksrepublik für die vielen wertvollen Hinweise gedankt werden. Wir hoffen auch weiterhin auf eine solch wertvolle Unterstützung durch Rat und Tat.

9. Als eine entscheidende Aufgabe betrachten wird die Qualifizierung aller an der Ausarbeitung und Einführung der automatisierten Informationsverarbeitung beteiligten Mitarbeiter der Charité.

Die laufenden Aufgaben der Charité bei der medizinischen Versorgung der Bevölkerung, der medizinischen Forschung und der Erziehung und Ausbildung von Ärzten und Schwestern verbietet es von selbst, die Qualifizierung auf den alleinigen Besuch von Lehrgängen zu konzentrieren. Das ist zwar für einige EDV-Kader unumgänglich. Aber für die Anwender der automatisierten Informationsverarbeitung sehen wir die wirksamste Lösung in der Qualifizierung im Arbeitsprozeß. Sie soll nur ein Minimum an theoretischen Kenntnissen umfassen und sich auf das Training am funktionsfähigen Modell konzentrieren. Wir müssen aber noch nach weiteren, wirksamen Wegen suchen, um alle Nutzergruppen differenziert qualifizieren zu können, so daß das Risiko von Fehlleistungen bei der Einführung der einzelnen Teile der Projekte in vertretbaren Grenzen bleibt. So soll auch versucht werden, ein optimales Zusammenwirken von medizinischen und EDV-Mitarbeitern während der Einführungsphase zu erreichen.

10. Das Krankenhaussystem der Charité im vorgesehenen Umfang und in der verfügbaren Zeit zu realisieren, ist eine schwierige Aufgabe, die nur unter Ausnutzung aller Möglichkeiten der Kooperation und Unterstützung durch die erfahrenen Anwender medizinischer Informationsverarbeitung in der DDR gelöst werden kann.

So sollte das Vorhaben der Charité, im Zusammenhang mit Neubau und Rekonstruktion auch eine moderne Krankenhausinformation in einigen Grundzügen zu schaffen, als sozialistische Gemeinschaftsarbeit im Rahmen des Forschungsverbandes Medizinische Diagnostik und Gesundheitsschutz, Themenkomplex EDV, betrachtet werden. Es ist zu hoffen, daß die verheißungsvollen Anfänge dieser Zusammenarbeit in der konzeptionellen Phase sich auch in der Realisierungsphase fortsetzen werden.

Struktur und Funktion einer Datenbank als Basis der patientenbezogenen Informationsverarbeitung im Großkrankenhaus

D. Händel und R. Straube

Humboldt-Universität, Bereich Medizin, AG Informationsverarbeitung, Berlin und Medizinische Akademie „Carl Gustav Carus“, ORZ, Dresden

Für den Aufbau eines Datenbestandes, ob mit oder ohne das Hilfsmittel EDV, hat die Art der Auswertung und Nutzung das Primat und bestimmt Inhalt, Struktur und Funktion einer Datenbasis. Bei den folgenden Darlegungen werden nur diejenigen Informationsprozesse betrachtet, die unmittelbar mit der medizinischen Patientenbetreuung im stationären und ambulanten Bereich des Großkrankenhauses verbunden sind. Eingeschlossen werden nicht davon zu trennende administrative Informationen, die für die Organisation und Leitung der Patientenbetreuung erforderlich sind. Nicht behandelt werden Prozesse der Krankenhausbetriebswirtschaft.

Eine Krankenhausdatenbank hat u. E. vorrangig die Aufgabe, den in der Patientenbetreuung tätigen Fachkräften aktuell benötigte Informationen aufgrund entsprechender Abfragen im Stapel- oder Dialogbetrieb zur Verfügung zu stellen.

Die Nutzung einer Krankenhausdatenbank erfolgt unter zwei Aspekten, nach dem primären Bezugsmerkmal (patienten- oder sachbezogen) und dem Modus einer Abfrage (standardisiert oder variabel). Die patientenbezogene Abfrage umfaßt die Gesamt- oder häufiger eine Teilmenge der zu einem Patienten gehörenden Daten. Diese Nutzungsart ist typisch für unmittelbare Prozesse der Patientenbetreuung.

Sachbezogene Abfragen beziehen sich auf die gleiche Patientendatenbasis. Die Daten zur Person des Patienten sind dabei Attribute oder werden gar nicht benötigt. Häufige primäre Bezugsmerkmale sind dabei:

— behandelnde Struktureinheit,
— Zeitintervall,
— diagnostische und therapeutische Leistungen,
— Diagnosen, Befundgruppen, Detailbefunde.

Sachbezogene Abfragen sind charakterisiert für Prozesse der Betreuungsorganisation, Grundprozesse der Leitung, Leistungsstatistiken, wissenschaftliche Auswertungen.

Der zweite Aspekt, der Abfragemodus, kann standardisiert oder — in gewissen Grenzen — variabel sein.

Standardisiert, d. h. Auswahl von verschiedenen, aber festgelegten Datengruppierungen.

Variabel, d. h. als wählbare Verknüpfungen von Daten, die nach einer logischen Kette von Merkmalen wiederum patienten- oder sachbezogen erfolgen kann, wobei jeder Zuwachs an Variabilität einen steigenden Aufwand bei der Speicherung und Abfrage verlangt.

Der Prozeß der medizinischen Betreuung fordert vorrangig eine patientenbezogene

Abfrage. Dieser Priorität entspricht das folgende Konzept der logischen Datenbankstruktur, wobei die größte logische Einheit die Gesamtmenge aller Daten eines Patienten umfaßt. Die hierarchisch verzweigte Struktur hat drei Grundebenen:

(1) Personendaten
Ordnungsmerkmal: Patientenidentifikation
Attribute: Daten zur Person, nicht an bestimmte Behandlungsperioden gebunden.

(2) Daten zur Organisation der Patientenbetreuung
Ordnungsmerkmal: Zeit
Attribute: Kliniken, Fachabteilungen, Stationen, u. a.

(3) Medizinische Daten
Ordnungsmerkmal: Datengruppen zur Diagnostik, Diagnose und Behandlung
Attribute: Ergebnisse, Zeitpunkt, Bewertung, Schlußfolgerung.

Diese logische Grobstruktur kann als allgemeingültige Rahmenstruktur der patientenbezogenen Datenbestände einer medizinsichen Datenbank aufgefaßt werden. Die aus verschiedenen medizinischen Betreuungsprozessen, insbesondere aus der stationären, ambulanten und Dispensairebetreuung resultierenden patientenbezogenen Daten lassen sich auf einheitliche Weise in dieses dreistufige Schema einordnen.

Für spezielle Einsatzgebiete der Datenbank ist eine Präzisierung und eventuelle Erweiterung auf mehr als 3 Ebenen erforderlich. Das soll am Beispiel der in stationärer Behandlung befindlichen Patienten näher erläutert werden.

Bei den Personendaten (1) ist eine Trennung in zwei Unterebenen sinnvoll:

(1a) Hochverdichtete unveränderliche Personenstammdaten.
Hierzu gehören vor allem Personenkenndaten (insbesondere die PKZ) und wichtige unveränderliche medizinische „Gefährdungsmerkmale“.

(1b) Aufnahmedaten.
Diese zusätzlichen Personendaten sind für die Dauer eines Krankenhausaufenthaltes in der Regel konstant, können sich aber in größeren Zeitabständen verändern. Sie sind bei jeder wiederholten Krankenhausaufnahme eines Patienten entweder im Stapelbetrieb erneut zu erfassen oder im Dialogbetrieb zu aktualisieren.

Die Daten zur Organisation der Patientenbetreuung (2) gliedern sich entsprechend dem allgemeinen Ablauf einer Krankenhausbehandlung in die

(2a) den Fachabteilungsaufenthalten und
(2b) den Stationsaufenthalten eines Patienten

zugeordneten Organisationsdaten.

Weiter ist im vorliegenden Fall bei den medizinischen Daten (3) folgende Unterscheidung zu treffen:

(3a) Medizinische Basisdaten,
die einheitlich für den gesamten stationären Bereich gelten und pro Fachabteilungsaufenthalt erfaßt werden;

(3b) Medizinisch-fachspezifische Anschlußdaten,
die ebenfalls einem Fachabteilungsaufenthalt zugeordnet sind;

(3c) Daten der speziellen Befund- und Leistungsdokumentation, die zum größten Teil in diagnostischen Spezialabteilungen des Krankenhauses erhoben werden und i. a. den Stationsaufenthalten zuzuordnen sind.

In vollem Umfang kann diese verhältnismäßig große Datenmenge nur während der stationären Behandlung und für eine begrenzte Zeit nach der Entlassung des betreffenden Patienten im Direktzugriff bereitgehalten werden. Aus speichertechnischen Gründen ist neben dem sogenannten *Zentralen Datenbestand*, der ständig im Direktzugriff verfügbar ist und das Kernstück der Datenbank bildet, ein *Archivdatenbestand* aufzubauen. Dieser enthält die zur Langzeitspeicherung auf Magnetband ausgelagerten archivierungswürdigen Daten. Die Wechselbeziehungen zwischen diesen beiden Datenbeständen wird durch Prozesse „Archivierung" und „Rückführung", die u. a. zu den Grundfunktionen des Datenbanksystems gehören, veranschaulicht.

Die Krankenhausdatenbank ist durch eine hohe Fortschreibungsdynamik des Zentralen Datenbestandes gekennzeichnet, da täglich eine Vielzahl neuer Daten eingespeichert werden muß. Ebenso charakteristisch sind umfangreiche Ausgabeprozesse, die periodisch im Stapelbetrieb (ohne gesonderte Abfrage) notwendig sind. Als Basis einer einheitlichen Ein- und Ausgabetechnologie dient ein weiterer Bestandteil der Datenbank: *Operativer Datenbestand.* Der Datenaustausch zwischen dem Operativen und Zentralen Datenbestand wird mit Hilfe der Datenbankfunktionen „Aktualisierung" und „Bereitstellung" realisiert. Während Eingaben, Bereitstellung und Ausgaben mehrfach über den ganzen Tag verteilt stattfinden, erfolgt die Aktualisierung des Zentralen Datenbestandes nur einmal täglich in einem festgelegten Zeitraum in Verbindung mit den notwendigen Datensicherungs- und Reorganisationsaufgaben.

Eine Reihe zusätzlicher *Autonomer Datenbestände* ergänzen dieses Funktionsschema. Im einfachsten Fall handel es sich hierbei um separate Dateien, in denen gleichartige Untersuchungsergebenisse einer diagnostischen Spezialabteilung (z. B. Laborbefunde, Röntgenbefunde usw.) zusammengefaßt sind. Autonome Datenbestände mit höherer Komplexität stellen Teildatenbanken dar (z. B. krankheitsgruppenorientierte Register auf regionaler oder nationaler Ebene).

Auch diese Datenbestände werden ein- und ausgabeseitig an den Operativen Datenbestand angeschlossen.

Die Gesamtheit aller dargestellten Datenbestände (autonomer, operativer, zentraler und Archivdatenbestand) bildet die *Datenbasis* des Systems, die in jedem konkreten Einsatzfall durch eine entsprechende *Datenbeschreibung* spezifiziert ist. Die Datenbeschreibung ist vollständig von den *Programmen* getrennt, die zur Realisierung der dargestellten Datenbankfunktionen (Eingabe, Aktualisierung, Bereitstellung und Ausgabe sowie Archivierung und Rückführung) benötigt werden. Eine inhaltliche Erweiterung der Datenbank oder die Übertragung der Datenbank auf ein anderes Krankenhaus erfordert vor allem eine entsprechende Ergänzung und Änderung der Datenbeschreibung. Dagegen sollen die Programme bis auf kleinere Anpassungen, die im Rahmen der vorgesehenen Programmvariabilität möglich sind, in den verschiedenen Krankenhäusern nahezu unverändert anwendbar sein.

Zur kurzfristigen Bereitstellung aktuell benötigter Informationen aufgrund entsprechender patientenbezogener oder sachbezogener Abfragen der Nutzer werden außer diesen im Funktionsschema dargestellten Komponenten

1. ein komfortables Programmsystem für Recherchen und Auswertungen im Stapelbetrieb, das mit der beschriebenen Datenbasis kompatibel ist und
2. ein paßfähiges Kommunikationssystem für den Dialogbetrieb benötigt.

Klinisch-psychiatrisches rechnergestütztes Informationssystem DERPI

G. E. Kühne, J. U. Grünes und H. Stöck

Medizinische Akademie Magdeburg, Nervenklinik, Magdeburg

Die Objektivierung psychopharmakologischer Wirkungen wird durch die traditionelle klinisch-intuitive psychiatrische Befunderhebung nicht ausreichend gewährleistet. Unterschiedliche klinische Erfahrung, subjektive Beurteilungsfehler infolge differierender Ausbildung, unvollständige Befunderhebung durch unsystematisches Vorgehen bei der Untersuchung sowie theoretische Voreingenommenheit aufgrund Zugehörigkeit zu unterschiedlichen nosologischen Richtungen wirken sich als störende Faktoren bei der Erfassung und terminologischen Abgrenzung psychopathologischer Merkmale aus.

Im Interesse der Verbesserung der psychiatrischen Befunderhebung und Befunddokumentation besonders in Hinblick auf die Vergleichbarkeit der Befunde verschiedener Untersucher und zum Zwecke der einheitlichen Beurteilung und Beschreibung von Krankheitssymptomatik und Krankheitsverlauf sowie zur Prüfung von Therapieeffekten haben wir das standardisierte psychiatrische Erfassungs- und Auswertesystem DERPI — diese Abkürzung steht für: Dokumentationsgerechte Erfassung Rechnergestützter Psychiatrischer Informationen — entwickelt.

Das System DERPI setzt sich zusammen aus dem klinisch orientierten Strukturierten Psychiatrischen Erfassungs-System (SPES) und dem EDV-seitigen, ESER 40-adaptierten Datenerfassungs-, Datenspeicherungs- und multivariat-statistischen Datenauswertungssystem, auf das hier aus Zeitgründen nicht näher eingegangen werden kann.

Das „Strukturierte Psychiatrische Erfassungs-System (SPES)" besteht aus Belegen für die Dokumentation der Stammdaten (Abb. 1, Abb. 1—5 in Schlaufe), der jeweils angewandten Therapieverfahren (Abb. 2), der Laborbefunde (Abb. 3) und als Hauptbestandteil aus einem merkmalsreichen psychopathologischen Untersuchungsinstrument (Abb. 4 und Abb. 5).

Als nosologisch indeterminiertes, d. h. symptom- und syndromorientiertes, klinisch deskriptives, sich nicht den Zwängen der inzwischen allerorts fragwürdig gewordenen traditionellen psychiatrischen Diagnosen unterordnendes Instrument ist SPES imstande, auf der Basis operationaler Definitionen die in ihm enthaltenen Merkmale im Rating-Verfahren quantitativ zu beschreiben. SPES wurde unter Zugrundelegung von eigenen langjährigen Erfahrungen und Erfahrungen mit anderen (übrigens im deutschen Sprachraum bisher nicht vorhandenen) nosologisch indeterminierten Untersuchungsinstrumenten entwickelt.

Im einzelnen setzt sich SPES aus folgenden Bestandteilen zusammen:

1. einem „Strukturierten Psychiatrischen Interview" mit dazugehörigen Schätzskalen zur quantitativen Erfassung des sog. explorativen Befundes,

2. Schätzskalen für den objektiven Befund,
3. Schätzskalen für graphische Produktionen des Kranken.

Bei der Entwicklung von SPES wurde besonders Wert auf die Standardisierung und Strukturierung der psychiatrischen Untersuchungstechnik gelegt. Zu diesem Zwecke wurde ein umfangreiches Manual erarbeitet, das eine detaillierte Explorationsanweisung sowie operationale Definitionen für alle mit dem System zu erfassenden Einzelmerkmale, und zwar — soweit dies notwendig und möglich ist — in quantitativer Form beinhaltet. Durch die Explorationsanleitung wird auch dem noch wenig erfahrenen Untersucher ein Verfahren in die Hand gegeben, mit dessen Hilfe er in der Lage ist, den gesamten psychopathologischen Befund exakt und vollständig zu erheben und zu dokumentieren. Nach Hinweisen für die Durchführung einer zunächst unstrukturierten Exploration (sog. freie Exploration) werden dem Untersucher in dem strukturierten Teil der explorativen Untersuchung zu den einzelnen psychopathologischen Merkmalen gezielte Fragen angeboten. Bei der Quantifizierungsvorschrift haben wir, um subjektive Beurteilungsfehler möglichst gering zu halten, zwei relativ scharf abgrenzbare Kriterien herangezogen, und zwar einerseits den Parameter der Kontinuität oder Diskontinuität eines Merkmals in einem definierten Zeitraum und zum anderen den Parameter der symptomatologischen Dominanz, d. h. die Beurteilung des Symptoms in bezug auf seine Intensität. Bei sicherem Vorhandensein eines Merkmals werden Kontinuität und Dominanz gesondert eingeschätzt und ergeben nach Kombination die Stufen eines Scores (Tab. 1).

Tabelle 1

N =	normal, Symptom nicht vorhanden
U =	Beurteilung dieses Symptoms nicht möglich
K =	Untersuchung im Hinblick auf Vorhandensein dieses Symptoms nicht erfolgt
1 =	Symptom tritt selten oder gelegentlich in schwacher Intensität auf
2 =	Symptom tritt oft oder kontinuierlich in schwacher Intensität auf
3 =	Symptom tritt selten bzw. gelegentlich in starker Intensität auf
4 =	Symptom tritt oft oder kontinuierlich in starker Intensität auf

Der explorative Teil des Strukturierten Psychopathologischen Erfassungs-Systems rekrutiert sich aus folgenden psychopathologischen Komplexen:

Die Rubrik Störungen des Gefühlslebens beinhaltet 30 Items, die die verschiedenen Qualitäten gestörter Leib-, Erlebnis- und Wertgefühle quantitativ erfassen.

In der Rubrik Störungen der Wahrnehmung und des Ich-Erlebens werden 44 Items, die sich auf qualitative und quantitative Störungen der Sinneswahrnehmungen sowie auf die sog. Ich-Störungen beziehen, alternativ eingeschätzt. Von einer quantitativen Erfassung dieser Störungen sind wir nach empirischer Prüfung der sog. Inter-Rater-Reliabilität im Interesse der Verbesserung der Objektivität des Instrumentes abgekommen, zumal sich aus einer Quantifizierung dieser Merkmale ohnehin keine therapeutischen Konsequenzen ergeben.

In der Rubrik Denkstörungen werden durch 34 Items relevante formale und inhaltliche Denkstörungen zum Teil quantitativ, zum Teil alternativ-qualitativ erfaßt.

Die Rubrik Sonstige Störungen beinhaltet 40 Items, die gestörte vegetative Funktionen und Orientierungsstörungen beschreiben.

Der objektive Befund umfaßt 50 Merkmale, die im sog. Rating-Verfahren den Kranken in einem definierten Beobachtungszeitraum in bezug auf seine Bewußtseinslage, seine äußere Erscheinung, seinen Antrieb, sein mimisches und gestisches Ausdrucksverhalten, seine Emotionalität, Sprache und seinen Denkprozeß zu beschreiben in der Lage sind.

Es schließen sich im letzten Teil des Untersuchungsinstrumentes Skalen zur Beurteilung graphischer Produktionen des Kranken an, die in 12 Items Störungen der Schrift und die sog. formalen Kriterien gestörten bildnerischen Ausdrucks nach RENNERT erfassen.

Tabelle 2

Inter-Rater-Reliabilität	*r* (Verfahren nach HORST)
Negative Leibgefühle	0,92
Angstsyndrom	0,96
Abnorme Leibgefühle	0,89
Negative Erlebnisgefühle	0,96
Suizidalität	0,94
Wahnstimmung	0,93
Schuldgefühl	0,98
Phoneme	0,96
Depersonalisation	0,92
Derealisation	0,92
Gedankenentzug	0,96
Einfallsarmut	0,96
Deja-Phänomene	0,95
Phobien	0,93
Beziehungswahn	0,92
Hypochondrischer Wahn	0,87
Antriebsminderung	0,85
Haltungsverharren	0,95
Ambivalenz	0,87
Affektflachheit	0,91
Rededrang	0,97
Zerfahrenheit	0,96

SPES besitzt nach Expertenurteil eine hohe inhaltliche Validität. Seine Konstruktvalidität konnte durch verschiedene psychopharmakologische Feldstudien nachgewiesen werden. Untersuchungen zur Inter-Rater-Reliabilität, die wir mit Hilfe audiovisueller Verfahren einerseits zur Objektivitätsprüfung des Instrumentes selbst, andererseits zum Zwecke der Ausbildung der Untersucher in regelmäßigen Abständen vornehmen, ergaben hohe Übereinstimmungen (Tab. 2).

Wir sind der Auffassung, daß durch die Entwicklung des vorgestellten Verfahrens ein Beitrag zur Überwindung methodischer Differenzen und Mißverständnisse auf dem Gebiet der Psychopathologie geleistet und somit zur Vergleichbarkeit und Reproduzierbarkeit auch psychopathologischer Ergebnisse beigetragen wurde.

Literatur

[1] ANGST, J., R. BATTEGAY, D. BENTE, P. BERNER, W. BROEREN, F. CORNU, P. DICK, M. P. ENGELMEIER, H. HEIMANN, K. HEINRICH, H. HELMCHEN, H. HIPPIUS, W. FÖLDINGER, P. SCHMIDLIN, W. SCHMITT und P. WEISS, Das Dokumentationssystem der Arbeitsgemeinschaft für Methodik und Dokumentation in der Psychiatrie (AMP). Arzneimittelforsch., 18 (1968) 3–8.

[2] BECK, A., und A. BEAMESDERFER, Assessment of Depression: The Depression Inventory. Psychological Measurements in Psychopharmacology. Med. Probl. Pharmacopsychiat., vol. 7, pp 151–169, ed. P. Pichot, Paris (Karger, Basel, 1974).

[3] BRENGELMANN, J. C., Psychologische Methodik und Psychiatrie. In: Gruhle, H. W., R. Jung, W. Mayer-Gross u. M. Müller (Hrsg.): Psychiatrie der Gegenwart. Bd. 1/2, 1. Aufl., Berlin–Göttingen–Heidelberg, Springer (1963).

[4] GRÜNES, J. U., und G.-E. KÜHNE, Grundlagen des Strukturierten Psychiatrischen Erfassungs-Systems. (SPES). Im Druck.

[5] HAMILTON, M., General Problems of Psychiatric Rating Scales. Psychological Measurements in Psychopharmacology. Med. Probl. Pharmacopsychiat., vol. 7, pp 125–138, ed. P. Pichot, Paris (Karger, Basel, 1974).

[6] KABANOW, M. M., Zielskalen zur Erfassung des psychopathologischen Befundes. Leningrad (1972).

[7] LIENERT, G. A., Testaufbau und Testanalyse. 3. Aufl., Baltz, Weinheim–Berlin–Basel (1969).

[8] LORR, M., Rating scales and check lists for the evaluation of psychopathology. Psychol. Bull., 51 (1954) 119–127.

[9] MOMBOUR, W., Verfahren zur Standardisierung des psychopathologischen Befundes. Psychiat. clin., 5 (1972) 73–120, 137–157.

[10] MURPHY, D. L., A. BEIGEL, H. WEINGARTNER und W. E. BUNNEY, The Quantitation of Manic Behavior. Psychological Measurements in Psychopharmacology. Med. Probl. Pharmacopsychiat., vol. 7, pp 203–220, ed. P. Pichot, Paris (Karger, Basel, 1974).

[11] OVERALL, J. E., Standardisierte Beschreibung psychiatrischer Symptome. Die „Factor Construct Rating Scale". Triangel, 8 (1968) 178–184.

[12] PAPPERITZ, V., U. LOCHMANN und R. STRAUBE, Psychiatrie und EDV. Psychiat. Neurol. med. Psychol., 28 (1976) 526–537.

[13] RENNERT, H., Die Merkmale schizophrener Bildnerei. 2. erweiterte Aufl., Fischer, Jena (1966).

[14] VINAR, O., J. VANA und S. GROF, Rating scale FKP (Quantification of psychiatric symptomatology for the evaluation of pharmacotherapy in psychoses. Activ. nerv. sup., 8 (1966) 405–412.

[15] WING, J. K., J. E. COOPER und N. SARTORIUS, Measurement and classification of psychiatric symptoms. An instruction manual for the PSE and Catego program. Cambridge Univ. Press. London (1974).

[16] WITTENBORN, J. R., WITTENBORN Psychiatric Rating Scales. The Psychological Corporation, New York (1955).

[17] ZUNG, W. W. K., The Measurement of Affects: Depression and Anxiety. Psychological Measurements in Psychopharmacology. Med. Probl. Pharmacopsychiat., vol. 7, pp 170–188, ed. P. Pichot, Paris (Karger, Basel, 1974).

Die Gestaltung und Verarbeitung des Röntgenbefundes im Rahmen eines Patienteninformationssystems

W. Kröger, S. Adomssent

Wilhelm-Pieck-Universität Rostock, Bereich Medizin, Radiologische Klinik und ORZ, Rostock

Seit mehr als 15 Jahren, d. h. seit der 2. Rechnergeneration werden EDV-Systeme auch in der Medizin genutzt und angewendet. Die revolutionierenden Fortschritte in der Halbleitertechnologie haben in einem unerwarteten Maße die Kosten für einen Rechenautomaten verringert. Greifbare Resultate dieses Entwicklungsganges sind die neuen radiologischen Untersuchungsgeräte Computertomographiescanner und Auswerteeinrichtung für die Gammakamera, die den Computer zu einem alltäglichen Werkzeug in Radiologischen Kliniken werden lassen.

In der Röntgendiagnostik stand bis zur Entwicklung der Computertomographie vor allem die Nutzung von EDVA zur Vorbereitung des Subsystems Radiologie eines Krankenhausinformationssystems zur Diskussion. Voraussetzung der EDV-gerechten Erfassung von Röntgenbefunden ist die Algorithmierung des ärztlichen Befundvorganges. Befunden ist ein Entscheidungsprozeß, der neben vielen erfaßbaren und objektivierten Teilvorgängen vor allem eine umfassende Datenreduktion beinhaltet [1, 11]. Schon Saupe [16] stellte fest, daß der Röntgenbefund nur den Teil der Informationen aus dem Informationspool eines Röntgenbildes enthält, den der befundene Arzt als mitteilenswert ansieht.

Brolin [6] untersuchte Form und Funktion des Röntgenbefundes. Am wichtigsten sind Kommunikations- und Dokumentationsfunktion des Röntgenbefundes. Die Kommunikationsfunktion wird von allen bei der Befundübermittlung täglich und umfassend genutzt, da der Befund das wesentliche Kommunikationsmittel zwischen den Röntgenologen und dem Kliniker ist. Dokumentation medizinischer Untersuchungsergebnisse ist nach wie vor eine zeitintensive Komponente der ärztlichen Tätigkeit, die in den meisten Kliniken unvollständig oder gar nicht ausgeübt wird. Wenn ein Patienten- oder Krankenhausinformationssystem aufgebaut werden soll, muß auch die Dokumentationsfunktion des Röntgenbefundes genutzt werden, d. h., der Röntgenbefund muß dokumentationsfähig gestaltet, erfaßt und verarbeitet werden [2].

1. Form des Röntgenbefundes

Der klassische Röntgenbefund besteht allgemein aus:

1. Patientendaten.
2. Bezeichnung des untersuchten Körperabschnittes oder Organs, der Untersuchung und des Untersuchungsablaufs.
3. Beschreibung der Röntgenmorphologie, der Symptome, der Funktion des Organs.
4. Zusammenfassende Auswertung.

Da der zur Verfügung stehende Zeitfonds (Holzknecht [16], Saupe [16], Strnad [17]) bei den meisten Ärzten klein ist und ein ausführlicher Befund von vielen Klinikern nur ungern oder unvollständig gelesen wird, werden solche Röntgenbefunde nur noch von wenigen Röntgenologen geschrieben. Infolgedessen haben sich mehr oder weniger stark reduzierte Befundformen entwickelt, die ausschließlich die Informationsübermittlung, die Kommunikation, zum Ziel haben. In den letzten 10 Jahren sind in mehreren Ländern Untersuchungen über den Dokumentationswert des Röntgenbefundes durchgeführt worden [8]. Mit der Entwicklung des rechnergestützten Befundschreibungs- und Dokumentationssystems DOKUMEDA sind auch in der DDR Diskussionen über den Aufbau und Dokumentationswert von Röntgenbefunden in Gang gebracht worden. Von mehreren Arbeitsgruppen sind neue Befundformen gefordert worden, die vorwiegend die Kommunikationsfunktion erfüllen sollen, aber auch einer Dokumentationsfunktion gerecht werden können [5, 14]. Der neue Befund soll folgende Teile enthalten:

1. Patientendaten,
2. Untersuchungsbezeichnung,
3. Ergebnis,
4. Findings,
5. Sicherheitsgrad.

Für die Informationsübermittlung wird in vielen Fällen Teil 1—3 ausreichen. Wenn der Befund Grundlage einer Dokumentation sein soll, ist es zweckmäßig, auch die Teile 4—5 auszuführen. Durch die konsequente Anwendung einer solchen Befundgestaltung läßt sich die Aufnahme redundanter Befundinhalte in den Befund vermeiden.

2. Der Röntgenbefund im Patienteninformationssystem

Im Rahmen eines Krankenhausinformationssystems wird über jeden Patienten eine Datensammlung angelegt, die auch die Ergebnisse von Röntgenuntersuchungen enthalten muß. Während eines Klinikaufenthaltes werden bei einem Patienten mehrere gleiche oder verschiedene Röntgenuntersuchungen durchgeführt. Bei einer allgemeinen Diagnostik ist beispielsweise mit folgenden Untersuchungen zu rechnen:

Beispiel 1:

21 Tage Klinikaufenthalt

1. Woche			2. Woche	3. Woche	
T	G	M	K	N	D
H	A	A	N	I	A
O	L	G	O	E	R
R	L	E	C	R	M
A	E	N	H	E	
X			E		
			N		
1.	3.	7.	13.	15.	20. Tag

Im Verlauf der Behandlung einer Pneumonie oder einer cardialen Dekompensation werden mehrere Thoraxaufnahmen erforderlich sein.

Beispiel 2:

21 Tage Klinikaufenthalt

1. Woche		2. Woche	3. Woche
T	T	T	T
H	H	H	H
O	O	O	O
R	R	R	R
A	A	A	A
X	X	X	X
1.	5.	10.	21. Tag

Die Befunde dieser Röntgenuntersuchungen müssen in dokumentationsfähiger Form über das Datenerfassungssystem in die Datenreihe eingegeben werden. Dazu eignet sich bei Verwendung standardisierter Textelemente die neue Befundform. Wie bei anderen klinischen Untersuchungen muß auch das Ergebnis der Röntgenuntersuchung vollständig in die Datensammlung übernommen werden. Für eine spätere Datenkomprimierung wird auch eine Kurzform nötig sein, für die die ersten drei Teile des Röntgenbefundes genügen. Wenn, wie im Beispiel 2, mehrere gleiche Röntgenuntersuchungen als Verlaufskontrollen erfolgten, muß es möglich sein, die wichtigsten Befunde für die Zusammenfassung zu kennzeichnen. Da für die Einführung eines Patienteninformationssystems ein dokumentationsfähiger Röntgenbefund unabdingbar ist, betrachten wir unsere Arbeit an DOKUMEDA als Vorbereitung für das Subsystem Radiologie eines Krankenhausinformationssystems [2, 11].

3. Ergebnisse der rechnergestützten Befundverarbeitung in der Röntgendiagnostik

In den ersten 5 Jahren der Arbeit mit EDVA in der Radiologie bildeten sich 4 Entwicklungseinrichtungen heraus:

1. Diagnosedokumentation — Dokumentationsschlüssel.
2. Textanalyse — Dokumentation aus konventionell geschriebenen Befunden.
3. Befundsynthese aus definierten Textbausteinen — Dokumentation aus konventionell geschriebenen Befunden.
4. Befundbeschreibung mit Hilfe von Markierungsbelegen oder Befundmatrizen.

In den letzten 5 Jahren mehrten sich kritische Stimmen über Wert und Möglichkeiten einer Befunddokumentation mit Hilfe von EDVA und es wurden Entwicklungen dargestellt, die ausschließlich die schnelle, automatisierte Befundbeschreibung und eine kurzfristige Befundübermittlung zum Ziel haben. Bei diesen sogenannten „Schreibsystemen", in der DDR sind mit PAR [7], BAS [3] und AUTORA [10] ebenfalls drei Systeme dieser Art entwickelt worden, ist keine Dokumentationsmöglichkeit gegeben.

Diagnosedokumentation und Textanalyse sind zur Datensammlung für ein Patienteninformationssystem nur bedingt geeignet. Über die Befundschreibung mit Hilfe von

Markierungsbelegen liegen nur geringe Erfahrungen vor. Zur Befundsynthese aus definierten Textbausteinen sind mehrere Dokumentations- und Befundungs-Systeme entwickelt worden, von denen die wichtigsten mit RADIATE-ODARS-MARS [12, 15, 18]; MEDELA [6]; ORVID [8, 9] genannt werden sollen. Auch DOKUMEDA verwendet Textelemente, die im allgemeinen röntgenologischen Befundinhalten entsprechen [11]. Den Textelementen wurden maximal dreistellige Codesymbole zugeordnet. Der Arzt synthetisiert bei der Bildbeurteilung aus diesen Textelementen den Befund. Reicht der Vorrat der Textelemente für die Befundschreibung nicht aus, ist die Verwendung von Klartext möglich. Der codierte Befund wird zusammen mit einigen Patientendaten in einen speziellen Beleg eingetragen, dessen Inhalt auf einem Lochstreifen erfaßt und in den Rechner eingegeben wird. Der Rechner schreibt unterschriftsreife Arztbriefe und Befunde aus. DOKUMEDA realisierte außerdem die Befundarchivierung und Befundauswertung. Bisher wurden 13 röntgenologische und nuklearmedizinische Untersuchungsbereiche mit DOKUMEDA bearbeitet. Die Zahl der täglich in Rostock geschriebenen Befunde stieg von 15 im Jahre 1971 auf 200 im Jahre 1977. DOKUMEDA wurde an ca. 10 Nachnutzer weitergegeben, die es mit unterschiedlicher Intensität betreiben [13]. Die Gesamtzahl der beschriebenen Befunde liegt sicher über 200000. Das System war der Ausgangspunkt für eine lebhafte Diskussion der rechnergestützten Befundung, des Befundaufbaus und -inhalts, die mit Gründung einer Arbeitsgemeinschaft der Gesellschaft für medizinische Radiologie der DDR institutionalisiert wurde [4, 5]. Vor einer Weiterentwicklung des Systems DOKUMEDA müssen die Schwierigkeiten dem erbrachten Nutzen gegenübergestellt werden, um zu entscheiden, ob eine neue Implementation des Systems für Rechner der 3. Generation, die Grundlage eines Patienteninformationssystems in der DDR werden sollen, sinnvoll ist. Dazu wird es notwendig sein:

1. Die zum Teil technisch (R 300) bedingten Unzulänglichkeiten und die Unvollkommenheiten der jetzigen Programme zu beseitigen. Die Form der Datenerfassung ist den modernen technologischen Möglichkeiten entsprechend zu verändern und die Befundausschreibung zu beschleunigen.

2. Die Mängel und Unvollständigkeiten der Textelementesammlungen sind abzustellen und benutzerfreundliche Thesaurussektionen zu entwickeln, die alle Teilgebiete der Röntgenologie — Radiologie erfassen.

3. Probleme zu lösen, die prinzipiell mit dem Einsatz von Datenverarbeitungsaufgaben zur Befundverarbeitung verbunden sind.

4. Serviceprogramme im Zusammenhang mit dem Patienteninformationssystem zu entwickeln, die die Leistungserfassung und -abrechnung abwickeln, sowie die Patientenstatistik betreffen. Dokumentation und Befundausschreibung setzen die Datencodierung voraus, die nicht umgangen, sondern nur durch methodische und organisatorische Bedingungen erleichtert werden kann.

Für viele Röntgenuntersuchungen gibt es in der DDR Standardisierungsempfehlungen, deren Anwendung eine Vereinheitlichung der Untersuchungsbedingungen und der Untersuchungsdurchführung bedingen. Auch die Beschreibung der Untersuchungen ist, wie die DOKUMEDA bewiesen hat, standardisierbar. Das notwendige Textbuch, das die für die Beschreibung der Befundinhalte nötigen Textelemente enthalten soll, muß noch erarbeitet werden. Wenn diese Voraussetzungen erfüllt sind, ist das Subsystem Röntgenologie — Radiologie soweit ausgestaltet, daß es in ein Krankenhausinformationssystem integriert werden kann.

Zusammenfassung

Nach Darlegung der bisherigen Befundformen und Befundgewohnheiten wird eine neue Befundform vorgeschlagen, deren Anwendung Voraussetzung der Eingabe von Röntgenbefunden in ein Krankenhausinformationssystem sein kann. Anhand der Ergebnisse der Anwendung des automatisierten Befundungssystems DOKUMEDA werden Vorschläge für die Gestaltung des Subsystems RADIOLOGIE eines Krankenhausinformationssystems gemacht.

Literatur

[1] ADOMSSENT, S., und W. KRÖGER, Über eine Methode der Anwendung der maschinellen Informationsverarbeitung in der Röntgenologie. Rad. diagn., **13** (1972) 501.

[2] ADOMSSENT, S., und W. KRÖGER, Erfahrungen mit dem rechnergesteuerten radiologischen Befundungssystem DOKUMEDA und Probleme der Weiterentwicklung des Systems. Rad. diagn., **19** (1978) 632–640.

[3] Anwendungsprojekt BAS, (Befund- und Adressiersystem), Akad. f. Ärztl. Fortbldg. der DDR, Berlin (1974).

[4] BARKE, R., und H.-G. SCHULZ, Erfahrungen beim praktischen Einsatz der automatisierten Befundausschreibung (System DOKUMEDA). Rad. diagn., **14** (1973) 477.

[5] BARKE, R., und H.-G. SCHULZ, Überlegungen zu Form und Inhalt des Röntgenbefundes. Rad. diagn., **15** (1974) 710.

[6] BROLIN, I., Radiologic reporting. Acta Radiol. (1973) Suppl. 323.

[7] DIETZE, R., Praxisgerechte automatisierte Röntgenbefundschreibung — System PAR —. Rad. diagn., **14** (1973) 595.

[8] KOEPPE, P., und P. SCHAEFER, ORVID-Bericht über das Ende der Routine-Anwendung des Systems oder: The importance of calling a failure a failure. Radiologe, **14** (1974) 307.

[9] KOEPPE, P., P. SCHAEFER, W. GUTENMORGEN und I. SCHWOERER, Das System ORVID: Ein Beitrag zur programmierten Dokumentation in der Röntgendiagnostik. Fortschr. Röntgenstr., **112** (1970) 103.

[10] SCHÜLER, W., W. A. DALICHO, F. KUNZELMANN, U. KRETSCHMAR, D. PILZ und L. BÖTTCHER, Erfahrungen mit dem automatisierten Röntgenbefundungssystem AUTORA. Rad. diagn., **19** (1978) 690–697.

[11] KRÖGER, W., und A. ADOMSSENT, Die Anwendung der maschinellen Informationsverarbeitung in der gastroentereologischen Röntgendiagnostik. Rad. diagn., **13** (1972) 517.

[12] LEHR, J. L., G. S. LODWICK, B. E. NICHOLSON und F. B. BIRZNICKS, Experience with MARS (Missouri Automated Radiology System). Radiology, **106** (1973) 289.

[13] LOBECK, D., Analyse des technischen Ausrüstungsstandes für die Befunddokumentation und die Textverarbeitung in der DDR. Rad. diagn., **19** (1978) 624–627.

[14] PÖTSCHKE, K., C. LIESS und M. LÜNING, Dokumeda-Thesaurus für die Ösophagus-Magen-Duodenum-Diagnostik als Mittel für die rationelle und effektive Gestaltung des Röntgenbefundes. Rad. diagn., **19** (1978) 649–656.

[15] REICHERTZ, P. L., G. S. LODWICK, E. PAQUE und D. L. HALL, ODARS: A computer data system for diagnosing and reporting. Part II: technical problems; Computers in Radiology. Proc. Int. Maeting, Karger/Basel/München/Paris, New York (1970) 283

[16] SAUPE, E., Die Röntgenbildanalyse. Thieme, Stuttgart (1949).

[17] STRNAD, E., Der röntgendiagnostische Befundbericht. In: Handb. Med. Radiologie, Hrsg. L. Diethelm, O. Olsson, F. Strnad, H. Vieten und A. Zuppinger, Bd. 3, S. 659 Springer, Berlin/Heidelberg, New York (1971).

[18] TEMPLETON, A. W., P. L. REICHERTZ, E. PAQUET, J. L. LEHR, G. S. LODWICK und F. J. SCOTT, Radiate — updated and redensigned for multiple cathode — ray — tube terminals. Radiology, **92** (1969) 30.

Einige Bemerkungen zum Problem der Diagnose- und Therapiefindung aus der Sicht der Entscheidungstheorie

D. SCHREITER und D. TÖLLE

Medizinische Akademie Dresden „Carl Gustav Carus“, ORZ und HNO-Klinik, Dresden

1. Einleitung

In [1] haben wir Architektur und Inhalt des Krankenhausinformationssystems MADIS in groben Zügen dargestellt. Dieses System soll, entsprechend der bereitgestellten Technik und Software, bis etwa 1985 an der Medizinischen Akademie „Carl Gustav Carus“ Dresden und teilweise in anderen Gesundheitseinrichtungen eingeführt werden.

Im Zentrum verwalten und speichern Datenbankbetriebssysteme sämtliche Daten-

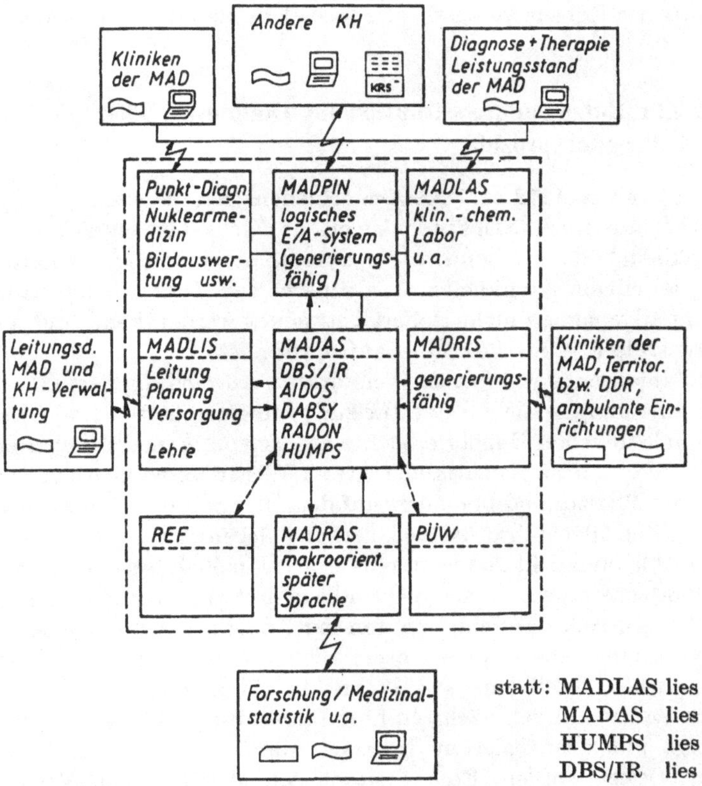

statt: MADLAS lies MADLAB
MADAS lies MADAB
HUMPS lies MUMPS
DBS/IR lies DBS/R

Abb. 1. MADIS — Überblick über Struktur und Funktion

bestände; Datenbankbetriebssysteme und Datenbestände bilden die Datenbank. Über eindeutig definierte Schnittstellen haben die verschiedenen Ein- und Ausgabesysteme, Auswertesysteme und sonstigen Verarbeitungssysteme Zugriff zur Datenbank. In der Regel wird die Datenbank aus Teildatenbanken, hierarchisch geordnet und nach dem Prinzip der verteilten Datenbank, bestehen.

Der wichtigste Teil der Datenbank enthält die patientenbezogenen Daten mit dem Ziel, die Informations- und Informationsverarbeitungsprozesse für die medizinische Betreuung und die medizinische Forschung zu unterstützen. Für die medizinische Betreuung ergeben sich besonders günstige Aspekte, wenn der on-line-Zugriff zur Datenbank gewährleistet ist. Dies geschieht gegenwärtig am effektivsten durch Bildschirmgeräte, die für Ein- und Ausgabe angewendet werden können und schritthaltende Dialogverarbeitung gestatten. Bildschirmgeräte sollen hierfür im nächsten Jahr zur Verfügung stehen.

Die Bereitstellung von Patienteninformationen am Bildschirm in nicht-verarbeiteter Form nutzt die heute praktikablen Möglichkeiten der EDV im großen und ganzen aus. Sie erfordert die eigentliche Verarbeitung „im Kopf des Arztes" unter Ausnutzung seiner Erfahrungen und Intuitionen. Der Nutzen ist für die Diagnose- und Therapiefindung bereits als hoch einzuschätzen.

Welche höheren Formen der Entscheidungsvorbereitung und Entscheidungsfindung für Diagnose, Therapie und Prognose in ihrer wechselseitigen Verflechtung gibt es, wie sind sie im Sinne der Entscheidungstheorie formal zu klassifizieren, wie ist ihre Praxisrelevanz?

2. Zur Entscheidungssituation im Diagnose-, Therapie- und Prognoseprozeß

Nach Leiber [2] gab es 1972 ca. 30000 verschiedene Krankheiten und Syndrome mit mehr als 40000 Symptomen. Selbst für das eigene Fachgebiet ist es keinem Arzt möglich, alle Krankheitsbilder zu kennen, die Symptome eindeutig zuzuordnen und ihre Bedeutung im jeweiligen Krankheitsfalle einzuschätzen. Dies gilt um so mehr, als die „Krankheit" im allgemeinen nicht isoliert betrachtet werden kann und nicht statisch, sondern nur dynamisch — als Prozeß — aufzufassen ist.

In den 60er Jahren entstand mit der verstärkten Anwendung der EDV in der Medizin rasch auch eine umfangreiche Literatur zur rechnergestützten Diagnose und Therapie mit der damals üblichen Euphorie bis hin zu der von manchen sicher ernst gemeinten Diskussion über den „automatischen Arzt". Wie in anderen Anwendungsgebieten gab es auch in der Medizin und besonders auf dem hier betrachteten Teilgebiet zu Ende der 60er/Anfang der 70er Jahre die bedauerliche Gegenwirkung bis hin zur Ignoranz oder bewußten Ablehnung. In den letzten Jahren schließlich beginnt ein neuer Aufstieg auf einer, wie uns scheint, sachlicheren Grundlage, mit größerer wissenschaftlicher Verantwortung. Ein genereller Durchbruch von der Theorie zur Praxis steht jedoch noch aus. Es muß sogar eine neue Euphorie bedenklich stimmen, die solche Systeme auf der Basis der künstlichen Intelligenz und Linguistik als sogenannte natürlichsprachliche Frage-Antwort-Systeme in den nächsten fünf Jahren für praktikabel hält.

Anfangserfolge mit formalisierten Systemen sind in den letzten Jahren in vielen Publikationen avisiert worden. Eine Vielzahl von Modellen und Verfahren wurden ausgearbeitet und mit wechselndem Erfolg auf formal gleiche Fragestellungen mit unterschiedlichem medizinischen Inhalt angewendet. In Dijon (Frankreich) fand im Mai 1976 eine internationale Konferenz der IFIP TC 4 speziell zu Fragen der Entscheidungstheorie aus medizinischer Sicht statt [3].

Aus Österreich/Universitätskrankenhaus Wien z. B. kennen wir Modelle für folgende Krankheitsgruppen:

a) rheumatische Erkrankungen	800 Symptome 200 Diagnosen
b) Leberkrankheiten	300 Symptome 80 Diagnosen
c) Gerinnungskrankheiten	80 Symptome 30 Diagnosen

Eine Studie zur rechnergestützten Entscheidungsfindung in Diagnose, Therapie und Prognose wurde am ORZ der Medizinischen Akademie Dresden ausgearbeitet [4]. Ausführlicher haben wir die Problematik auch in [5] dargestellt.

3. Klassen von Modellen und Verfahren

Im letzten Teil wollen wir eine Klassifizierung im Sinne der Entscheidungstheorie vornehmen, eine kritische Einschätzung geben und die wahrscheinliche Stoßrichtung für eigene Arbeiten auf diesem Gebiet geben.

Nach dem Grad des Informiertseins des Entscheidenden kennen wir Entscheidungssituationen unter Sicherheit, Risiko oder Unsicherheit.

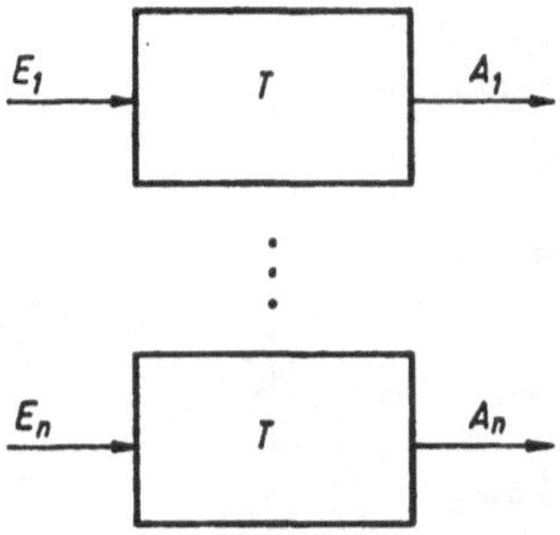

Abb. 2. Entscheidungssituation unter Sicherheit mit deterministischem Modell

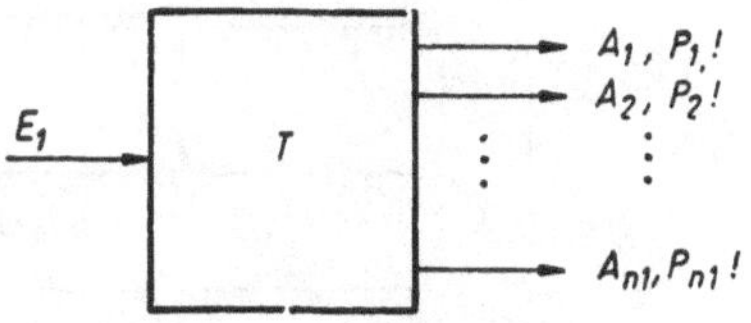

Abb. 3. Entscheidungssituation unter Risiko mit stochastischem Modell

Abb. 2 zeigt das Prinzip der Entscheidungssituation unter Sicherheit mit *deterministischem* Modell. Jedem bestimmten Eingangsvektor, z. B. Symptomvektor, wird eindeutig ein Ausgang, z. B. eine bestimmte Krankheit oder ein Syndrom, zugeordnet. Ersichtlich liegt diese Entscheidungssituation in unserem Falle selten vor, und dementsprechend sind im strengen Sinne deterministische Modelle fast nicht bekannt.

Am zahlreichsten sind die *stochastischen* Modelle, die eine Entscheidungssituation unter Risiko unterstellen. Abb. 3 enthält die prinzipielle Anordnung. Ein bestimmter Eingangssymptomvektor führt zu einer Menge möglicher Krankheiten oder Syndrome, für die jeweils Wahrscheinlichkeiten berechnet werden. Im Prinzip halten wir diesen Weg für gangbar, und er ist theoretisch oft recht anspruchsvoll. Im einzelnen scheinen die praktischen Ergebnisse noch nicht den Grad erreicht zu haben, daß eine spürbare Routineanwendung erkennbar ist. Der Grund ist sicher besonders darin zu suchen, daß selbst für eingeschränkte medizinische Fachgebiete sehr umfangreiche Datensammlungen erforderlich sind, um ausreichend signifikante Wahrscheinlichkeiten berechnen zu können.

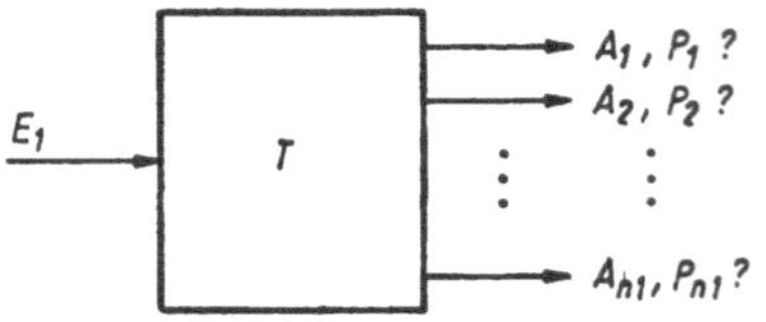

Abb. 4. Entscheidungssituation unter Unsicherheit mit strategischem Modell

Einen weiteren Grad zurück bezüglich der Informiertheit finden wir schließlich Entscheidungssituationen unter Unsicherheit mit *strategischen* (spieltheoretischen) Modellen als Lösungsansatz. Das Prinzip ist in Abb. 4 dargestellt. Aus einem Eingangs(Symptom)-Vektor folgt eine Menge möglicher Ausgänge (Krankheiten oder Syndrome), wobei es nicht möglich ist, Wahrscheinlichkeiten anzugeben.

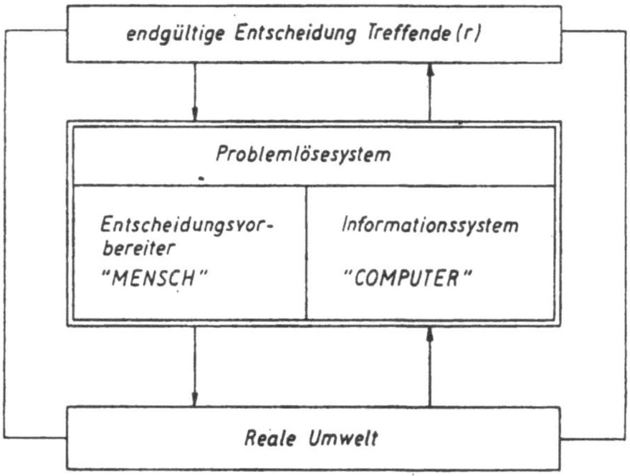

Abb. 5. Problemlösesystem

Wir glauben, daß wir bei unserem Problem besonders dieser Klasse Entscheidungssituationen gegenüberstehen. Andererseits meinen wir, daß rein spieltheoretische Ansätze theoretisch wohl sehr anspruchsvoll und interessant sind, daß aber nennenswerte praktische Ergebnisse nicht so bald, möglicherweise auf diese Art überhaupt nicht, erreichbar sind. Zu dieser Auffassung gelangen wir besonders deshalb, weil die Dynamik und der Prozeßcharakter des Problems nicht ausreichend erfaßt werden können. Dies gilt übrigens auch für die oben genannten stochastischen Modelle.

Uns scheint, daß man den günstigsten Lösungsansatz erreicht, wenn man das Problem der Diagnose-, Therapie- und Prognosefindung als schlecht-strukturiert auffaßt. Als Lösungsverfahren für schlecht-strukturierte Probleme unter Unsicherheit und mit nicht ausreichend formulierbaren Transformationsregeln kommt ein *heuristisches Problemlösesystem* im Sinne des Mensch-Maschine-Dialogs in Frage. Das Grundprinzip ist in Abb. 5 dargestellt. Diesem Prinzip werden wir wahrscheinlich im Zusammenhang mit der schrittweisen Aufrüstung unseres Krankenhausinformationssystems MADIS den Vorzug geben, weil es die Gesamtmenge der Anforderungen insgesamt am besten befriedigt, insbesondere:

1. Maximale Berücksichtigung des Fakts der unvollständigen Information über das Problem.
2. Sinnvollste Integration der Fähigkeiten erfahrener Ärztekollektive mit den Möglichkeiten der Speicherung und Verarbeitung der problem-immanenten Datenbestände.
3. Berücksichtigung des dynamischen Charakters des Diagnose-Therapie-Prognose-Problems und der wechselseitigen Abhängigkeit.
4. Relativ einfache Kopplung mit analytischen und Simulationsmodellen.
5. Günstige Möglichkeiten, sämtliche abgespeicherten Patientendaten dem Problemlösesystem zugängig zu machen.

Das heuristische Problemlösen ist bezüglich mathematisch-analytischer Verfahren weniger anspruchsvoll. Der Schwerpunkt verlagert sich auf rechentechnisches Gebiet: Für effektive Arbeit des Arztes im Problemlösesystem ist eine *einfach handhabbare Spezialsprache* bereitzustellen. An deren Konzeption wird gearbeitet. Praktische Ergebnisse erwarten wir im nächsten Fünfjahrplanzeitraum. Wir möchten betonen, daß es sich um Systeme mit stark formalisiertem Modell, Datenfonds und Verknüpfungsregeln handeln wird. Systeme mit „Intelligenz“ im Rechner halten wir erst für praktisch realisierbar, wenn entsprechende Rechnerstrukturen verfügbar sind. Die Mitarbeit der DDR auf diesem Gebiet zum heutigen Zeitpunkt scheint mit den geringen personellen und technischen Ressourcen wenig erfolgversprechend.

Literatur

[1] Schreiter, D., Elektronische Rechentechnik im Großkrankenhaus. Ein nachnutzungsfähiges Krankenhausinformationssystem; rechentechnik/datenverarbeitung, **15**, 7 (1978) 10.

[2] Leiber, B., und G. Olbrich, Die klinischen Syndrome. München (1972/1973) (5. Auflage).

[3] De Dombal, F. T., und F. Gremy (Herausbgeber), Decision Making and Medical Care: Can Information Science Help?; Amsterdam/New York (1977).

[4] Dörre, F., Klartextanalyse (Studie). F/E-Bericht R 3/77/01, MAD-ORZ.

[5] Schreiter, D., und D. Tölle, Mensch—Maschine—Kommunikation im Gesundheitswesen. rechentechnik/datenverarbeitung, **15** (1978) Beiheft 4, 43.

3. Modellierung und Anwendung mathematischer Verfahren unter Einsatz der Informationsverarbeitungstechnik in der biologischen und medizinischen Forschung

Das erweiterte Programmpaket Statistik für OS/ES und dessen Anwendung in der medizinischen Forschung

C. NOACK und R. RICHTER

Humboldt-Univrsität zu Berlin, ORZ

Die Auswertung medizinischer Daten zu Forschungszwecken mit Methoden der mathematischen Statistik erfordert in sehr vielen Fällen den Einsatz einer großen leistungsfähigen EDVA und entsprechende multivalent nutzbare Systemunterlagen. Diese Forderungen erwachsen aus

1. dem oftmals sehr großen Datenumfang, verursacht von einer meist großen Anzahl von Meßwerten und Klassifikationsmerkmalen, die pro Individuum erfaßt werden,

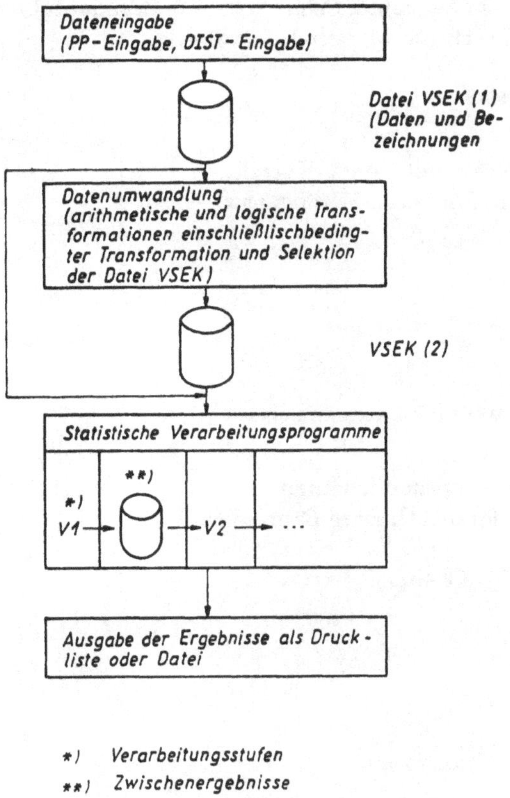

Abb. 1. Gesamtstruktur des Programmpakets Statistik

2. den unterschiedlichen Datenarten (nominal-, ordinal- und metrisch-skalierte Daten) pro Individuum,

3. dem breiten Spektrum von statistischen Methoden und Verfahren, die zur Klärung der Fragestellungen in der medizinischen Forschung notwendig sind.

Das PP Statistik, das für die EDVA des ESER mit dem Betriebssystem OS/ES vom VEB Kombinat Robotron bereitgestellt wird, erfüllt mit den im Rahmen der Akademie- und der Hochschulforschung erarbeiteten Ergänzungen weitgehend die aus der medizinischen Forschung erwachsenden Ansprüche.

Der rechentechnische Anschluß der Ergänzungsprogramme an das PP Statistik erfolgt schrittweise in den Jahren 1978/79.

Die Gesamtstruktur des Programmpakets zeigt in vereinfachter Form Abbildung 1.

1. Klassifikation der realisierten statistischen Verfahren

Inhaltlich lassen sich die realisierten Verfahren nach folgendem Schema klassifizieren:

1.1. Ermittlung statistischer Maßzahlen

Mittelwert, Streuung, Standardabweichung, Variationskoeffizient, minimaler, maximaler Wert, absolute und zentrale Momente, Schiefe, Exzeß, Standardabweichung und Variationskoeffizient des Mittelwerts, Konfidenz-Intervalle.

1.2. Statistische Vergleiche

- Mittelwertvergleich
  - normalverteilt: t-Test, t-Test mit Welch-Korrektur
  - parameterfrei: WILCOXON, KRUSKAL-WALLIS usw.
- Streuungsvergleich
  - F-Test
- Verteilungsvergleich
  - χ^2-Anpassungstest
  - χ^2-Homogenitätstest

1.3. Ermittlung statistischer Zusammenhänge

- normalverteilt
  einfache und partielle Korrelationskoeffizienten
  lineare, quasilineare, (spezielle) nichtlineare Regression
- ordinalverteilt:

Rangkorrelation nach SPEARMAN/KENDALL
- nominalverteilt:
  χ^2-Unabhängigkeitstest
  Informationsstatistik
  Kontingenzkoeffizienten
- Faktoranalyse
  (mit Rotation und spezieller Transformation)
- Zeitreihenanalyse
- Spektralanalyse.

1.4. Untersuchung mehrfach gestufter Abhängigkeiten

- Varianzanalyse
  Modell I und II, kreuzklassifiziert und hierarchisch
- Kovarianzanalyse
  Modell II, einfaktoriell, eine Einflußgröße.

1.5. Klassifikationsprobleme

- Diskriminanzanalyse
- Faktoranalyse (Typenanalyse)
- Clusteranalyse.

2. Allgemeines Beispiel

Es sei eine Datei aus der medizinischen Forschung gegeben, die pro Individuum folgende Merkmale enthält:

M 1 = Ind.-Nr.	(nominal)
M 2 = Geschlecht	(nominal)
M 3 = Alter	(ordinal)
M 4 = Familienstand	(nominal)
M 5 = Bildungsgrad	(ordinal)
M 6 = Berufsgruppe	(nominal)
M 7 = Anamnese-Wert M 8 = Anamnese-Werte . . . . M 14 = Anamnese-Wert	(ordinal oder nominal)
M 15 = Blutdruck diast. in Ruhe M 16 = Blutdruck syst. in Ruhe M 17 = Herzfrequenz in Ruhe M 18 = Blutdruck diast. bei Belastung M 19 = Blutdruck syst. bei Belastung M 20 = Herzfrequenz bei Belastung M 21 = Gewicht M 22 = Länge M 23 = physiologische Werte . . . . M 30 = physiologische Werte	(metrische Daten)
M 31 = Gruppe (Untersuchungsgruppe/ Kontrollgruppe)	(nominal)

Aus dieser Datei könnten beispielsweise folgende Probleme untersucht werden:

2.1. Zur ersten Klasse von Verfahren

Sind die Abweichungen des Blutdrucks (M 15, M 16) von gewissen alters- oder geschlechtsbedingten Normgrößen signifikant? Dazu werden (mittels des Transformationsprogramms) je Individuum die Differenz zwischen Blutdruckwert und Normwert in Abhängigkeit von Alter und Geschlecht des Individuums gebildet. Enthält das Konfidenzintervall des neuen Merkmals „Differenz" den Wert Null, dann sind die Abweichungen vom Normwert nicht signifikant. Befindet sich der Nullwert außerhalb des Intervalls, liegt eine signifikante Abweichung vor.

Außerdem ließen sich diejenigen metrischen Merkmale erkennen, die eine große Abweichung zur Normalverteilung aufweisen (Schiefe und Exzeß groß) und diejenigen, die eine große individuelle Schwankung besitzen (Standardabweichung groß). Beide Aussagen spielen für nachfolgende Tests eine große Rolle.

2.2. Zur zweiten Klasse von Verfahren

Besteht ein signifikanter Unterschied der physiologischen Werte (M 23 bis M 30) zwischen Kontroll- und Untersuchungsgruppe? In Abhängigkeit vom Streuungsvergleich (F-Test) werden die entsprechenden Mittelwertsdifferenzen mit t-Test bzw. t-Test mit Welchkorrektur verglichen. Ein vorausgegangener χ^2-Anpassungstest auf Normalverteilung wäre wünschenswert. Dennoch kann der t-Test aufgrund seiner Robustheit auch bei gewissen Abweichungen von der Normalverteilung zum Mittelwertsvergleich angewandt werden. Bei großen Abweichungen von der Normalität könnte der Wilcoxon-Test angewandt werden. Als weitere Fragestellung in dieser Klasse wäre die Untersuchung auf Gleichheit von Kontroll- und Untersuchungsgruppe M 31 hinsichtlich Geschlechts-, Alters- und Sozialstruktur (M 3 bis M 6) möglich. Dies geschieht mittels χ^2-Homogenitätstest der diskreten Verteilungen dieser Merkmale in den beiden genannten Gruppen.

2.3. Zur dritten Klasse von Verfahren

Welche Zusammenhänge bestehen zwischen dem Relativgewicht und der Blutdruck- bzw. Herzfrequenzveränderung bei Belastung? Zur Prüfung dieses Zusammenhanges müßten zunächst individuelle Differenzbildungen zwischen Ruhe- (M 15 bis M 17) und Belastungswerten (M 18 bis M 20) und die individuelle Berechnung des Relativgewichts aus Länge (M 22) und Realgewicht (M 21) über das Transformationsprogramm vorgenommen werden. Danach erfolgt die Berechnung der Korrelationskoeffizienten und deren Test auf Null. Eine lineare bzw. quasilineare Regression könnte bei sachlicher Begründung nachfolgen.

Der Zusammenhang zwischen Altersklassen (M 3) und bestimmten Anamnesewerten müßte über Rangkorrelation bzw. mittels des χ^2-Unabhängigkeits-Tests und Kontingenzkoeffizienten (bei nominalen Werten) geprüft werden.

2.4. Zur vierten Klasse von Verfahren

Die Abhängigkeit verschiedener physiologischer Werte von Alter und Geschlecht sowie der Gruppenzugehörigkeit könnte über eine dreifaktorielle kreuzklassifizierte Varianzanalyse, Modell I untersucht werden (Faktor 1 = M 2 = Geschlecht, Faktor 2 = M 3 = Alter in disjunkten Klassen, Faktor 3 = M 31 = Gruppe). Anschließende multiple Mittelwertsvergleiche (NEWMAN-KEULS) wären möglich.

2.5. Zur fünften Klasse von Verfahren

Die Fragestellung, welche Merkmale Untersuchungs- und Kontrollgruppe optimal voneinander trennen und auch für späteres Material eine Klassifizierung gestatten, könnte über eine Diskriminanzanalyse mit zwei Klassen (M 31) für die Merkmale M 15 bis M 30 erfolgen.

Zur Typisierung der Individuen innerhalb der Gruppen könnten zwei Faktoranalysen, die die Merkmale M 3, M 18 bis M 23 und M 27 bis M 30 umfassen, berechnet werden. Dazu ist eine Standardisierung der Merkmale, eine Transponierung der Datenmatrix und eine anschließende Faktorisierung notwendig. Mit der Transformationsanalyse wäre eine Untersuchung auf Ähnlichkeit der gefundenen Faktorstrukturen in den beiden Gruppen möglich.

3. Rechentechnische Realisierung

Das erweiterte Programmpaket ist, wie aus der Abbildung 1 hervorgeht, so strukturiert, daß den eigentlichen Verfahren der mathematischen Statistik die Bearbeitungsstufen

— Dateneingabe und
— Datenumwandlung

vorgeschaltet sind.

3.1. Verarbeitungsstufe Dateneingabe

Die Verarbeitungsstufe Dateneingabe liest die Daten in Form von Wertesätzen pro Individuum (siehe Beispiel), die auf einem externen Datenträger (Lochkarte, Lochstreifen, Magnetband, Magnetplatte) vorliegen, ein und speichert sie auf einer untergliederten Magnetplattendatei wertesatzweise ab. Diese Bestände (EDO-Dateneinheiten) sind für die Programmpakete des VEB Robotron einheitlich strukturiert (Einheitliche Datei-Organisation (EDO)) und ermöglichen dadurch nicht nur den Austausch und die Wiederverwendung von Daten innerhalb des PP Statistik, sondern auch zwischen den Programmpaketen.

Als Eingaberoutinen stehen die des PP Statistik und die DIST-Eingabe zur Verfügung. Das letztere Programm geht über die Eingabemöglichkeiten des PP Statistik weit hinaus, indem es die Eingabe von Daten fast beliebiger Form gestattet, deren Gestalt und Struktur dann mittels einer Formbeschreibung über Parameterkarten dem Programm mitgeteilt werden müssen.

Während der Eingabe sind bereits Datentransformationen, die Meßwerte verändern und sie an die Stelle des alten Meßwertes schreiben bzw. als neues Merkmal an den Wertesatz anfügen, möglich, so z. B. die Bildung der Variablen Gewicht/Länge (M 21/M 22), die als Variable M 32 abgespeichert werden könnte, bzw. die im Beispiel genannten Differenzenbildungen.

3.2. Verarbeitungsstufe Datenumwandlung

Unter dieser Verarbeitungsstufe werden u. a. die folgenden Änderungsmöglichkeiten der durch die Dateneingabe erhaltenen EDO-Dateneinheit verstanden:

a) Transformation — Überschreiben vorhandener Variabler bzw. Neuerzeugung von Variablen mittels der vier Grundrechenarten und der Anwendung der Standardfunktionen, z. B. Wurzel, Logarithmus, trigonometrische Funktionen.

b) Datensiebung — Aussortieren von Wertesätzen nach logischen Kriterien, z. B. Rechnung nur für Wertesätze bis zu einer gewissen Altersstufe, Sätze mit Merkmal M 3 > 5 werden ausgesondert.

c) Auswahl von Variablen — Vorbereitung für eine Regressionsanalyse zur Prüfung des Zusammenhangs zwischen Blutdruckveränderungen und dem Relativgewicht unter 2.

d) Streichen von Wertesätzen (Probanden).

Für diese Verarbeitungsstufe sind ebenfalls zwei Routinen, die des PP Statistik und ein Transformations- und Selektionsprogramm als Erweiterung des PP Statistik, vorhanden, wobei das letztere auf eine einfache, der üblichen Formelschreibweise sehr ähnliche Art die Transformations- und Selektionsangaben ermöglicht, wobei sowohl arithmetische als auch logische Operationen erlaubt sind und dadurch logisch bedingte arithmetische Umformungen gestatten.

3.3. Verarbeitungsstufen der mathematischen Statistik

Sämtliche Verfahren des erweiterten PP Statistik können auf EDO-Dateneinheiten, die durch Eingabe bw. Datenumwandlung entstanden sind, zugreifen. Dadurch wird die unter 2. geschilderte breite Auswertungsmöglichkeit eines gegebenen Datenmaterials ermöglicht. Diese Auswertung nach verschiedenen Verfahren kann entweder gleichzeitig oder nach Analysierung der ersten Resultate vorgenommen werden, da die Abspeicherung auf reservierten Datenträgern erfolgt.

Zwischenresultate der Algorithmen werden gleichfalls auf EDO-Dateneinheiten gespeichert, so daß darüber eine Verkopplung der Algorithmen möglich ist. Beispielsweise können so nach vorheriger Berechnung der Korrelationsmatrix spätere Regressions- oder Faktoranalysen durchgeführt werden.

Die Anwendungsbeispiele und die Ausführungen zur Struktur des Programmpakets zeigen, daß mit dem erweiterten PP Statistik vielfältige Fragestellungen bearbeitbar sind. Ein weiterer Ausbau in den Jahren 1978 bis 1980 wird die inhaltlichen und programmtechnischen Möglichkeiten weiter vervollständigen.
Dazu gehören:

- Aufnahme weiterer Verfahren ins PP Statistik,
- Aussagen über den Fehler 2. Art,
- Ansteuerung des PP Statistik mittels eines Eröffnungsdialogs am Bildschirm.

Anwendungen multivariater statistischer Verfahren in Medizin und Biologie

J. Läuter

Akademie der Wissenschaften der DDR, Zentralinstitut für Herz- und Kreislauf-Regulationsforschung, Berlin

1. Univariate und multivariate Betrachtungsweise

Die Systeme lebender Organismen, mit denen sich Mediziner und Biologen befassen, besitzen im Vergleich zu nichtbiologischen Systemen einen hohen Komplexitätsgrad. Außerdem stehen diese Systeme in ständiger Wechselwirkung mit ihrer Umwelt. Daher werden sie meist durch eine sehr große Anzahl von Parametern beschrieben. Typisch für die biologischen Prozesse ist auch ihre hohe und vielfach unkontrollierbare Variabilität. Angesichts dieser Situation sind die Methoden der mathematischen Statistik für den Mediziner und Biologen ein unentbehrliches Hilfsmittel.

Die Komplexität biologischer Systeme sowie die relative Unschärfe der Aussagen bedingen, daß bei der Auswertung von Beobachtungen in vielen Fällen verhältnismäßig einfache mathematische Methoden zur Anwendung kommen müssen. Das hat in der Vergangenheit auch dazu geführt, daß die univariaten über die multivariaten Vorgehensweisen dominierten.

Univariat zu arbeiten heißt, daß das Verhalten jeder einzelnen Variablen analysiert und nur mehr oder weniger gefühlsmäßig ein Resümee aus den Einzelresultaten gezogen wird. Die multivariate Betrachtungsweise dagegen ist dadurch ausgezeichnet, daß die Wertigkeit der einzelnen Merkmale wie auch die Beziehungen zwischen den Merkmalen bestimmt werden und daraus aufgrund mathematischer Methoden ein abschließendes Gesamturteil gefällt wird.

In dieser Ausarbeitung werden statistische Verfahren behandelt, die Beziehungen zwischen einer Klasseneinteilung bestimmter Individuen bzw. Objekte und einem Vektor von p an diesen Individuen gemessenen Merkmalen herstellen. Bezogen auf die Medizin, sind zwei Betrachtungsrichtungen möglich. Mit Hilfe der mehrdimensionalen Varianzanalyse kann man die Auswirkungen einer Krankheit oder anderer spezieller Zustände auf die p Merkmale untersuchen. Und umgekehrt läßt sich durch Diskriminations- oder Trennverfahren zu jedem p-dimensionalen Meßwertvektor eine ihm entsprechende Klasse bzw. Diagnose bestimmen.

2. Allgemeine Bewertung der Trennfähigkeit von Merkmalsmengen

Kriterien zur Bewertung des Trennvermögens von Merkmalen und Merkmalsmengen sind ein Stützpfeiler der in dieser Arbeit behandelten multivariaten Verfahren. Daher sollen im folgenden einige Ausführungen über Divergenz- oder Trennmaße gemacht werden. Es wird hier angenommen, daß zwei Populationen von Objekten gegeben seien. An jedem Objekt mögen p Messungen durchgeführt werden. Wir wollen voraussetzen, daß die beiden in dieser Weise realisierten p-dimensionalen Zufallsgrößen die stetigen Dichtefunktionen $f_1(y) = f_1(y_1, \ldots, y_p)$ und $f_2(y) = f_2(y, \ldots, y_p)$ haben mögen. In diesem Abschnitt werden diese Dichten als bekannt angesehen.

Durch die folgenden Betrachtungen soll die Unterschiedlichkeit der beiden Verteilungen bewertet werden. Das steht in enger Beziehung zum Problem der Diskrimination bzw. Diagnostizierung. Die Diskrimination eines Objekts $y = (y_1, \ldots, y_p)$, von dem nicht bekannt ist, ob es zur ersten oder zweiten Population gehört, ist dann am risikoärmsten, wenn das Objekt derjenigen Klasse zugeordnet wird, deren Dichte an der Stelle $y = (y_1, \ldots, y_p)$ am größten ist (Spezialfall gleichgroßer Aprioriwahrscheinlichkeiten und gleicher Fehlklassifikationskosten). Die hiermit definierte BAYESsche Entscheidungsregel ist eindeutig durch die Dichten $f_1(y)$ und $f_2(y)$ festgelegt. Die mittlere Fehlerquote der beiden Klassen beträgt

$$Q = \frac{1}{2} \int \min(f_1, f_2)\, dy,$$

wobei über den vollen p-dimensionalen Raum integriert wird.

An ein für unsere Zwecke sinnvolles Divergenzmaß D sollen folgende Forderungen gestellt werden:

a) Es soll $D = 0$ gelten genau dann, wenn $f_1(y) = f_2(y)$ für alle y ist.

b) Es soll $D = \infty$ gelten genau dann, wenn an jeder Stelle y mindestens eine der Dichtefunktionen $f_1(y)$ und $f_2(y)$ verschwindet, sich also die Verteilungen nicht überschneiden.

c) D soll invariant gegenüber beliebigen umkehrbar eindeutigen Merkmalstransformationen $y^* = g(y)$ sein (g stetig differenzierbar mit Funktionaldeterminante ungleich 0).

d) Werden irgendwelche der p Komponenten des Zufallsvektors y weggelassen, so soll sich das Divergenzmaß D nicht vergrößern (Monotoniegesetz).

Als in Frage kommende Divergenzmaße geben wir die folgen Maße q und T_H^2 an:

A) $q = -2 \log (2Q) = -2 \log \int \min(f_1, f_2)\, dy.$

Dieses Maß wird unmittelbar durch die Fehlerquote Q definiert, steht also in unmittelbarer Beziehung zur Aufgabe der Diskrimination. Nachteilig an dem Maß ist, daß es sich bei analytisch gegebenen Funktionen f_1 und f_2 nur schwer berechnen läßt.

B) $T_H^2 = -2 \log \int \sqrt{f_1 f_2}\, dy.$

Dieses Maß steht in engem Zusammenhang zum HELLINGschen Distanzmaß (siehe [1], S. 332). Zusätzlich zu den oben formulierten Postulaten hat dieses Maß die folgenden Eigenschaften:

e) Es ist bezüglich stochastisch unabhängigen Merkmalsmengen additiv. Das heißt, wenn $y = (y_1, y_2)$ gilt und hierbei y_1 und y_2 voneinander unabhängige Merkmalsmengen sind (bezüglich beider betrachteten Verteilungen), so folgt

$$T_H^2(y) = T_H^2(y_1) + T_H^2(y_2).$$

f) Bezüglich der Fehlerquote der Diskrimination gilt

$$T_H^2 \leqq q.$$

g) Im Spezialfall zweier p-dimensionaler Normalverteilungen $N(\mu_1, \Sigma_1)$ und $N(\mu_2, \Sigma_2)$ ist

$$T_H{}^2 = \frac{1}{2} (\mu_1 - \mu_2)' (\Sigma_1 + \Sigma_2)^{-1} (\mu_1 - \mu_2)$$
$$+ \log |\Sigma_1{}^{-1/2}\Sigma_2{}^{1/2} + \Sigma_1{}^{1/2}\Sigma_2{}^{-1/2}| - p \log 2$$

(die senkrechten Striche bedeuten die Determinante), und bei $\Sigma_1 = \Sigma_2 = \Sigma$ folgt

$$T_H{}^2 = \frac{1}{4} (\mu_1 - \mu_2)' \Sigma^{-1}(\mu_1 - \mu_2),$$

in Übereinstimmung mit dem bekannten Trennmaß der mehrdimensionalen Varianzanalyse.

Aufgrund dieser wertvollen Eigenschaften möchten wir $T_H{}^2$ für die diagnostische Bewertung von Merkmalen und Merkmalsmengen besonders empfehlen.

Divergenzmaße für mehr als zwei Populationen wurden von N. Glick [7] untersucht.

3. Rechenprogramm der mehrdimensionalen Varianzanalyse und Diskriminanzanalyse

Seit mehreren Jahren verfügen wir über ein Programm der mehrdimensionalen Varianzanalyse und Diskriminanzanalyse, das von uns selbst, aber auch von anderen Wissenschaftlern vielfach genutzt wurde. Das Programm geht davon aus, daß mehrere p-dimensional normalverteilte Populationen $N(\mu_1, \Sigma)$, $N(\mu_2, \Sigma)$, ..., $N(\mu_J, \Sigma)$ mit gleichen Kovarianzmatrizen gegeben seien. Wir sind uns dessen bewußt, daß im allgemeinen bei den praktischen Anwendungen die Normalverteilung und zusätzlich die Übereinstimmung der klasseninternen Varianzen und Korrelationen nicht vorliegen werden. Der Applikationsbereich dieses Programms ist aber wesentlich größer. Beurteilt man den sachlichen Kern des Programms, so geht es hier um die multivariate Analyse der Relation zwischen den Mittelwertsdifferenzen und den Kovarianzen. Zutreffend auf beliebige Verteilungen, wird in dem Programm versucht, Merkmale bzw. Linearkombinationen von Merkmalen zu finden, die große Mittelwertsdifferenzen im Verhältnis zur Streuung aufweisen. Natürlich wird man in bestimmten Fällen auch speziellere Verfahren und Programme benötigen, um mehr Details der Verteilungen nachbilden zu können, doch haben diese Verfahren den Nachteil, daß die ohnehin in der multivariaten Analyse nicht unbeträchtlichen Instabilitätserscheinungen noch zunehmen (siehe Abschnitt 6.).

Unser Programm verarbeitet maximal 100 Merkmale bei maximal 20 Populationen (Klassen). Es prüft die einzelnen Merkmale und bestimmte ihrer Kombinationen hinsichtlich der Trennung sowohl sämtlicher Klassen als auch der einzelnen Klassenpaare. In einem Merkmalsauswahlprozeß werden besonders effektive Merkmalsmengen gefunden, wobei man auch die bei der Messung der Merkmale entstehenden unterschiedlich hohen Kosten berücksichtigen kann. Die Bestimmung von Diskriminanzfunktionen dient der weiteren Dimensionserniedrigung, so daß einerseits die sich noch anschließenden Rechnungen vereinfacht werden, andererseits aber auch eine übersichtliche Darstellung der Ergebnisse und eine Systematisierung der mehrdimensionalen Beobachtungen möglich werden. In der dann folgenden Diskrimination wird festgestellt, inwieweit die Merkmale geeignet sind, die Objekte richtig den ihnen entsprechenden Klassen zuzuordnen. Darüber hinaus erlaubt das Programm auch im Falle einer mehrfachen Klassifikation multivariate Signifikanztests.

Die Einzelheiten des Algorithmus sind in dem Buch von H. AHRENS und J. LÄUTER [2] dargestellt. Im hier vorliegenden Aufsatz sollen zusätzliche Hinweise gegeben sowie kritische Anmerkungen zum Programm und zu seiner Anwendung gemacht werden. Die diskutierten Probleme treten in abgewandelter Form bei allen in der Zielsetzung ähnlichen Verfahren auf.

4. Planung des Stichprobenumfangs bei der mehrdimensionalen Varianzanalyse

Die multivariaten Signifikanztests haben gegenüber den univariaten Tests den Vorteil, daß sie für viele Merkmale und sämtliche aus ihnen entstehenden Linearkombinationen zugleich eine Aussage machen. Dem steht der Nachteil gegenüber, daß die multivariaten Tests auf spezielle Mittelwertsdifferenzen, die in einzelnen Merkmalen auftreten, bei gleichbleibendem Stichprobenumfang weniger empfindlich reagieren als univariate Tests, die direkt auf die betreffenden Merkmale bezogen sind. Das bedeutet, daß man beim multivariaten Test, falls dieser, auf die Einzelmerkmale bezogen, die gleiche Güte haben soll wie der univariate Test, größere Stichprobenumfänge benötigt.

So ergibt sich z. B., wenn man 2 Klassen betrachtet und mit der Irrtumswahrscheinlichkeit 1. Art $\alpha = 0.05$ arbeitet und falls man eine Mittelwertsdifferenz $|\mu_1 - \mu_2| \geqq \sigma$ mit mindestens der Wahrscheinlichkeit $1 - \beta = 0{,}8$ erkennen möchte, daß man beim univariaten Test wenigstens 17 Beobachtungen pro Klasse benötigt, daß sich der Mindeststichprobenumfang aber bei $p = 2$ auf 21, bei $p = 5$ auf 29, bei $p = 20$ auf 52 und bei $p = 100$ auf 120 erhöht. Wir haben die entsprechenden Tabellen für den Stichprobenumfang beim multivariaten T^2-Test in Abhängigkeit von der Klassenanzahl, der Merkmalsanzahl, dem Risiko erster und zweiter Art und einer vorausgesetzten Mindestdifferenz berechnet [3].

In unserem Rechenprogramm versuchen wir mit Hilfe der Merkmalsauswahl, die mit wachsender Merkmalszahl p ansteigende Unempfindlichkeit des Tests zu kompensieren. Damit entsteht aber der andere Fehler, daß die Irrtumswahrscheinlichkeit 1. Art in unkontrollierbarer Weise ansteigt. Das ist eine ernste Gefahr bei der Benutzung unserer Programme. Wir möchten daher dem Anwender unserer Programme, falls der multivariate Signifikanztest größere Bedeutung für das von ihm gestellte Problem hat, die Empfehlung geben, ohne automatische Merkmalsauswahl zu arbeiten und den Stichprobenumfang möglichst gemäß den vorliegenden Tabellen festlegen. Gegen eine Merkmalsauswahl, die der Wissenschaftler selbst nach sachlogischen Gesichtspunkten, ohne Betrachtung seiner für den Test vorgesehenen Meßwerte, vornimmt, ist nichts einzuwenden.

5. Schätzung des Zuordnungsfehlers der Diskriminanzanalyse

In unseren früheren Programmen wurde der Diskriminationsfehler nach dem Resubstitutionsverfahren bestimmt, d. h., die gefundene Diskriminationsregel wurde an den gleichen Objekten getestet, die auch zur Bestimmung der Regel gedient hatten. Dieser

Weg ergab aber im allgemeinen eine unrealistische Fehlerschätzung, der Fehler wurde hierbei zu niedrig geschätzt. Um eine erwartungstreue Fehlerschätzung zu erreichen, haben wir in letzter Zeit das von P. A. LACHENBRUCH [4] vorgeschlagene zyklische Austauschverfahren angewandt. Wenn zu den J Klassen $n = n_1 + n_2 + \cdots + n_J$ Beobachtungsvektoren gegeben sind, so läuft dieses Austauschverfahren in n Schritten. Bei jedem Schritt wird mit $n - 1$ Vektoren eine Diskriminationsregel hergeleitet und mit dem übrig bleibenden n-ten Vektor die Richtigkeit der Diskrimination geprüft. Der Anteil der nach n Schritten falsch zugeordneten Beobachtungen liefert uns asymptotisch erwartungstreu den Fehler der aus allen n Objekten resultierenden Entscheidungsregel.

LACHENBRUCH hat selbst Hinweise gegeben, wie der für die Realisierung dieser Strategie erforderliche Rechenaufwand in Grenzen gehalten werden kann. Wir möchten hier einen Weg des Austauschverfahrens beschreiben, dessen Aufwand kaum höher als der des Resubstitutionsverfahrens ist. Die dargelegte Methode entspricht nicht bis ins letzte Detail dem LACHENBRUCHschen Vorschlag; die danach ermittelten Fehlerquoten können geringfügig größer, aber niemals kleiner als bei LACHENBRUCH sein.

$y_{1.}, y_{2.}, \ldots, y_{J.}$ seien die aus den n Meßwertvektoren geschätzten Mittelwertsvektoren, S die Kovarianzschätzung. Wir benutzen als Diskriminationsregel die Vorschrift, daß eine Beobachtung y in die Klasse eingeordnet wird, für die

$$\frac{n_j}{n_j + 1} (y - y_{j.})' S^{-1}(y - y_{j.}) \qquad (j = 1, \ldots, J)$$

minimal wird. Soll nun für irgendeinen Beobachtungsvektor y_{1k} aus der ersten Klasse entschieden werden, ob er nach dem LACHENBRUCHschen Verfahren richtig oder falsch klassifiziert wird, so muß geprüft werden, ob

$$\frac{\dfrac{n_1}{n_1 - 1} (y_{1k} - y_{1.})' S^{-1}(y_{1k} - y_{1.})}{1 - \dfrac{1}{n - J} \dfrac{n_1}{n_1 - 1} (y_{1k} - y_{1.})' S^{-1}(y_{1k} - y_{1.})} \leqq \frac{n_j}{n_j + 1} (y_{1k} - y_{j.})' S^{-1}(y_{1k} - y_{j.})$$

für alle $j \neq 1$ gilt oder nicht gilt. Mit den Beobachtungen der anderen Klassen ist entsprechend zu verfahren.

In Analogie zu dem in Abschnitt 4. Gesagten muß betont werden, daß das beschriebene Austauschverfahren nur unanfechtbare Resultate liefert, wenn man die automatische Merkmalsauswahl unbenutzt läßt. Bei Anwendung der Merkmalsreduktion ergeben sich im Mittel zu kleine Diskriminationsfehler, solange innerhalb des Austauschverfahrens nicht auch noch die Merkmalsauswahl n-mal zyklisch wiederholt wird. Die automatische Merkmalsreduktion erweist sich also auch bei der Schätzung des Diskriminationsfehlers als ein in seinen Konsequenzen schwer beurteilbarer Schritt. Das darf uns aber nicht entmutigen, diese Techniken anzuwenden, da die Merkmalsauswahl, wie sich im nächsten Abschnitt zeigt, bei vielen Aufgaben ein wesentliches Element ist, zu stabilen Entscheidungsregeln zu gelangen.

6. Robuste Diskriminationsregeln

Diskriminationsmethoden werden in der Medizin zunehmend für Diagnostik und Screening eingesetzt. Daher ist es notwendig, von mathematischer Seite für eine hohe Treffsicherheit der Entscheidungsregeln zu sorgen. Die benutzten Regeln müssen robust sein gegenüber den Zufälligkeiten der Stichprobe, gegenüber falschen Annahmen über den Verteilungstyp und gegenüber zeitlichen Schwankungen der mehrdimensionalen Verteilungen.

Der Mathematiker sieht sich vor schwierigen Problemen. Zuallererst möchte er möglichst viele der gegebenen Merkmale für die Entscheidung einsetzen, damit alle verfügbare Information ausgenutzt wird. Dann stellt man aber fest, daß die üblichen, auf der Schätzung der unbekannten Parameter beruhenden Diskriminationsregeln größere Fehlerquoten ergeben, falls sie sich auch auf trennschwache oder redundante Merkmale stützen. Man wird dadurch — natürlich auch aus ökonomischen Gründen — veranlaßt, eine Merkmalsreduktion vorzunehmen, sich bei der Diskrimination auf eine effektive Merkmalsmenge kleinen Umfangs zu beschränken. Nach diesem einschneidenden Schritt ist zu fragen, ob nicht die vielen damit beiseite gelassenen Merkmale doch noch zur Verbesserung der Trennung beitragen können. Da diese Frage bejaht werden muß, entschließt man sich, in der Menge der noch unbenutzten Merkmale eine zweite effektive Merkmalskombination zu suchen. Jede eliminierte Merkmalsmenge sollte höchstens 8 Merkmale enthalten. Wenn man davon ausgeht, daß insgesamt 100 Merkmale gegeben sein können, ist dieser Prozeß der Suche partieller effektiver Merkmalsmengen u. U. noch weiter fortsetzbar. Durch unser Programm lassen sich bis zu 18 Merkmalsmengen bestimmen.

Auf jeder der erhaltenen Merkmalsmengen kann in der üblichen Weise eine Diskriminationsregel aufgebaut werden. Die endgültige Diskriminationsvorschrift entsteht durch eine Synthese der partiellen Diskriminationsregeln, wobei jede Regel ein ihrem Trennvermögen entsprechendes Gewicht erhält. Auf dem Wege dieser Synthese werden die Schwankungen und Instabilitäten der einzelnen Diskriminatoren ausgeglichen. Ganz bewußt wird die Redundanz zwischen den Merkmalen ausgenutzt.

Die Vorgehensweise kann im Fall zweier Klassen leicht demonstriert werden: Wenn $T^2_{(1)}, T^2_{(2)}, \ldots, T^2_{(H)}$ die den einzelnen Diskriminatoren entsprechenden Werte des Hotellingschen T^2 sind und ϱ eine Zahl zwischen 0 und 1 bedeutet, so wird ein Individuum bei der Synthese in die Klasse j eingestuft, für die

$$\frac{n_j}{n_j + 1} \sum_{h=1}^{H} c_{(h)}(y_{(h)} - y_{(h)j.})' \, S_{(h)}^{-1}(y_{(h)} - y_{(h)j.}) \qquad (j = 1, 2)$$

minimal ist, wobei

$$c_{(h)} = 1 + (H - 1)\,\varrho - \frac{\varrho}{T_{(h)}} \sum_{g=1}^{H} T_{(g)}$$

gilt. Dabei können die Koeffizienten $c_{(h)}$ sowohl positiv als auch negativ sein.

Teilweise benutzen wir auch Merkmalsmengen, in denen gemeinsame Merkmale enthalten sind.

Durch diese Methodik gelangt man zu einer stabileren, weniger durch Zufälligkeiten, falsche Annahmen und sonstige Störeinflüsse zu erschütternden Entscheidungsregel.

Wir müssen uns insbesondere darüber im klaren sein, daß wir auch Störungen einzukalkulieren haben, die außerhalb der Reichweite unserer statistischen Methoden liegen (Unterschiede zwischen Labors, zwischen Ärztekollektiven, unterschiedliche Zusammensetzung des Patientenguts, jahreszeitliche Schwankungen, allgemeine Fortschritte der Medizin usw.).

7. Skalierung von Merkmalen

Seit langem haben wir uns mit der Frage befaßt, auf welche Weise qualitative Merkmale, die in der Medizin sehr häufig sind, innerhalb unserer quantitativen Datenanalyse mitverarbeitet werden können. Wir haben in Anlehnung an A. LINDER [5] vorgeschlagen, jedes qualitative Merkmal so zu bewerten, daß im Sinne des F-Tests der Varianzanalyse eine optimale Klassentrennung erreicht wird, daß also die Merkmalsstreuungen in den Klassen klein, dagegen die Mittelwertsunterschiede zwischen den Klassen groß werden [6]. Zur Realisierung dieser Zielstellung wurde der folgende Skalierungsalgorithmus aufgestellt.

Es wird von den Häufigkeiten N_{jk} ($j = 1, \ldots, J$; $k = 1, \ldots, K$) ausgegangen. N_{jk} gibt an, wie oft bei dem betrachteten Merkmal in der Klasse j die Kategorie k gemessen wurde. Der Algorithmus besteht in einem Iterationszyklus, bei dem von einer willkürlichen Bewertung $y_1, \ldots, y_k$ der Kategorien ausgegangen, daraus durch Mittelwertsbildung eine Bewertung $z_1, \ldots, z_J$ der Klassen bestimmt, danach wieder durch Mittelwertsbildung eine neue Bewertung $y_1, \ldots, y_K$ erhalten, diese in geeigneter Weise normiert und dann schließlich wieder von vorn begonnen wird. Es sind folgende Einzelschritte zu programmieren:

$$\mu_{\text{alt}} := 1$$

$$y_k := \frac{k-1}{K-1} \qquad (k = 1, \ldots, K)$$

$$N_{j.} := \sum_{k=1}^{K} N_{jk} \qquad (j = 1, \ldots, J)$$

$$N_{.k} := \sum_{j=1}^{J} N_{jk} \qquad (k = 1, \ldots, K)$$

M:
$$z_j := \frac{1}{N_{j.}} \sum_{k=1}^{K} N_{jk} y_k \qquad (j = 1, \ldots, J)$$

$$y_k := \frac{1}{N_{.k}} \sum_{j=1}^{J} N_{jk} z_j \qquad (k = 1, \ldots, K)$$

$$\mu_{\text{neu}} := \max(y_1, \ldots, y_K) - \min(y_1, \ldots, y_K)$$

$$y_k := \frac{y_k - \min(y_1, \ldots, y_K)}{\mu_{\text{neu}}} \qquad (k = 1, \ldots, K)$$

Abbruch der Iteration, falls $|\mu_{\text{neu}} - \mu_{\text{alt}}| < 10^{-5}$

$$\mu_{\text{alt}} := \mu_{\text{neu}}$$

Rücksprung nach M

Am Ende der Iteration steht die gesuchte Bewertung der Kategorien auf den Plätzen von $y_1, \ldots, y_K$.

Dieses Verfahren ist so einfach, daß es sich in jedem programmgesteuerten Tischrechner realisieren läßt. Der Nutzer unseres allgemeinen Varianz- und Diskriminanzanalyseprogramms kann diesen Algorithmus in einer Verallgemeinerung, die auch die Neuskalierung beliebiger kontinuierlicher Merkmale zuläßt, anwenden ([2], 2. Auflage). Damit besteht kein ernstes Hindernis mehr, sowohl qualitative als auch quantitative Messungen in Trennverfahren eingehen zu lassen.

Nach unseren Erfahrungen wird durch die Skalierung eine entscheidende Verbesserung vorhandener Diagnosealgorithmen möglich.

Literatur

[1] Rao, C. R., Linear Statistical Inference and Its Applications. J. Wiley & Sons (1973).

[2] Ahrens, H., und J. Läuter, Mehrdimensionale Varianzanalyse. Akademie-Verlag Berlin (1974), 2. Auflage (1980) im Druck.

[3] Läuter, J., Sample Size Requirements for the T^2 Test of MANOVA (Tables for One-Way Classification). Biometrical Journal **20**, 4 (1978) 389—406.

[4] Lachenbruch, P. A., An almost unbiased method of obtaining confidence intervals for the probability of misclassification in discriminant analysis. Biometrics **23** (1967) 639—645.

[5] Linder, A., Trennverfahren bei qualitativen Merkmalen. Metrika **6** (1963) 76—83.

[6] Läuter, J., und St. Nitschkoff, Quantitative Verarbeitung qualitativer Merkmale bei der automatischen Diagnostik. Beispiele zur Hypertonie. Abh. Akad. d. Wiss. d. DDR (1973) 373—376.

[7] Glick, N., Separation and Probability of Correct Classification among two or more Distributions. Ann. Inst. Stat. Math. **25** (1973) 373—382.

Service-Programm als Hilfestellung für die Diagnostik von Resorptionsstörungen

M. Karsten, C. Noack und R. Laue

Humboldt-Universität zu Berlin, ORZ und Karl-Marx-Universität, Bereich Medizin, Institut für Biophysik, Leipzig

Das nachfolgend dargestellte Verfahren beinhaltet eine Funktionsprüfung des Dünndarms hinsichtlich seiner resorptiven Eigenschaften, das insbesondere bei pathologisch bedingten Resorptionsstörungen und in postoperativen Phasen des Magen-Darm-Traktes klinisch relevant ist. Die Funktionsprüfung erfolgt mit dem körperfremden Monosaccharid D-Xylose, das wie die Vielzahl anderer Monosaccharide der täglichen Nahrung resorbiert wird. Das Verfahren beruht auf der folgenden Vorstellung:

Das Testsubstrat wird in einer bestimmten Dosis (5 g, 10 g oder 25 g) dem Patienten in Form einer Infusionslösung intravenös verabreicht. Die daraufhin erfolgende Konzentrationsänderung des Substrats im Blutplasma wird in Abhängigkeit von der Zeit

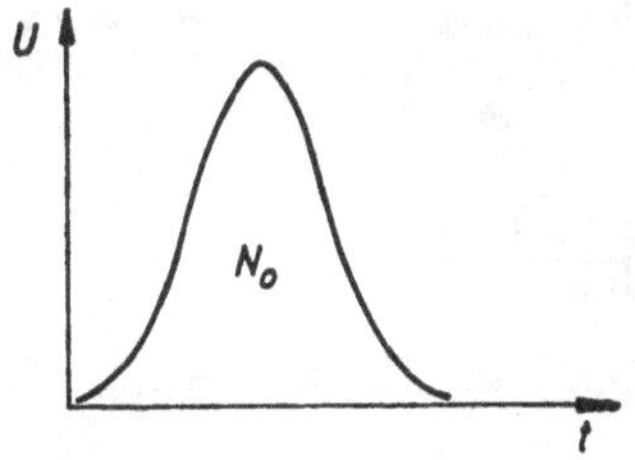

Impulsförmige Verabreichung des Substrats, $U_0(t)$, (intravenös)

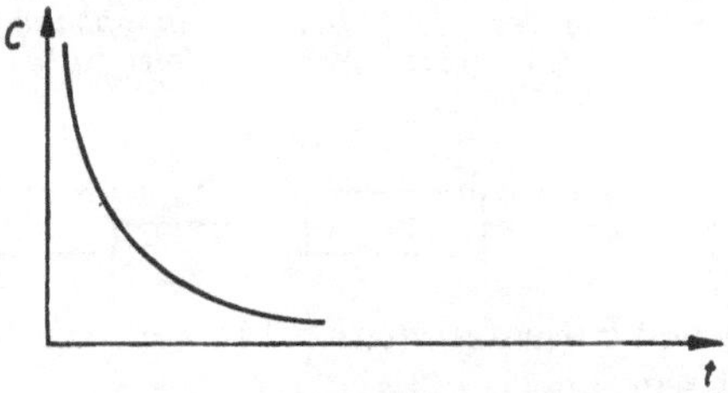

Konzentrationsverlauf im Blutplasma. Gehorcht der Funktion $C_0 = A_0 e^{-k_0 t}$ Näherungsfunktion der Meßwerte

messend verfolgt. Bei Kenntnis dieser Vorgänge läßt sich mühelos die Übertragungsfunktion g_2 ermitteln. Wird daraufhin das Substrat in gleicher Dosis oral an den Patienten verabfolgt, so kann ohne Einschränkungen der Allgemeinheit angenommen werden, daß der Eliminationsprozeß des Substrats aus dem Organismus auch in diesem Falle durch g_2 vollständig beschrieben wird.

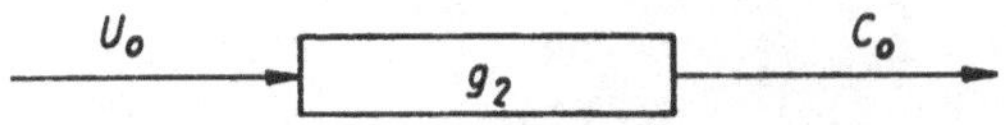

Da g_2 bekannt ist, läßt sich g_1 bzw. R ermitteln. Integration von R liefert die gesuchte Resorptionsfunktion $R(t)$ (generalisierte Resorption):

$$R(t) = \frac{AN_0}{A_0}\left(\frac{k_1 - k_0}{k_1}\,(1 - e^{-k_1 t}) + \frac{k_0 - k_2}{k_2}\,(1 - e^{-k_2 t})\right).$$

Die Kenntnis von $R(t)$ liefert die Grundlage für die klinische Bewertung der resorptiven Eigenschaften des Patienten.

Voraussetzung ist nach erfolgtem Funktionstest in der Klinik eine nichtlineare Regressionsrechnung, um die Meßwerte an die Funktionen C_0 bzw. C anzupassen. Es erwies sich zu diesem Zwecke als günstig, ein entsprechendes Rechenprogramm zu benutzen, das diese Aufgabe löst und dem Arzt das gewünschte Endergebnis zur Verfügung stellt.

Das Programm zur Berechnung der enteralen Resorption basiert auf Routinen zur nichtlinearen Regression nach dem Verfahren von Marquardt.

Dieses Fortran-Programm ist eine entsprechend den Kundenwünschen für die Berechnung der enteralen Resorption erweiterte Version des allgemeinen Programms zur Berechnung der nichtlinearen Regression, das im ORZ der Humboldt-Universität zur Verfügung steht.

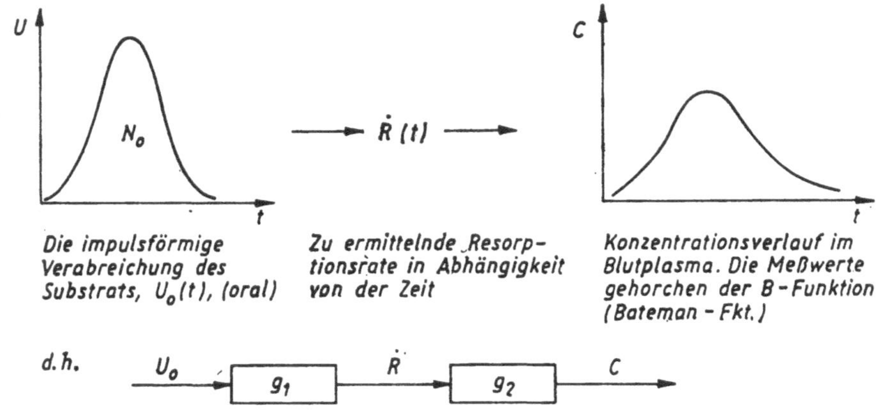

Für jeden Patienten werden für zwei verschiedene Funktionen C und C_0, die bereits erwähnt wurden,

$$c_0 = A_0 e^{-k_0 t}, \qquad c = A(e^{-k_2 t} - e^{-k_1 t}),$$

die Parameter mit Hilfe der nichtlinearen Regression geschätzt. Die Zusammenfassung dieser Resultate in vorgegebenen Formeln liefert die gewünschten Werte für die enterale Resorption.

Als Eingabedaten für die Berechnung der enteralen Resorption werden benötigt Angaben zum Patienten wie:

Name des Patienten
Nummer des Patienten
Geschlecht
Alter
Körpermasse in kg
Körperlänge in cm
vermutete Diagnose — verschlüsselt nach internationaler Klassifikation der Krankheiten
verschlüsselte Behandlungsstelle

Art der Flüssigkeit
Dosis N 1 in g für die orale Gabe
Dosis N 2 in g für die i. v. Gabe
Menge M 1 in ml für die orale Gabe
Menge M 2 in ml für die i. v. Gabe

Angaben zum Programm wie:

Anzahl der Wertesätze Anzahl der Iterationen Anzahl der unabhängigen Variablen Anzahl der abhängigen Variablen	wird im Rechenzentrum gesetzt

weiterhin die Meßwerte mit Angaben über Art der Gabe, intravenös oder oral und die Wertpaare t — und c —, d. h. Zeitwert und die Konzentration der Testsubstanz im Blutplasma im Zeitpunkt t der Messung und zuletzt werden benötigt die Anfangswerte der zu schätzenden Parameter.

Die Ergebnisse werden für jeden Patienten einzeln ausgedruckt. Sie bestehen aus einem ausführlichen Kopfdruck der Angaben über den Patienten, die Diagnose, Behandlungsstelle, Art der Gabe, Angaben zur Medikamentation usw. beinhaltet. Es folgen die Meßwerte der intravenösen und oralen Gaben in dieser Reihenfolge mit entsprechenden Parameteranfangswerten und die Berechnungen der beiden nichtlinearen Regressionen. Zuletzt werden die relativen und absoluten Werte der generalisierten Resorption für die festgelegten Zeitpunkte 20, 40, 60, 90, 120, 180 und für den berechneten Zeitpunkt T max. in Minuten gedruckt.

Für eine hinreichende Genauigkeit der berechneten Resorptionswerte ist die Angabe von 8 bis 10 Konzentrationswerten vorteilhaft. Bei einer geringeren Anzahl treten häufig Fehler auf und das Programm wird vom Betriebssystem aus abgebrochen, weil die Werte der exponentialen Funktion unzulässig sind. (Es tritt ein Exponentenunterlauf beziehungsweise ein Exponentenüberlauf auf.) Aus diesem Grunde ist eine Fehlermaßnahme realisiert, die die bis zum Auftreten des Fehlers errechneten Werte als endgültige Resultate zur Berechnung der enteralen Resorption benutzt. Der Fehler wird gelöscht und es wird mit dem nächsten Patienten weitergerechnet. Von großer Wichtigkeit ist die Wahl der richtigen Anfangswerte der zu schätzenden Parameter. Die Anfangswerte für diesen beschriebenen Fall der Resorptionsberechnung konnten aus der Erfahrung ermittelt werden.

Darüber hinaus existiert eine Erweiterung des allgemeinen Programms zur Berechnung der nichtlinearen Regressionskoeffizienten. Dabei werden für spezielle e-Funktionen die Anfangswerte automatisch ermittelt. Die Berechnungen für einen Patienten dauern ca. 1 Minute auf einer EDVA vom Typ ES 1022, d. h., sie kostet ca. 20,— bis 30,— Mark.

Probleme der Programmerstellung im Bereich der biowissenschaftlichen Grundlagenforschung

M. Falck

Akademie der Wissenschaften der DDR, Zentralinstitut für Molekularbiologie — Rechenzentrum, Berlin-Buch

Gegenüber der zunehmenden technischen Leistungsfähigkeit elektronischer Rechenanlagen gerät die Leistungsfähigkeit der Nutzerprogrammentwicklung zunehmend ins Hintertreffen und wird damit zum begrenzenden Faktor für die intensive Anwendung der elektronischen Datenverarbeitung.

Dieser Trend hat in den vergangenen Jahren verstärkt zur Entwicklung leistungsfähiger Methoden der Programmentwicklung geführt und zur Bereitstellung von Techniken zur Unterstützung des Programmentwurfs, der Codierung, des Programmtests und der Programmwartung.

Bei der Erschließung solcher Methoden für einen Anwendungsbereich der biologisch-medizinischen Grundlagenforschung sind die folgenden spezifischen Gegebenheiten zu beachten:

1. Charakteristisch für die Grundlagenforschung ist das Aufwerfen neuer Problemstellungen, zu deren Lösung mit Hilfe der elektronischen Datenverarbeitung kaum auf fertige Lösungen zurückgegriffen werden kann.

2. Ein großer Anteil der Problemstellungen bezieht sich auf die Untermauerung fachbezogener Fakten, so daß Programme mit Abschluß der Beweisführung nicht weiter genutzt werden.

3. Oft ist erst mit fortschreitender Durchdringung des Problems eine Differenzierung in bezug auf die Anwendung der Datenverarbeitung möglich. Der Umfang der ursprünglichen Problemstellung kann sich dabei ausdehnen. Die Durchdringung der Problematik vollzieht sich schrittweise über einen längeren Zeitraum. Aus der Sicht der Programmentwicklung bedeutet das,

a) daß zunächst Programme zu abgeschlossenen kleineren Teilproblemen entwickelt werden, von denen einige im Laufe der Zeit zu komplexen Programmen oder Programmsystemen anwachsen.

b) Die Vielzahl der auftretenden Probleme und der Charakter der EDV als Forschungshilfsmittel bedingen es, daß als Programmierer Fachwissenschaftler auftreten, die nicht über die Kenntnisse eines professionellen Programmierers verfügen.

c) Die Programme werden zumeist nicht unter dem Gesichtspunkt einer Nachnutzung entwickelt.

d) Die Nachnutzung vorhandener Programme beschränkt sich auf Unterprogramme zu allgemeingültigen Teilproblemen.

e) Die Vielfältigkeit der Probleme bedingt es, daß vorhandene Programme an veränderte Problemstellungen anzupassen sind, oder an auftretende ähnliche Problemstellungen, so daß die Programmwartung einen guten Teil der Kapazität der Programmierung bindet. So kommt es darauf an, die Mittel der Programmierung in der Handhabung zu vereinfachen und die Methodik der Programmierung diesen Bedingungen anzupassen.

Programmiermethodik

In den Mittelpunkt moderner Programmiermethoden rückt mehr und mehr der gesamte Prozeß der Programmentwicklung von der Problemspezifikation bis zum fertigen Programm.

Entwicklungsrichtungen unter Begriffen wie „Software Engineering" oder „Improved Programming Technologies" beziehen sich auf die technologische Aufbereitung dieses Prozesses im Sinne einer systematischen und rationellen Programmentwicklung. Dabei kommt es darauf an, die Programmimplementierung schrittweise in abgeschlossenen Etappen zu ermöglichen.

Mit dem methodischen Prinzip der schrittweisen Verfeinerung, das in der Programmentwicklung vielfältig angewendet werden kann, läßt sich eine Anpassung

a) an den Grad der Durchdringung des Problems erreichen,

b) an die beim Programmierer vorhandenen Fähigkeiten in der Beherrschung der Programmiersprache und des Rechnersystems,

c) und ein Abbau der Komplexität der Problemstellung.

Bislang ist dieses Prinzip jedoch auf die Vorbereitung der Programmimplementierung beschränkt und in der Anwendung dem Programmierer im Sinne einer Empfehlung für „gutes" Programmieren weitgehend selbst überlassen.

Erst mit der Einbeziehung methodischer Voraussetzungen in die Programmiersprache und die Systemsoftware des Rechnersystems werden die Vorteile der schrittweisen Verfeinerung wirksam. In diesem Sinne ist der praktische Ansatz zu werten, den wir mit der Erweiterung eines vorhandenen Programmiersystems unternommen haben.

Für modulare Programmelemente (wie z. B. Subroutinen), die zum Zeitpunkt der Programmimplementierung vom Programmierer noch nicht konkretisierbar sind (Angabe des konkreten Aufrufs) wird eine formale Beschreibungsmöglichkeit (symbolischer Aufruf) als zulässige Programmieranweisung eingeführt.

Die Angabe des konkreten Modulaufrufs wird auf den Zeitpunkt der Programmabarbeitung verschoben (ähnlich der Zuweiseung aktueller Parameter an formale Parameter).

Ein Eingriff in das übersetzte und gelinkte Programm wird nicht notwendig.

Damit wird erreicht, daß in der Programmiersprache Voraussetzungen für die Beschreibung des modularen Programmentwurfs, als schrittweise Zerlegung eines zu lösenden Problems in abgeschlossene, aber noch nicht befehlsmäßig konkretisierbare Teilprobleme geschaffen werden.

Es ergibt sich daraus eine Unterstüzung des top-down Entwurfs, der Programmwartung durch flexible Anpassung fertiger Programme an veränderte Problemstellungen (Austausch von Moduln, Einfügen größerer Module oder Programmzweige, Streichen von Moduln), eine Unterstützung des schrittweisen Programmtests.

Als Zielsprache wurde die verfahrensorientierte Programmiersprache FORTRAN gewählt. Die Realisierung basiert auf der Einführung eines Precompilierungsschrittes und einer zusätzlichen Ablaufsteuerung bei der Programmabarbeitung. Grundlage der Erweiterung ist die FORTRAN IV-Version der EDVA ES 1010.

Literatur

[1] Boehm, B., Software Engineering. IEEE Transactions on Computers C-25 (1976) No. 12, 1226.

[2] Falck, M., und J. Pilgrim, Probleme der Anwenderprogrammierung im Bereich der Forschung. Rechentechnik/Datenverarbeitung, **13**, 6 (1976) 32.

[3] Herrlich, O., Methoden der strukturierten Programmierung. Rechentechnik/Datenverarbeitung (1976) Beiheft 2, 2.

Der logische Zugang zum Diagnoseproblem

D. BARTHEL

Karl-Marx-Universität, Bereich Medizin, Institut für Biophysik, Leipzig

1. Einleitung

Mit dem Schlagwort „Computerdiagnose“ meint man Unterstützung des Arztes bei der Diagnosestellung durch einen Automaten. Wie aber soll das geschehen? Zwei Grenzfälle sind denkbar:

1. Der Automat entscheidet sich aufgrund des Befundes des Patienten nach vom Arzt akzeptierten Kriterien für eine Diagnose, die der Arzt entweder übernehmen oder ablehnen kann. Üblicherweise wird dabei eine Zielfunktion optimiert. So gibt es Automaten, die nach maximaler Ähnlichkeit zu „typischen Fällen“ oder nach maximaler bedingter Wahrscheinlichkeit bei gegebenem Befund entscheiden. In solchen Fällen sprechen wir von „Entscheidungsdiagnose“.
2. Der Automat schließt alle Fälle aus, die mit dem Befund nicht vereinbar sind und überläßt die Entscheidung zwischen den übrigbleibenden dem Arzt. Dann sprechen wir von „Ausschlußdiagnose“ oder „logischer Diagnose“.

Die Zielstellung der Ausschlußdiagnose ist, verglichen mit der der Entscheidungsdiagnose, bescheiden.

Natürlich sind Kompromisse denkbar und werden auch praktiziert. So kann man z. B. die Krankheiten nach abnehmender bedingter Wahrscheinlichkeit ordnen und zusammen mit diesen Wahrscheinlichkeiten ausdrucken (Programmsystem REUD [4] — Entscheidung und Angebot von Alternativen in einem). Es ist aber zu befürchten, daß der nicht mathematisch geschulte Arzt den Zahlenwerten der Wahrscheinlichkeiten entweder zuviel oder zuwenig zutraut. Wir halten deshalb die Beschränkung auf eine logische Diagnose, wenigstens gegenwärtig, für angebracht.

Selbstverständlich verlangt man, ganz unabhängig vom Verfahren, noch einigen Zusatzkomfort. Anders als bei der Zeichenerkennung, wo in der Regel das vollständige Muster vorliegt, muß der diagnostizierende Automat mit einer Auswahl von Symptomen auskommen. Der Arzt erwartet außerdem den Vorschlag einer diagnostischen Strategie, d. h. Hinweise darauf, welche Symptome noch zu ermitteln sind, um die Diagnose abzusichern.

2. Die grundlegende Konzeption

Die Grundkonzeption ist die von LEDLEY und LUSTED [1]: Es gebe M binäre Symptomvariable $s_1, s_2, \ldots, s_M$ und N binäre Krankheitsvariable $k_1, k_2, \ldots, k_N$, die sämtlich nur die Werte „wahr“ (W) oder „falsch“ (F) annehmen können, was als „liegt vor“ bzw. „liegt nicht vor“ zu interpretieren ist.

Der Anschaulichkeit wegen betrachten wir parallel zu den allgemeinen Überlegungen ein Beispiel von ausschließlich didaktischem Wert:

$M = 3$ Symptome:

s_1: Zyanose,
s_2: Hockstellung oder hypoxämische Anfälle,
s_3: Rippenusuren,

$N = 3$ Krankheiten:

k_1: Ventrikelseptumdefekt,
k_2: Aortenisthmusstenose,
k_3: Fallotsche Tetralogie.

Eine Belegung aller Variablen mit Wahrheitswerten heißt ein „Symptom-Krankheits-Komplex". Aus Gründen der Kombinatorik gibt es 2^{M+N} Symptom-Krankheits-Komplexe. Kämen sie wirklich auch alle vor, wäre eine logische Diagnose unmöglich. Wir nehmen jedoch an, daß das nicht so ist, und postulieren die Existenz eines nach den Regeln der mathematischen Logik gebildeten Ausdruckes E, der höchstens von den obigen Variablen abhängt. Er sei so konstruiert, daß er für alle Symptom-Krankheits-Komplexe, die vorkommen können, den Wert W annimmt, aber für alle anderen den Wert F, und beides soll auch wirklich eintreten. E heiße „medizinische Erfahrung".

Beispiel:

$$E = \bar{s}_2\bar{s}_3k_1\bar{k}_2\bar{k}_3 \vee \bar{s}_2(\bar{s}_1 \vee s_3)\,\bar{k}_1k_2\bar{k}_3 \vee s_1\bar{s}_3\bar{k}_1\bar{k}_2k_3.$$

Nach Untersuchung eines konkreten Patienten weiß man von manchen Variablen, ob sie (bei diesem Patienten) den Wert W oder F annehmen. In der Regel wird es sich nur um Symptomvariable handeln, aber wir setzen das nicht voraus. Durch die Untersuchung ist also eine Belegung f gegeben, die gewissen Variablen Wahrweitswerte zuordnet.

Beispiel:

$$f(s_1) = F, \quad \text{d. h. keine Zyanose.}$$

Der Belegung f entspricht ein weiterer logischer Ausdruck B, genannt „Befund", und zwar die Fundamentalkonjuktion, in der alle Variablen, denen f den Wert F zuordnet, negiert, alle Variablen, denen f den Wert W zuordnet, unnegiert und keine weiteren Variablen vorkommen.

Beispiel:

$$B = \bar{s}_1.$$

Erfahrung und Befund bilden die Prämissen eines logischen Schlusses, dessen Konklusion, die „Diagnose", erst zu finden ist. Gesucht wird also ein logischer Ausdruck D, für den die Implikation

$$E_1B \to D \qquad (*)$$

allgemeingültig wird, d. h. für beliebige Werte der Variablen den Wert W annimmt. D soll nicht von den Variablen abhängen, die bereits in B vorkommen.

Das Problem ist im allgemeinen nicht eindeutig lösbar. Außer der stets vorhandenen trivialen Lösung $D_0 = W$, die keinerlei Erkenntnisse vermittelt, kämen im Beispiel u. a. in Frage

$$D_1 = \bar{s}_2, \qquad D_2 = \bar{k}_3, \qquad D_3 = \bar{s}_2\bar{k}_3 \qquad \text{usw.}$$

Man kann aber folgendes zeigen:

Unter allen Lösungen des Problems (*) ist eine Klasse besonders ausgezeichnet. Setzt man nämlich in E für alle Variablen, denen im Befund Werte zugewiesen werden, Konstanten W bzw. F entsprechend diesen Werten ein (symbolisch: $D = E|_f$), so erhält man ebenfalls eine Lösung. Zu dem so konstruierten Ausdruck D gibt es jedoch keine Lösung D^* von (*), für die die Implikation $D^* \to D$ allgemeingültig ist, es sei denn, D und D^* sind wertverlaufsgleich, d. h. durch äquivalente Umformungen ineinander überführbar. Umgekehrt ist aber für jede Lösung D^* von (*) die Implikation $D \to D^*$ allgemeingültig. D impliziert also alle Lösungen des Problems und soll deshalb bevorzugt werden.

Beispiel:

$$D = E^{s_1}|_F = \bar{s}_2\bar{k}_3(\bar{s}_3k_1\bar{k}_2 \vee \bar{k}_1k_2).$$

Man sucht nun alle Belegungen der verbleibenden Variablen, für die D den Wert „wahr" annimmt, denn sie umfassen alles, was sich hinter dem Befund verbergen kann. Das geschieht unter zwei Aspekten:

a) Man hofft, daß möglichst viele Variable, insbesondere Krankheitsvariable, auf einen einzigen Wert eingeschränkt werden. Inwieweit das gelingt, hängt von der Erfahrung und vom Befund ab.

Beispiel:

Um D wahr zu machen, muß sein

$f(s_2) = F$, d. h. keine Hockstellung oder hypoxämischen Anfälle,
$f(k_3) = F$, d. h. Fallotsche Tetralogie ausgeschlossen.

b) Man muß feststellen, von welchen Variablen D sonst noch abhängt.

Beispiel:

D hängt noch von s_3, k_1, k_2 ab.

a) umfaßt die eigentliche Diagnose, aus b) läßt sich eine diagnostische Strategie ableiten. Indem man D als neue Erfahrung ansieht, kann man nach Erhebung neuer Symptome gemäß b) das beschriebene Verfahren zyklisch wiederholen.

3. Zusätzliche Annahmen

Das skizzierte Verfahren ist in voller Allgemeinheit nur in Vorführfällen mit wenigen Symptomen oder Krankheiten praktikabel. Für eine realistisch angesetzte Anzahl von Variablen, etwa 100 bei einer Differentialdiagnose, braucht man eine Hypothese über die mathematische Struktur der Erfahrung E. Sie kann hier nur verbal angedeutet werden.

E liege als konjunktive Normalform vor, was durch äquivalentes Umformen immer zu erreichen ist.

Beispiel:

$$E = (\bar{s}_3 \vee k_2)\,(\bar{s}_1 \vee s_3 \vee \bar{k}_2)\,(s_1 \vee \bar{k}_3)\,(\bar{s}_2 \vee k_3)$$
$$\wedge\,(k_1 \vee k_2 \vee k_3)\,(\bar{k}_1 \vee \bar{k}_2)\,(\bar{k}_2 \vee \bar{k}_3)\,(\bar{k}_3 \vee \bar{k}_1).$$

Die letzten 4 Klammern drücken die Unverträglichkeit der 3 Krankheiten und die Tatsache, daß andere Krankheiten im Ausgangsmaterial nicht vorkamen, aus.

An die Umformung in eine konjunktive Normalform kann man noch eine weitere Umformung anschließen, wobei Alternativen, in denen Symptom- und Krankheitsvariable zusammen auftreten, durch äquivalente Implikationen ersetzt werden. Daraus folgt im Beispiel:

$$E = (s_3 \to k_2)\,(s_1\bar{s}_3 \to \bar{k}_2)\,(s_1 \to \bar{k}_3)\,(s_2 \to k_3)$$
$$\wedge\,(k_1 \vee k_2 \vee k_3)\,(\bar{k}_1 \vee \bar{k}_2)\,(\bar{k}_2 \vee \bar{k}_3)\,(\bar{k}_3 \vee \bar{k}_1).$$

In dieser Form ähnelt E dem in einem Diagnostik-Lehrbuch zusammengestellten medizinischen Wissen. Eine solche Aufbereitung empfiehlt sich im Interesse der medizinischen Interpretation vor allem für den Diagnoseausdruck D.

Beispiel:

$$D = \bar{s}_2\bar{k}_3(s_3 \to k_2)\,(k_1 \vee k_2)\,(\bar{k}_1 \vee \bar{k}_2).$$

Falls noch Rippenusuren festzustellen sind, liegt eindeutig Aortenisthmusstenose vor. Fehlen sie, kann Ventrikelseptumdefekt oder Aortenisthmusstenose vorliegen, aber eines von beiden bestimmt.

Man kann in E das längste Konjunktivglied aufsuchen und zählen, wie viele Variable darin enthalten sind. Diese Anzahl sei $\omega(E)$. Die Darstellung von E als konjuktive Normalform ist nicht eindeutig. Unter allen äquivalenten Normalformen E^* suchen wir diejenige, E, für die $\omega(E) \leqq \omega(E^*)$. $\omega(E)$ heiße in Anlehnung an Ashby [3] Zylindrizität von E. Die Zylindrizität ist keine Eigenschaft der speziellen konjunktiven Normalform E, sondern der logischen Funktion, die durch E beschrieben wird. Wir bezeichnen sie mit $c(E)$.

Im Beispiel wurde bereits eine Normalform mit minimaler Klammerlänge angegeben. Deshalb ist die Zylindrizität gleich 3. Diese Normalform ist außerdem minimal in dem Sinne, daß man keine der acht Klammern wegstreichen kann. Außer ihr gibt es im obigen Beispiel noch 29 andere, ebenfalls minimale, Normalformen, was mit dem in [6] beschriebenen Minimierungsverfahren festgestellt wurde. Darunter ist eine, die nur sieben Konjunktivglieder enthält:

$$E = (\bar{s}_3 \vee k_2)\,(\bar{s}_2 \vee k_3)\,(\bar{k}_1 \vee \bar{k}_2)\,(\bar{k}_2 \vee \bar{k}_3)\,(\bar{k}_3 \vee \bar{k}_1)\,(s_1 \vee k_1 \vee k_2)\,(\bar{s}_1 \vee s_3 \vee k_1 \vee k_3).$$

Sie ist daher sogar optimal, aber eines ihrer Alternativglieder enthält vier Variable, obwohl $c(E) = 3$ ist. Die Zylindrizität beschreibt also, inwieweit sich eine logische Funktion in möglichst kurze Teilaussagen zerlegen läßt, nicht ihre Komprimierbarkeit als Ganzes. Einfachheit der Teilaussagen sehen wir aber als wertvoller an als größtmögliche Komprimierung der Gesamtaussage. So ist auch im vorstehenden Beispiel die sachliche Interpretierung der optimalen Normalform schwieriger als die der mitgeteilten minimalen Normalform.

Die vorstehenden Überlegungen führen zu der Hypothese

$$c(E) \ll M + N$$

d. h., in die Ausgangssätze der Diagnosestellung gehen jeweils nur wenige Symptome und Krankheiten ein. Ein Blick in medizinische Diagnostik-Lehrbücher läßt $c(E)$ zwischen 3 und 5 vermuten.

Das Verfahren von Spindelberger und Grabner [2] baut auf Aussagen über jeweils 1 Symptom und 1 Krankheit auf, was einer Zylindrizität von 2 entspricht. Dieses Verfahren arbeitet allerdings nicht rein logisch. Es gibt dort nämlich eine Hierarchie von Diagnosealgorithmen, von denen der erste auf logischer Basis das Vorhandensein oder Fehlen von Krankheiten und Symptomen zu „beweisen" sucht. Gelingt das nicht völlig, läuft ein anderer Algorithmus ab, der „fast beweist" mit Hilfe eines Ähnlichkeitsmaßes. Bedenklich erscheint die zyklische Anwendung, weil dann das „fast Bewiesene" so weiterbehandelt wird wie das „Bewiesene". Dadurch kann es passieren, daß die Diagnose von der Reihenfolge abhängt, in der die Symptome dem Automaten bekannt werden. In der medizinischen Klinik ist das vorstellbar. Die Fixierung durch Programm ist aber unsympathisch.

4. Über die Konstruktion der Erfahrung E

Die Erfahrung E, bis hierher als gegeben vorausgesetzt, muß natürlich vom Automaten erst erworben werden. Dabei spielt die Festlegung einer oberen Schranke für die Zylindrizität die entscheidende Rolle, denn sie ermöglicht eine zielgerichtete Konstruktion von E. Es gibt drei Möglichkeiten.

a) Umsetzung von Lehrbüchern.

Der Gewinn ist fraglich. Interesse könnte allerdings ein Lehrbuchvergleich erwecken, bei dem man jedem Autor eine logische Variable zuordnet. Diese Variablen treten dann in E bzw. D nur dort auf, wo sich die Kapazitäten widersprechen — interessant und lehrreich für den Benutzer.

b) Auswertung realer Patientendaten mit gesicherter Diagnose.

Wären von den Patienten des Ausgangsmaterials alle Symptome bekannt, wäre die Konstruktion von E zwar höchst umfänglich, aber ohne prinzipielle Probleme. Einem solchen Ansinnen widersetzen sich jedoch in der Regel Arzt wie Patient. Läßt man dagegen unvollständige Befunde zum Training des Automaten zu, gabeln sich die Wege:

1. Weg: Man interpretiert „unbekannt" als „beide Fälle möglich". Das muß nicht sachgemäß sein.

2. Weg: Man konstruiert viele parallel arbeitende Automaten, von denen jeder nur auf wenige Symptome anspricht, und trainiert nur die jeweils vollständig informierten. Dann haben die Teilautomaten nach Abschluß des Trainings verschiedene Patienten gesehen, und ein übergeordneter Automat muß erst die Erfahrung vereinheitlichen.

c) Auswertung von Statistiken oder Wahrscheinlichkeitstabellen. Man kann mit Hilfe solcher Tabellen und eines Zufallsgenerators beliebig viele „synthetische" Patienten mit kompletter Symptomatik herstellen. Auf diese Weise entstand das vorgeführte Beispiel. Auch eine analytische Behandlung ist möglich. Dabei läßt man unter Beachtung der Hypothese über die Zylindrizität die seltensten Fälle weg, aber nur so viele, daß die Wahrscheinlichkeit der weggelassenen Fälle zusammen eine vorgegebene Schranke nicht übersteigt.

5. Schlußbemerkungen

Eine geschlossene mathematische Darstellung, insbesondere der Theorie der Zylindrizität, ist im gesteckten Rahmen nicht möglich. Die Konzeption läßt sich zwanglos erweitern auf den Fall einer hierarchischen Symptomermittlung, etwa wie bei den Verfahren von Bychovskij und Višnevskij [5] oder REUD [4]. Das ist wichtig, denn beispielsweise nach einer Schwangerschaft kann erst gefahndet werden, wenn das Geschlecht „weiblich" feststeht.

Die Realisierung soll auf dem ESER-Rechner ES 1040 erfolgen. Das Programmsystem befindet sich mittlerweile (März 1979) im Stadium des Probelaufs. Erste Ergebnisse (vgl. Abschnitt 3) liegen vor, doch der umfassende Realtest steht noch aus.

Literatur

[1] Ledley, R. S., and L. B. Lusted, Reasoning foundations of medical diagnosis. Science, **130** (1959) 9.

[2] Spindelberger, W., und G. Grabner, Ein Computerverfahren zur diagnostischen Hilfestellung. In: Fellinger, K. (Herausg.), Computer in der Medizin, Wien, Hollinek (1968).

[3] Ashby, W. R., Constraint analysis of many-dimensional relations. Progress in Biocybernetics, **2** (1965) 10.

[4] Programm REUD: Entwickelt an der Medizinischen Akademie Dresden, siehe z. B. Händel, A., Erfahrungen mit einem EDV-Projekt zur Speicherung, Verarbeitung und Wiederausgabe von Patientendaten in einer kinderkardiologischen Dispensairebetreuung. DT. Gesundh.-Wesen, **32** (1977) 1806.

[5] Bychovskij, M. L., und A. A. Višnevskij, Kibernetičeskie sistemy v medicine. Moskva, Nauka (1971).

[6] Barthel, D., Minimierung schaltalgebraischer Ausdrücke durch Auswahl von Primkonjunktionen ohne Rückgriff auf die kanonische alternative Normalform. EIK, im Druck.

Orientierende Untersuchungen über den Einsatz logischer Methoden in der kardiologischen Diagnostik

T. Rother

Karl-Marx-Universität, Bereich Medizin, Institut für Biophysik, Leipzig

Von Barthel [2] wurde 1978 die Konzeption eines logischen Diagnoseautomaten angegeben, die jedoch noch nicht praktisch erprobt ist. Die folgenden Ausführungen teilen die wichtigsten praktischen Ergebnisse mit einem R 300-Programm ADI mit, das ebenfalls von Barthel [1] angegeben wurde und eine Vorstufe seines neuen Modells darstellt.

Im Gegensatz zu diesem neuen System werden bei dem Programm ADI für jeden einzelnen betrachteten Krankheitskomplex logische Ausdrücke gebildet, die in Abhängigkeit von der speziellen Belegung der Symptomvariablen jeweils die Werte „wahr“ oder „falsch“ annehmen können. Die Werte der Symptomvariablen ergeben sich aus dem klinischen Befund.

Entsteht durch Einsetzen der Werte der bekannten Symptomvariablen in den logischen Ausdruck eines betrachteten Krankheitskomplexes die Konstante F („falsch“), ist dieser Krankheitskomplex als mit dem gegebenen Befund unverträglich auszuschließen. In allen anderen Fällen wird er als möglich angesehen.

Die ausgegebenen Diagnosen des Systems ADI bestehen demnach aus einer Liste der möglichen Krankheitskomplexe. Diese enthält im Idealfall nur die tatsächlich vorliegende Krankheit, im allgemeinen aber mehrere. Als Sonderfall ist eine Automatenantwort anzusehen, bei der keiner der betrachteten Krankheitskomplexe als möglich zugelassen wird. Solche Diagnosen können als Rückweisung interpretiert werden.

Die spezielle Form, besonders die Vielgestaltigkeit der möglichen Automatenantworten, macht es schwierig, sie mit einem einzigen bestimmten Parameter zu bewerten, wie das bei den Verfahren zur Entscheidungsdiagnose relativ einfach ist. Die dabei gestellte Diagnose in Form einer bestimmten Krankheit kann eben nur richtig oder falsch sein. Dagegen sind bei einer Liste von möglichen Krankheiten, wie sie die logische Diagnose liefert, mindestens zwei Aspekte zu betrachten, die sich in zwei Bewertungsparametern B_1 und B_2 niederschlagen:

1. Ist die tatsächlich vorliegende Krankheit in der Antwort überhaupt enthalten? Wenn ja, dann $B_1 = 1$, sonst $B_1 = 0$.
2. Wieviele von den in Wirklichkeit nicht vorliegenden Krankheiten wurden in der Liste nicht aufgeführt, also richtig ausgeschlossen? Entsprechender Prozentsatz $= B_2$.

Die spezielle Form der logischen Ausdrücke, welche die Diagnoseentscheidung realisieren, ist primär unbekannt. Bei dem Automaten ADI werden diese logischen Ausdrücke in einer sogenannten Trainingsphase durch die Auswertung von Befunden mit gesicherten Diagnosen bestimmt.

Als Test- und Trainingsmaterial für unsere Versuche standen uns 250 Befunde von Patienten der Leipziger Klinik für Herz- und Gefäßchirurgie zur Verfügung. Sie wurden von WENZLAFF [3] im Rahmen einer Dissertation aufgearbeitet und in Form von 72 Merkmalen verschlüsselt. Das Material umfaßt Patientendaten der 11 häufigsten Herzfehler. Da sich diese Diagnosen gegenseitig ausschließen, können wir die 11 Krankheiten als Krankheitskomplexe im Sinne der Theorie von LEDLEY und LUSTED [5] betrachten.

Die Versuche wurden generell in zwei Phasen durchgeführt, indem mit zwei Dritteln der Patientendaten der Automat trainiert wurde, während die restlichen als Testbefunde herangezogen wurden. Tab. 1 zeigt die Resultate des ersten Versuchs. Die Ergebnisse sind getrennt nach den 11 verschiedenen Krankheiten aufgeschlüsselt und nach der Zahl n der jeweils zur Verfügung stehenden Trainingsbefunde geordnet. Es wird deutlich, daß mit wachsendem n der Anteil der Diagnosen, welche die richtige Krankheit in der Liste mit aufnehmen, zunimmt. In den Klassen mit weniger als 10 Trainingsbefunden ist die richtige Diagnose z. B. nie enthalten. Dabei handelt es sich aber meistens um Antworten, die überhaupt keine Krankheit als möglich zulassen. Dagegen bleibt der Anteil der richtig ausgeschlossenen Krankheiten etwa konstant, wie aus den B_2-Werten deutlich wird.

Tabelle 1

n	$B1$	$B2$
2	0	1,0
4	0	0,9
4	0	1,0
6	0	0,93
8	0	0,95
9	0	0,95
15	0,63	0,93
16	0,50	0,9
17	0,78	1,0
32	0,75	0,97
41	0,63	1,0

Ergebnisse von Versuch 1, klassenweise aufgeschlüsselt und nach der Zahl n der Trainingsmuster in der jeweiligen Klasse geordnet

In Abb. 1 sind die B_1-Werte aus Tab. 1 in Abhängigkeit von der Zahl n der Trainingsbefunde graphisch dargestellt. Gleichzeitig enthält diese Abbildung die B_1-Werte eines entsprechenden Versuchs, bei dem nur eine Auswahl von 34 Merkmalen benutzt wurde. Für beide Versuche wird aber besonders anhand der mit eingezeichneten Regressionsgeraden deutlich, daß sich die B_1-Werte mit wachsender Zahl n verbessern. Die Regressionskoeffizienten sind in beiden Fällen bei einer Irrtumswahrscheinlichkeit von 5% signifikant von 0 verschieden. Eine Auswertung aller Versuche bezüglich einer Abhängigkeit des Parameters B_2, d. h. der Differenzierungsfähigkeit des ADI, von der Zahl der Testmuster n, hat demgegenüber keine statistisch zu sichernden Zusammenhänge ergeben. Während die Zahl der Trainingsmuster gewissermaßen zwangsweise durch die nur beschränkt zur Verfügung stehende Zahl an verwertbaren Patientenunterlagen variierte, haben wir die Zahl der Merkmale M bewußt verändert. Das geschah zunächst unter klinischen Gesichtspunkten, die hier aber nicht von Bedeutung sind.

In Abb. 2 sind die Parameter B_1 und B_2 in Abhängigkeit von der Zahl der Merkmale M einschließlich ihrer Regressionsgeraden aufgetragen. Das Bild zeigt einen in dem betrachteten Bereichen fast linearen Zusammenhang zwischen M und den Parametern B_1 und B_2, die sich gegenläufig verhalten. Damit nimmt die Differenzierungsfähigkeit des Systems ADI mit wachsender Zahl an Merkmalen zu. Das entspricht den Erwartungen und der klinischen Erfahrung, denn ein Krankheitsbild kann um so schärfer diagnostiziert werden, je mehr Befunde über den Patienten vorliegen. Das Verhalten von B_1

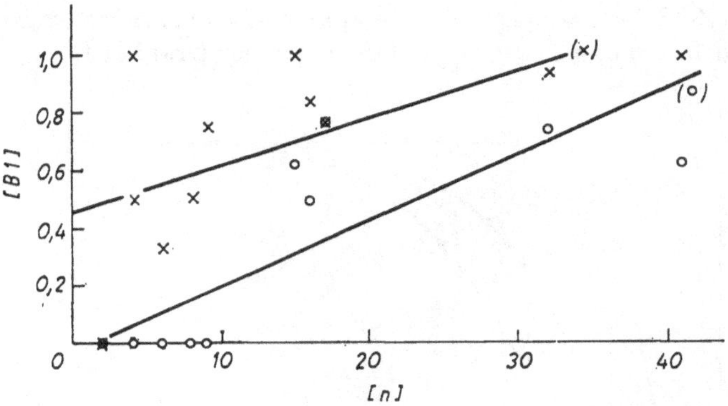

Abb. 1. B1-Klassenmittelwerte und die errechneten Regressionsgeraden in Abhängigkeit von der Zahl n der Trainingsmuster in der jeweiligen Klasse für einen Versuch mit 72 Merkmalen (0) und einen Versuch mit 34 Merkmalen (X)

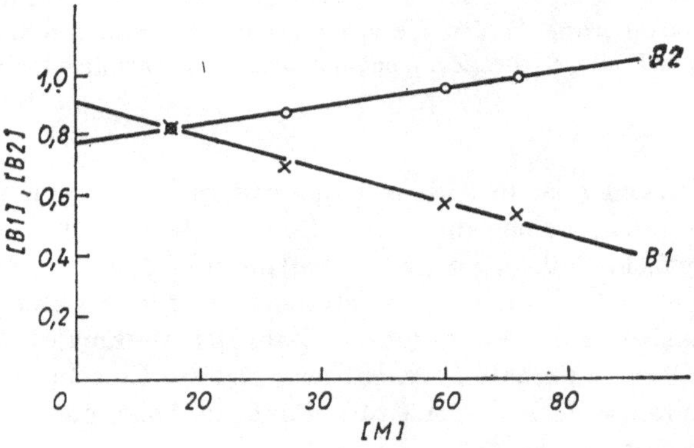

Abb. 2. B1- und B2-Mittelwerte über allen 11 Klassen und die entsprechenden Regressionsgeraden in Abhängigkeit von der Zahl M der verwendeten Merkmale

ist ebenfalls verständlich, denn je komplizierter ein Symptommuster ist, um so mehr Variationsmöglichkeiten sind innerhalb einer bestimmten Krankheit zu erwarten. Diese müssen aber bei den Trainingsläufen erst alle durchexerziert werden, was entweder mehr Trainingsmuster erfordert, oder, wie in unserem Fall, zu einer effektiven Verminderung von B_1 führt.

Versucht man eine vorläufige Zusammenfassung der Versuchsergebnisse, so fällt auf, daß besonders die B1-Werte, die man auch als Maß für das Abstraktionsvermögen des

ADI deuten kann, unbefriedigend sind. Gleichzeitig wird aber deutlich, daß dieser Parameter B_1 mindestens von der Zahl der trainierten Befunde n und der Zahl der Merkmale M abhängt. Daraus ergeben sich Ansatzpunkte zum Verbessern der Ergebnisse. Von den genannten Versuchsparametern ist die Zahl der Merkmale M praktisch durch die klinische Fragestellung vorgegeben und kann nicht beliebig variiert werden. Damit ist das Hauptaugenmerk auf eine vernünftige Zahl an Trainingsbefunden zu richten. Um den Einfluß von n auf die Werte von B_1 über die bereits erkennbaren qualitativen Beziehungen hinaus genauer zu untersuchen, haben wir einen speziellen Versuch durchgeführt, bei dem die Zahl der Trainingsmuster n systematisch verändert wurde. Aufgrund der Definition von B_1 benötigen wir nur Befunde zu einer Krankheit.

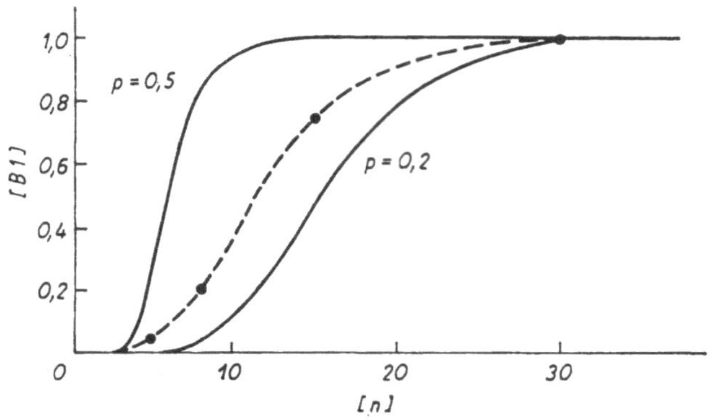

Abb. 3. $B1$-Mittelwerte eines Versuchs mit systematischer Variierung der Zahl n der Trainingsmuster sowie die den speziellen Versuchsbedingungen angepaßten Schätzfunktionen P und P' für die angenommenen Wahrscheinlichkeiten $p = 0{,}5$ und $p' = 0{,}2$

Das Ergebnis dieses Versuches ist in Abb. 3 dargestellt und zeigt einen S-förmigen Verlauf der gestrichelten Linie, welche die ermittelten Werte von B_1 verbindet. Bei diesem Versuch wird deutlich, daß B_1 von einer bestimmten Anzahl von Trainingsbefunden an den Wert 1 erreicht. Von großem Interesse war für uns eine Formel, die angibt, wie viele Trainingsbefunde n bei gegebener Zahl der Merkmale M notwendig sind, um vernünftige B_1-Werte zu erhalten. Macht man gewisse Einschränkungen, läßt sich eine Funktion P ableiten, welche als Schätzung für B_1 in Abhängigkeit von M und n angesehen werden kann. Sie hat die Form

$$P = \frac{1}{2^{M_f}\left(p^n + (1-p)^n\right)}$$

und ist in Abb. 3 für zwei spezielle Fälle eingezeichnet. In dem Ausdruck ist M_f die Anzahl der nach SPINDELBERGER und GRABNER [4] sogenannten fakultativen Merkmale. Sie zeichnen sich dadurch aus, daß sie bei einer bestimmten Krankheit zufällig auftreten. Es sei p deren mittlere Auftrittswahrscheinlichkeit. M_f konnte für den speziellen Versuch direkt ermittelt werden. Die Werte von p wurden mit 0,2 bzw. 0,5 angenommen. Daraus ergeben sich die beiden in der Abbildung eingezeichneten Kurvenzüge, welche die experimentell ermittelten B_1-Werte einschließen. Die Annahme mit $p = 0{,}2$ ergibt eine bessere Näherung. Abb. 4 beschreibt in gleicher Weise einen anderen Versuch. Die starke Streuung der B_1-Werte ist vor allem dadurch bedingt, daß hier 11 verschiedene Krankheiten mit teilweise sehr kleinen Zahlen von Testpatienten verwendet wurden. Das ergab statistisch wenig relevante B_1-Werte. Trotzdem erkennt man, daß diskutable B_1-Werte vorwiegend eine Frage einer genügend großen Anzahl von Trainingsbefunden sind.

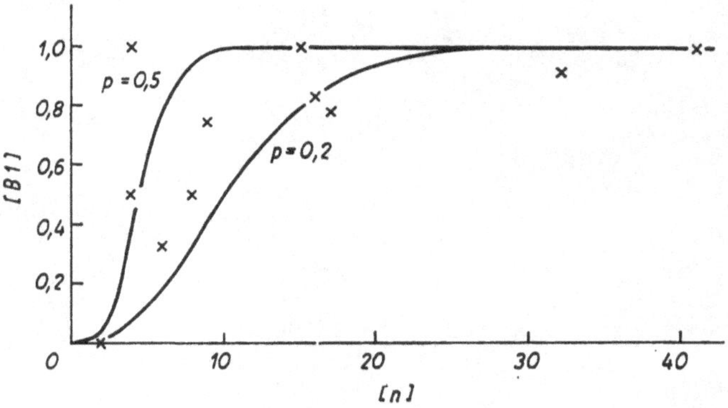

Abb. 4. $B1$-Klassenmittelwerte entsprechend Abb. 1 ($M = 34$ Merkmale) und die Schätzfunktionen P und P' für die angenommenen Wahrscheinlichkeiten $p = 0{,}5$ und $p' = 0{,}2$

Da die Differenzierungsfähigkeit des Automaten ADI durchaus günstig zu beurteilen ist, wie die Parameterwerte B_2 zeigen, wäre zur endgültigen Beurteilung der Leistungsfähigkeit des ADI ein Großversuch notwendig, dessen Durchführung infolge der zwischenzeitlich von Barthel weiterentwickelten Konzeption nicht mehr erforderlich und sinnvoll ist.

Literatur

[1] Barthel, D., Fortschritte der experimentellen und theoretischen Biophysik, 13 (1970).
[2] Barthel, D., Der logische Zugang zum Diagnoseproblem. Vortrag auf dem III. wissenschaftlichen Kolloquium zur Organisation der Informationsverarbeitung. Berlin (1978).
[3] Wenzlaff, G., Medizinische Dissertation Leipzig (1969).
[4] Spindelberger, W. und G. Grabner, In: Computer in der Medizin. Herausg.: K. Fellinger, Wien, Hollinek (1969).
[5] Ledley, R. S., and L. B. Lusted, Science, **130**, 9 (1959).
[6] Rother, R., Medizinische Dissertation Leipzig (1975).

Mathematische Simulation von Enzymreaktionen unter Diffusionsbeeinflussung

K. Biener

Humboldt-Universität zu Berlin, Sektion Mathematik

1. Problemstellung

Enzyme sind hochmolekulare Eiweißverbindungen, die im Stoffwechselablauf des Organismus als biologische Katalysatoren wirken; sie haben meist eine enge strukturelle und funktionelle Verbindung mit (Zell-) Membransystemen. Nach W. Nernst [4] muß man in Systemen der Art Membran/Lösung eine konvektionsfreie Schicht annehmen, die der Membran vorgelagert ist. Findet nun an einer solchen Phasengrenzfläche eine Enzymreaktion mit hoher Umsatzrate statt, so kann eine Konzentrationsverminderung des zu katalysierenden Substrats auftreten, wodurch wiederum die Geschwindigkeit des Reaktionsablaufes herabgesetzt werden kann. Diffusionsprozesse können somit regelnden Einfluß auf Enzymreaktionen ausüben. Bei der Untersuchung solcher Prozesse im Zellbereich ist man begreiflicherweise schon wegen der hohen Komplexität in hohem Maße auf Modelle angewiesen.

Nachfolgend wird ein Modell vorgestellt, mit dem folgende Fragen beantwortet werden sollen:

1. Welches ist der zeitliche Verlauf der Konzentrationen von Substrat S, Enzym E, Zwischenkomplex A und Produkt P, wenn eine auf einer Membran stattfindende Enzymreaktion der Form (1) von einer Substrat-Abdiffusion (durch eine vorgelagerte Diffusionsschicht) gestört wird?
Wie verlaufen insbesondere die Konzentrationen von S und P in der Diffusionsschicht?

2. Existiert bei einem solchen Prozeß ein stationärer Zustand? Nach welcher Zeit wird dieser in praxi erreicht?

3. Ist dieser stationäre Zustand eindeutig bestimmt oder existieren multistationäre Zustände?

4. Wie groß ist die Reaktionsgeschwindigkeit in jedem Zeitpunkt des Prozeßablaufs?

5. Für welche Parameter ist bei einer solchen „gestörten" Enzymreaktion die Produktkonzentration maximal?

6. Bei welcher Substratkonzentration wird bei einem Enzym vorgegebener Kinetik eine Sättigungsgrenze erreicht?

2. Problemgleichungen

Wir gehen aus von dem vereinfachten Grundschema, wie es Abb. 1 zeigt. Auf der Oberfläche einer Zellmembran ($x = d$) sei ein Enzym mit der Konzentration e_0 homogen verteilt. Im Bereich $x \leqq 0$ befinde sich ein Substrat der Konzentration s_b in freier

Lösung. Im Bereich $0 \leqq x \leqq d$ wird die Existenz einer konvektionsfreien Schicht angenommen, durch die das Substrat S ausschließlich mittels Diffusion in x-Richtung an das Enzym E gelangen kann. Das Enzym katalysiere bei Eintreffen von S eine Reaktion des Typs

$$E + S \underset{k_{-1}}{\overset{k_{+1}}{\rightleftharpoons}} A \xrightarrow{k_{+2}} E + P. \tag{1}$$

Das bei dieser Reaktion gebildete Produkt P soll in die durch $0 \leqq x \leqq d$ gekennzeichnete Schicht abdiffundieren können und bei $x = 0$ „verbraucht" werden. Der Konzentrationsverlauf von P an der Membran und in der Schicht soll ebenfalls berechnet werden. Eine gegenseitige Beeinflussung der beiden Diffusionsströme (von S und P) wird nicht vorausgesetzt.

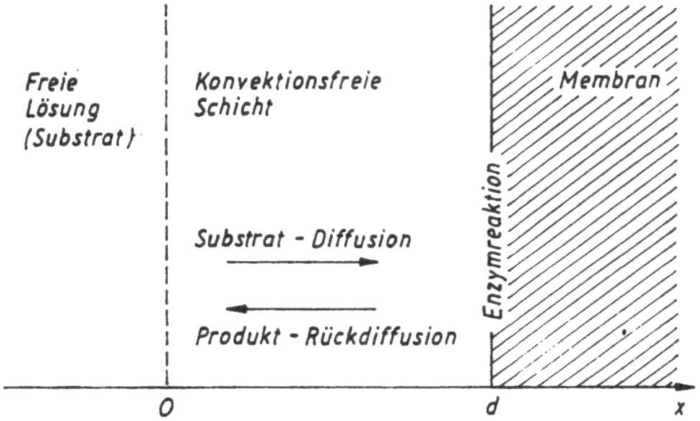

Abb. 1. Grundschema zur Problemstellung

Als beschreibende Problemgleichungen für diesen Sachverhalt ergeben sich Gleichungen, die insgesamt das folgende nichtlineare Randwertproblem definieren:

Diffusion im Intervall $0 \leqq x \leqq d$:

$$\frac{\partial s(x,t)}{\partial t} = D_1 \frac{\partial^2 s(x,t)}{\partial x^2}, \qquad \frac{\partial p(x,t)}{\partial t} = D_2 \frac{\partial^2 p(x,t)}{\partial x^2};$$

Anfangsbedingung: (Anfangsverteilung der Substrat- und Produktkonzentration im Diffusionsintervall):

$$s(x,0) = \begin{Bmatrix} s_b & \text{für} \quad x = 0 \\ 0 & \text{für} \quad 0 < x \leqq d \end{Bmatrix} = f(x),$$

$$p(x,0) = 0;$$

Randbedingung 1: (Konzentrationen an der Grenze zur freien Lösung):

$$s(0,t) = g(t),$$

$$p(0,t) = 0; \tag{2}$$

Randbedingung 2: (Konzentrationen und Enzymreaktionen auf dem Rand):

$$\left.\begin{aligned}
&\frac{\partial s(d,t)}{\partial t} = -P_1 \left.\frac{\partial s(x,t)}{\partial x}\right|_{x=d} + k_{-1}\bar{a}(t) - k_{+1}\bar{e}(t)\, s(d,t),\\
&\frac{\partial p(d,t)}{\partial t} = -P_2 \left.\frac{\partial p(x,t)}{\partial x}\right|_{x=d} + k_{+2}\bar{a}(t),\\
&\frac{d\bar{e}(g)}{dt} = -k_{+1}\bar{e}(t)\, s(d,t) + (k_{-1} + k_{+2})\,\bar{a}(t),\\
&\bar{a}(t) = e_0 - \bar{e}(t) \text{ (Bilanzgleichung)};\\
&\textit{Anfangswerte}: \text{(Startbedingungen für die Enzymreaktion)}:\\
&\bar{a}(0) = 0, \qquad \bar{e}(0) = e_0.
\end{aligned}\right\} \quad (2)$$

Vorgegebene Größen: e_0, s_b, k_i, d, D_i, P_i;

Gesuchte Funktionen: $s(x, t)$, $p(x, t)$, $\bar{e}(t)$, $\bar{a}(t)$.

3. Rechenmodell

Unter Voraussetzung der eindeutigen Lösbarkeit vorstehenden Randwertproblems wurden seine Lösungsfunktionen unter Einsatz eines Analogrechners ermittelt. Das dazu erforderliche Rechenmodell (3) wurde mit einem Differenzenverfahren hergeleitet, bei dem nur die partiellen Ableitungen in x-Richtung durch Differenzenquotienten approximiert wurden. Man erhält dann in den Stützstellen

$$x_i = i \cdot h \quad \text{mit} \quad h = d/n \quad \text{und} \quad i = 0(1)\, n$$

das folgende System gewöhnlicher Differentialgleichungen, das sich nach geeigneter Variablen-Normierung direkt auf dem Analogrechner programmieren läßt:

$$\left.\begin{aligned}
&s_0(t) = s_b, \qquad p_0(t) = 0,\\
&\frac{ds_i(t)}{dt} = D_1\big(s_{i-1}(t) - 2s_i(t) + s_{i+1}(t)\big)/h^2,\\
&\frac{dp_i(t)}{dt} = D_2\big(p_{i-1}(t) - 2p_i(t) + p_{i+1}(t)\big)/h^2,\\
&\frac{ds_n(t)}{dt} = -P_1\big(s_n(t) - s_{n-1}(t)\big)/h - k_{+1}s_n(t)\, e(t) + k_{-1}a(t),\\
&\frac{dp_n(t)}{dt} = -P_2\big(p_n(t) - p_{n-1}(t)\big)/h + k_{+2}a(t),\\
&\frac{da(t)}{dt} = +k_{+1}s_n(t)\, e(t) - (k_{-1} + k_{+2})\, a(t),
\end{aligned}\right\} \quad (3)$$

$$\left.\begin{aligned} &e(t) = e_0 - a(t),\\ &s_i(0) = f(x_i) \quad \text{und} \quad p_i(0) = 0 \quad \text{für} \quad i = 1(1)\,n,\\ &e(0) = e_0, \qquad a(0) = 0. \end{aligned}\right\} \tag{3}$$

Hinsichtlich der Güte dieses Rechenmodells ist folgender Sachverhalt beweisbar [2, Teil B]: Im Falle der stationären Gleichungen ist für jede Schrittweite $h = \frac{d}{n}$ mit $n \geqq 2$ der *Fehler* zwischen der Lösung des Rechenmodells (3) und der exakten Lösung von (2) *identisch Null.*

4. Ergebnisse

Als Ergebnis der Maschinenrechnung erhält man Kurvenbilder (Abb. 2 und 3) der Funktionen $s_i(t) \approx s(x_i, t)$, $p_i(t) \approx p(x_i, t)$, $\bar{a}(t) \approx a(t)$, $e(t) \approx \bar{e}(t)$. Die Funktionen $s(x_i, t)$ (s. Abb. 4a) bzw. $p(x_i, t)$ sind Ortsschnittkurven in den Stützstellen x_i durch

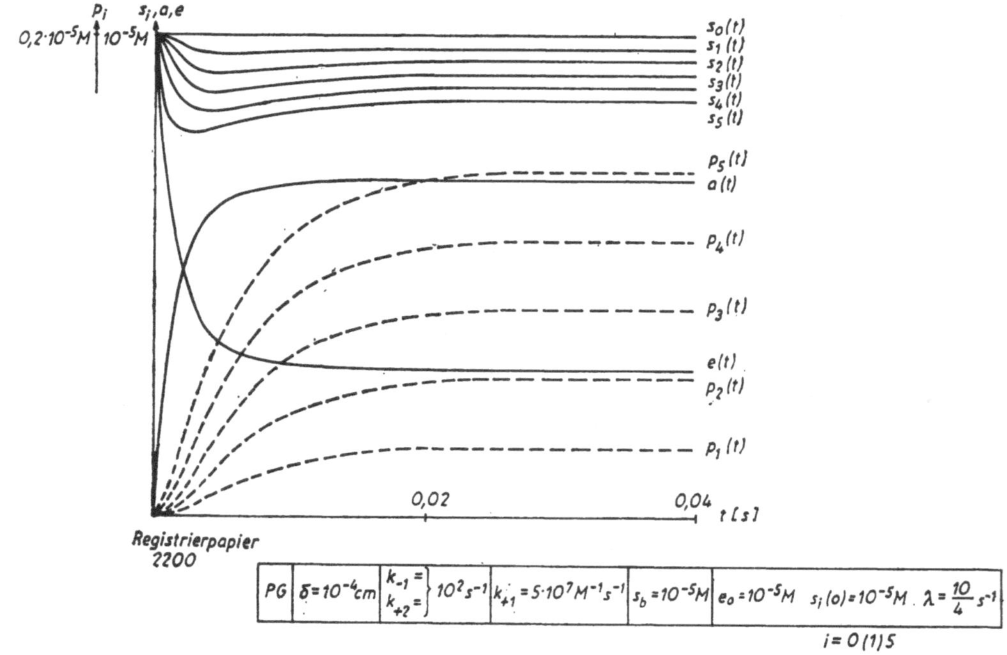

Abb. 2. Ergebnisse einer durchgerechneten Reaktionsvariante für $n = 5$ mit folgenden Parametern: $d = 10^{-4}$ cm, $k_{-1} = k_{+2} = 10^2\ \text{s}^{-1}$, $k_{+1} = 5 \cdot 10^7\ \text{M}^{-1}\ \text{s}^{-1}$, $e_0 = s_b = 10^{-5}$ M, $D_1 = D_2 = 10^{-6}\ \text{cm}^2\ \text{s}^{-1}$, $P_1 = P_2 = 5 \cdot 10^{-2}\ \text{cm s}^{-1}$, $g(t) = s_b$. Da zum Anfangszeitpunkt $t = 0$ in der gesamten Diffusionsschicht die Substratkonzentration konstant gesetzt wurde $\big(f(x) = s_b\big)$, setzt sofort die Enzymreaktion ein, gefolgt von der Substratdiffusion. Mit Beginn der Produktbildung entsteht ein Konzentrationsgradient in Richtung freier Lösung, der das Einsetzen der Produkt-Abdiffusion bewirkt. $p_i(t)$ steigt so lange, bis der Gradient groß genug wird, um das jeweils neu entstehende Produkt durch Diffusion abtransportieren zu können; → Fließgleichgewicht.

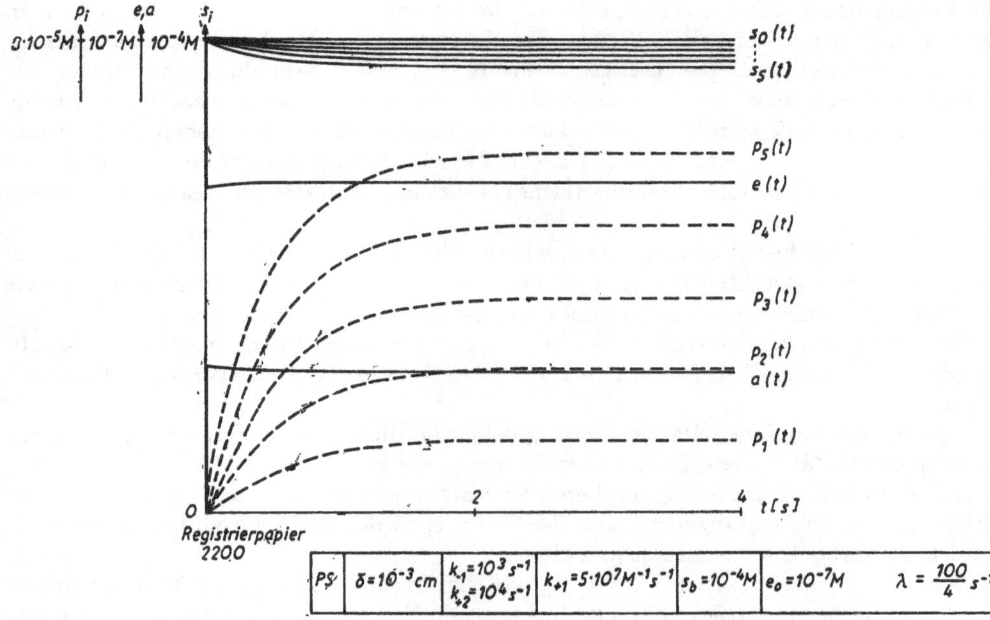

Abb. 3. Reaktionsverhalten bei Substratangebot im Sättigungsbereich des Enzyms: $n = 5$. Parameter: $d = 10^{-3}$ cm, $k_{-1} = 10^3$ s^{-1}, $k_{+2} = 10^4$ s^{-1}, $k_{-1} = 5 \cdot 10^7$ M^{-1} s^{-1}, $e_0 = 10^{-7}$ M, $s_b = 10^{-4}$ M; D_1, D_2, P_1, P_2 und $g(t)$ wie in Abb. 2.

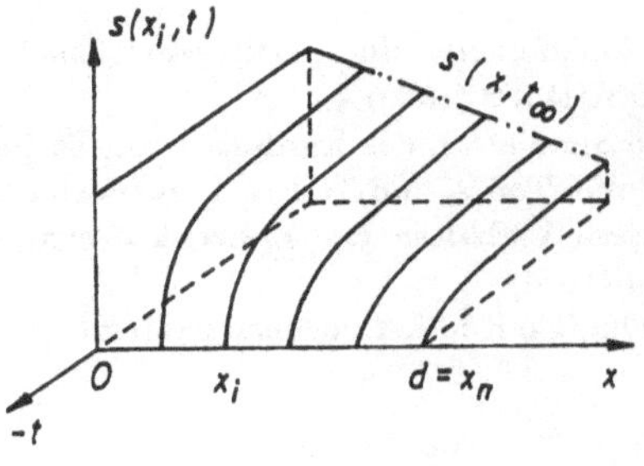

Abb. 4a. Schematische Darstellung zur Diskretisierung: zeitliche Konzentrationsverläufe an den Stellen x_i der Diffusionsschicht. $s(x, t_\infty)$: Konzentrationszustand des Substrats im steady state.

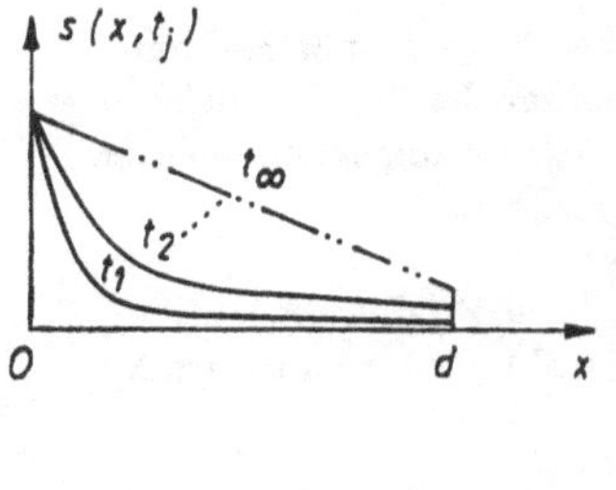

Abb. 4b. Schematische Darstellung: Konzentrationsprofile in der Diffusionsschicht zu verschiedenen Zeitpunkten t_j.

die Lösungsfläche des Randwertproblems für die partiellen Differentialgleichungen in (2); sie stellen den zeitlichen Verlauf der Substrat- bzw. Produktkonzentrationen in den Zwischenstellen x_i der Diffusionsschicht $0 \leqq x \leqq d$ dar; durch Abtragung der Konzentrationen über der x-Achse erhält man den Verlauf der Konzentrationsprofile zu verschiedenen Zeitpunkten (Abb. 4b). Die Funktionen $e(t)$, $a(t)$ geben die Konzentrationen des Enzyms und des zugehörigen Zwischenkomplexes auf dem Rand $x_n = d$ der Diffusionsschicht (Membranoberfläche) während des gesamten Reaktionsprozesses wieder.

Aus derartigen Funktionsgraphiken, wie sie Abb. 2 und 3 zeigen, sind die Antworten auf die eingangs gestellten Fragen 1., 2. und 4. ableitbar. Die Reaktionsgeschwindigkeit $v(t)$ läßt sich wegen $v(t) = k_{+2}a(t)$ direkt aus der Funktion $a(t)$ berechnen.

Die Einstellzeit t_∞ des stationären Zustandes ist von der Diffusionsschichtdicke abhängig. Es läßt sich abschätzen, daß für $d = 10^{-4}$ cm bis 10^{-3} cm etwa $t_\infty = 0{,}05$ s bis 5 s gilt.

Die Antwort auf Frage 5 erhält man, indem man direkt an der Rechenschaltung des Rechenmodells (3) gezielte Parametervariationen am Rechner durchführt.

Wann ein Enzym im Sättigungsbereich zu arbeiten beginnt, kann durch sukzessive Erhöhung des Substratangebots, also der Größe s_b in der Anfangsbedingung, ermittelt werden. Die Abb. 3 zeigt ein Beispiel hierzu.

Es ist analytisch beweisbar [2, Teil B], daß die stationäre Lösung der Modellgleichungen eindeutig bestimmt ist, wenn alle biologischen Eingangsparameter positiv sind, was in der Realität ja der Fall ist. Das bedeutet, daß bei obigem Modell nur *ein* stationärer Zustand existiert, es also multistationäre Zustände hier nicht geben kann.

Literatur

[1] Albrecht, R., Approximation to the solution of partial differential-equations by the solutions of ordinary differential-equations. Numer. Math., 2 (1960) 4.

[2] Biener, K., und J. Wolf, Mathematische Simulation des Einflusses von Diffusionsschichten auf die Kinetik membrangebundener Enzyme, Teil A und Teil B. Diss. Berlin (1977).

[3] Lerche, D., Untersuchungen zum zeitlichen Verhalten des Konzentrationsprofils in Diffusionsschichten an Membranen. Diss. Berlin (1974).

[4] Nernst, W., Theorie der Reaktionsgeschwindigkeit in heterogenen Systemen. Z. phys. Chem., 47 (1904) 52—55.

Symbolliste

$\bar{e}(t)$, $\bar{a}(t)$	Konzentration des Enzyms E und des Enzym-Substratkomplexes A zur Zeit t. Lösungskomponenten der Problemgleichungen.	M (mol/Liter)
$e(t)$, $a(t)$	Approximative Funktionen für $\bar{e}(t)$, $\bar{a}(t)$ Lösungskomponenten des Rechenmodells.	M
d	Diffusionsschichtdicke	cm
D_1, D_2	Diffusionskoeffizient für Substrat S und Produkt P.	$cm^2\ s^{-1}$
e_0, s_b	Anfangskonzentrationen des Enzyms E und des Substrats S.	M
h	Schrittweite	cm
k_{+1}	Geschwindigkeitskonstante	$s^{-1}\ M^{-1}$

k_{-1}, k_{+2}	Geschwindigkeitskonstanten	s^{-1}
P_1, P_2	Transportkoeffizient für Substrat und Produkt	cm s^{-1}
$s(x, t)$; $s(x_i, t)$	Substratkonzentration, Lösungskomponente der Problemgleichungen.	M
$p(x, t)$; $p(x_i, t)$	Produktkonzentration, Lösungskomponente der Problemgleichungen.	M
$s_i(t)$; $p_i(t)$	Approximative Funktionen für $s(x_i, t)$ bzw. $p(x_i, t)$. Lösungskomponenten der Gleichungen des Rechenmodells.	M
t	Zeit. Unabhängige Problemvariable.	s
x	Ortsvariable.	cm
λ	Zeitdehnungsfaktor	s^{-1}

Zur Beschreibung der Willkürbewegung durch Flußdiagramme

K. Dähnert

Karl-Marx-Universität, Bereich Medizin, Institut für Biophysik, Leipzig

1. Die Willkürbewegung als Regelkreis

Jeder beobachtbare Bewegungsablauf bei Mensch und Tier basiert auf einem Bewegungsplan, der bewußten oder unbewußten Absicht, eine gewünschte Bewegung auszuführen.

Der Bewegungsplan entspringt dem Zentralnervensystem. Mit Rücksicht auf den aktuellen Bewegungszustand des Körpers veranlaßt er die Ausarbeitung von Befehlen an die Muskulatur. Derjenige Teil im Nervensystem, der diese Ausarbeitung besorgt, bildet den Regler im Regelkreis.

Die Muskeln erzeugen laut Anweisung Kräfte und setzen damit die Glieder in Bewegung. Das gelenkig gegliederte System soll unter dem Aspekt seiner passiven Bewegungsfähigkeit Skelettsystem heißen. Die Bewegung der Glieder kann man quantitativ erfassen, indem man passend gewählte Strecken und Winkel fortlaufend mißt. Eine solche Kontrolle der Bewegung erfolgt im Körperinneren durch Rezeptoren fortwährend. Die Ergebnisse fließen dem Regler zu. Der Kreis ist damit geschlossen.

In diesem Artikel soll darauf eingegangen werden, wie man die Bewegung des Skelettsystems infolge gegebener Muskelkräfte in Hinsicht auf die Hilfsmittel moderner Rechentechnik darstellen kann.

2. Das Skelett als Teilsystem

Die Beschreibung erfolgt selbstverständlich nicht ohne idealisierende Voraussetzungen. Zunächst beschränken wir uns auf zwei Dimensionen. Damit können Bewegungen nur in der Sagittalebene des Körpers verlaufen. Weiter betrachten wir die Glieder als starre Körper, deren mechanische Eigenschaften durch eine Masse m, den Schwerpunkt X, Z, ein auf den Schwerpunkt bezogenes Trägheitsmoment I und eine Länge l gegeben seien. l bedeutet den Abstand zwischen den zu einem Glied gehörenden Verbindungspunkten bzw. zwischen Verbindungs- und Endpunkt.

Die Umwelt bestehe als ebener Boden mit den Eigenschaften hart und rauh, d. h., eine Deformation des Bodens und ein Gleiten auf ihm seien ausgeschlossen.

Schließlich existiere ein Schwerefeld der Stärke g. Im übrigen möge der Körper aus einer beliebigen Anzahl N von Gliedern bestehen. Ihr Zusammenhang läßt sich bei geeigneter Bezifferung der Glieder durch eine Strukturmatrix (g_{ik}) beschreiben.

Ein solches Skelett besitzt $f = N + 2$ Freiheitsgrade, zwei Freiheitsgrade der Translation q_1, q_2, einen für die Rotation q_3 des Körpers als Ganzes und schließlich $N - 1$

Freiheitsgrade q_4 bis q_f, welche die Bewegungsmöglichkeiten der Glieder gegeneinander darstellen.

Als antreibende Größen verstehen wir die von Muskelgruppen erzeugten Drehmomente $Q_4 \cdots Q_f$, die in jedem Gelenk angreifen.

Das Problem besteht nun in der Angabe einer Vorschrift zur Berechnung der zeitveränderlichen Bewegungskoordinaten q_j aus den zeitveränderlichen Muskelkräften Q_j.

3. Die Lösung bei uneingeschränktem Koordinatenraum

Man entscheide sich zuerst für f angemessene Koordinaten, z. B. q_1 und q_2, Abszisse und Ordinate eines vereinbarten Körperpunktes in einem fest mit dem Boden verbundenen Koordinatensystem; q_3, den Winkel eines vereinbarten Gliedes gegen die Richtung der Schwerkraft und endlich q_4 bis q_f, die Gelenkwinkel.

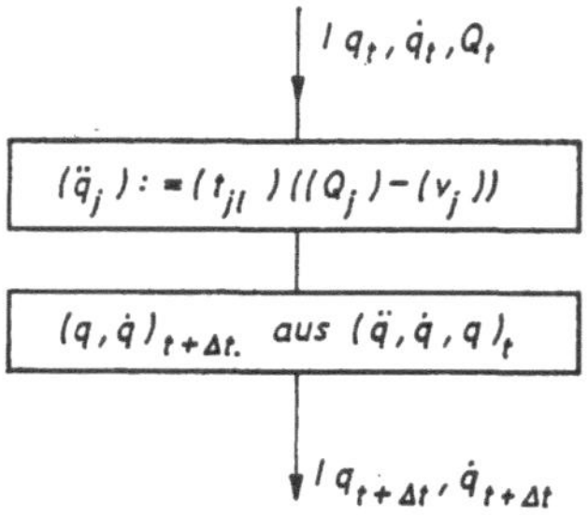

Abb. 1. Flußdiagramm zur Berechnung von Bewegungskoordinaten bei uneingeschränktem Koordinatenraum

Man drücke in ihnen die kinetische und die potentielle Energie des Gesamtsystems aus und bilde damit die Lagrange-Funktion des Skeletts. Schließlich benutze man die Lagrangeschen Gleichungen 2. Art. Man erhält dann folgendes Gleichungssystem:

$$(t_{jl})\,(\ddot{q}_j) + (v_j) = (Q_j). \tag{1}$$

(t_{jl}) bedeutet eine quadratische, f-reihige, symmetrische und positiv definite Matrix, deren Koeffizienten bekannte Funktionen der Koordinaten q_j sind.
(v_j) ist eine f-zeilige Spaltematrix. Ihre Koeffizienten bilden bekannte Funktionen von q_j und $\dot{q}_j$.

Kennt man den mechanischen Zustand des Skelettsystems zu einem gegebenen Zeitpunkt, so kann man mit Hilfe der Bewegungsgleichungen (1) die Beschleunigungen $(\ddot{q}_j)$ zum gleichen Zeitpunkt ermitteln.

Andererseits erlauben numerische Verfahren, z. B. nach Runge, Kutta und Nyström, aus q, $\dot{q}$ und $\ddot{q}$ zum Zeitpunkt t q und $\dot{q}$ zum Zeitpunkt $t + \Delta t$ zu berechnen, wo Δt, genügend klein, die Schrittweite des Verfahrens heißt. Daraus resultiert das in rohesten Zügen dargestellte Flußdiagramm der Abb. 1.

4. Die Lösung bei eingeschränktem Koordinatenraum

In Wirklichkeit bestehen Einschränkungen für die Koordinaten oder für ihre Ableitungen, z. B.:

$q_2 \geqq 0$ — ein Körperpunkt kann nicht in den Boden eindringen,

$q_u \leqq q \leqq q_0$ — die Gelenkwinkel haben einen beschränkten Spielraum, der durch Knochenvorsprünge und Länge von Sehnen, Bändern und Muskeln begrenzt wird,

$\dot{q}_1 = 0$ für $q_2 = 0$ — ein Gleiten bei Bodenberührung ist ausgeschlossen.

Um diese und andere Einschränkungen bequem berücksichtigen zu können, arbeitet man zweckmäßig mit „überzähligen Koordinaten". Man nimmt zu den bereits gewählten noch Abszisse und Ordinate aller N Verbindungs- und Endpunkte der Glieder hinzu.

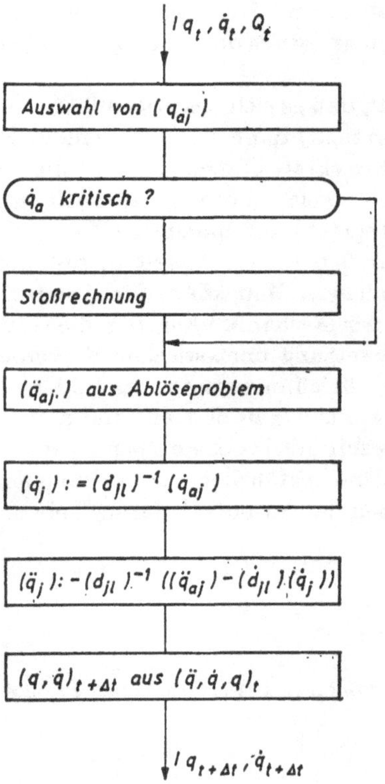

Abb. 2. Flußdiagramm zur Berechnung der Bewegungskoordinaten bei eingeschränktem Koordinatenraum

Zu jedem Zeitpunkt t wählt man nun aus der Menge dieser $3N + 2$ Koordinaten auf geeignete Weise f aus, so daß sich einerseits die momentan bestehenden Beschränkungen in ihnen ausdrücken lassen, die f Koordinaten andererseits aber den Bewegungszustand des Systems vollständig beschreiben, wofür lineare Unabhängigkeit der Geschwindigkeiten erforderlich ist. Die so ausgewählten Koordinaten bezeichnen wir mit (q_{aj}). Transformiert man nun die Bewegungsgleichungen (1) auf die neuen Koordinaten (q_{aj}), so erhält man:

$$(w_{jl})\,(\ddot{q}_{aj}) + (v_{aj}) = (d_{jl})^{-1}\,(Q_j) + (Q_{aj}). \qquad (2)$$

Für (w_{jl}) und (v_{aj}) gelten analoge Bemerkungen wie für (t_{jl}) und (v_j) in Gleichung (1). (d_{jl}) ist Koordinatenfunktion und vermittelt zwischen den Geschwindigkeiten:

$$(\dot{q}_{aj}) = (d_{jl})\,(\dot{q}_j).$$

Bemerkenswert ist das Auftreten der zu den ausgewählten Koordinaten gehörigen Reaktionskräfte Q_{aj}. Sie gelangen bei der Herleitung der LAGRANGEschen Gleichungen aufgrund von Beziehungen ins Spiel, die zwischen den überzähligen und den ursprünglichen Koordinaten bestehen.

Bei der Auflösung von (2) taucht nun folgende Schwierigkeit auf. Man besitzt f Gleichungen, jedoch $2f$ Unbekannte $\ddot{q}_a$ und Q_a. Sei z. B. $q_2 = 0$. Dann liegt Bodenberührung vor. Wüßte man, daß die Berührung fortbesteht, so könnte man $\ddot{q}_2 = 0$ setzen und Q_2 die Kraft, mit der die Berührung erfolgt, berechnen. Wüßte man, daß sich die Berührung gerade löst, so könnte man $Q_2 = 0$ setzen und $\ddot{q}_2$ berechnen, die Beschleunigung, mit der die Ablösung erfolgt. A priori weiß man weder das eine, noch das andere. Darin besteht das Ablöseproblem.

An dieser Stelle muß der Hinweis genügen, daß es sich beseitigen läßt. Hat eine Koordinate eine für sie bestehende Schranke erreicht, dann kann $\ddot{q}$ nicht in Richtung der Schranke zeigen und die zugehörige Reaktionskraft Q nicht so, daß die Ablösung behindert wird. Diese Einschränkung auf ein Vorzeichen ermöglicht nach einem Satz von ZERMELO die Auflösung des Gleichungssystems (2) auf eindeutige Weise.

Ein letztes Problem resultiert daraus, daß Geschwindigkeiten, mit der Schranken erreicht werden, plötzlich verschwinden müssen. Man kann nun $\dot{q} = 0$ nicht einfach setzen. Damit würde man Erhaltungssätze der Mechanik verletzen, die Gültigkeit beanspruchen. Es gelingt nun unter der Voraussetzung unelastischen Stoßgeschehens, mit Hilfe des Drehimpulserhaltungssatzes ein Gleichungssystem zu finden, welches den Zustand des Skelettsystems vor dem Stoß eindeutig in den Zustand danach überführt.

Aus dem in diesem Abschnitt Gesagten resultiert das ebenfalls nur einer ersten Übersicht dienende Flußdiagramm der Abb. 2. Eine ausführliche Darstellung der geschilderten Zusammenhänge findet man in einer Arbeit des Autors [1], die auch ein umfangreiches Schrifttumsverzeichnis enthält.

Literatur

[1] DÄHNERT, K., Biomechanik ebener Skelettsysteme. Dissertation zur Promotion B, KMU Leipzig (1976).

4. Automatisierte Meßwertverarbeitung

Möglichkeiten und Probleme der automatisierten Meßwerterfassung und -verarbeitung in der Medizin

J. MICHEL, B. GURÁTH und H. CAMMANN

Humboldt-Universität zu Berlin, Bereich Medizin (Charité),
Institut für medizinische Physik und Biophysik

1. Einleitung

Durch das zunehmende Eindringen naturwissenschaftlicher Methoden und zu ihrer Anwendung entwickelter neuer Techniken in die Medizin wurden immer bessere Voraussetzungen dafür geschaffen, zahlreiche Parameter der Struktur und Funktion des menschlichen Organismus exakt messend zu erfassen. Vor dem Einsatz der elektronischen Rechentechnik zur Meßwertverarbeitung vergrößerte sich gleichzeitig die Diskrepanz zwischen der prinzipiellen Möglichkeit, Meßwerte zu gewinnen, und den Voraussetzungen, ihren Informationsgehalt auszuschöpfen und diagnostisch zu nutzen. Die vor ca. 30 Jahren einsetzende besonders stürmische Entwicklung der Elektronik und damit einer immer leistungsfähiger und zuverlässiger werdenden Verstärker- und Registriertechnik, die u. a. das sogenannte „Zeitalter der polygrafischen Direktregistrierung" in der Medizin einleitete, ließ die Schranken der konventionellen visuell-manuellen Auswertung der verschiedensten Meßwerte besonders deutlich werden. Als durch die moderne Technik und Methodik der automatisierten Informationsverarbeitung ganz neue und weitreichende Möglichkeiten zur Überwindung dieser Begrenzung gegeben waren, hat sich die automatisierte Meßwertverarbeitung daher rasch zu einem der wichtigsten Einsatzbereiche der elektronischen Rechentechnik in der Medizin mit dem wohl größten unmittelbaren Nutzeffekt für die quantitative und qualitative Verbesserung der medizinischen Betreuung entwickelt [1]. Dieser Bereich umfaßt die automatisierte Analyse und Bewertung sehr zahlreicher und verschiedenartiger funktioneller und struktureller biophysikalischer und biochemischer Meßgrößen in der medizinischen Praxis sowie in der biomedizinischen Forschung.

2. Bedeutung und Möglichkeiten der automatisierten Meßwertverarbeitung

Die große Bedeutung der automatisierten Meßwertverarbeitung für die quantitative und qualitative Verbesserung der medizinischen Betreuung sowie für die biomedizinische Forschung ergibt sich insbesondere aus folgenden Effekten:

1. Der Auswerteprozeß wird z. T. ganz erheblich rationalisiert und in vielen Fällen gewinnt dadurch der Arzt Zeit für den sehr wichtigen unmittelbaren Kontakt mit dem Patienten. Benötigt z. B. ein erfahrener Spezialist zum gründlichen Ausmessen und Befunden eines EKG im Durchschnitt etwa 10—15 Minuten, so ist dagegen die wesentlich

genauere u. objektive Computerauswertung in ca. 30—60 s realisierbar. Bei einer eingehenden Betrachtung hierzu müssen jedoch auch die Kosten (z. B. für die Rechenzeit) Berücksichtigung finden.

2. Es wird eine Objektivierung und Erhöhung der Zuverlässigkeit des Auswerteprozesses erzielt. Die konventionelle, mehr oder weniger stark subjektiv beeinträchtigte qualitative visuelle Beurteilung und die relativ ungenaue und zeitaufwendige manuelle Auswertung verschiedener diagnostisch wichtiger Meßwerte wird in eine objektive, quantitative Analyse überführt. Damit ist eine wesentliche Voraussetzung für eine sinnvolle mathematisch-statistische Bearbeitung der Analyseergebnisse gegeben, die u. a. zur exakten Ermittlung von Normbereichen und anomalen Veränderungen der Meßwerte erforderlich ist. Betrachten wir hierzu als Beispiel die EKG-Auswertung, für die die Auswirkungen intraindividueller Schwankungen und interindividueller Unterschiede in der Beurteilung besonders eingehend untersucht wurden. Gibt man denselben Ärzten in bestimmten Zeitabständen dieselben EKG zur Beurteilung, so findet man, daß zwar eindeutige Fälle mehrfach identisch beurteilt werden, Grenzfälle aber von denselben Personen unterschiedliche Beurteilung finden. Nach Untersuchungen von FLEISCHLI und STRATBRUCKER [2] u. a. liegen diese intraindividuellen Schwankungen je nach EKG zwischen 30% und 80%. Unter diesem Aspekt müssen auch Leistungsveränderungen des Auswerters z. B. in Abhängigkeit von der Tageszeit, vom Wochentag oder von einer Arbeitsüberlastung usw. berücksichtigt werden. Bei Vorlage *derselben* EKG bei verschiedenen bekannten Kardiologen wurde z. B. nach neueren Untersuchungen von NEUFELD [3] in der Grenzfall-Diagnostik eine Deckungsgleichheit der Diagnosen von nur 40—60% erzielt. Hier spielen u. a. verschiedene Lehrmeinungen, Differenzen in der Nomenklatur, in der Auswertungsmodalität usw. eine Rolle. Das Ergebnis der automatisierten Meßwertverarbeitung ist hingegen — eine einwandfreie Meßwerterfassung, an die erhöhte Anforderungen gestellt werden, vorausgesetzt, exakt reproduzierbar und so gut, wie das Analyseprogramm, in das im Prinzip alle Erfahrungen der besten Spezialisten eingehen können. Die hier genannten Probleme spielen bei der konventionellen Auswertung von Signalen mit komplizierterer Struktur (z. B. des EEG) naturgemäß eine noch größere Rolle.

3. Der Informationsgehalt zahlreicher Meßwerte wird mit Hilfe der automatisierten Meßwertverarbeitung, z. B. durch die Anwendung verschiedenster mathematischer Verfahren zur Analyse, erst befriedigend bzw. voll ausschöpfbar, wodurch sich die diagnostische Wertigkeit der Ergebnisse erhöht. Dies gilt in besonderem Maße für die Analyse von Signalen mit dem Charakter stochastischer, im weiteren Sinne stationärer Zeitprozesse, wie beispielsweise der Hintergrundaktivität des EEG, die mit konventionellen Methoden praktisch nicht quantitativ auswertbar sind, jedoch durch die automatische Ermittlung z. B. der Wahrscheinlichkeitsverteilungen ihrer Amplituden und Zeitintervalle oder die Berechnung ihres Leistungsspektrums quantitativ beschrieben werden können (s. z. B. [4], [5]).

4. Als Effekt der automatisierten Meßwerterfassung und -verarbeitung mit Hilfe moderner Techniken und Methoden der automatisierten Informationsverarbeitung, der in seiner zukünftigen Tragweite noch nicht voll überschaubar ist, soll die grundsätzliche Erweiterung der Möglichkeiten in der biomedizinischen Forschung und in der medizinischen Diagnostik besonders hervorgehoben werden. Es werden neue, erst mit Hilfe der EDV-Technik erfaßbare Funktions- und Strukturparameter einer Auswertung zugänglich. Als Beispiel hierfür kann die Erfassung und Analyse von Reaktionspotentialen

des Zentralnervensystems genannt werden, die in der Diagnostik und in der biomedizinischen Forschung zunehmend an Bedeutung gewinnt. Die sogenannte Computer-Tomographie, eine in den letzten Jahren entstandene und die Röntgendiagnostik revolutionierende Methode, die als der größte Fortschritt in der klinischen Radiologie seit der Anwendung von Röntgenstrahlen am Ende des vorigen Jahrhunderts bezeichnet wurde, ist erst durch die Verbindung eines speziellen Röntgen-Scanners mit modernster Rechentechnik möglich geworden.

Weiterhin sind durch die in neuester Zeit und in Zukunft verfügbare elektronische Rechentechnik entscheidende Voraussetzungen dazu gegeben, zahlreiche Funktionsparameter gleichzeitig zu erfassen und auszuwerten und eine umfassende Analyse der Zusammenhänge und Wechselbeziehungen zwischen verschiedenen Funktionssystemen durchzuführen. Auf diese Weise kann unter Einbeziehung kybernetischer Methoden eine Systemanalyse des menschlichen Organismus vorgenommen werden, die auch der Komplexität psychophysiologischer Funktionsabläufe Rechnung trägt. Derartige automatisierte multivariable dynamische Untersuchungsverfahren zur quantitativen Erfassung von (statischen und dynamischen) Systemeigenschaften des menschlichen Organismus [6] sind mit Hilfe der Methode des Multiprocessing auf der Grundlage des differenzierten Zusammenwirkens mehrerer Mini- und/oder Mikrorechner in einem Rechnerverbundsystem auch routinemäßig relativ ökonomisch zu bewältigen [7]. Die genannten Effekte und Verfahren stellen wesentliche Voraussetzungen für die Entwicklung zur vorwiegend präventiven Medizin dar, da sie die Möglichkeiten zur Früherkennung von Krankheiten und zur Erfassung prämorbider Zustände wesentlich verbessern.

3. Anwendungsmöglichkeiten der automatisierten Meßwerterfassung und -verarbeitung in der Medizin

Aufgrund der Vielfalt der in der Medizin zu erfassenden und zu verarbeitenden Meßwerte und ihrer sehr unterschiedlichen Signaleigenschaften werden an die hard- und softwaremäßigen Voraussetzungen sehr verschiedene Anforderungen gestellt. Diese Anforderungen können weiterhin für die Erfassung und Verarbeitung ein und desselben Signals in Abhängigkeit von der jeweiligen Aufgaben- bzw. Zielstellung sehr unterschiedlich sein. In dieser Hinsicht sind besonders folgende Aufgabenbereiche zu unterscheiden, von denen die Betriebsart des Verarbeitungssystems abhängig ist:

1. *Biomedizinische Forschung* einschließlich Entwicklung neuer Methoden und entsprechender Hard- und Software für die medizinische Meßwertverarbeitung.

In diesem Bereich dominiert die off-line Verarbeitung. So ist z. B. häufig die Analyse bestimmter Signale mit verschiedenen Methoden nacheinander erwünscht, um den Informationsgehalt von Funktionsparametern voll auszuschöpfen oder durch Methodenvergleich das für die Routineanwendung am besten geeignete Analyseverfahren zu ermitteln. Eine on-line-Analyse ist dagegen in den Fällen notwendig, in denen ein Analyseergebnis unmittelbare Rückwirkungen auf die Weiterführung des Experiments hat.

2. *Medizinische Betreuung*: In diesem Bereich unterscheiden sich die Anforderungen an Hard- und Software u. U. wesentlich nach den folgenden Aufgabenstellungen:

— Screening (dynamische oder statische Untersuchungen, Analyse im on- und/oder off-line-Betrieb)

— Diagnostik (dynamische oder statische Untersuchungen, Analyse im allgemeinen im on- und/oder off-line-Betrieb)
— Patientenüberwachung (Echtzeitverarbeitung erforderlich!),
— Meßwertverarbeitung für therapeutische Zwecke (z. B. zur Bestrahlungsplanung).

Im folgenden soll eine Übersicht über die wesentlichen in den oben genannten Aufgabenbereichen zu verarbeitenden Meßwerte bzw. über die klinischen Funktionsbereiche, in denen eine umfassende Meßwertverarbeitung erfolgt, gegeben werden (nähere Erläuterungen hierzu siehe z. B. [1]).

Biophysikalische Meßwerte:

Elektrokardiogramm (EKG), Phonokardiogramm (PKG), Ballistokardiogramm (BKG), Mechanokardiogramm,
Pulskurve,
Ultraschallsignale (Echo- u. Doppler-Signale), Atemkurve, Atemvolumen, Hautimpedanz- bzw. Hautleitwertverläufe,
Elektroenzephalogramm (EEG), Reaktionspotentiale, Elektromyogramm (EMG), Elektroretinogramm (ERG), Einzelzell-Potentiale
Nuklearmedizinische Meßwerte (Aktivitäts-Zeitverläufe, Aktivitätsverteilungsmuster von Organen (Szintigramme))
Automatisierte Bildverarbeitung
— Analyse von Röntgenbildern
— Analyse des Differentialblutbildes
— Analyse von Zell-Abstrichmaterial
— Analyse von histologischen Schnitten und elektronenmikroskopischen Bildern

Biochemische Meßwerte:

Automatisierte Erfassung und Verarbeitung zahlreicher biochemischer Meßwerte (insbesondere Konzentrationsbestimmungen) im medizinischen (klinisch-chemischen) Laboratorium und bei der Patientenüberwachung (Lit. s. z. B. [8, 9, 10]), worauf hier nicht im einzelnen eingegangen werden kann.

Betrachtet man die Vielzahl der biophysikalischen und biochemischen Meßwerte von diagnostischer Relevanz, so erscheint im Vergleich dazu die Zahl der — international gesehen — bisher im erfolgreichen breiten Routineeinsatz befindlichen Meßwertverarbeitungsprojekte recht gering. Die diesbezüglichen prognostischen Einschätzungen zahlreicher Fachleute vor etwa 8—10 Jahren waren wesentlich optimistischer. Aus dieser Diskrepanz darf jedoch keinesfalls die Schlußfolgerung gezogen werden, daß die Möglichkeiten und die Bedeutung des Einsatzes der EDV-Technik zur Meßwertverarbeitung überschätzt bzw. illusionär eingeschätzt worden wären. Es spiegelt sich darin vielmehr eine gewisse Unterschätzung der technischen und wissenschaftlichen Probleme wider, die durch die Möglichkeiten der EDV-Technik aufgeworfen wurden und vor einer Routineanwendung in der medizinischen Praxis zu lösen sind. Betrachtet man unter diesem Aspekt die schon seit mehreren Jahren mit Erfolg routinemäßig laufenden medizinischen Meßwertverarbeitungsprojekte näher, so wird deutlich, daß es sich dabei hauptsächlich um solche Anwendungen handelt, bei denen im Zusammenhang mit dem Rechnereinsatz keine größeren neuen Probleme der Meßwerterfassung auftraten und die wissenschaftliche Durchdringung des Meßwertverarbeitungsprozesses relativ problemlos bzw. bis zu einem gewissen Grade abgeschlossen war. Das heißt, diese Meßwertverarbeitungsprozesse waren leicht formalisierbar bzw. allgorithmierbar. Die Meßwertverarbeitung im klinisch-chemischen Labor und in der Nuklearmedizin kann dafür als Beispiel dienen.

4. Zu einigen Problemen der Meßwerterfassung

Durch die rasche Entwicklung der Rechentechnik und die daraus erwachsenen universellen Möglichkeiten der Meßwertverarbeitung traten einige technische Probleme der Meßwerterfassung stark in den Vordergrund bzw. als begrenzende Faktoren auf. War für die Direktregistrierung analoger Meßwerte und für die visu-manuelle Auswertung die zur Verfügung stehende Elektroden-, Wandler- und Verstärkertechnik im allgemeinen ausreichend, so genügen sie den erhöhten Anforderungen der automatisierten Meßwertverarbeitung in vielen Fällen nicht mehr.

Die *Elektrodentechnik* als begrenzender Faktor soll am Beispiel der EKG-Analyse erläutert werden: In mehr als zehnjähriger Arbeit mehrerer Wissenschaftlergruppen wurde die Entwicklung geeigneter Rechenprogramme soweit vorangetrieben, daß seit mehreren Jahren in vielen Großkrankenhäusern eine routinemäßige automatische EKG-Analyse erfolgt. Das betrifft jedoch nur das Ruhe-EKG, bei dem durch Elektrodentechnik bedingte Artefakte kaum eine Rolle spielen. Die automatische Analyse des Belastungs-EKG, das eine Beurteilung der Belastungsfähigkeit des Herz-Kreislauf-Systems und die Früherkennung einer gestörten Kreislaufregulation ermöglicht und das für Vorsorgeuntersuchungen z. B. der ischämischen Herzkrankheit von Bedeutung ist, scheitert heute noch weitgehend an den Unzulänglichkeiten der Elektrodentechnik. Durch Veränderungen des Elektrodensitzes infolge von Bewegungen und z. B. auch der dadurch bedingten Transpiration können so erhebliche Störsignale (Null-Linien-Schwankungen!) auftreten, daß das EKG maschinell nicht auswertbar wird.

Entsprechende Probleme begrenzen bisher auch noch die Möglichkeiten der kontinuierlichen EKG-Analyse zur Patientenüberwachung. Hier fehlen für eine effektive Trendanalyse zur frühzeitigen Erkennung drohender Krisensituationen zwar noch weitgehend die theoretischen Grundlagen, aber auch die einfache Grenzwertüberwachung stößt bereits auf Schwierigkeiten durch Unzulänglichkeiten der Ableittechnik. Durch auf die Dauer nicht zu vermeidende Bewegungen, Husten, Herumwälzen usw. entstehen so erhebliche Störsignale, daß häufig Fehlalarm ausgelöst wird, wenn er nicht durch Plausibilitätsprüfung vermieden werden kann. Neben den technisch bedingten Artefakten treten durch Bewegungen auch biologische Störsignale durch Muskelaktionspotentiale auf. Es entsteht z. B. das nicht immer vollkommen lösbare technische Problem, Filter so zu gestalten, daß nur Störsignale, jedoch nicht die Charakteristika des Nutzsignals ausgeblendet werden.

Auch an *Meßwandler* stellt die automatisierte Meßwertverarbeitung höhere Anforderungen. Es ist dabei u. U. von besonderer Bedeutung, daß das Meßsignal nicht durch spezifische Wandlereigenschaften verfälscht wird. So ist z. B. die belastungsarme und zuverlässige Langzeiterfassung der Atmung in der Patientenüberwachung mit den derzeit verwendeten Meßwandlern noch nicht ganz zufriedenstellend gelöst.

Verstärkern müssen insbesondere aufgrund der hohen Genauigkeit, mit der die Meßwertverarbeitung mit Hilfe der EDV erfolgt, höhere Anforderungen als zur Zeit der Direktregistrierung und visu-manuellen Auswertung gestellt werden. Die Qualität der

Signale darf durch die Übertragungseigenschaften nicht so verändert werden, daß die Möglichkeiten der hohen numerischen Genauigkeit bei der Verarbeitung fragwürdig werden — also eine „Scheingenauigkeit" erzielt wird. Beispielsweise wurden von Dresher et al. [11] einige Aspekte der elektrischen Übertragungseigenschaften von EEG-Verstärkern und FM-Magnetbandgeräten, wie Stabilität des Verstärkungsgrades, Verstärkungsabweichungen vom Sollwert, Nullpunkt-Abweichungen, Linearität der Verstärker und Störabstand eingehender untersucht und die weittragenden Konsequenzen für die Spektralanalyse des EEG aufgezeigt (z. B. Notwendigkeit von Korrekturprogrammen).

Die für die off-line-Signalverarbeitung notwendige und für die on-line-Verarbeitung empfehlenswerte *Zwischenspeicherung* der Meßwerte wird über ca. zwei Jahrzehnte im wesentlichen nach dem Frequenzmodulationsverfahren mit Mehrkanal-Magnetbandspeichern (bis zu 14 Kanäle) durchgeführt. Unter Beibehaltung des Prinzips der Hinterbandregistrierung ist durch integrierte A/D- und D/A-Wandler der Trend zur digitalen (Magnetband-/Halbleiter-) Speicherung deutlich. Die Vorteile der Hinterbandregistrierung sind aufgrund der begründeten Forderung, die Meßwerterfassung und -verarbeitung in all ihren einzelnen Schritten durchsichtig zu gestalten, besonders in der Forschung wichtig.

5. Zu einigen Problemen der Meßwertverarbeitung

Waren noch vor einigen Jahren durch die Rechentechnik selbst der effektiven routinemäßigen Bewältigung von Meßwertverarbeitungsaufgaben mit großem Informationsfluß und großem Informationsvolumen Grenzen gesetzt, so gibt es diese nach der raschen Entwicklung der digitalen Rechentechnik in den letzten Jahren heute nicht mehr. Die früher noch vorhandenen Einschränkungen durch die Rechengeschwindigkeit sind praktisch weggefallen und durch die neue Methode des Multiprocessing kann auch ein so hoher Datenfluß, wie er z. B. bei der Überwachung mehrerer Funktionsparameter zur Trendanalyse in der Intensivtherapie auftritt, ökonomisch bewältigt werden. Während vor einigen Jahren die analog-hybride Datenvorverdichtung ganz im Vordergrund stand, die aus ökonomischen Gründen für Signale mit einem größeren Frequenzbereich auch heute noch ihre volle Berechtigung haben kann, tritt in neuester Zeit die numerische Quellendatenverarbeitung mit Mikroprozessoren und Mikrorechnern immer mehr in den Vordergrund.

Der adäquate Einsatz von Mikroprozessoren bzw. Mikrorechnern bietet gegenüber der bisherigen Informationsverarbeitungstechnik u. a. wesentliche Vorteile:

1. Durch ihre freie Programmierbarkeit können Mikrorechner (als Ersatz für festverdrahtete Einzweckrechner) der jeweiligen speziellen Aufgabenstellung gut angepaßt werden, und sich nach Inbetriebnahme als notwendig erweisende Funktionsänderungen sind leicht durchführbar.
2. Es können kostengünstige kleine Informationsverarbeitungssysteme aufgebaut und nach Bedarf stufenweise durch weitestgehend standardisierte Baugruppen erweitert werden.
3. Es wird eine erhöhte Zuverlässigkeit des Gesamtsystems durch die Aufgabenverteilung im dezentralen Mikrorechnersystem erzielt. Der Ausfall eines Mikrorechners betrifft nur den entsprechenden Teilbereich und ist teilweise durch Mehrfachredundanz ausgleichbar.

4. Durch den Einsatz des Mikrorechners am Ort des Datenursprungs kann in vielen Fällen eine kostspielige Datenfernübertragung zu einem größeren Rechner vermieden werden bzw. es kann durch Datenvorverdichtung eine erhebliche Datenreduktion und Entlastung des Datenübertragungskanals und der zentralen EDVA erfolgen.

Aufgrund ihrer speziellen Eigenschaften und Leistungsfähigkeit können Mikrorechner auf dem Gebiet der automatisierten Meßwerterfassung und -verarbeitung in der Medizin sowohl als Einzel- und Einzweckrechner als auch in verschiedenen Verbundstrukturen von Mini- und Mikrorechnern besonders nutzbringend eingesetzt werden und wesentlich zur Rationalisierung und Intensivierung der medizinischen Betreuung und der biomedizinischen Forschung beitragen. Hierbei sind für Mikrorechner insbesondere folgende Einsatzbereiche charakteristisch:

a) *Mikrorechner in Datenerfassungseinheiten* als Steuerrechner für programmgesteuerte Untersuchungen (z. B. für EKG-, EEG-, multivariable dynamische Untersuchungen), wobei vom Mikrorechner auch die automatische Kalibrierung, gegebenenfalls eine Meßbereichsumschaltung u. a. m. übernommen werden kann. Dadurch wird auch in rechentechnischer Hinsicht die Verbindung zwischen Meßwerterfassung und -verarbeitung hergestellt.

b) *Mikrorechner in autonomen Geräten* zur on-line-Verarbeitung von Meßwerten bei geringerem Datenfluß und -volumen zu endgültigen Analyseergebnissen (z. B. Analysegeräte im klinisch-chemischen Labor, spezielle Geräte zur Funktionsdiagnostik).

c) *Mikrorechner in Rechnerverbundstrukturen* als Front-End-Rechner zur on-line-Datenvorverdichtung und Ermittlung von Merkmalen und/oder diagnostisch relevanten Zwischenergebnissen (z. B. für die Patientenüberwachung auf Intensivtherapiestationen, Geburtsüberwachung, multivariable dynamische Untersuchungen). Durch den Zusammenschluß von Mikrorechnern mit abgegrenzten Aufgabenbereichen zu einem Rechnerverbund entstehen Meßwertverarbeitungssysteme hoher Zuverlässigkeit und Leistungsfähigkeit, die mit Prozeßrechenanlagen vergleichbar sind.

6. Zusammenfassung

Überblickt man den Entwicklungsstand der automatisierten Meßwerterfassung und -verarbeitung in der Medizin, so kann man allgemein feststellen, daß heute noch eine große Diskrepanz zwischen den technischen Realisierungsmöglichkeiten und dem wissenschaftlichen Vorlauf besteht. Das heißt, die rechentechnischen Voraussetzungen für die Lösung der verschiedensten Meßwertverarbeitungsaufgaben sind weitestgehend vorhanden — es fehlen jedoch noch in vielen Fällen die wissenschaftlichen Grundlagen und entsprechend die theoretisch begründeten Verarbeitungsalgorithmen.

Hierbei ist jedoch zu bedenken, daß erst mit der modernen Rechentechnik die technisch-methodischen Voraussetzungen gegeben wurden, um diese fehlenden wissenschaftlichen Grundlagen zu schaffen. Im Verhältnis zur Kompliziertheit vieler derartiger Probleme ist die bisher zur Verfügung stehende Zeitspanne relativ kurz. Außerdem können diese Grundlagen nur in interdisziplinärer Zusammenarbeit aussichtsreich bearbeitet werden. Interdisziplinäre Forschungskollektive aus Medizinern, Physikern, Mathematikern, Ingenieuren und Vertretern anderer Wissenschaftsgebiete mußten aber vielfach erst gebildet werden und eine gemeinsame Spracher lernen, um effektiv arbeiten zu können.

Literatur

[1] Michel, J., und K. Buchmüller, Automatische Meßwertverarbeitung in der Medizin. Rechentechnik/Datenverarbeitung, 1. Beiheft (1971) 42–35.

[2] Fleischli, G., und R. Stratbrucker, Comparative evaluation of scalar and vector computerized ECG systems. 19th Annual Scientific Session of the American College of Cardiology, New Orleans, Louisianna (1970).

[3] Neufeld, H. N., Vortrag IFIP-Kongreß, Hannover, 1972, zit. nach STOCKSMEIER, U. (Hrsg.): Automatische Auswertung von Ruhe- und Belastungs-EKG — Probleme und Ergebnisse. München—Berlin—Wien: Urban & Schwarzenberg (1973).

[4] Künkel, H. and EEG project group, Hybrid Computing System for EEG Analysis. International Working Conference on Computerized EEG Analysis — CEAN, Kronberg (1974).

[5] Cammann, H., und B. Guráth, Ein Verfahren zur rechnergestützten Ermittlung des klinischen EEG-Befundes. Dissertation, Humboldt-Universität zu Berlin (1978).

[6] Michel, J., H. Cammann, B. Guráth, E. Hiller, V. Lange, G.-B. Dümde und D. Petrow, Über ein automatisiertes multivariables dynamisches Untersuchungsverfahren zur quantitativen Erfassung von Systemeigenschaften des menschlichen Organismus. Wissenschaftl. Berichte 2. Jahrestagung der Österreichischen Gesellschaft für Biomedizin. Technik, Graz, (1977).

[7] Guráth, B., J. Michel, H. Cammann und B. Fleischer, Studie über die Einsatzmöglichkeiten von Mikroprozessoren und Mikrorechnern zur automatisierten Meßwerterfassung und -verarbeitung in der Medizin. Inst. f. med. Physik u. Biophysik des Ber. Med. d. Humboldt-Universität zu Berlin, Berlin (1977).

[8] Bock, H. E., und M. Eggstein (Hrsg.), Diagnostik-Informationssystem. Berlin, Heidelberg, New York, Springer (1970).

[9] Kochs, H., und K. Killian, Integration von Analyseautomaten in Laborsysteme durch Einsatz von Mikroprozessoren. In: SELBMANN, H. K., K. ÜBERLA und R. GREILLER (Hrsg.) „Alternativen medizinischer Datenverarbeitung". Berlin, Heidelberg, New York, Springer (1976).

[10] Glaeser, D. H., Computer Monitoring in Patient Care Annual Review of Biophysics and Bioengineering. 7 (1975) 449–476.

[11] Drescher, D., H. Hinrichs, H. Ipsen, H. Jacob, R. Kalocay, P. de Kruyff und H. Künkel, Qualitätskontrolle von EEG-Daten. In: SCHENK, G. K. (Hrsg.) Beiträge zum Symposium der Arbeitsgemeinschaft für Methodik in der Elektroenzephalographie, Jongny sur Vevey (1973).

Erfahrungen beim Einsatz der automatisierten Meßwertverarbeitung in der klinischen Funktionsdiagnostik

H. C. Reissmann, W. Gleiser und M. Rübesamen

Medizinische Akademie Erfurt

1. Notwendigkeit und Bedeutung der Meßwertverarbeitung in der klinischen Funktionsdiagnostik

Die Forderung nach qualitativer Verbesserung und Rationalisierung diagnostischer Verfahren sowie nach Bewältigung steigender Untersuchungszahlen und die Orientierung auf Vorsorgeuntersuchungen zur Früherkennung bedeutsamer Krankheitskomplexe führt zur Suche nach Wegen des Einsatzes rechentechnischer Hilfsmittel auch für Teilgebiete der klinischen Funktionsdiagnostik.

Sie bieten sich als „Automatisierungshilfen" dort an, wo eine elektronische Meßwertverarbeitung für die Zwecke der Meßkurveninterpretation eingesetzt werden kann („Biosignalverarbeitung"), um die übliche zeitaufwendige und ungenaue Handauswertung zu ersetzen. Die Zielstellung besteht dabei primär in einer Datenverdichtung und Bereitstellung quantitativer, diagnostisch relevanter Parameter zur Unterstützung der diagnostischen Entscheidungsfindung [1]. Damit verbunden ist eine Objektivierung und Standardisierung der Auswertung, eine Einsparung ärztlicher Arbeitszeit für die Datenauswertung sowie ein Informationsgewinn für die diagnostische Aussage. Daneben wird die Nutzung derartiger rechentechnisch verfügbarer Resultate unter zwei Aspekten möglich:

1. Als Grundlage für die statistische Bearbeitung und Absicherung der Aussagefähigkeit der gewonnenen Parameter, z. B. für die Fundierung von Screening- und Früherkennungsverfahren.
2. Durch die Verfügbarkeit der Untersuchungsresultate im Sinne einer Datenbank, die sich für die patientenbezogene Informationsverarbeitung, z. B. für Verlaufsuntersuchungen usw. sowie im Rahmen eines übergeordneten Klinik-Informationssystems nutzen läßt.

Der klinische Einsatz derartiger Methoden ist im internationalen Maßstab auf einigen wichtigen Gebieten weit fortgeschritten. Hierzu zählen insbesondere die automatische EKG-Analyse, das Gebiet der Lungenfunktionsdiagnostik sowie die Sinnesfunktionsdiagnostik (objektive Audiometrie, objektive Perimetrie) und die EEG- und EMG-Auswertung. Hierfür wird sowohl der Weg des Einsatzes frei programmierbarer Rechentechnik (Prozeßrechner) gegangen als auch spezieller hardwareorientierter Auswertesysteme („Laborrechner", „Laboranalysatoren") zur Problemlösung beschritten.

2. Technische und organisatorische Gesichtspunkte der Rechneranalyse von Biosignalen

An der Medizinischen Akademie Erfurt liegen nunmehr mehrjährige Erfahrungen zum Einsatz eines Prozeßrechnersystems für Teilgebiete der klinischen Funktionsdiagnostik vor. Dabei hat das organisatorisch-technische Einsatzkonzept die in Abb. 1 dargestellte Form [2]:

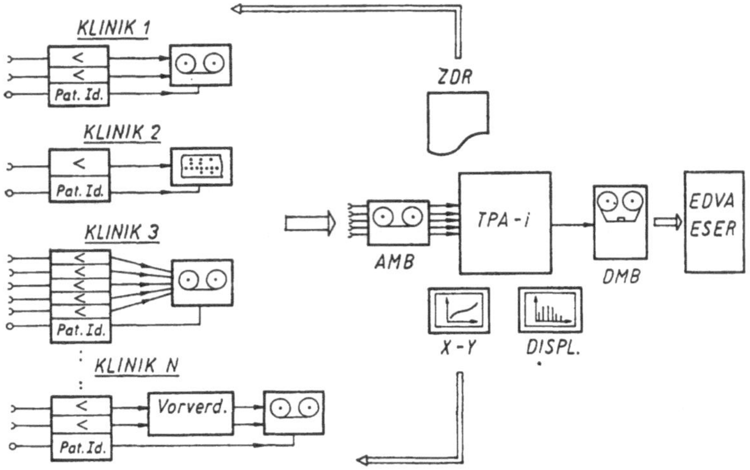

Abb. 1. Organisationsschema des Prozeßrechnereinsatzes an der Medizinischen Akademie Erfurt

Zunächst ist eine Vereinheitlichung und Standardisierung der Meßwerterfassungstechnik sowie eine verarbeitungsgerechte Datenregistrierung zu gewährleisten. Entscheidende Voraussetzungen für eine erfolgreiche Rechnerauswertung ist eine hochwertige und störungsarme Meßwertgewinnung einschließlich der Erfassung notwendiger Zusatzinformationen (insbes. Patientenbezug usw.). Da die Untersuchungsverfahren durch vielfältige Möglichkeiten von Störungen und Artefakten bei der Messung am Patienten gekennzeichnet sind, muß auf die Gestaltung der Untersuchungsverfahren selbst sowie der Signalgewinnung Einfluß genommen werden (Standardisierung, Störsicherheit). Eine nachträgliche Elimination von Artefakten und Störungen erfordert hohen rechentechnischen Aufwand. Die Datengewinnung erfolgt daher dezentralisiert in den Kliniken und Stationen nach einem vereinheitlichten Schema auf der Grundlage eines standardisierten Registrierformates. Als Datenträger dient generell Magnetband, auf dem in analoger Form (FM) aufgezeichnet wird. Hierzu dient eine Baugruppenreihe von Datenerfassungseinheiten, die dem jeweiligen Anwendungszweck angepaßte teilautomatisierte Meßplätze darstellen und die Zwischenspeicherung in einer variablen Anzahl von Meßkanälen sowie der notwendigen Zuordnungssignale gewährleisten [3].

Auf der Auswerteseite sind Prozeßrechnereigenschaften erforderlich, wobei ein echter on-line-Betrieb jedoch nur in Ausnahmefällen unabdingbar notwendig ist. Dieser ist um so problematischer, je größer der Rechner ist, daher ist in diesen Fällen oft hardwareorientierten Speziallösungen der Vorrang zu geben. Ein Stapelbetrieb bietet da-

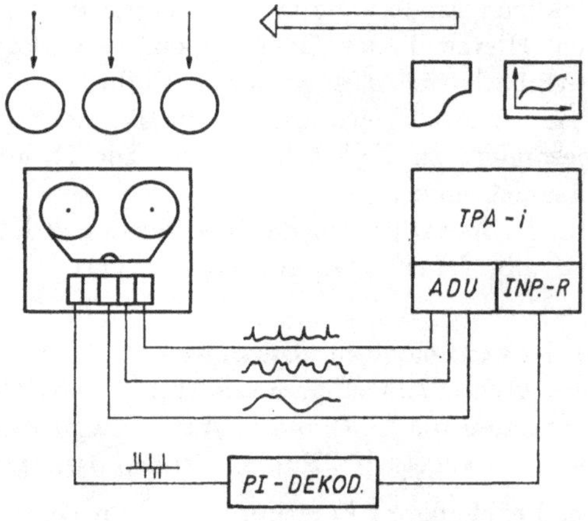

Abb. 2. Rechnereingabe vom Analog-Magnetband

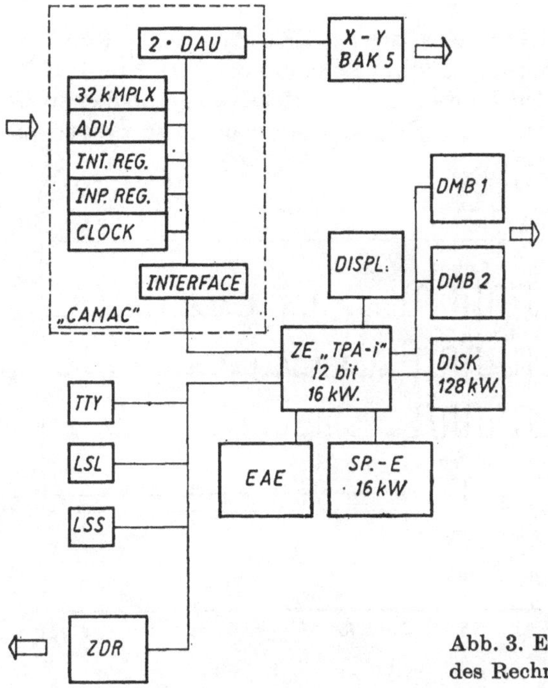

Abb. 3. Eingesetzte Konfiguration des Rechners TPA-i

gegen hinsichtlich der Organisation des Rechnereinsatzes Vorteile, setzt jedoch geeignete Zwischendatenträger voraus und erlaubt nur eine nachträgliche Ergebnisbereitstellung. Die in der beschriebenen Form patienten- und methodenbezogenen auf Analog-Bändern registrierten Daten werden bei der Abarbeitung bei gleichzeitiger Erkennung der Patientenidentifikation in den Prozeßrechner eingegeben (Abb. 2). Die eingesetzte Rechnerkonfiguration (Abb. 3) ist den zu lösenden Aufgaben angepaßt. Insbesondere ist die Beherrschung einer mehrkanaligen Analog-Digital-Umsetzung bei einem schnellen Eingangs-Datenfluß erforderlich. Hierzu dienen Baugruppen des CAMAC-Systems [4] als flexible Ein- und Ausgabeperipherie für Analogdaten. 2 Digital-Magnetbandeinheiten gewährleisten die Möglichkeit der Archivierung sowie im Bedarfsfall des Überganges auf größere Rechner, insbesondere zu ESER-Rechnern. Die Resultatausgabe geschieht über Zeilendrucker und x-y-Schreiber.

Die Problembearbeitung erfolgt in Kooperation mit den verschiedenen Kliniken und Abteilungen der Medizinischen Akademie Erfurt. Der derzeitige praktische Einsatz umfaßt vor allem die Gebiete

— automatische EKG-Analyse für die kardiologische Diagnostik [5],
— Analyse von Pulskurven für die Durchblutungsdiagnostik [6],
— Auswertung von evozierten Potentialen für die Sinnesfunktionsdiagnostik [7],
— Analyse von Parametern für die neurovegetative Funktionsdiagnostik [8].

Daneben wird eine Reihe weiterer Probleme im Forschungsstadium bearbeitet.

3. Einsatzbeispiel: automatische EKG-Analyse

Als Beispiel seien Probleme der automatisierten EKG-Analyse im Routineeinsatz etwas näher ausgeführt, da angesichts der ständigen Zunahme der Herz-Kreislauf-Erkrankungen sowie der daraus resultierenden Forderung nach effektiven gesundheitspolitischen Maßnahmen zur Erkennung gefährdeter Personen Methoden zur rationellen Diagnostik

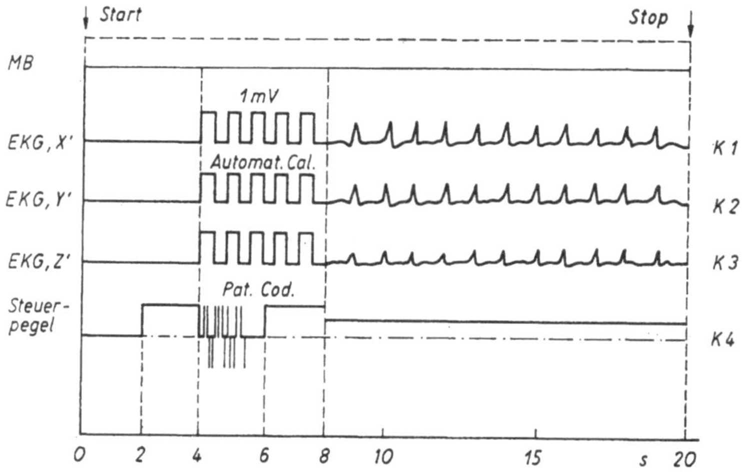

Abb. 4. EKG-Registrierformat auf Analog-Magnetband

zunehmend an Bedeutung gewinnen. An der Medizinischen Akademie Erfurt liegen mehrjährige Erfahrungen über den Einsatz der automatisierten EKG-Analyse in Klinik, Poliklinik und im Betriebsgesundheitswesen mit hohen Patientenzahlen vor, über deren Wertung vom medizinischen Standpunkt aus an anderer Stelle berichtet wurde. Die Ableitung des EKG erfolgt auf der Grundlage des korrigierten orthogonalen Ableitungssystems nach Frank. Zusätzlich zu den drei Ableitungskanälen X, Y, Z wird eine 16stellige Dezimalzahl zur Kennzeichnung der Patientenkodierung sowie weiterer Angaben zum Patienten (Alter, Gewicht, Medikamentengabe, Datum usw.) mit Hilfe einer an der Medizinischen Akademie Erfurt entwickelten Datenerfassungseinheit mit automatisiertem Bedienungsablauf auf Analog-Magnetband registriert. Das Format der EKG-Registrierung ist aus (Abb. 4) zu ersehen. Die Gesamt-Registrierung beträgt 20 s. Im straffen Routinebetrieb lassen sich ca. 15 EKG pro Stunde ableiten. Auf einem Analog-Magnetband können ca. 100 EKG registriert werden, das ist das Pensum von 1—2 Arbeitstagen einer leistungsfähigen EKG-Abteilung. Der wichtigste Gesichtspunkt bei der Registrierung auf Analog-Magnetband besteht in der Sicherung einer hohen und konstanten Aufzeichnungsqualität. Das bedingt Bedienungskomfort und Zuverlässigkeit der Geräte und stellt erhöhte Anforderungen an das Bedienungspersonal.

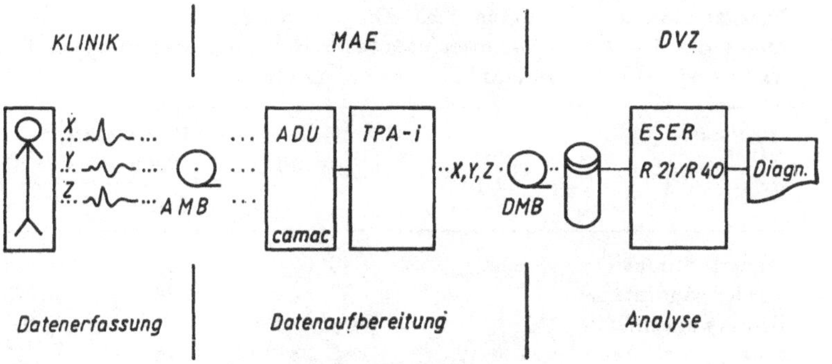

Abb. 5. Organisation der EKG-Rechnerauswertung

Die sich anschließende off-line-Computerbearbeitung erfolgt in zwei getrennten Arbeitsschritten: (Abb. 5). Der erste Arbeitsschritt umfaßt dabei als wichtigste Arbeitsstufe der Datenaufbereitung die Umwandlung der in analoger Form registrierten Meßgrößen in Digitalwerte. Hierfür wird an der Medizinischen Akademie Erfurt der Prozeßrechner TPA-i genutzt [9]. Durch einen Kanalumschalter (Multiplexer) werden zyklisch die entsprechenden Analog-Magnetband-Kanäle mit dem Analog-Digital-Umsetzer verbunden, der mit einer Abtastfrequenz von 500 Hz (pro Kanal) 12-bit-Werte an den Rechner liefert. Zunächst wird jeweils ein komplettes Analog-Magnetband der A/D-Umsetzung unterzogen (Meßdaten, Kalibrierungs- und Patientenkodierungssignale). Zugleich erfolgt die Identifikation und Protokollierung der Patientenkodes sowie die automatische Aussonderung der durch die Aufnahmeschwester gekennzeichneten EKG's unzureichender Qualität (diese liegen erfahrungsgemäß je nach Aufnahmebedingungen in der Größenordnung von 10—15%). Durch diese Aussonderungen wird unnötiger Zeitaufwand im nachfolgenden Bearbeitungsschritt vermieden. Innerhalb des ersten Computerschrittes erfolgt weiter die Umwandlung der EKG-Werte in μV-Werte mit Hilfe der aus den Eichsignalen ermittelten Kalibrierungskonstanten sowie die Ermittlung des Signal-Störabstandes für jede Ableitung als ein Maß für die Qualität der Aufzeichnung und für die Sicherheit der nachfolgenden Analyse. Er sollte besser als 38 dB sein. Am Ende dieses Schrittes werden die EKG's in ESER-angepaßter Form auf Digital-Magnetband gespeichert (je Ableitung 3000 Meßwerte — 6 s — sowie 16 Ziffern für die Identifikation), auf einem Computerband von 732 m Länge können bis zu ca. 630 EKG's, d. h. Aufnahmedaten von ca. 6—7 Analog-Magnetbändern zwischengespeichert werden. Die so erstellten Bänder können auf Anlagen des ESER oder den Anlagen CDC 3300, BES M 6 oder ODRA weiterverarbeitet werden.

Für die eigentliche Analyse der EKG's, den zweiten Arbeitsschritt der Computerbearbeitung, muß aufgrund des von den meisten Analyseprogrammen geforderten größeren Speicherplatzbedarfs und erforderlicher höherer Rechengeschwindigkeit ein größerer Universalrechner genutzt werden. Die auf Digitalband gespeicherten EKG's werden hierfür zum territorialen Datenverarbeitungszentrum befördert und dort im closed-shop-Betrieb der routinemäßigen Stapelverarbeitung unterzogen. Das kann etwa in der Nachtschicht erfolgen, so daß die analysierten EKG's am folgenden Tage den

Tabelle 1
Prozentsätze der korrekten EKG-Diagnosen (Programme nach Smith und Pipberger) anhand des Patientengutes einer Reihenuntersuchung im Betriebsgesundheitswesen [13]. (Gesamtzahl N = 3931 Patieten).

Diagnose	Pat.-Anzahl	Prozentsatz richtiger diagnostischer Klassifikation	
		Smith	Pipberger
Sinusrhythmus	3907	94	96
Vorderwandinfarkt	14	86	79
Hinterwandinfarkt	7	71	100
Linkshypertrophie	28	71	77
Rechtshypertrophie	5	80	60
absolute Arrhythmie	11	73	67
Cor pulmonale	13	77	77
AV-Block 1. Grades	22	46	36
in kompl. Rechtsschenkelblock	15	73	73
Rechtsschenkelblock	7	100	100
linksant. Hemiblock	116	68	47
Linksschenkelblock	7	71	57
Erregungsausbreitungsstörungen	43	40	56
ST-Veränderungen	181	64	64

Stationen zur Verfügung stehen. Für die Medizinische Akademie Erfurt werden die Auswerteprogramme von Smith [10] sowie von Pipberger [11] auf Anlagen des ESER und der Anlage Control Data 3300 benutzt. Das Programm von Smith ist ein Analyseprogramm der ersten Generation, die Klassifikation erfolgt auf heuristischer, logistischer Grundlage, d. h. die klassifizierende Tätigkeit des Kardiologen wird stimuliert und einzelne Grenzwerte werden abgetestet. Im Gegensatz hierzu ist das Programm von Pipberger ein Analyseprogramm der zweiten Generation. Die Diagnostik erfolgt nicht ausschließlich auf der Grundlage von Entscheidungsbäumen wie im Falle der ersten Programmgeneration, sondern mit Hilfe der multivariaten Statistik, auf der Grundlage des Theorems von Bayes. Aus abgesicherten statistischen Erfahrungen und Vorkenntnissen über die Grundgesamtheiten und Einzelpatienten (den a-priori-Wahrscheinlichkeiten, die einen nicht zu unterschätzenden Einfluß auf das Diagnoseergebnis ausüben) werden die jeder diagnostischen Kategorie zugeordneten a-posteriori-Wahrscheinlichkeiten ermittelt [12].

Sämtliche diagnostischen Ergebnisse werden zusammen mit den für die Patientenidentifikation notwendigen Angaben auf Drucklisten ausgegeben und stehen dem Arzt zur Verfügung.

Die Kosten belaufen sich (auf Grund der derzeitigen Preise für EDV-Leistungen im ESER) im Falle der Anwendung des SMITH-Programmes auf ca. 11,— M/EKG und im Falle der Anwendung des PIPBERGER-Programmes auf 13,— M/EKG.

Über die Erfahrungen beim Einsatz dieser Programme aus medizinischer Sicht wurde bereits mehrfach berichtet [5, 13]. Es sei daher an dieser Stelle lediglich die zusammenfassende Einschätzung wiederholt und anhand von Tabelle 1 dokumentiert. Sie gibt die Ergebnisse aus einer Reihenuntersuchung im Betriebsgesundheitswesen wieder, bei der in einem Zeitraum von 10 Wochen ca. 4000 Werktätige einer EKG-Reihenuntersuchung unterzogen wurden. Dabei wurden normale EKG mit einer Sicherheit von etwa 95—96% richtig erkannt, während bei den unterschiedlichen pathologischen Befunden im Mittel eine richtige Erkennung von ca. 80% vorlag. Dieser Wert liegt etwa in der Größenordnung der richtigen Erkennungsrate bei der visuellen EKG-Befundung durch einen erfahrenen Kardiologen (und entspricht den aus dem Schrifttum bekannten Werten). Dabei ist bekannt, daß die Differenzierung von Rhythmusstörungen bei allen EKG-Rechnerprogrammen Probleme bereitet, eine wesentliche Ursache hierfür ist bereits in der kurzen Ableitungsdauer zu sehen.

Aus der Sicht unserer Erfahrungen sind derartige Gruppenuntersuchungen, z. B. im Rahmen der Kardiologie oder von Reihenuntersuchungen, als das wesentliche Einsatzgebiet einer automatischen EKG-Analyse anzusehen. Diese Zielstellung trägt damit auch zu einer bedeutsamen gesundheitspolitischen Aufgabe bei, die im Rahmen der Prophylaxe von Herz-Kreislauf-Erkrankungen in der Durchführung von Screening-Untersuchungen unter Einbeziehung des EKG zu lösen ist.

4. Entwicklungsperspektiven

Hinsichtlich der perspektivischen Entwicklung auf dem Gebiet der Meßwertverarbeitung von Biosignalen für den Einsatz in der klinischen Diagnostik sind folgende Gesichtspunkte von Bedeutung:

1. Aus *medizinischer Sicht* liegt die Notwendigkeit vor, die diagnostische Aussagefähigkeit und die praktische Einsetzbarkeit funktionsdiagnostischer Untersuchungsmethoden zu verbessern. Eine Meßwertverarbeitung kann hierzu wesentliche Beiträge leisten, denn sie bedingt eine Standardisierung und Objektivierung der Auswertung der Untersuchung und ermöglicht die notwendige Absicherung der Aussagefähigkeit von Bewertungskriterien mit rechentechnischen Hilfsmitteln. Das betrifft vor allem auch die Ableitung gesicherter Normkriterien für die Unterscheidung zwischen Normal- und Verdachtsfall sowie frühdiagnostischer Bewertungskriterien. Aus technischer Sicht ist hierzu eine flexible Rechentechnik mit flexiblen Programmiermöglichkeiten erforderlich.

2. Aus der *Sicht der technischen Entwicklung* sind vor allem die schnellen Fortschritte der digitalen Schaltkreistechnik insbesondere der Mikroprozessortechnik zu beachten [14].

Sie werden einerseits dazu führen, daß die Schnittstelle zwischen Analog- und Digitalform der Signale zunehmend mehr auf die Seite der Meßtechnik verlagert wird. Eine digitale Datenerfassung erleichtert den Zugang zu beliebiger Rechentechnik, einschließlich der Möglichkeiten der Fernübertragung, und ermöglicht weiterhin eine gleichzeitige Erfassung unterschiedlicher Arten von Informationen. Der Einsatz von Mikroprozessoren als Steuerelemente ermöglicht die Realisierung komplizierter Funktionsabläufe mit geringem Aufwand, so daß sich „programmgesteuerte Biomeßsysteme" realisieren lassen, die die Vorteile eines hohen Bedienungskomforts bei gleichzeitiger Verbesserung der Zuverlässigkeit der Datengewinnung sowie einer verarbeitungs- und archivierungsgerechten Zwischenspeicherung in sich vereinen.

Andererseits erlaubt die Mikroprozessortechnik eine unmittelbare Integration von Auswerteprozessen in die Meßsysteme selbst. Dies führt zu Untersuchungsmeßplätzen, in denen rechentechnische Hilfsmittel genutzt werden können, ohne daß sie für den Benutzer als solche in Erscheinung treten („Geräterechner"). Voraussetzung ist hierzu allgemein eine Lösung im Sinne des vorgenannten Punktes, d. h. das Vorhandensein eines medizinisch gesicherten, einfachen und rechentechnisch optimierten Auswertealgorithmus, der sich hardwaremäßig realisieren läßt. Die Entwicklung derartiger „Biomeß- und Auswertesysteme" unter Nutzung der Mikroprozessortechnik erlaubt aufwands-, kosten- und platzgünstige Lösungen für direkt im on-line-Betrieb am Patienten einsetzbare Gerätesysteme. Dies eröffnet jedoch entscheidende, qualitativ neue Anwendungsperspektiven für die praktische klinische Anwendung von rechnergestützten Verfahren der Biosignalverarbeitung in der klinischen Funktionsdiagnostik.

Literatur

[1] Reissmann, H. C., H. Rolka und W. Gleiser, Der Einsatz von Verfahren der automatisierten Meßwertverarbeitung in der klinischen Funktionsdiagnostik. Dt. Ges.wesen, **31**, 40 (1976) 1878–1885.

[2] Reissmann, H. C., Der Einsatz der Prozeßrechentechnik in der klinischen Funktionsdiagnostik. rechentechnik/datenverarbeitung **13**, 5 (1976) 19–22.

[3] Reissmann, H. C., und H. Rolka, Verarbeitungsgerechte Meßwerterfassung bei der Registrierung von Biosignalen. Dt. Ges.wesen, **31**, 35 (1976) 1660–1665.

[4] Meiling, W., Entwicklungsstand, Probleme und Tendenzen des modularen Instrumentierungssystems CAMAC. rfe **25**, 3 (1976) 96–100.

[5] Giegler, I., H. C. Reissmann, W. Gleiser, und K. Grossmann u. a., Erfahrungen beim Einsatz der automatisierten EKG-Analyse an der Medizinischen Akademie Erfurt. Dt. Ges.wesen, **31**, 5 (1976) 212–220.

[6] Grossmann, K., E.-P. Ritter und H. Rolka, Erfahrungen mit der automatischen Verarbeitung des elektronischen Oszillogramms. Dt. Ges.wesen, **30**, 52 (1975) 2491–2495.

[7] Pieper, U., und G. Henning, Untersuchungen zur Effektivität der Averaging-Methode beim Nachweis evozierter Potentiale. Wiss. Zeitschr. TH Ilmenau, Sonderheft Kolloquium (1976) 219–222.

[8] Zwiener, U., H. Walek, und H. Reinhardt, Auto- und Kohärenzspektren von Blutdruck-, Herzfrequenz- und Atmungsrhythmen in Experiment und Klinik. Acta biol. med. germ., **34** (1975) 761–766.

[9] Reissmann, H. C., und W. Gleiser, Organisatorische und technologische Gesichtspunkte der rechnergestützten EKG-Auswertung. Dt. Ges.wesen, **32**, 21 (1977) 975–979.

[10] Smith, R. E., und C. M. Hyde, Computer Analysis of ECG in Clinical Practice. In: Electrical

Activity of the Heart Manning, G. W., Ahuja, S. P. (Eds.) Charles C. Thomas, Springfield Ill. (1969).
[11] Pipberger, H. V., J. Cornfield, und R. A. Dünn, Diagnosis of the ECG. In: Computer Diagnosis and Diagnostic Methods. Jaques J. A. (Ed.) Charles C. Thomas, Springfield Ill. (1972).
[12] Pipberger, H. V., D. Mc Caughan und D. Littmann et al., Clinical Application of a second Generation ECG-Program. Am. J. Cardiol., **35** (1975) 597–608.
[13] Rübesamen, M., K. Grossmann, H. C. Reissmann und W. Gleiser u. a., Vergleich der Aussagefähigkeit der automatischen EKG-Analyse nach den Diagnoseprogrammen von Smith und Pipberger anhand einer Reihenuntersuchung in einem Großbetrieb. Z. Ges. Inn. Mes., **33**, 10 (1978) 304–308.
[14] Meiling, W., Mikroprozessor — Mikrorechner. Funktion und Anwendung. Beiträge zur Forschungstechnologie, Heft 5 Akademie-Verlag, Berlin (1978).

Zum Multiprocessing in der medizinischen Meßwertverarbeitung unter besonderer Berücksichtigung der Anwendung von Mikrorechnern

B. Guráth, H. Cammann und J. Michel

Humboldt-Universität zu Berlin, Bereich Medizin (Charite), Institut für medizinische Physik und Biophysik

Die medizinische Meßwertverarbeitung umfaßt eine Vielzahl von Auswertemethoden, die infolge sehr unterschiedlicher Eigenschaften der zu analysierenden Signale einerseits und verschiedener medizinischer Zielstellungen andererseits unter Verwendung spezieller Rechnerkonfigurationen mit relativ geringem Aufwand angewendet werden können.

Hierbei sind ganz wesentliche Faktoren die Bewältigung des Datenflusses und des Datenvolumens. Insbesondere Probleme der gleichzeitigen und korrelativen Auswertung verschiedener physiologischer Größen, wie sie beispielsweise in der Intensivtherapie, bei leistungs- und psychophysiologischen Untersuchungen oder in der modernen Neuropsychiatrie auftreten, lassen sich mit traditionellen Rechenanlagen nur in begrenztem Maße lösen. Dagegen bietet ein Verbund von Mikro- und Minirechnern zu Multiprozessoren hinsichtlich der Auswertegeschwindigkeit, der Betriebssicherheit und des finanziellen Aufwandes wesentliche Vorteile.

Ein derartiger Verbund von elektronischen Rechenmaschinen wird unter zwei verschiedenen Gesichtspunkten konzipiert, und dementsprechend können Mehrrechnerstrukturen in zwei große Gruppen eingeteilt werden:

- Quasianalogrechner und
- Systeme mit dezentraler Intelligenz.

Quasianalogrechner

Mikro- oder Minirechner können in hoher Packungsdichte in Verbindung mit einem Steuerrechner zu einem neuartigen quasianalogen Großrechnersystem gekoppelt werden. Durch die programmierbare Rechnerarchitektur erhöht sich die interne Komplexität des Systems wesentlich bis zur Annäherung an die Struktur des analogen oder digitalen Differentialanalysators. Diese Rechnerkonzeption hat ihre Anwendung in der Simulationstechnik gefunden und löst teilweise die Analog- bzw. Hybridkonzeption ab [1].

Systeme mit verteilter Intelligenz

Werden Mikro- oder Minirechner über lange Übertragungswege gekoppelt, so entsteht ein Rechnerverbund mit ‚verteilter Intelligenz', wobei Primärdatenerfassungssysteme am Ort des Datenursprungs entstehen. Die Realisierungsmöglichkeiten eines Rechnerverbundes (Ring-, Netz-, hierarchische Struktur) sind für die Aufgabenpalette der medizinischen Meßwertverarbeitung insbesondere hinsichtlich der Systemsicherheit unterschiedlich geeignet.

Ringstruktur

Die Ringstruktur ist dadurch charakterisiert, daß mehrere Einzelsysteme durch ein gemeinsames Leitungssystem parallel geschaltet sind. Dabei wird im Vergleich zu anderen Strukturen die geringste Anzahl von Leitungen benötigt. Demzufolge ist jedoch die Übertragungsgeschwindigkeit zwischen den Einzelsystemen gering, da der gesamte Datenverkehr des Systems nur über einen Bus abgewickelt wird, welcher im allgemeinen von einem zentralen Leitrechner durch gezielte Aufrufe gesteuert wird. Der Ausfall eines Teilnehmers hat keinen Einfluß auf die hardwaremäßigen Funktionen des Gesamtsystems.

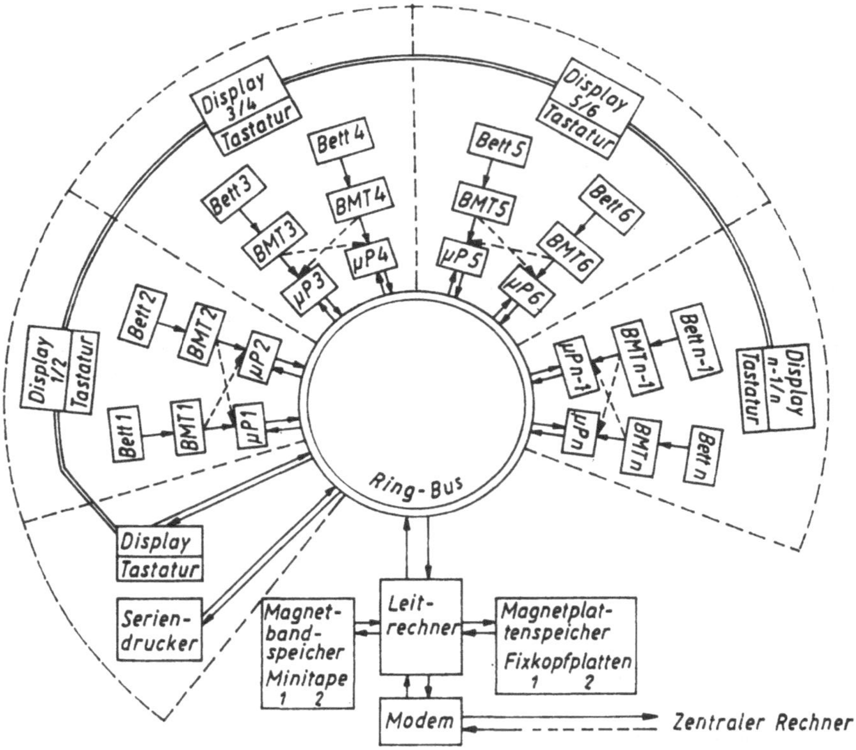

Abb. 1. Modell eines Rechnerverbundes für die bettseitige Intensivüberwachung (BMT: Biomonitorsystem; μP: Mikroprozessor)

Aus den oben erwähnten Eigenschaften kann gefolgert werden, daß die Ringstruktur sich gut für Meßwertverarbeitungssysteme mit erhöhter Systemsicherheit eignet, vor allem für die bettseitige Intensivüberwachung Es ist zu erwarten, daß erst durch den bettseitigen Einsatz von Mikrorechnern in einer Ringstruktur, die verbunden ist mit einem zentralen Leitrechner, die automatisierte Patientenüberwachung einen seit langer Zeit angestrebten und noch immer nicht erlangten befriedigenden technischen Entwicklungsstand erreicht. Die hohen Anforderungen an die störungsfreie Erfassungstechnik (Elektroden, Wandler) bleiben weiterhin bestehen.

Die Ringstruktur bietet als Verbundsystem eine hohe Ausfallsicherheit, wobei jedoch die bettseitige Datenerfassung und Vorverdichtung durch sinnvolle, auch finanziell vertretbare Redundanz vor Ausfall geschützt werden muß. Bei etwa gleichem finanziellen Aufwand läßt sich diese Ausfallsicherheit auf zwei Wegen erreichen:

1. Bettseitige Doppelanlage, in der ein für die Datenvorverdichtung verantwortlicher Front-End-Prozessor zweifach vorhanden ist. (Um Kosten zu sparen, wird der Front-End-Prozessor als Minimalkonfiguration konzipiert.)

2. Mehrfachverantwortlichkeit des Front-End-Prozessors, bei der der bettseitige Mikrorechner gleichzeitig für zwei benachbarte Intensivbetten mitverantwortlich ist (vergleiche Abbildung 1).

Weiterhin erfordern psychophysiologisch-systemanalytische Untersuchungen die on-line Analyse zahlreicher Biosignale, wofür gerade die Mikrorechentechnik das adäquate Instrument bietet [2, 3, 4]. Da bei derartigen Untersuchungen ein multivariates

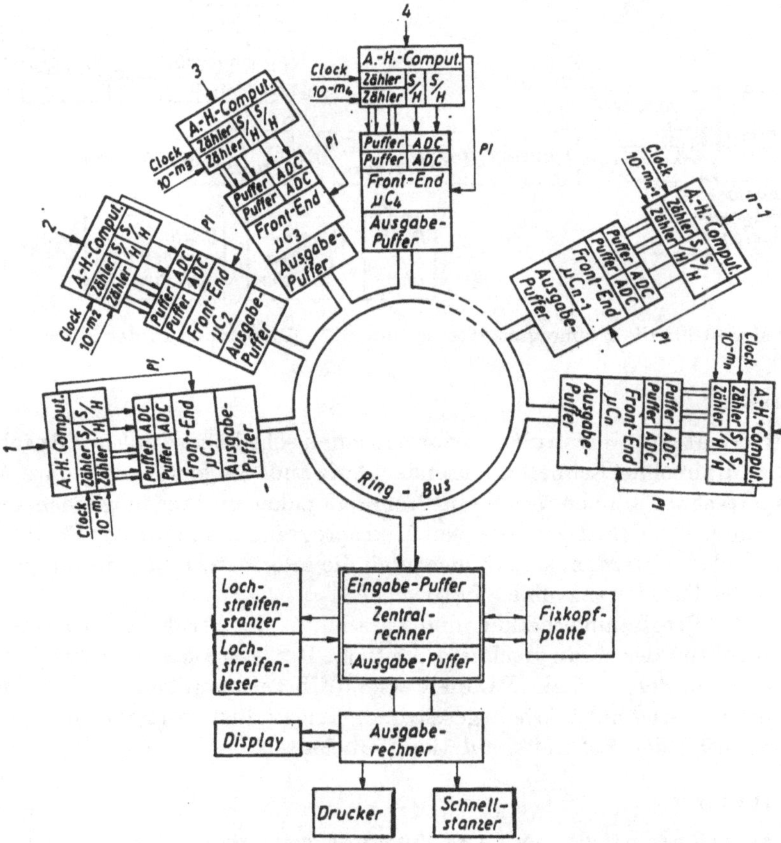

Abb. 2. Modell eines Rechnerverbundes für die on-line Signalanalyse bei psycho-physiologisch-systemanalytischen Untersuchungen

(A.-H.-Comput.: Analog-Hybrid-Computer; S/H: Sample-Hold-Einheit; μC: Mikrocomputer; ADC: Analog-Digital-Konverter)

Vorgehen erforderlich ist, müssen mehrere Biosignale gleichzeitig erfaßt und auch korrelativ analysiert und bewertet werden. Weiterhin wirkt bei rückgekoppelten und/oder adaptiven Untersuchungsverfahren das Ergebnis unmittelbar auf die Ablaufsteuerung ein. Eine schritthaltende Auswertung ist somit erforderlich! Die parallele on-line Vorverdichtung der einzelnen Biosignale erfolgt partiell selbständig (vgl. Abbildung 2). Sie wird in drei Schritten durchgeführt: Signalanpassung und Vorverdichtung mit analog-hybriden Rechenelementen; Speicherung und Mittelung der Signalelemente (Spitzenamplituden, Zeitintervalle, spektrale Leistungsdichten usw.) mittels Mikrorechner und die schritthaltende Berechnung des relevanten Merkmalssatzes mit dem selben Mikrorechner. Die Zwischenspeicherung des in äquidistanten Zeitintervallen anfallenden Merkmalssatzes über den gesamten Untersuchungszeitraum übernimmt der Zentralrechner mit seinem Massenspeicher. Die Rückmeldung zur Ablaufsteuerung der Untersuchung erfolgt mit dem E/A-Mikrorechner.

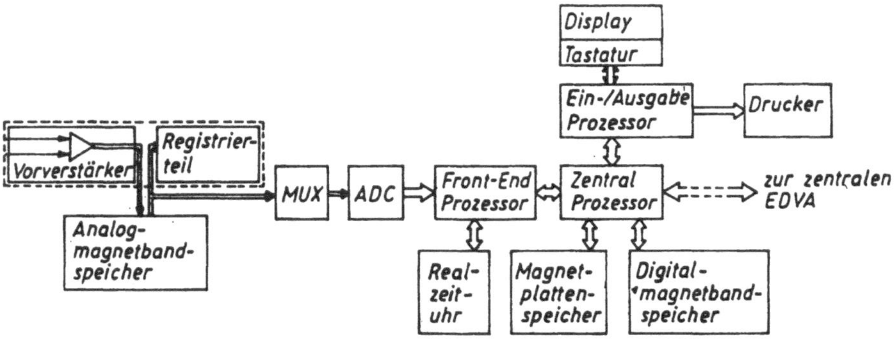

Abb. 3. Modell für die rechnergestützte on-line EEG-Auswertung in der klinischen Routine

Netzstruktur

Die vollvermaschte Netzstruktur erfordert einen sehr hohen, mit der Anzahl der Mikro- und/oder Minirechner schnell wachsenden Aufwand. Sie bietet die größte Ausfallsicherheit. Die Rechner können durch ein Programmpaket in ihrer möglichen Funktion definiert werden. Ein derartiger Satz von Mikroprogrammen kann vor Beginn des Rechenbetriebes geladen werden, so daß hierdurch die informatorisch- oder programmgeladene Struktur des Rechnerverbundes festliegt.

Durch die Programmierbarkeit und Parallelität der Struktur wird eine Annäherung an die Struktur des Analogrechners deutlich. Der von dieser Netzstruktur geforderte hohe Aufwand, den man als ‚Parallelitätsgrad' bezeichnen kann, bietet eine dem Analogrechner ähnliche hohe Arbeitsgeschwindigkeit und ist in erster Linie (wie der ‚Quasianalogrechner') der Echtzeitsimulation vorbehalten.

Sternstruktur

Die Sternstruktur hat die geringste Zuverlässigkeit, da ein Ausfall im Sternpunktprozessor durch die Konzentration zentraler Steuer- und Überwachungsfunktionen den Ausfall einer gesamten Stufe zur Folge hat. Dieser Nachteil kann durch den hohen Aufwand einer Doppelanlage oder durch die Weiterentwicklung in eine hierarchische Struktur behoben werden.

Die Sternstruktur bewährt sich in der medizinischen Meßwertverarbeitung überall dort, wo an den Datenendplätzen eine in sich gut abgeschlossene Datenvorverarbeitung bis zu diagnostisch relevanten aussagekräftigen Zwischenergebnissen führt und die Übertragung dieser Information zum Sternpunktprozessor nicht zeitkritisch ist.

Als Beispiel sei hier die automatische EEG-Auswertung in der Neurologie/Psychiatrie dargestellt (siehe Abbildung 3).

Die Erfassung und Vorverdichtung der bis zu 14 parallelen Signale bedarf einer hohen Sicherheit, da die Untersuchung wegen der relativ langen Registrierung für den Probanden anstrengend und von gerätetechnischer Seite aufwendig ist. Deshalb und aufgrund des sehr hohen Datenflusses ist eine der erforderlichen hohen Arbeitsgeschwindigkeit angepaßte Rechnerstruktur — mit drei, maximal vier Zentraleinheiten — empfehlenswert [5].

Ein Front-End-Prozessor (Mikrorechner) übernimmt die Datenvorverdichtung bis zu diagnostisch relevanten Zwischenergebnissen. Wegen des hohen Datenflusses und des großen Datenvolumens werden an den Front-End-Prozessor Anforderungen gestellt, die den Einsatz einer Hochleistungsperipherie rechtfertigen, z. B. die Anwendung des mikrorechner-gesteuerten CAMAC-Systems mit Multiplexer und Analog/Digital-umsetzer.

Die anschließende Verarbeitung, Archivierung und statistische Auswertung wird vom Zentralrechner durchgeführt. Die zeitaufwendigen Ein- und Ausgaberoutinen werden von einem weiteren Mikrorechner übernommen.

Hierarchische Struktur

Die erhöhte Zuverlässigkeit der hierarchischen Struktur liegt darin, daß die Steuer- und Überwachungsfunktion nicht mehr in einem einzigen Rechner konzentriert ist. Diese Rechnerverbundstruktur erlaubt den Informationsaustausch auch zwischen Rechnern auf gleicher Ebene.

Die hierarchische Struktur bietet dadurch die Möglichkeit, bei Havariefällen auf benachbarte Rechner umzuschalten bzw. den Informationsaustausch zwischen den Ebenen noch auf Umwegen durchzuführen.

Die in einem Krankenhaus-Informationssystem vorhandenen medizinischen Meßwertverarbeitungsanlagen erfordern je nach Problemstellung verschiedene Rechnersysteme. In allen Fällen sollte das Mikro- und/oder Minirechnersystem ein Teil eines Verbundsystems sein, das durch übergeordnete, zentrale Rechner gesteuert wird und in der Endausbaustufe einem klassischen Rechnersystem mit mehrstufiger Hierarchie nahekommt. Die Stufe dieser Hierarchie wird von den Meßwerterfassungs- und -verarbeitungsanlagen eingenommen, die wiederum eine spezifische Ring- oder Sternstruktur aufweisen können.

Literatur

[1] Korn, G. A., Recent Computer-System Developments and Continuous-System Simulation. AICA Conference on Hybrid Computation. Proceedings Part 1, Prague (1973).

[2] Guráth, B., J. Michel, R. Warnke, W. Pahnke, B. Fleischer, P. Lau, M. Nawrocki, G. Uhlmann und J. Wurst, Über die Systemtechnik eines multivariablen dynamischen biokybernetischen Untersuchungsverfahrens. Kongreß der Ges. f. Biomed. Technik der DDR, Leipzig (1977).

[3] MICHEL, J., H. CAMMANN, B. GURÁTH, E. HILLER, V. LANGE, G.-B. DÜMDE und D. PETROW, Über ein automatisiertes multivariables dynamisches Untersuchungsverfahren zur quantitativen Erfassung von Systemeigenschaften des menschlichen Organismus. 2. Jahrestagung d. Österr. Ges. f. Biomed. Technik, Graz (1977).
[4] WOLTER, F., S. PFLUGBEIL, I. CURIO, J. LÄUTER, CH. GURK, R. BAUMANN, H. BAUMANN und E. RICHTER-HEINRICH, Einsatz des Kleinrechners der Klasse des PDP-8 und des CAMAC-Interface-Systems zur Experimentautomatisierung in der tierischen und klinischen Hypertonieforschung. Artometrija, Zeitschrift der sibirischen Abt. der Akademie der Wissenschaften der UdSSR, 4 (1979).
[5] CAMMANN, H., und B. GURÁTH, Ein Verfahren zur rechnergestützten Ermittlung des klinischen EEG-Befundes. Promotion A, Humboldt-Univ. zu Berlin (1978).

Rechnereinsatz in der Intensivüberwachung

W. Graubner, H. E. Krinke, L. Kulik und J. Matauschek

Medizinische Akademie „Carl Gustav Carus“, Themenkomplex „Patientenüberwachung“, Dresden

Die ständige Verbesserung der Intensivüberwachung kritisch Kranker im per- und postoperativen Stadium sowie auf Intensivtherapiestationen ist ein bedeutungsvoller Forschungsschwerpunkt im operativ-anaesthesiologischen Bereich. Seit zwei Jahrzehnten werden in steigendem Umfang Biomeßgeräte (Monitore) zur Überwachung der gefährdeten oder gestörten Vitalfunktionen eingesetzt. Die Notwendigkeit der Überwachung einer größeren Anzahl von Patienten durch die Kontrolle jeweils mehrerer Meßgrößen legte es nahe, eine solche „Klinische Prozeßkontrolle“ auch mit den Mitteln der Prozeßrechentechnik zu realisieren. Es enstanden deshalb mit den unterschiedlichsten Ziel- und Aufgabenstellungen Rechneranwendungssysteme sowohl für die medizinische Forschung als auch für die Routine. Die damit gewonnenen Erfahrungen und die teilweise begrenzten Ergebnisse, aber auch die inzwischen fortgeschrittene Technik (Mikrorechner), führten im internationalen und nationalen Maßstab zur kritischen Analyse und zu neuen perspektivischen Schlußfolgerungen. Diese betreffen sowohl die generelle Zielstellung als auch die noch in erheblichem Umfang zu lösenden medizinischen, medizintechnischen und medizinisch-kybernetischen Forschungs- und Entwicklungsaufgaben. Nur in diesem Zusammenhang kann ein zukünftiger erfolgreicher und effektiver Einsatz rechentechnischer Mittel gesehen werden.

Anzustrebendes Ziel einer „klinischen Prozeßkontrolle“ ist die Unterstützung des Arztes bei der Ermittlung einer Zustandsdiagnose, die durch die vitalen Funktionen und deren Trend bestimmt ist. Eine solche Diagnose kann nur resultieren aus der Einheit von

— bekannten anamnestischen Informationen,
— dem klinischen Bild des Patienten,
— gemessenen biochemischen Parametern und
— gemessenen biophysikalischen Parametern.

Diese Fakten sind unter informationstheoretischen und praktischen Aspekten genauso bedeutungsvoll wie die in weiten Grenzen variierenden Zeitverhalten und Erfassungszyklen der einzelnen Informationen bzw. Parameter.

Die erforderliche *medizinische Forschung* sollte vor allem auf den pathophysiologischen Prozeß gerichtet sein, d. h., der Gewinnung weiterer Erkenntnisse über die Pathophysiologie einschließlich der Pathobiochemie kritischer Erkrankungszustände dienen, ebenso aber auch der Systematisierung des vorhandenen Erfahrungsgutes.

Hieraus könnten Schlußfolgerungen auf die Relevanz und die notwendigen Abfragehäufigkeiten von Parametern sowie auf Überwachungsstrategien und -algorithmen gezogen werden. Perspektivisch ist dann auch die — sicher komplizierte — Modellierung des Verhaltens in kritischen Zuständen denkbar.

Der *medizintechnischen Forschung*, insbesondere der Biomeßtechnik, ist die Aufgabe gestellt, die „Prozeßerfassung" abzusichern.

Die wichtigsten hierfür zu stellenden Bedingungen sind:

a) eine ausreichende Palette für den jeweiligen Zustand relevanter Meßgrößen,

b) artefaktarme, den Patienten möglichst wenig belastende Meßmethoden,

c) geeignete biochemische Meßverfahren, insbesondere auf der Basis von Schnellmeßgeräten.

Die dem Kliniker hinreichend bekannten Probleme bei der Erfassung der sog. klassischen Überwachungsgrößen Herzfrequenz, Atemfrequenz und Temperatur oder die in noch keiner ITS der DDR routinemäßig eingeführte intravasale oder intracardiale Blutdruckmessung zeigen deutlich den Umfang der zu lösenden Aufgaben. Zu diesem kommen dann noch die Probleme neuer Meßgrößen, wie die der in-vivo-pO_2-Bestimmung, des Herzzeitvolumens und der Atemfunktionsgrößen, hinzu.

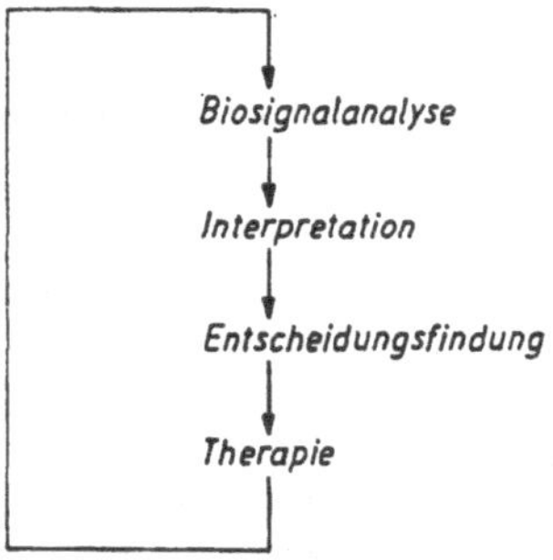

Abb. 1

Die Aufgabe der *medizinisch-kybernetischen* Forschung besteht in einer solchen Transformation der erfaßten Parameter in eine Prozeßbeschreibung, daß das Ziel der klinischen Prozeßkontrolle — die optimale Unterstützung des ärztlichen Handelns — erreicht werden kann. Dazu werden insbesondere auch Mittel der Prozeßrechentechnik genutzt.

Zum Gegenstand der medizinisch-kybernetischen Forschung gehören die Biosignalanalyse und Informationsrepräsentation, die Interpretation im Sinne einer Bewertung des aktuellen Patientenzustandes und der Prognose, die Entscheidungsfindung unter Einbeziehung von Überwachungs- und Komplikationsmustern sowie die — gegebenenfalls teilautomatisierte — Therapie (vgl. Abb. 1). Die gewünschte Therapiekontrolle ergibt eine geschlossene Schleife der Wirkungslinien, denn sie erfolgt wieder über die Biosignalanalyse und Interpretation.

Der Stand der medizinisch-kybernetischen Forschung kann wie folgt eingeschätzt werden:

1. Biosignalanalyse

Die Aufgaben, Methoden und Lösungen ähneln in vielen Punkten denen in der Funktionsdiagnostik, über die an anderer Stelle berichtet wird. Einschneidende Unterschiede ergeben sich jedoch bei allen on-line-Bearbeitungen aus der erforderlichen Artefaktbehandlung und den hohen Anforderungen an eine geringe Patientenbelästigung. Wesentliche

Probleme der Biosignalanalyse in der Patientenüberwachung entspringen der notwendigen Langzeitüberwachung, Trend- und Rhythmikbestimmung sowie der Begrenzung der Zahl der einsetzbaren Ableitungen.

2. Interpretation

Die Interpretation der gewonnenen biomedizinischen Informationen liegt prinzipiell im Verantwortungsbereich des Arztes. Informationsverarbeitende technische Mittel können dazu eine wesentliche Hilfe darstellen.

Die Interpretation der durch die Biosignalanalyse gewonnenen Merkmale spiegelt sich bereits in der gewählten Art und Weise der Informationsausgabe wider. Jeder Alarmierung oder Warnung z. B. geht zur Identifikation der warnpflichtigen Situation eine Bewertung des aktuellen Zustandes einschließlich der prognostischen Einschätzung voraus. Neben der partiellen Beurteilung von Einzelparametern, die durch eine geeignete Zusammenschau wirksam unterstützt wird, sind in letzter Zeit erste Denkansätze zur komplexeren Einschätzung des Patientenzustandes anhand größerer Parameterensembles bekannt geworden. Erinnert sei an die Arbeiten von Sheppard und Kirklin, wie auch die von Siegel und Meyer [1, 2, 3].

3. Entscheidungsfindung und Therapie

Selbstverständlich kann die Rechentechnik auch bei der Entscheidungsfindung und Therapie nur ein Hilfsmittel sein. Die wesentliche Grundlage für die Entscheidungshilfe bildet die Systematisierung des klinischen Wissens und eine algorithmisierbare Beschreibung der klinischen Vorgehensweise. In diesem Zusammenhang wird auf die Kirklinschen Regeln und auch auf die verschiedenen Prognoseindizes für die Indikation des künstlichen Ersatzes bestimmter Organfunktionen hingewiesen.

Neben der Nutzung des Prozeßrechners als Informationsrechner wurde insbesondere in den USA sein Einsatz auch als Steuerrechner ins Auge gefaßt. Der Computer steuert Infusionspumpen, Dialysatoren, Respiratoren, er wird aber auch zur Funktionsprüfung und Kalibrierung von Biomeßgeräten, wie z. B. eines EKG-Verstärkers, eingesetzt. Der Einsatz als Steuerrechner erfordert allerdings noch die Lösung grundsätzlicher medizinischer wie auch technischer Probleme.

Wie die elektronische Rechentechnik allgemein hat innerhalb der letzten Jahre auch die in der rechnergestützten Patientenüberwachung eingesetzte Rechentechnik eine wesentliche Weiterentwicklung erfahren. Während vor 10 Jahren größere Prozeßrechner in der Patientenüberwachung dominierten, ist der gegenwärtige Trend zur dezentralisierten Überwachungstechnik mittels bettseitiger Mikrorechner eindeutig erkennbar. Der eigentliche Prozeßrechner dient im wesentlichen den zentralen Aufgaben der Datenverwaltung und für solche Organisations- und Berechnungsprobleme, die die Leistungsfähigkeit der verfügbaren Mikrorechner übersteigen.

In Auswertung aller bisherigen Erfahrungen wurde das Rechnersystem für die Intensivtherapiestation der MAD als Forschungsmittel definiert, das verschiedenen Aufgaben gerecht werden soll. Das inzwischen in Betrieb genommene System ist vorgesehen

1. für die Erprobung neuer biomedizinischer Meßverfahren, Wandler und Geräte,
2. für die Untersuchung der erforderlichen Organisation einer rechnergestützten Patientenüberwachung, die Erkenntnis der benötigten Disziplinen, die Organisation des

Wissens und das Auflichten von Problemen, die beim Betrieb einer rechnergestützten Patientenüberwachung eine Rolle spielen,

3. für die klinische Forschung durch die Sammlung statistischen Basismaterials für ausgewählte Patientengruppen und Krankheitszustände und die retrospektive Auswertung,

4. für die Erprobung von Algorithmen zur Überwachung von Parametern auch im Hinblick auf den Einsatz von Mikrorechnern in der bettseitigen Technik. Das Prozeßrechnersystem wird hierbei als Wirtsrechner genutzt.

Die internationale Erfahrung besagt, daß zur Lösung der vielfältigen Probleme in der rechnergestützten Patientenüberwachung eine enge Zusammenarbeit von Intensivpflegeeinheit, medizinischer Hochschule, technischer Hochschule, Biomedizintechnik und Computerindustrie undedingte Voraussetzung ist. In diesem Sinne wurde das Rechnersystem an der MAD durch mehrere Kooperationspartner realisiert. Neben der MAD sind insbesondere der VEB Kombinat MLW und Kombinat VEB Robotron zu nennen.

Das Rechnersystem der Chirurgischen Klinik der MAD besteht aus einem Prozeßrechner PRS 4000 (32 kWorte) mit der Peripherie Festkopfplattenspeicher (4 MBytes), Wechselplattenspeicher (7,25 MBytes), Bildschirmeinheiten, Seriendrucker, Schreibmaschine,Lochbandleser, Lochbandstanzer und Prozeßausgabe- und -eingabeeinheit mit einer elektronischen Analogwerterfassung (5 kHz) sowie einem Kleinsteuerrechner R 4200 (16 kWorte), welche über einen direkten Speicherkanal gekoppelt sind.

Literatur

[1] MEYER, M. u. a., Die Differenzierung von Schockzuständen und ihre Bedeutung für Diagnostik und Therapie, Kongreßbericht anaesthesia 77, 2, 595–606.

[2] SIEGEL, J. H., Zustandsbeschreibung und Verlaufskontrolle kritisch Kranker im Schock. Kongreßbericht anaesthesia 77, 2, 607–617.

[3] SHEPPARD, L. C. u. a., The Digital Computer in Surgical Intensive Care Automation. Computer 6 (1973) 29–34.

SCALA — System der Computeranwendung in der Laborautomatisierung

K. Bobert, G. Einer und J. Strauss

Forschungsinstitut für Medizinische Diagnostik, Dresden

1. Einleitung

In den vergangenen Jahren wurden im Gesundheitswesen der DDR umfangreiche Erfahrungen auf dem Gebiet der rechnergestützten Laborautomatisierung gesammelt.

Die sich abzeichnende Steigerungsrate der labordiagnostischen Leistungen und der bei den ersten Rechnereinsätzen erzielte Rationalisierungseffekt im Routinebetrieb führten zu der Entscheidung, in allen größeren medizinischen Laboratorien Automatisierungssysteme auf der Basis des Kleinrechnersystems KRS 4201 einzusetzen. Zur Realisierung dieses Vorhabens wurde das Forschungsinstitut für Medizinische Diagnostik vom Ministerium für Gesundheitswesen der DDR beauftragt, eine überführungsfähige Systemlösung bereitzustellen, die von allen medizinischen Einrichtungen, trotz unterschiedlicher Versorgungsaufgaben und Organisationsformen, ohne zusätzlichen Aufwand nachgenutzt werden kann.

Mit dieser Zielstellung wurde in Zusammenarbeit mit dem VEB Robotron und künftigen Anwendern die Entwicklung eines hierarchisch strukturierten Laborinformationsverarbeitungssystems aufgenommen, welches alle Aufgaben von der dezentralen Meßwertverarbeitung über die patientenbezogene Verarbeitung im Prozeßrechnersystem bis zum Übergang zum Krankenhausinformationssystem realisiert. Die modulare Systemstruktur, welche u. a. durch exakt definierte Schnittstellen gekennzeichnet ist, gestattet neben der Anpassung an die Bedingungen des jeweiligen Anwendungsfalles eine ständige Weiterentwicklung des Systems. Insbesondere der Einsatz der Mikrorechentechnik für Aufgaben der Meßwerterfassung und -verarbeitung sowie der Gerätesteuerung fügt sich nahtlos in das Gesamtkonzept ein und konnte frühzeitig in die Entwicklung einbezogen werden.

Die Systementwicklung umfaßt neben der Programm- und Geräteentwicklung die Maßnahmen zur inhaltlichen Abstimmung und Bereitstellung der Organisationsmittel und anderer Materialien für den Betrieb des Systems sowie Aktivitäten zur Rationalisierung der Einsatzvorbereitung.

2. Systemlösung

2.1. Grundlagen

Die Leistungsprozesse, die durch die Laboranforderungen der Ärzte ausgelöst werden, lassen sich unabhängig vom konkreten Organisationsmodell in die Teilaufgaben

Laboranforderung
Materialentnahme
Annahme
Probenvorbereitung
Verteilung
Analyse
Befundzusammenführung
Auswertung

mit zwischengeschalteten Transportoperationen einteilen (Abb. 1). Wir finden Laboratorien, die nach diesem Schema nur die Analyse übernehmen. Die Mehrzahl der Laboratorien führt die Aufgaben von der Annahme bis zur Befundzusammenführung aus. In Sonderfällen liegen sämtliche Teilaufgaben beim ausführenden Labor.

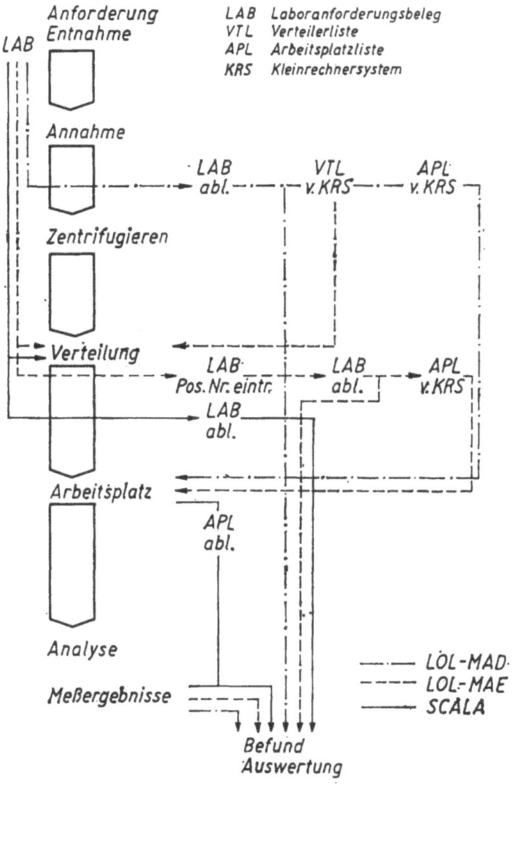

Abb. 1. Schemata unterschiedlicher Formen der Labororganisation

Beim gegenwärtigen technologischen Stand der Laboratorien sind die Materialannahme, die Probenvorbereitung, die Probenverteilung und vielfach auch noch die Analysendurchführung manuell aufwendiger Prozesse geblieben. Bei großem Probendurchsatz treten die Aufwendungen für die Probenidentifikation deutlich hervor.

Das Laborsystem SCALA unterstützt weitgehend die Prozesse der Meßwerterfassung, der Probenidentifikation und der Befundzusammenführung, d. h., es unterstützt alle Prozesse der Informationsverarbeitung im Labor.

Es ist ein wesentliches Charakteristikum des Systems SCALA, daß es für alle in der DDR praktizierten Formen der Labororganisation einsetzbar ist.

2.2. Anforderungen an die Systemlösung SCALA

Aus den einleitend genannten Aufgaben ist als erste Anforderung an das Laborsystem SCALA eine weitgehende Anpassungsfähigkeit an unterschiedliche Formen der Labororganisation abzuleiten (Abb. 1). Vorerst realisieren wir im System SCALA vier der in der Republik angewandten Grundformen der laborinternen Organisation. Auf der Basis der Grundvariante des Systems SCALA, die von der manuellen Herstellung von Arbeitsplatzlisten an den einzelnen Laborarbeitsplätzen ausgeht, werden durch modulare Erweiterung die Verarbeitung von Laboranforderungsbelegen mit bei der Verteilung eingetragenen Probenpositionen und darauf aufbauend die rechnergestützte Herstellung von Verteiler- und Arbeitsplatzlisten ermöglicht. Die Verarbeitung von Probenserien ist ohnehin Bestandteil der Grundvariante.

Durch ein einheitliches Interfacekonzept werden die unterschiedlichsten Geräte in die sich ständig erweiternde Laborkonfiguration einbezogen (Abb. 2).

Entsprechend den gerätetechnischen und räumlichen Voraussetzungen muß das System SCALA gleichermaßen die Methoden der seriellen, der positiven und der gemischten Identifikation realisieren. Über die primäre Erfassung und Verarbeitung von Meßwerten hinausgehend unterstützt das System SCALA auch andere Teilaufgaben des Laborprozesses, wie die Arbeit an manuellen Arbeitsplätzen und am Verteilplatz.

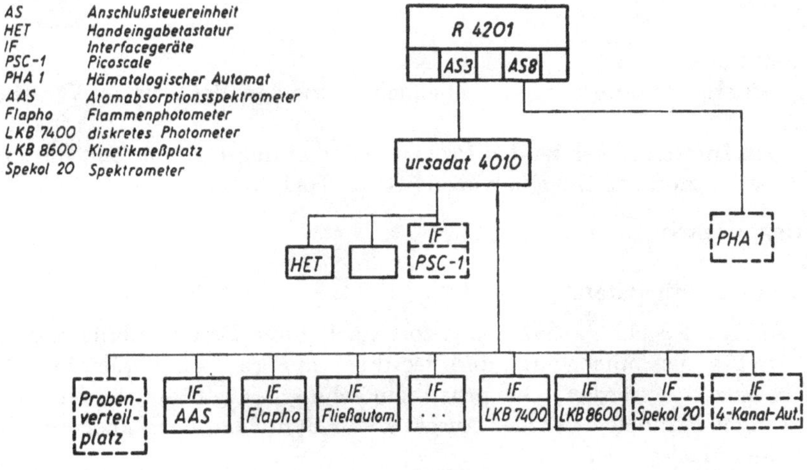

Abb. 2. Gerätekonfiguration und Interfacekonzept

In Anpassung an die Voraussetzungen und Bedingungen des on-line-Betriebes und der anschließend möglichen Gesamtbewertung ist auf der Basis der gesetzlichen Bestimmungen ein umfassendes Qualitätskontrollsystem zu verwirklichen.

Die Projektierbarkeit des Systems SCALA für unterschiedlichste Einsatzfälle wird durch den modularen Aufbau des generierbaren Programm- und des Gerätesystems unterstützt.

Das System SCALA ist grundsätzlich offen für die Einbeziehung der Gebiete Klinische Chemie, Hämatologie und Gerinnung und kann darüber hinaus erweitert werden.

Vorbehaltlich umfassender Lösungen werden im System SCALA zur diagnostischen Bewertung von Befunden die Voraussetzungen geschaffen und erste Anfänge realisiert.

Die Integration in ein Krankenhausinformationssystem garantiert eine definierte Schnittstelle. Auch nach der Fertigstellung der 1. Stufe des Systems SCALA erfolgt die Einbeziehung von Neuentwicklungen der Labor- und Rechentechnik unter Berücksichtigung neuester medizinischer Erkenntnisse. Bei der Einsatzvorbereitung, dem Routinebetrieb und der Weiterentwicklung des Systems SCALA werden die organisatorischen Voraussetzungen für die optimale Mitwirkung aller Nutzer in sozialistischer Gemeinschaftsarbeit geschaffen.

2.3. Struktur des Systems SCALA

Das System SCALA organisiert die Meßwertbehandlung in drei Verarbeitungsstufen.

Die erste Verarbeitungsstufe betrifft die Abwicklung des Echtzeitbetriebes während der täglichen Routine zur vollständigen Abwicklung des on-line Betriebes bis zur Ausgabe patienten- und stationssortierter Befundlisten mit weitgehender Qualitätskontrolle.

Die zweite Verarbeitungsstufe wertet täglich den Gesamtanfall der Systeminformationen mit den Funktionen

Tages- und Langzeitqualitätskontrolle
ausführliche Befundausgabe
Probenfortschreibung
Statistik

geschlossen aus.

Längerfristige Auswertungen schließlich werden in der dritten Verarbeitungsstufe erledigt.

Bei allen Informationen zu den Proben in der on-line-Phase erfolgt die Identifikation je nach dem Stand der Eingabe von APL und LAB durch

a) Serien/Magazinnummer.
b) Tagesnummer.
c) Patientenstammdaten.

Die Analysenergebnisse können sofort nach ihrer Bereitstellung während des online-Betriebes zusammengefaßt und geordnet in Form von Patienten- oder Stationslisten ausgegeben werden. Die programmtechnische Konzeption der Befundausgabe gestattet den Parallelbetrieb der Ausgabe von Befunden, des Laborprotokolls und des Fernschreiberlochbandes.

2.4. Einbeziehung in die territoriale Labororganisation

In territorialen Modellen der Labororganisation sind zwei Einsatzformen des Labors als patienten- und als serienbezogene Probenbearbeitung möglich (Abb. 3 und 4).

Die patientenbezogene Bearbeitung ist die Hauptarbeitsweise eines Labors nach dem Projekt SCALA.

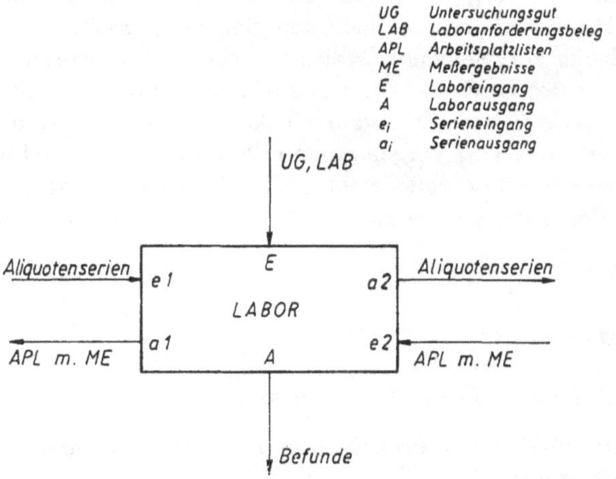

Abb. 3. Schema der Kommunikationsbeziehungen eines Labors

Die serienbezogene Bearbeitung wird wirksam einerseits im Einzelfall als Arbeitsweise des gesamten Labors und andererseits zur Realisierung der territorialen Zusammenarbeit und Spezialisierung von Labors unter Beibehaltung des Patientenbezuges. Dazu ist es im Projekt SCALA möglich, im Verteilvorgang Serien von Verfahren, die nicht im eigenen Labor bearbeitet werden, an ein anderes Labor zu übergeben und die Meßergebnisse in abgelochten Arbeitsplatzlisten (evtl. über Fernschreiber) zurückzuerhalten und sofort in den eigenen Rechner zur Herstellung des Patientenbezuges einzulesen.

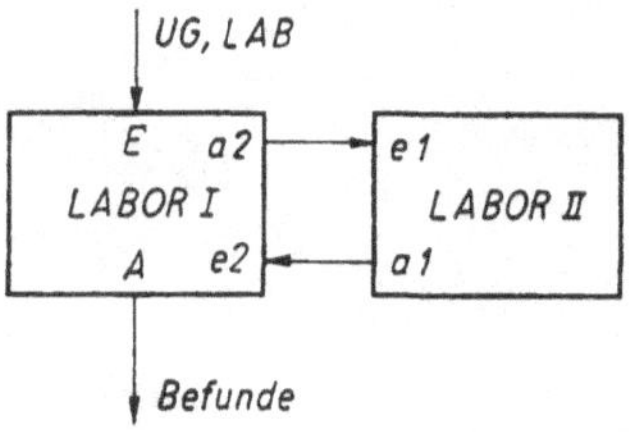

Abb. 4. Einbindung in ein territoriales Modell

3. Qualitätskontrolle im Projekt SCALA

Bei der Konzeption zur Qualitätskontrolle wurde davon ausgegangen, daß die Laborergebnisse mit der ständig steigenden Differenzierung der Diagnostik mehr und mehr an Bedeutung gewinnen. Damit steigen parallel die Anforderungen an die Zuverlässigkeit der Laborbefunde.

Die ständige Überwachung der Verfahren und Methoden erfolgt durch Mitführen von käuflichen bzw. selbst hergestellten Kontrollmaterialien (Kontrollserien). Dabei ist es aus ökonomischen und zeitlichen Gründen nicht möglich, die Aussage jeder einzelnen Patientenprobe zu überprüfen. Anhand statistischer Verfahren erfolgt eine Auswertung von diesen in die Serien eingesetzten Kontrollproben, die bei Festlegung entsprechender zulässiger Grenzwerte eine genügende Genauigkeit der Laborbefunde garantieren. Im Projekt SCALA ist vorgesehen, alle Analysenmethoden — automatisierte, halbautomatisierte und Handmethoden — nach den gleichen Prinzipien und Auswerteverfahren auf die Einhaltung vorgegebener Qualitätsparameter zu prüfen. Es wird während des Analysenbetriebes (im DOS) in zyklischen Abständen die Einhaltung der Qualitätsforderungen in der Serie überprüft und nach Ablauf des Analysenbetriebes eine Bewertung der Gesamtserie (im OS) vorgenommen. Nach dem DOS erfolgt als erstes der Ausdruck des Tagesqualitätskontrollberichtes. Der Laborleiter entscheidet anhand dessen über die Freigabe der Analysenergebnisse. Danach erfolgt die Ausgabe der Laborbefundlisten.

4. Weiterentwicklung

Das Laborsystem SCALA 1 wird in drei Hauptrichtungen durch

a) Erweiterung der anschließenden Prozeß- und Datenverarbeitungsperipherie einschließlich der Fernübertragung

b) Hinzunahme neuer Funktionen des Systems

c) Schaffung von Voraussetzungen für den umfassenden Einsatz der Mikrorechentechnik im Laborsystem SCALA 2

weiterentwickelt.

Die Grundvariante des Laborsystems SCALA bietet eine günstige Basis für die Hinzunahme neuer labororganisatorisch wirksamer Systemfunktionen. Insbesondere erlaubt gerade der im System SCALA gewählte Lösungsweg sowohl vom systemtheoretischen als auch vom programmtechnischen Gesichtspunkt her optimale modulare Erweiterungen, um mit minimalem Aufwand den unterschiedlichsten Anforderungen der Laborpraxis Genüge zu leisten.

Einsatz eines Kleinsteuerrechners KRS 4200 in der Nuklearmedizin im Echtzeitbetrieb

S. Gursky, K. Börner, A. Plotzki und E. Hohdorf

Karl-Marx-Universität, Bereich Medizin, Radiologische Klinik und ORZ, Leipzig

Aufgabenstellung

Die möglichen Einsatzgebiete von Prozeßrechnern in der Medizin nehmen ständig zu. Neben der Automatisierung in der klinischen Labordiagnostik, in der klinischen Funktionsdiagnostik und in der Patientenüberwachung hat vor allem das Aufgabengebiet für die Meßwerterfassung und -verarbeitung in der Nuklearmedizin an Bedeutung zugenommen. Eine Vielzahl nuklearmedizinischer Methoden, nicht nur Untersuchungen an der Szintillationskamera, wären ohne elektronische Datenverarbeitung nicht durchführbar. Die Voraussetzungen für den Einsatz von Rechenanlagen in der Nuklearmedizin sind gegenüber den Bereichen in der Medizin, bei denen erst eine Analog-Digital-Wandlung der Meßwerte erfolgen muß, sehr günstig. Alle Messungen lassen sich auf eine Impuls-Zeit-Messung zurückführen, so daß die Meßwerte bereits in digitaler Form vorliegen. Die Patientenzahlen und die Zahl der Untersuchungsarten vergrößern sich ständig. Mit dem Anwachsen der Datenmengen und ihrer immer dichteren zeitlichen Folge werden die Berechnungsverfahren zur Erlangung aussagekräftiger Ergebnisse immer komplizierter und zeitaufwendiger.

Aber auch die Organisation für den Arbeitsablauf im Labor wird für die speziellen Untersuchungsmethoden aufwendiger, so daß eine Vielzahl gleichartiger Arbeitsabläufe mit großem Routineaufwand den Einsatz von Prozeßrechnern rechtfertigen.

Daraus ergibt sich für den Rechnereinsatz in der Nuklearmedizin die Aufgabenstellung nach Tabelle 1.

Bei dem vorliegenden Einsatzfall in der Radiologischen Klinik der Karl-Marx-Universität Leipzig steht das Rechnersystem KRS 4200, an dem die nuklearmedizinischen Kernstrahlungsmeßgeräte für den Echtzeitbetrieb angeschlossen sind, unmittelbar in der Nuklearmedizinischen Abteilung. Mit dem KRS 4200 kann nur ein Teil der oben dargestellten Aufgaben gelöst werden. Probleme der Administration, rechnergestützter Arztbriefschreibung und Archivierung können nur bearbeitet werden, wenn das System als Satellitenrechner mit einem Großrechner gekoppelt ist. Für die unmittelbaren Meßwerterfassungs- und -verarbeitungsaufgaben der Nuklearmedizin würde der KRS in einem solchen Falle im Inselbetrieb arbeiten. Für die KMU ist in Verbindung mit noch weiteren Prozeßrechnern eine solche Rechnerhierarchie vorgesehen.

Tabelle 1
Aufgabenstellung der EDV-Anwendung in der Nuklearmedizin

1. Administration und Betriebsorganisation.
— Patientenanmeldung und Organisation des Patientendurchlaufs
— Organisation des Arbeitsablaufs im Labor, Isotopenhaltung

2. Steuerung der Meßvorgänge und des Untersuchungsablaufs.
— Steuerung des zeitlichen und logischen Untersuchungsablaufs
— Informationsausgaben für Patient und Assistentin
— Steuerung der Meßwertbildung an den Meßplätzen

3. Erfassung und Speicherung der Meßwerte von allen nuklearmedizinischen Meßgeräten im Echtzeitbetrieb.

4. Meßwertverarbeitung und Ergebnisausgabe.
— Korrektur der Meßwerte und Berechnung der Ergebnisse
— quantitative Kurvenanalyse
— Optimale Darstellung von Ergebnissen (Tabellen, Kurvenverläufe, bildliche Darstellung).

5. Automatische Befundausschreibung.

6. Statistik und Dokumentation.

Meßplätze, Meßwerterfassung

Die anfallenden Datenmengen, ihre zeitliche Folge und die Zahl der in der Nuklearmedizin anzuschließenden Meßplätze erfordern und rechtfertigen einen Echtzeitbetrieb für die Meßwerterfassung und Verarbeitungsaufgaben. Durch die on-line Kopplung der

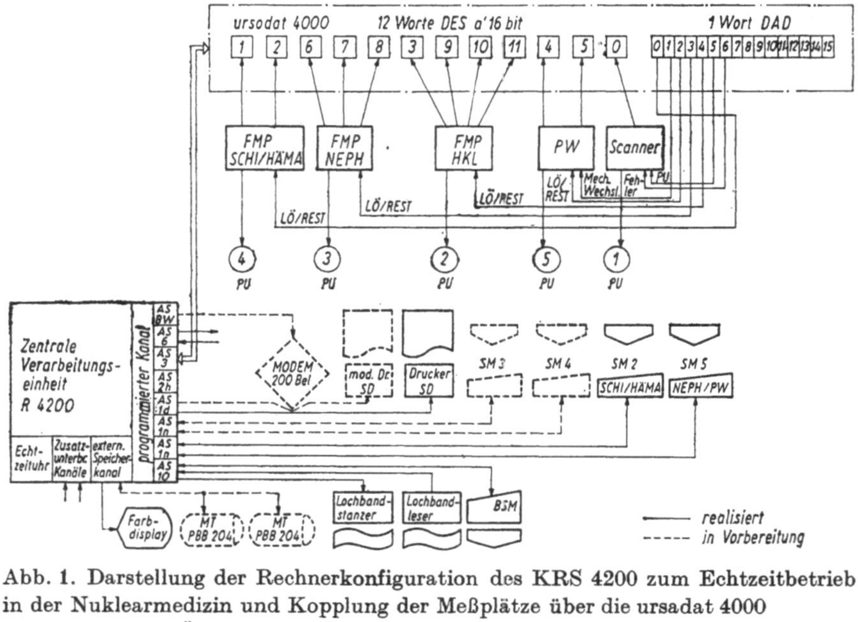

Abb. 1. Darstellung der Rechnerkonfiguration des KRS 4200 zum Echtzeitbetrieb in der Nuklearmedizin und Kopplung der Meßplätze über die ursadat 4000 mit dem KRS (LÖ = Löschen, REST = Restart)

Meßplätze mit dem Prozeßrechner zu einem geschlossenen Kommunikationssystem wird eine optimale Steuerung, Verarbeitung und Administration erzielt [1, 2, 3].

Folgende nuklearmedizinische Meßplätze sind im Echtzeitbetrieb an den KRS 4200 angeschlossen. Die Konfiguration zeigt Abb. 1.

1. Meßplatz für Organmessungen mit 2 Meßkanälen.
2. Meßplatz für Isotopennephrographie mit 3 Meßkanälen.
3. Funktionsmeßplatz für Herz-Kreislauf-Untersuchungen.
4. Automat zur Messung radioaktiver Proben.
5. Szintillationsscanner.

Rechnerkonfiguration

Für den Einsatz als Steuerrechner zur Meßwertverarbeitung stehen die Rechnersysteme KRS 4200/4201 und PRS 4000 zur Verfügung. Werden die Bedingungen Kompatibilität, Genauigkeit, Preisleistungsfähigkeit und Universalität auf die wichtigsten vergleichenden technischen, ökonomischen, programmtechnischen und systemorganisatorischen Parameter dieser beiden Rechnersysteme angewendet, so ist das System KRS 4200/4201 am besten zum Einsatz geeignet. Es mag zwar das System PRS 4000 Vorteile bieten (z. B. kleinere Rechenzeiten durch gerätetechnische Lösung der Multiplikation, größere Speicherkapazität der externen Speicher und größere Hauptspeicherkapazität), so stehen dem aber auch Nachteile gegenüber (z. B. größere Übertragungszeit zum Magnetband und höhere Anschaffungskosten). Als Prozeßperipherieeinheit zur Ankopplung der nuklearmedizinischen Meßplätze an den Rechner über entsprechende Interface- und Koppelgeräte steht die ursadat 4000 zur Verfügung. Zur Eingabe von Informationen in diese Einheit werden die statischen Eingaben DES und als Ausgabeblöcke für Steuerinformationen die dynamischen Ausgaben DAD benötigt. Dabei ist pro Kanal eines nuklearmedizinischen Meßplatzes ein Wort DES erforderlich, so daß insgesamt die Anzahl DES proportional der Anzahl der angeschlossenen Meßplätze unter Berücksichtigung der Kanäle ist. Für die auszugebenden Steuerinformationen reicht ein Wort DAD mit 16 bit für alle angeschlossenen Meßplätze aus. Zur Kommunikation von den Meßplätzen zum Rechner und umgekehrt können Schreibmaschinen, Bediendrucker oder alphanumerische Displays eingesetzt werden. Im realisierten System kamen Schreibmaschinen zum Einsatz. Sie sind gegenüber den anderen Medien relativ billig, besitzen aber erhebliche Nachteile (starke Geräusche, eingeschränkte Kommunikationsmöglichkeiten, großer Platzbedarf, hohe Ausfallrate). Vorteilhafter ist der Einsatz von Bediendruckern. Als geeignetste Geräte bieten sich Displays an.

Am Rechner sind weiterhin eine Lochbandstation und zur Ausgabe von Protokollen ein Mosaikdrucker angeschlossen.

Beim Anschluß des Szintillationsscanners ist zur Ausgabe der Scannbilder ein modifizierter Drucker notwendig, der es gestattet, durch bestimmte Sondersymbole ein aussagefähiges Bild in Grauwerten auszugeben [4].

Eine gute Lösung stellt auch der an der Radiologischen Klinik entwickelte Anschluß eines Farbfernsehmonitors am externen Speicherkanal des KRS 4200 zur Darstellung der Scannbilder und Funktionskurven dar [5].

Der Speicherbedarf für das bestehende System beim Anschluß aller repräsentativen Meßplätze in einfacher Ausführung beträgt ca. 150 k Worte. Dabei entfallen 40 k Worte für das Betriebssystem des Rechners und aller Programme, sowie 110 k Worte für Meßwertdaten aller Meßplätze. Bei den benötigten 40 k Worten für Betriebssystem und Programme wird unterschieden in 10 k Worte Speicherbedarf für Betriebssystem selbst und residenten Programmen, die ständig im Hauptspeicher stehen und 30 k Worten, die in den externen Speicher (Trommelspeicher) ausgelagert werden und nur bei Bedarf in den Hauptspeicher geladen werden. Damit ist folgende Gerätekonfiguration für den Anschluß aller repräsentativen nuklearmedizinischen Meßplätze unter Berücksichtigung der ursadat und der Datenverarbeitungsperipherie erforderlich (Abb. 1).

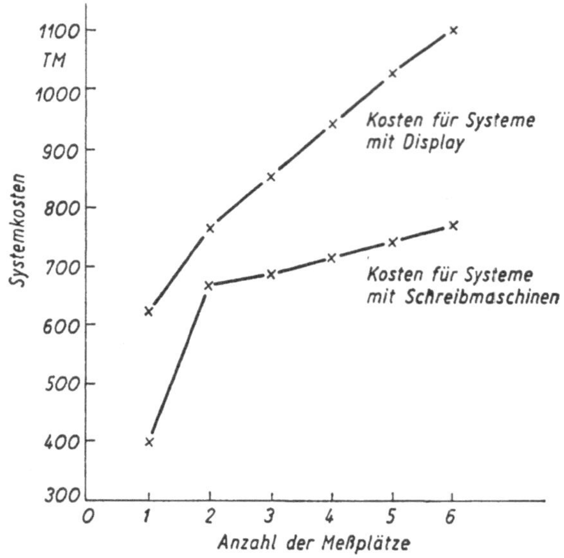

Abb. 2. Kostenabschätzung von Rechnersystemen in Abhängigkeit von der Zahl der angeschlossenen Meßplätze und der Art der Medien zur Kommunikation zwischen Rechner und Meßplatz (obere Kurve Display, unter Kurve Schreibmaschine)

Neben den technischen Erfordernissen zum Rechnereinsatz müssen auch ökonomische Gesichtspunkte beachtet werden. Darüber gibt Abb. 2 Aufschluß, in der die Rechnersystemkosten (Rechner, erste Datenverarbeitungsperipherie, externer Speicher, Prozeßperipherieeinheit ursadat 4010) in Abhängigkeit von der Anzahl der Meßplätze aufgetragen sind.

Die obere Kurve zeigt die Kosten für ein Rechnersystem, das Displays, die untere Kurve, das ausschließlich Schreibmaschinen zur Kommunikation verwendet.

Die Betrachtung der Kosten zeigt, daß es ökonomisch nicht vertretbar ist, wenn mit dem System der zentralen Meßwertverarbeitung nur ein Meßplatz gekoppelt ist, sondern daß das Verhältnis Aufwand—Kosten erst beim Anschluß von 2 Meßplätzen vertretbar ist.

Koppelglieder

Bei der Ankopplung der Meßplätze an das Rechnersystem bestand die Forderung, den festgelegten Ablaufalgorithmus unabhängig von der Generation der Meßplätze beizubehalten.

Daher werden zwei Meßplatztypen unterschieden:

1. Meßplätze, bei denen am Ausgang die Information parallel binär anliegt (z. B. Funktionsmeßplätze und Probenwechseler).
2. Meßplätze, bei denen am Ausgang die Information seriell binär anliegt (z. B. Szintillationsscanner).

Während sich für den ersten Typ Meßplätze das Interfacegerät als Bindeglied zwischen Meßplatz und Prozeßperipherieeinheit zu einem Koppelglied vereinfacht, da der Speicher des jeweiligen Meßplatzes mit in das gesamte Interface logisch integriert wird, muß ein solcher beim zweiten Typ Meßplätze erst geschaffen werden. Damit wird dieses Interfacegerät aufwendiger.

Das Koppelglied für die Meßplätze mit paralleler binärer Information am Ausgang existiert für Meßplätze des Kombinates Meßelektronik „Otto Schön" Dresden (z. B. Zähler VA-G-120, kleines Strahlungsmeßgerät 20026 und Erzeugnissystem für Analysen- und Strahlenmeßtechnik mit dem Impuls-Zeit-Zähler 51021). Das Interfacegerät für Meßplätze mit serieller binärer Information am Ausgang ist für spezielle nuklearmedizinische Meßplätze (z. B. Magnascanner 500 i) realisiert worden.

Der Unterschied bei den Koppelgliedern der verschiedenen Funktionsmeßplätze besteht lediglich in den Kabelsender- und Empfängerbaustufen. Der logische Ablauf aber ist bei allen gleich.

Echtzeitoperationssystem

In der Programmorganisation werden folgende Programmkomplexe unterschieden:

1. Programme zur Meßwerterfassung.
2. Spezielle Auswerteprogramme für die einzelnen Untersuchungsarten.
3. Allgemeines Programm zur Ergebnisausgabe.
4. Allgemeines Programm für den Dialogverkehr für Ein- und Ausgaben.
5. Speicherverwaltungs- und Organisationsprogramm.
6. Betriebssystem RTS.

Ihr Zusammenspiel ist in Abb. 3 dargestellt [6].

Die Programme besitzen für die Reihenfolge ihrer Abarbeitung Prioritäten, die nach folgenden Regeln festgelegt wurden:

1. Meßwertprogramme besitzen prinzipiell eine höhere Priorität als Auswerteprogramme und Ausgabeprogramme.
2. Ausgabeprogramme besitzen höhere Priorität als Auswerteprogramme, da dabei die Zentraleinheit des Rechners nicht durch Rechnungen belastet wird.
3. Auswerteprogramme laufen im Hintergrund, da sie nur die Bedienung der externen Geräte erfordern.

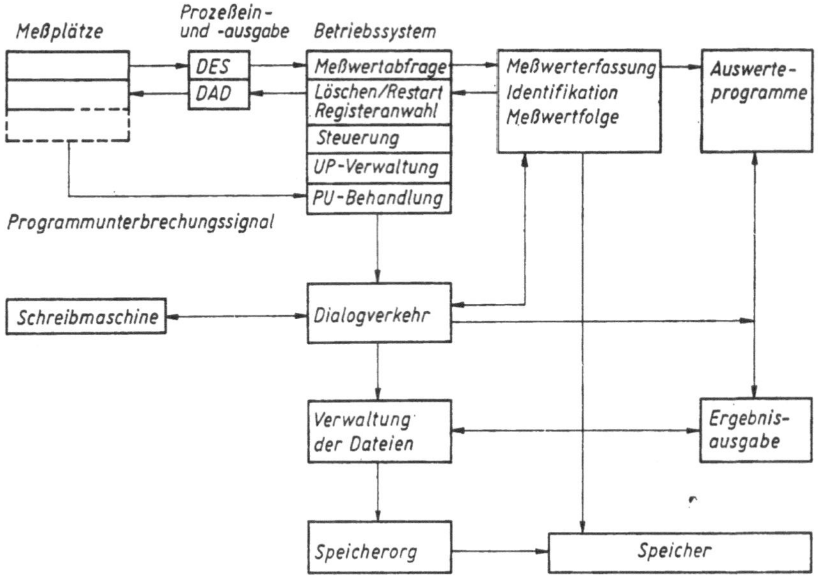

Abb. 3. Echtzeitoperationssystem: Darstellung der Aufgaben und Verknüpfung der einzelnen Programmkomplexe

4. Auswerteprogramme mit viel Ausgaben, aber wenig Rechnungen besitzen eine höhere Priorität gegenüber Auswerteprogrammen mit wenig Ausgaben und vielen Rechnungen, damit es nicht passieren kann, daß die Zentraleinheit ständig rechnet.

Innerhalb der Meßwertprogramme mußten für die Reihenfolge der Meßwertübernahme von den Meßplätzen zusätzliche Prioritäten festgelegt werden. Der Verteilung der Prioritäten ist eine Untersuchung des Echtzeitverhaltens des Gesamtsystems vorausgegangen [7].

Priorität 1: Szintillationsscanner.
Priorität 2: Herz-Kreislauf-Meßplatz (FMP HKL).
Priorität 3: Nephrographiemeßplatz (FMP NEPH).
Priorität 4: Organmeßplatz (FMP SCHI/HÄMA).
Priorität 5: Probenwechsler (PW).

Durch diese Festlegung der Reihenfolge der Meßwertübernahmen wurde verhindert, daß Datenverluste durch zu dichte Datenfolge auftreten können. Kritisch ist die Meßwerterfassung beim Echtzeitvertrieb aller Meßplätze am Herz-Kreislauf-Meßplatz, so daß besondere, begrenzende Festlegungen für den Betrieb des Herz-Kreislauf-Meßplatzes getroffen werden mußten.

Meßwertverarbeitungsprogramme

Im Vordergrund des Rechnereinsatzes steht, Untersuchungsverfahren in ihrem komplexen Zusammenwirken (Patientenanmeldung, Meßvorgang, Ergebniszusammenstellung) und die zum Teil zeitaufwendigen Ergebnisberechnungen (z. B. bei allen hämatologischen Untersuchungen, bei der quantitativen Kurvenanalyse der Isotopennephrographie) im Echtzeitbetrieb zu rationalisieren [3].

Die Verarbeitungsprogramme sind in Tabelle 2 zusammengestellt.

Im Organisationsprogramm wird eine Tagesliste für die Anmeldung und die Meßplatzbelegung der Nuklearmedizinischen Abteilung gedruckt. Sie wird als Anmeldebuch und für die Leistungsstatistik genutzt. An allen Arbeitsplätzen liegen die entsprechenden Auszüge für den Arbeitsablauf des jeweiligen Tages (Patientennummer, Patientenname, Untersuchungstag, Bestellzeit, Untersuchungsart, Zusatzuntersuchungen, Zusatzinformationen) vor.

Die Meßwerterfassungsprogramme steuern den aktuellen Meßablauf (Patientenidentifikation, Meßwerterfassung) und gewisse Funktionen des Meßplatzes für jede Untersuchung. Nach der Ergebnisberechnung erfolgt die Zuordnung zu einem patientenbezogenen Ergebnisfeld, in dem unter der Patientennummer alle vorliegenden Ergebnisse, unabhängig von welchem Meßplatz sie ermittelt wurden (z. B. Organmeßplatz, Scanner und Probenwechsler), abgespeichert und für die Ausgabe aufbereitet werden. Bei der Isotopennephrographie werden Meßwerte aller 10 s von der rechten Niere, linken Niere und dem Herzen übernommen. Nach Abschluß der Untersuchung erfolgt eine Kurvenanalyse und die sofortige Ausgabe des Ergebnisprotokolls mit den diagnosewichtigen Kurvenparametern.

Bei Herz-Kreislauf-Untersuchungen wird die Aktivitätskonzentration über Herz und Lunge (3 Kanäle 100 ms, 1 Kanal 10 ms) gemessen. Der Meßzyklus kann durch ein EKG gesteuert werden.

Die primäre Bildmatrix beim Szintillationsscanner ist mit einer Reihe Meßfehlern (Abbildungseigenschaften des Kollimators, statistischer Zerfall des Radionuklides) und Unzulänglichkeiten (Untergrundstrahlung, analoge Bilddarstellung) behaftet, die eine

Tabelle 2
Verarbeitungsprogramme am KRS 4200 in der Nuklearmedizin

Meßplätze	Verarbeitungsprogramme
1. Organmeßplatz 2 Meßkanäle	Radiojodtest, Suppressionstest, Depletionstest, Erythrozytenüberlebenszeit, Thrombozytenüberlebenszeit, Ferrokinetik
2. Funktionsmeßplatz 3 Meßkanäle	Isotopennephrographie mit Kurvenanalyse (linke Niere, rechte Niere, Herz)
3. Szintillationscanner 1 Meßkanal	Aufbau der Bildmatrix, Bildbearbeitung, Bildausgabe (Druck, Farbfernsehmonitor)
4. Automatischer Gamma-Probenwechsler 2 Meßkanäle	Ergänzende Probenmessung mit Ergebnisrechnung zu Organmessungen, Vitamin B_{12}, Radio-Immunoassay-Proben
5. Schneller Funktionsmeßplatz 4 Meßkanäle	Herz-Kreislauf-Untersuchungen
6. Patientenanmeldung, Meßplatzbelegung	
7. Leistungsstatistik	
8. Information über Meßablauf an MTA und Patient	
9. Ergebnisausgaben (Tabellen, Kurven)	

sichere Auswertung der Szintigramme erschweren. Die Detailerkennbarkeit, der Bildkontrast und die statistische Sicherheit für die Beurteilung von Aktivitätsunterschieden sind herabgesetzt. Nach dem Einsatz mathematischer Filterverfahren zur Korrektur der Primärdaten werden verschiedenartige Klassenstufungen (Klassenbreite bzw. -zahl, lineare oder logarithmische Klassenteilung) gebildet und eine Untergrundsubtraktion in Stufen zur besseren Darstellung der Organkonturen durchgeführt. Die Bilddarstellung erfolgt als digitaler oder analoger Druck und auf einem Farbfernsehmonitor.

Ein Nutzen des Rechnereinsatzes entsteht noch nicht beim Einsatz einzelner Programme, sondern wird erst durch das Zusammenspiel aller Organisations-, Meßwerterfassungs- und -verarbeitungsprogramme erzielt.

Literatur

[1] WINKLER, C., und R. KNOPP, Universeller Computereinsatz in der klinischen Nuklearmedizin. Praxisgerechte Lösung des Problems durch ein neues modular aufgebautes DV-System. NUC — Compact, **7** (1976) 62.

[2] BÖBS, J., H. HUTZEN und K. VOIGT, Prozeßrechner für den nuklearmedizinischen Einsatz. NUC — Compact, **5** (1974) 45—48.

[3] GURSKY, S., K. BÖRNER, E. HOHDORF, W. BEGER, S. SCHEFFLER und W. WITTEK, Ein Kleinrechnersystem KRS 4200 zur komplexen Datenverarbeitung in der Nuklearmedizin. rad. diagn., **20** (1979) in Druck.

[4] KLOSE, E., E. P. RITTER, G. SOMMER, A. UNVERRICHT und W. WALTER, Mosaikdruck von Szintigrammen. Schriftenreihe Wiss. Tagungen (Nuklearmed. Symp. 1977) Isocommerz Berlin (im Druck).

[5] HOHDORF, E., W. BEGER und F. GÖDICKE, Anschluß eines Farbfernsehgerätes Color 21 als Datensichtgerät am Kleinrechnersystem KRS 4200. radio fernsehen elektronik, **28** (1979) in Druck.

[6] BÖRNER, K., K. DIETRICH, S. GURSKY und A. PLOTZKI, Probleme der Programmorganisation eines Kleinsteuerrechners KRS 4200 im Echtzeitbetrieb. Schriftenreihe Wiss. Tagungen (Nuklearmed. Symp. 1974) Isocommerz, Berlin, S. 189—192.

[7] BÖRNER, K., J. PLESKE und S. GURSKY, Untersuchung der Echtzeitprobleme beim on-line Anschluß nuklearmedizinischer Meßplätze an dem Kleinsteuerrechner KRS 4200 mittels Simulator für Echtzeit-Informationssysteme mit Prozeßrechner SEISP 1. Datenverarbeitung — rechentechnik, **16** (1979) in Druck.

Verbesserung von Szintigrammen durch digitale Filterung

J. Forberg

Karl-Marx-Universität, Bereich Medizin, Lehrstuhl für Statistik und Dokumentation, Leipzig

Die Entstehung eines Szintigramms b kann in guter Näherung als Summe aus der Faltung eines diskreten zweidimensionalen Ersatzobjektes o mit dem das Abbildungssystem charakterisierenden Punktbild d und einem diskreten Rauschen r dargestellt werden [1]

$$b = o * d + r. \tag{1}$$

Die Genauigkeit der szintigraphischen Abbildung wird durch zwei Faktoren begrenzt:

1. durch das endliche Auflösungsvermögen des szintigraphischen Gerätes, also dadurch, daß eine punktförmige Quelle ein Bild endlicher Ausdehnung ergibt,
2. durch die statistische Unsicherheit der gemessenen Zählraten, das Rauschen.

Die Filterung der Szintigramme hat das Ziel, gleichzeitig den durch das Abbildungssystem verringerten Kontrast zu erhöhen und das Rauschen zu vermindern, da das Rauschen Objektstrukturen überdeckt oder vortäuscht. Die obigen Forderungen sind einander konträr. Jedes Filter verstärkt oder dämpft Signalamplituden und störende Amplituden des Rauschens in gleicher Weise. Da das Rauschen in guter Näherung ein weißes Spektrum mit frequenzunabhängigen Amplituden besitzt, muß der Frequenzgang des Filters eine Funktion des frequenzabhängigen Verhältnisses zwischen der Signalamplitude und der Amplitude des Rauschens sein.

Die Lösung dieser Aufgabe wurde vor allem durch Wiener-Filter, auch als Optimalfilter bezeichnet, versucht [1—5, 8]. Das gefilterte Bild b' ergibt sich aus b durch Faltung mit dem Filter f

$$b' = b * f. \tag{2}$$

Das Filter f wird durch das Wiener-Kriterium

$$W = \sum_k \sum_l \left(b'(k, l) - o(k, l)\right)^2 = \text{Min.} \tag{3}$$

bestimmt. Die Realisierung von Wiener-Filtern ist auf unterschiedliche Weise möglich. Hierauf soll im Einzelnen nicht eingegangen werden. Summarisch kann jedoch gesagt werden, daß die Berechnung der Wiener-Filter mit einigen Schwierigkeiten verbunden und recht rechenzeit- und speicheraufwendig ist. Die Anwendung der Wiener-Filter auf einem KRS ist daher nicht möglich. Statt dessen werden meist rein glättende Filter geringer Größe benutzt. Im folgenden soll gezeigt werden, wie durch heuristische Überlegungen Filter geringer Größe, die außer dem Glättungseffekt auch einen deutlichen „Schärfungseffekt" zeigen, gefunden werden können.

Bei der folgenden qualitativen Diskussion soll die diskrete Struktur des Abbildungsprozesses vernachlässigt werden. Außerdem soll der Einfachheit halber der eindimensionale Fall diskutiert werden.

Ausgangspunkt ist das Bild einer Punktquelle. Es kann in guter Näherung durch eine Gauss-Funktion beschrieben werden

$$d(x) = Ae^{-x^2/2\sigma^2}. \tag{4}$$

Der Faktor A ist durch die Zählrate

$$N = \int_{-\infty}^{+\infty} d(x)\, dx = A\sigma \sqrt{2\pi} \tag{5}$$

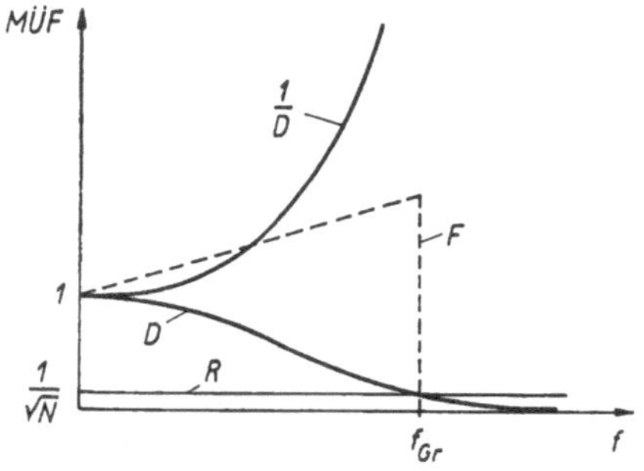

Abb. 1. Modulationsübertragungsfunktion (MÜF) des Abbildungssystems (D), des dazu inversen Filters ($1/D$), des Rauschens (R) und eines Rampenfilters (F).

bestimmt. Die Modulationsübertragungsfunktion $D(f)$ ergibt sich aus $d(x)$ durch Fouriertransformation

$$D(f) = Ne^{-2\pi^2\sigma^2 f^2}. \tag{6}$$

Wäre kein Rauschen vorhanden, so könnte durch ein Filter F' mit dem Übertragungsverhalten

$$F'(f) = 1/D(f) \tag{7}$$

das Objekt aus dem Bild rekonstruiert werden

$$B'(f) = B(f) \cdot \big(1/D(f)\big) = 0(f) \cdot D(f) \cdot \big(1/D(f)\big) = 0(f). \tag{8}$$

Das Filter F' wird daher auch als inverses Filter bezeichnet. Bei Berücksichtigung des Rauschens muß ein Filter, dessen Frequenzgang vom Verhältnis Bildleistung zu Rauschleistung abhängig ist, verwendet werden. Das Leistungsspektrum des Punktbildes ist

$$S_D(f) = |D(f)|^2 = N^2 e^{-4\pi^2\sigma^2 f^2}. \tag{9}$$

Für die Streuung ϱ der Impulsdichte d am Ort x kann näherungsweise

$$\varrho(x) = \sqrt{d(x)} \tag{10}$$

angesetzt werden. Da das Rauschen zwischen zwei Orten als unkorreliert angesehen werden kann, ergibt sich für die Autokorrelationsfunktion des Rauschens

$$\Psi_R = N\delta(x). \tag{11}$$

Hieraus ergibt sich durch Fouriertransformation in den Frequenzbereich das Leistungsspektrum für das Rauschen zu

$$S_R(f) = N. \tag{12}$$

Gleichsetzen der Bildleistung und der Rauschleistung ergibt die Frequenz f_{Gr}, bis zu der das Bildsignal durch das Filter verstärkt werden sollte

$$\begin{aligned} S_D(f_{Gr}) &= S_R(f_{Gr}) \\ N^2 e^{-4\pi^2\sigma^2 f_{Gr}^2} &= N \\ f_{Gr} &= \frac{1}{2\pi\sigma}\sqrt{\ln N}. \end{aligned} \tag{13}$$

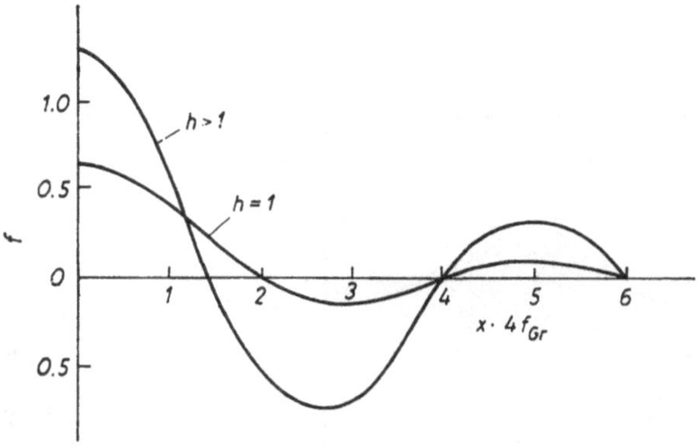

Abb. 2. Rampenfilter im Ortsbereich

Ein Filter F mit einer wie in Abb. 1 angegebenen Modulationsübertragungsfunktion verstärkt also bis f_{Gr} und wirkt daher schärfend, während Frequenzen oderhalb f_{Gr} abgeschnitten werden und das Filter somit glättend wirkt. Im Ortsbereich ergibt sich für ein solches Rampenfilter

$$f(x) = \frac{1}{\pi\omega_{Gr}}\left[h\omega_{Gr}\frac{\sin\omega_{Gr}x}{x} + (h-1)\left(\frac{\cos\omega_{Gr}x}{x} + \frac{1}{x^2}\right)\right]. \tag{14}$$

Durch h wird der „Schärfungsgrad" bestimmt. Die Wirkung derartiger Filter im Vergleich zu einem rein glättenden Filter wird durch das Beispiel in Abb. 3 demonstriert. Dabei wurde eine Abtastschrittweite $x = 1/4\, f_{Gr}$ angenommen [6]. Abb. 3 zeigt, daß durch ein Filter mit 7 Elementen bereits eine deutliche Schärfung erreicht werden kann. Bei einer weiteren Erhöhung der schärferen Wirkung werden zufällige Schwankungen zu sehr verstärkt und die glättende Wirkung ist zu schwach. Um eine bessere Glättungswirkung zu erreichen, müssen die Filter größer gewählt werden.

Die Aussagekraft von Szintigrammen wird jedoch nicht nur durch die Wahl des Filters beeinflußt, sondern hängt wesentlich auch von anderen die Darstellung der Szintigramme beeinflussenden Größen wie z. B. Wahl der Symbole für die Druckdarstellung, Wahl der Abschneide- und Klassengrenzen, ab [9]. So wird man z. B. bei einem glättenden Filter die Klassenabstände kleiner wählen müssen als bei Verwendung von schärfenden Filtern.

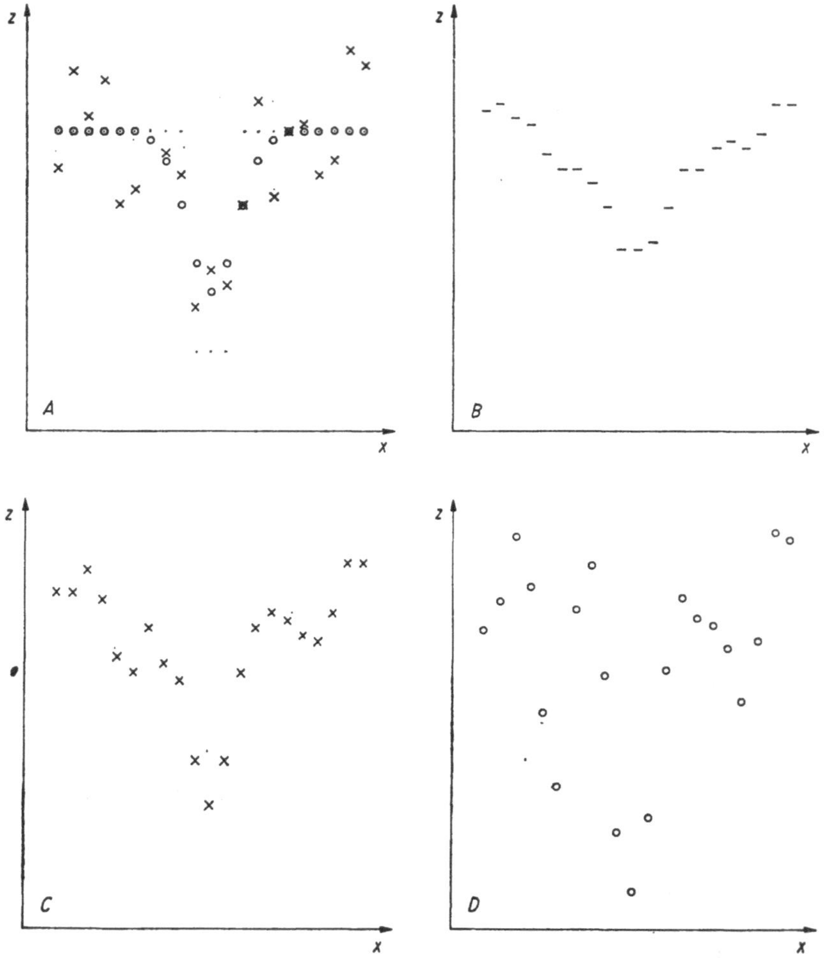

Abb. 3. Beispiel zur Wirkung verschiedener Filter

A: Objekt, Bild ohne Rauschen, Bild mit Rauschen

B: Bild mit dem Glättungsfilter
0.05, 0.09, 0.18, 0.36, 0.18, 0.09, 0.05 gefiltert

C: Bild mit dem Rampenfilter
−0.12, 0, 0.35, 0.54, 0.35, 0, −0.12 gefiltert

D: Bild mit dem Rampenfilter
−0.25, −0.20, 0.45, 1.00, 0.45, −0,20, −0.25 gefiltert

Literatur

[1] PISTOR, P., G. WALCH, H. G. MEDER, W. A. HUNT, W. I. LORENZ, A. AMANN, P. GEORGI, H. LUIG, P. SCHIDLIN und H. WIEBELT, Digital Image Processing in Nuclear Medicine, Part 1, Kerntechnik, 14 (1972) 299–306, Part 2, Kerntechnik, 14 (1972) 353–359.

[2] PABST, H. W. (Hrsg.), Nuklearmedizin, Klinische Leistungsfähigkeit und technische Entwicklung. Stuttgart, New York, F. K. Schattauer Verlag (1972).

[3] PISTOR, P., Bildverbesserung mit zweidimensionalen, rekursiven Filtern vom Wiener Typ. In [2].

[4] WIEBELT, H. H., LUIG, P. ISTOR und P. SCHMIDLIN, Zweidimensionale digitale Frequenzfilter vom Wiener Typ. In [2].

[5] LORENZ, W. J., W. AMMANN, O. KRAUSE, und H. OSTERTAG, P. PISTOR, P. SCHMIDLIN und G. WALCH, Ergebnisse der Anwendung von digitalen Wiener-Filtern auf Szintigramme der Anger-Kamera. In [2].

[6] HUNT, W. A., W. J. LORENZ, H. G. MEDER und G. WALCH, Optimum Sample Size in Digital Radioscintigraphy. In [2].

[7] Medical Radioisotope Scintigraphy 1972, Vol. I a. II. Proceedings of a Symposium, Monte Carlo, 23–28 October 1972. International Atomic Energy Agency, Vienna (1973).

[8] LORENZ, W. J., P. GEORGI, H. G. MEDER, P. PISTOR, G. WALCH und H. WIEBELT, Interactive Processing and Displaying of Digital Scintigrams. In [7].

[9] JORDAN, K., und S. GEISLER, Data Display in Scintigraphy by Means of a High-Speed Electrostatic Digital Plotter and Special Computer Averaging Techniques. In [7].

Vergleichende Untersuchungen zur Walsh- und Fourier-Spektralanalyse des Elektroenzephalogramms (EEG)

H. Bäumler, J. Michel und K.-D. Wernecke

Humboldt-Universität zu Berlin, Institut für medizinische Physik und Biophysik und Augenklinik

1. Einleitung

Das EEG ist ein Zufallsprozeß, der einen hohen Grad an Redundanz als Folge auftretender Korrelationen zwischen den Zufallsvariablen besitzt. Eine der mathematischen Methoden, die es ermöglichen, die Redundanz des stochastischen Prozesses zu verringern, ist die Spektralanalyse. Man denkt dabei in erster Linie an die Fourier-Analyse mit der dazu entwickelten Hard- und Software. Seit den Publikationen von Harmuth [1, 2] wird zur Signalverarbeitung im weitesten Sinne nicht nur die Spektralanalyse angewandt, die auf dem Funktionensystem der Sinus-Cosinus-Funktionen basiert, sondern auch die, welche auf dem der im allgemeinen nichtperiodischen Walsh-Funktionen [3] beruht.

Im Zusammenhang mit Untersuchungen zur Ermittlung von Korrelaten psychischer Belastung im EEG und zur Quantifizierung des Aktivierungsniveaus wurde eine vergleichende Studie hinsichtlich der Leistungsfähigkeit der beiden Formen der Spektralanalyse durchgeführt. Dabei war insbesondere zu klären, ob die verarbeitungstechnischen Vorteile der Walsh- gegenüber der Fourier-Spektralanalyse mit einem Informationsverlust verbunden sind.

2. Methodik

Zur Definition der Walsh-Funktionen wurde die von Harmuth [2] vorgeschlagene Rekursionsgleichung Gl. (1) verwendet:

$$\left.\begin{aligned} &\text{wal}\,(0, t) = \begin{cases} 1 & \text{für} \quad -\frac{1}{2} \leqq t < \frac{1}{2}, \\ 0 & \text{für} \quad |t| > \frac{1}{2}, t = \frac{1}{2}; \end{cases} \\ &\text{wal}\,(2s + a, t) = (-1)^{[s/2]+a} \left\{ \text{wal}\left(s, 2t + \frac{1}{2}\right) + (-1)^{s+a}\, \text{wal}\left(s, 2t - \frac{1}{2}\right)\right\} \end{aligned}\right\} \quad (1)$$

mit

$$[s, 2] = \text{Entier}\,(s/2); \qquad s = 0(1)\,N - 1; \qquad a = 0, 1.$$

Der Parameter t ist die bezüglich des Analyseintervalls der Länge T normierte Zeit. Die Größe s wird mit Sequenz bezeichnet und in Zeichenwechsel pro Einheitsintervall geteilt durch zwei (*zps*) angegeben [1]. Die ersten acht Walsh-Funktionen zeigt Abb. 1. Neben den mit wal (s, t) bezeichneten Walsh-Funktionen sind die von Pichler [4] in Analogie zu den Sinus- und Cosinus-Funktionen benannten sal- und cal-Funktionen dargestellt, die sich unmittelbar aus den Walsh-Funktionen in sequenzgeordneter Folge ergeben.

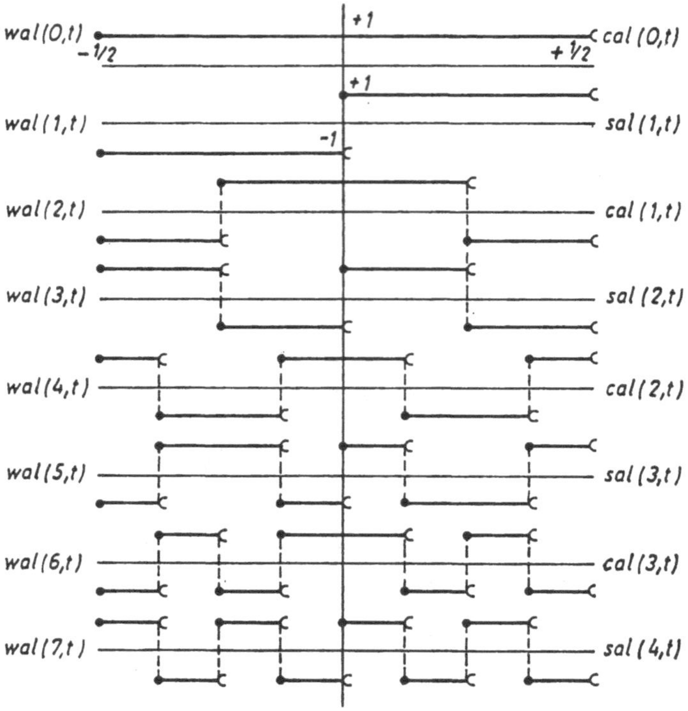

Abb. 1. Walsh-Funktionen für $s = 0,1 \ldots, 7$ und die entsprechenden cal- bzw. sal-Funktionen im Intervall $-1/2 \leqq t < 1/2$

Die zu untersuchende Zeitfunktion $f(t)$ liegt nach der Digitalisierung in diskreter Form vor. Von dieser diskreten Funktion wird das Varianzspektrum $\langle \hat{f}(s) \rangle$ als Schätzung des Leistungsspektrums gemäß Gl. (2) berechnet [5]:

$$\left.\begin{aligned} \langle \hat{f}(s) \rangle &= 1/N \sum_{l=0}^{N-1} r_l \operatorname{wal}(s, l) \\ r_l &= 1/N \sum_{t=0}^{N-1} f(t)\, f(t \oplus l) \\ s &= 1(1)\,N, \qquad l = 0(1)\,N-1, \qquad E[f(t)] = 0(\forall\, t). \end{aligned}\right\} \tag{2}$$

Die Transformation erfolgte nach dem Algorithmus von Cooley und Tukey [6] mit Hilfe eines Laborcomputers LINC-8.

Zur Demonstration der Unterschiede zwischen der Walsh- und Fourier-Transformation sollen zunächst in Abb. 2 Varianzspektren (VSP) einiger einfacher Signale betrachtet werden.

Rechteckfunktionen besitzen ein sequenzmäßig beschränktes VSP, ihr FOURIER-VSP ist frequenzmäßig nicht begrenzt. Das in Abb. 2b dargestellte Rauschen ist kein reines weißes Rauschen, was an den VSP deutlich zu erkennen ist, denn statt eines konstanten Wertes für alle Sequenzen sind in beiden VSP mehr oder weniger stark ausgeprägte Peaks zu erkennen. Die beiden unteren Zeitfunktionen in Abb. 2c, d (mit Rauschen überlagerte Sinus-Funktionen) unterscheiden sich nur hinsichtlich der Amplitude der Sinusfunktion. In beiden Spektren ist die Grundschwingung deutlich erkennbar.

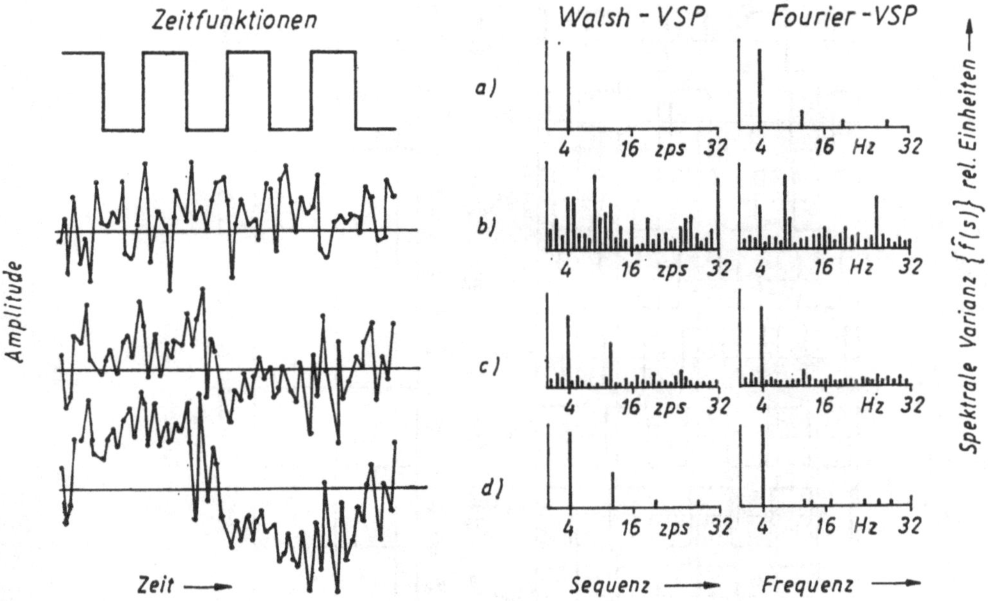

Abb. 2. Testfunktionen und die dazugehörigen WALSH- bzw. FOURIER-Varianzspektren
a) Rechteckfunktion 4 zps
b) Rauschen
c) Rauschen + Sinus 4 Hz
d) Rauschen + Sinus 4 Hz (doppelte Amplitude von c)

Eine besondere Eigenschaft der WALSH-Funktionen ist ihre Phasenintensität, insbesondere bei der Analyse von Rechtecksignalen [7]. In Abb. 3 wird die Ausgangsrechteckfunktion von 4 zps und der Phase $\varphi = 0$ schrittweise um jeweils 1/64 des Analyseintervalls T verschoben und das WALSH-VSP berechnet. Die FOURIER-VSP sind nicht mit angegeben, da sie bekannterweise phasenunabhängig sind.

Die Phasenempfindlichkeit der WALSH-Transformierten ist für Sinus-Funktionen wesentlich geringer und in einer Abbildung nicht sichtbar. Die größte Abweichung des dominierenden Peaks bei 4 zps betrug bei Verschiebung des Analyseintervalls für eine Sinus-Funktion von 4 Hz nur 0,6% des Ausgangswertes. Dieser Umstand ist für die Analyse des EEG wichtig, da die Zeitintervalle für die Spektralanalyse ohne Rücksicht auf die Phasenlage des EEG bestimmt werden. Da die Grundaktivität des EEG eher mit einem Sinussignal, dem ein Rauschen überlagert ist, verglichen werden kann und keinem Rechtecksignal entspricht, ist also keine Veränderung des Walsh-VSP zu befürchten, wenn sich das Signal nicht ändert, sondern nur das Analyseintervall zeitlich verschoben wird. Ein Beispiel dafür zeigt Abb. 4. Es wurde ein EEG-Intervall ausgewählt, bei dem keine Rhythmus- bzw. Formveränderungen sichtbar waren. Mit

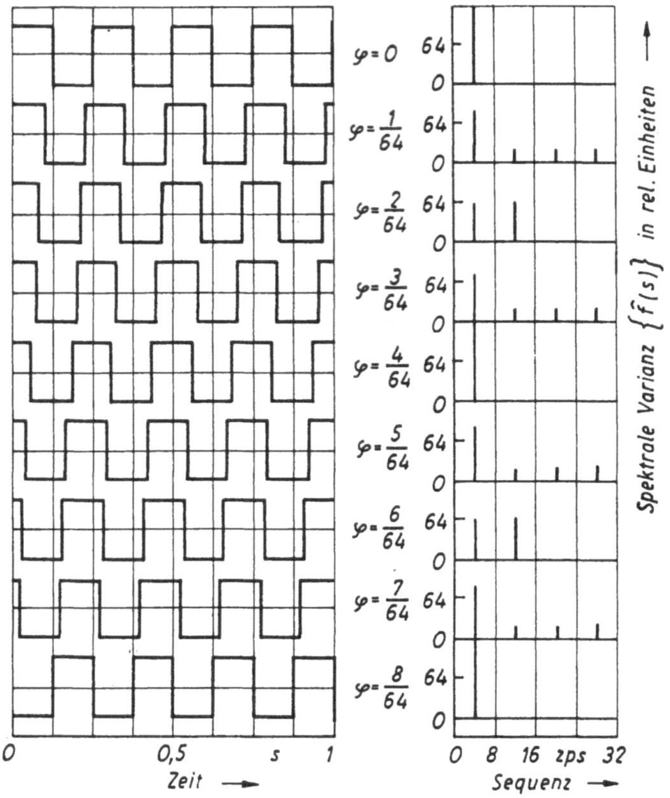

Abb. 3. Einfluß der Phase auf Walsh-VSP von Rechteckfunktionen. Phasenverschiebung schrittweise um jeweils 1/64 des Analyseintervalls T

einer Abtastrate von 128 Pkt./s wurde das Signal digitalisiert und von jeweils 2 s-Intervallen die VSP berechnet, wobei das Analyseintervall sukzessive um 1/16 s verschoben wurde. Neun von den berechneten Walsh- und Fourier-VSP sind hier dargestellt. Für alle Fourier-VSP existiert bei 11 Hz ein stabiler Peak. Es ist jedoch zu erkennen, daß die Amplitude der Spektralterme für 7 und 14 Hz schwankt. Da das Fourier-VSP phasenstabil ist, müssen diese Schwankungen auf Formveränderungen im EEG zurückzuführen sein.

Wie oben festgestellt wurde, liegen die durch die Veränderung der Phasenlage des Signals hervorgerufenen Schwankungen der Walsh-Spektralterme unter 1%. Die in Abb. 4 in den Walsh-VSP erkennbaren Veränderungen sind wesentlich markanter, denn sogar der dominierende Peak bei 11 zps zeigt stärkere Schwankungen in der Amplitude, wenn das Analysenintervall verschoben wird. Das heißt aber nichts anderes, als daß die bereits im FOURIER-VSP nachweisbaren EEG-Veränderungen durch das WALSH-VSP wesentlich empfindlicher wiedergegeben werden. Diese Empfindlichkeit der WALSH-Spektraltransformation könnte beim Nachweis geringer Formveränderungen des EEG von Vorteil sein.

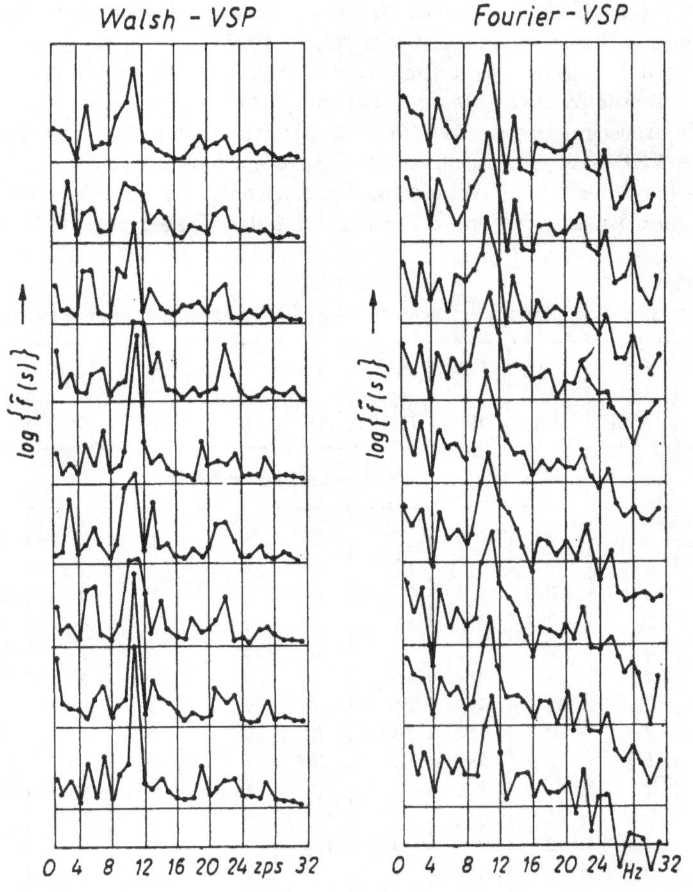

Abb. 4. WALSH- und FOURIER-VSP von einem EEG-Intervall ohne sichtbare Rhythmus- bzw. Formveränderungen. Schrittweise Verschiebung des Analyseintervalls um jeweils 1/16 s

3. Spektralanalyse des EEG

Die Analyse des EEG wird mit dem Ziel durchgeführt, das Aktivierungsniveau der Probanden während multivariabler dynamischer Untersuchungen sowie Korrelate der psychischen Belastung im EEG quantitativ zu erfassen [8]. Dabei sollen insbesondere Unterschiede im EEG zwischen Ruhephasen und einer Belastungsphase einerseits und der Belastungsphase und einer Referenzphase zur Belastungsphase andererseits mit Hilfe der Spektralanalyse quantifiziert werden [5]. Das analysierte EEG-Material resultiert aus Untersuchungen an 20 Probanden. Von den sechs nach Jung registrierten EEG-Ableitungen wurde die okzipitale Ableitung digitalisiert (Abtastrate 128 Pkt./s) und sukzessive von jeweils 2048 Punkten, d. h. von fortlaufenden Intervallen mit $T = 16$ s, die VSP berechnet, die mit einem Rechteckspektralfenster geglättet wurden. Um die versuchsbedingten Veränderungen der statistischen Eigenschaften des EEG erfassen zu können, wurde jedes VSP mit jedem anderen mit Hilfe des Zeichen-Rangsummen-Tests für verbundene Stichproben nach Wilcoxon [9] statistisch verglichen. Aus den 1830 Tests je Versuch ergaben sich für jeden Probanden Testmuster, in dem Testausgänge sowohl für die Walsh- als auch für die Fourier-Spektralanalyse angegeben sind [5]. Für die Aussage, inwieweit sich Änderungen in der Struktur des EEG mit Hilfe des Walsh-VSP bzw. des Fourier-VSP erfassen lassen, ist die Zahl der unterschiedlichen Testergebnisse beim Wilcoxon-Test wichtig. In Tabelle 1 ist jeweils die Zahl der Testergebnisse angegeben, bei denen sich das Testergebnis für die Walsh-

Tabelle 1

Vergleich der Wilcoxon-Testergebnisse zwischen Walsh- und Fourier-Varianzspektren

Phasen-vergleiche	R1	R1	R1	R1	REF	REF	REF	R2	R2	B	Σ
	gegen										
	R1	REF	R2	B	REF	R2	B	R2	B	B	%
Versuch	Zahl der unterschiedlichen Testergebnisse										
1	0	2	1	1	3	2	3	0	3	2	0,93
2	0	1	0	2	2	1	2	1	1	2	0,66
6	4	1	0	1	7	3	3	2	4	2	1,47
7	0	9	10	0	14	37	0	14	0	4	4,80
8	2	3	2	1	4	2	2	0	2	3	1,15
10	1	5	3	2	5	5	6	0	3	1	1,69
13	1	3	1	3	1	4	4	2	4	0	1,25
14	0	2	0	0	0	3	2	2	2	3	0,77
15	0	1	0	2	3	3	2	1	0	1	0,71
16	0	1	1	1	1	3	1	0	0	2	0,54
17	0	0	1	0	7	11	6	2	3	1	1,69
19	1	4	2	0	6	10	4	0	0	1	1,53
20	0	0	1	1	8	6	2	5	2	0	1,37
21	0	2	4	2	5	4	0	0	0	1	0,98
22	0	1	0	0	7	5	5	1	2	3	1,31
24	1	0	1	3	2	7	4	0	1	0	1,04
25	0	5	0	2	1	2	2	6	1	2	1,15
30	0	0	1	1	8	6	3	1	0	1	1,15
31	2	3	1	0	1	3	2	1	4	1	0,98
32	1	1	2	1	2	3	2	1	1	0	0,77
	Mittlere Zahl der unterschiedlichen Testergebnisse in %										
	2,8	1,9	3,0	1,3	1,2	3,0	1,3	1,7	1,4	1,2	1,29

R1: Ruhepause 1 R2: Ruhepause 2

REF: Referenzphase zur Belastungsphsae B: Belastungsphase

VSP von dem der FOURIER-VSP unterschied. Es wurden dabei die Testergebnisse von Vergleichen von VSP innerhalb einer Versuchsphase (Ruhepause 1, Referenzphase, Ruhepause 2, Belastungsphase) sowie die Testergebnisse von VSP unterschiedlicher Phasen (R 1/REF, R 1/R 2, R 1/B, ..., R 2/B) zusammengefaßt. Die Testergebnisse bei den WALSH-VSP unterschieden sich von denen der FOURIER-VSP in der Regel um weniger als 2%. Von den 36600 ausgeführten Tests ergaben sich für 475 Tests (1,29%) für die WALSH-VSP andere Testergebnisse als für die FOURIER-VSP.

Um zu prüfen, ob die unterschiedlichen Testausgänge zufällig sind, wurde die Nullhypothese, die Wahrscheinlichkeit p für ein unterschiedliches Testergebnis sei $p = 0{,}02$, gegen die Alternativhypothese, $p > 0{,}02$, getestet. Als Irrtumswahrscheinlichkeit wurde $\alpha = 0{,}01$ angenommen. Es wurde ein Test für dichotome Grundgesamtheiten verwendet [10]. Der berechnete u-Wert ergab sich zu $u = -9{,}614$, während der tabellierte Wert $u_{0,01} = 2{,}326$ beträgt. Die Nullhypothese wird demnach nicht abgelehnt, d. h. die Unterschiede in den Testergebnissen zwischen den WALSH- und FOURIER-VSP sind zufällig.

4. Diskussion

Bei der Darstellung der Methodik wurde auf die Empfindlichkeit der WALSH-Spektraltransformation gegenüber Formveränderungen des Signals hingewiesen, so daß diese Methode möglicherweise für die automatisierte Mustererkennung bei der EEG-Analyse

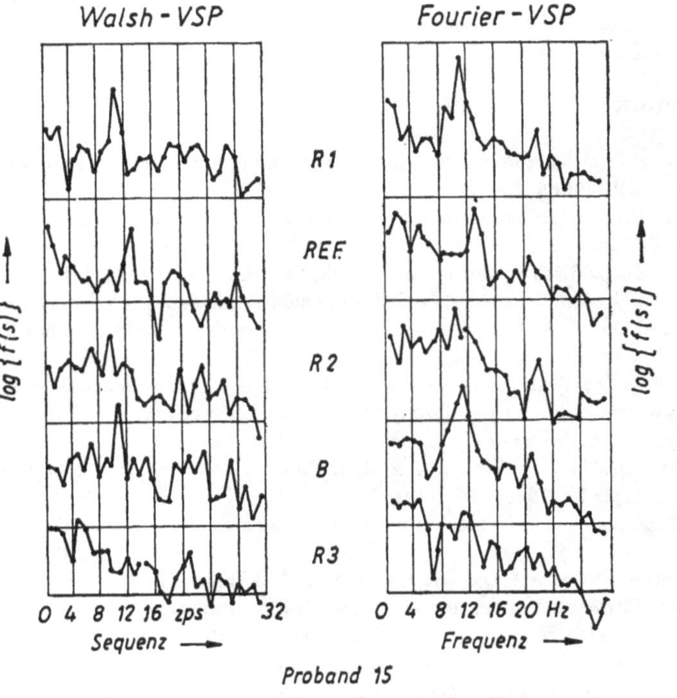

Abb. 5. Gemittelte WALSH- und FOURIER-VSP eines Probanden für 5 Versuchsphasen. Die Spektren der Belastungsphase und der Ruhepause 3 unterscheiden sich signifikant von den übrigen Spektren und untereinander

zur Anwendung kommen könnte. Die Empfindlichkeit der Methode darf wiederum nicht so groß sein, daß zufällige Veränderungen im Signal überbewertet werden. Daß dies nicht der Fall ist, zeigt die Abb. 5, in der gemittelte VSP des EEG für die verschiedenen Versuchsphasen dargestellt sind. Sowohl die Walsh- als auch die FOURIER-VSP der Phasen B und R 3 unterscheiden sich signifikant von den übrigen VSP und untereinander.

Durch den statistischen Vergleich der VSP wurde festgestellt, daß die unterschiedlichen Testausgänge für die WALSH- und FOURIER-VSP zufällig sind. Damit ist der Schluß zulässig, daß der Nachweis von Veränderungen in der statistischen Struktur des EEG sowohl mit Hilfe der WALSH-VSP als auch mit den FOURIER-VSP erbracht werden kann. Wegen der Gleichwertigkeit beider Spektralanalysen hinsichtlich des Informationsgewinns kann man bei Benutzung eines Digitalrechners der WALSH-Spektraltransformation aufgrund ihrer verarbeitungstechnischen Vorteile den Vorzug geben.

5. Zusammenfassung

Eigenschaften der WALSH-Spektraltransformation werden unter methodischen Aspekten diskutiert. Insbesondere wird die Leistungsfähigkeit der WALSH- gegenüber der FOURIER-Spektralanalyse untersucht. Mit Hilfe statistischer Aussagen wird gezeigt, daß zum Nachweis von Veränderungen in der statistischen Struktur des EEG bei psychophysiologischen Untersuchungen die WALSH- der FOURIER-Spektralanalyse ebenbürtig ist.

Literatur

[1] HARMUTH, H. F., Sequenz-Multiplexsysteme für Telephonie- und Datenübertragung. Arch. f. elektr. Übertr., **22** (1968) 27–35.

[2] HARMUTH, H. F., Transmission of information by orthogonal functions. Springer-Verlag, Berlin–N. Y. (1969).

[3] WALSH, J. L., A closed set of normal orthogonal functions. Amer. J. Math., **55** (1923) 5–24.

[4] PICHLER, F., Das System der sal- und cal-Funktionen als Erweiterung des Systems der WALSH-Funktionen und die Theorie der sal- und cal-Fouriertransformation. Diss. Uni. Innsbruck (1967).

[5] BÄUMLER, H., K.-D., WERNECKE und J. MICHEL, Die diskrete WALSH-Transformation zur Spektralanalyse des EEG bei psychophysiologischen Untersuchungen. Elektr. Informationsverarb. u. Kybernetik, **EIK-13** (1977) 561–570.

[6] COOLEY, J. W., und J. W. TUKEY, An algorithm for the machine calculation of complex series. Math. Comp., **19** (1965) 297–301.

[7] HARMUTH, H. F., Sequency Theory. Foundations and applications. Acad. Press, New York (1977).

[8] MICHEL, J., unter Mitarbeit von H. CAMMANN, E. HILLER, B. GURÁTH, V. LANGE, G.-B. DÜMDE und D. PETROW, Konzeption für einen Multivariablen Dynamischen Test (MDT) zur Erfassung prämorbider Zustände bzw. früher Stadien (Regulationsstörungen) der ischämischen Herzkrankheit (IHK), (1972) (unveröffentlicht).

[9] WEBER, E., Grundriß der Biologischen Statistik. Fischer-Verlag, Jena (1972).

[10] RASCH, D., Elementare Einführung in die mathematische Statistik. Verlag d. Wiss., Berlin (1968) 227ff.

Prozeßrechnerauswertungen des Elektromyogramms in der arbeitsmedizinischen Forschung

D. Bräuer

Zentralinstitut für Arbeitsmedizin der DDR, Berlin

Mit der Erfassung und Auswertung physiologischer zeitveränderlicher Meßgrößen wie Elektromyogramm, Elektroenzephalogramm, Stabilogramm oder Herzperiodendauer bzw. Herzschlagfrequenz im Rahmen arbeitsphysiologischer Untersuchungen wird beabsichtigt, quantitative Angaben über die Beanspruchung einzelner Subsysteme des Organismus und über die Wirksamkeit arbeitsbedingter Faktoren zu gewinnen. Dabei stehen besonders Experimente im Vordergrund, bei denen die statische und dynamische Belastung sowohl kleiner als auch großer Muskelgruppen und des Herz-Kreislauf-Systems, die psycho-nervale Beanspruchung bei Informationsverarbeitungsleistungen und die physische und psychische Beanspruchung bei Ganzkörpervibration untersucht werden.

Als Beispiel sei eine Versuchssituation angeführt, bei der der Proband über längere Zeit rhythmisch an einem Griff Schließbewegungen der Hand mit definiertem Kraftaufwand auszuführen hat. Gegenstand dieser Experimente ist die Ermüdung kleiner Muskelgruppen [6]. An Meßgrößen werden abgeleitet, registriert und mittels Meßmagnetband gespeichert: Elektromyogramme von der Hautoberfläche oberhalb einiger an den Schließ- und Öffnungsbewegungen der Hand beteiligter Muskeln und das Mechanogramm (Abb. 1), sowie ein Elektrokardiogramm zur Gewinnung der Herzschlagfrequenz.

Der Umfang der Datenmengen, die auch bei relativ kurzen Experimenten anfallen, erfordert als ersten Schritt der Auswertung eine Reduktion auf aussagekräftige Parameter der univariaten oder multivariaten Meßgrößen. Hierbei erweisen sich sowohl Auswertungsgeräte wie Vielkanalanalysatoren, Signalaverager, Myointegratoren oder Kleinrechner mit geeigneter Prozeßperipherie als auch das Methodeninventar der Zeitreihenanalyse als notwendiges Instrumentarium [1]. Die so gewonnenen Parameter werden weiterhin statistischen Verfahren wie der mehrfaktoriellen Varianzanalyse, der multiplen Regressionsanalyse oder der Diskriminanzanalyse unterzogen, wobei zum Teil auch größere Rechenanlagen erforderlich sind.

Zur off-line-Auswertung dient ein Kleinrechner TPAi (KFKI, Budapest) mit CAMAC-Prozeßperipherie (Abb. 2). Die Konfiguration besteht aus einer Zentraleinheit mit 32K-Kernspeicher und schneller arithmetischer Einheit, Plattenspeicher mit 64K Speicherkapazität, Lochstreifenleser und -stanzer, Seriendrucker, Bedienschreibmaschinen, Rasterdisplay und CAMAC-System mit Timer, Multiplexer, A/D-Konverter, Ein- und Ausgaberegister, Plotter-Steuerung, Filterverstärker und Vielfachzähler. Die verfügbaren CAMAC-Bausteine genügen den im biomedizinischen Bereich bestehenden Anforderungen hinsichtlich Abtastfrequenz und Auflösungsvermögen. Während die Programmierung der Datenerfassung zweckmäßigerweise in der Assemblersprache erfolgt,

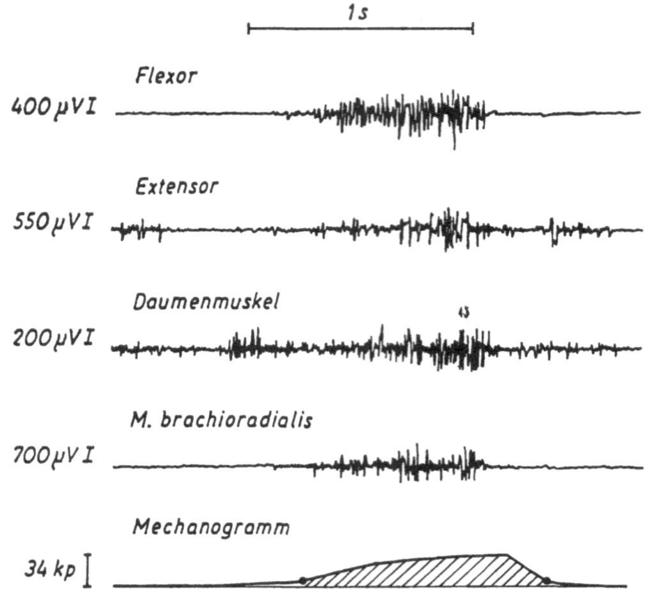

Abb. 1. Simultane Registrierung des bei einer Schließbewegung der Hand erzeugten Mechanogramms und der Elektromyogramme einiger an der Bewegung beteiligten Muskelgruppen (vgl. [6])

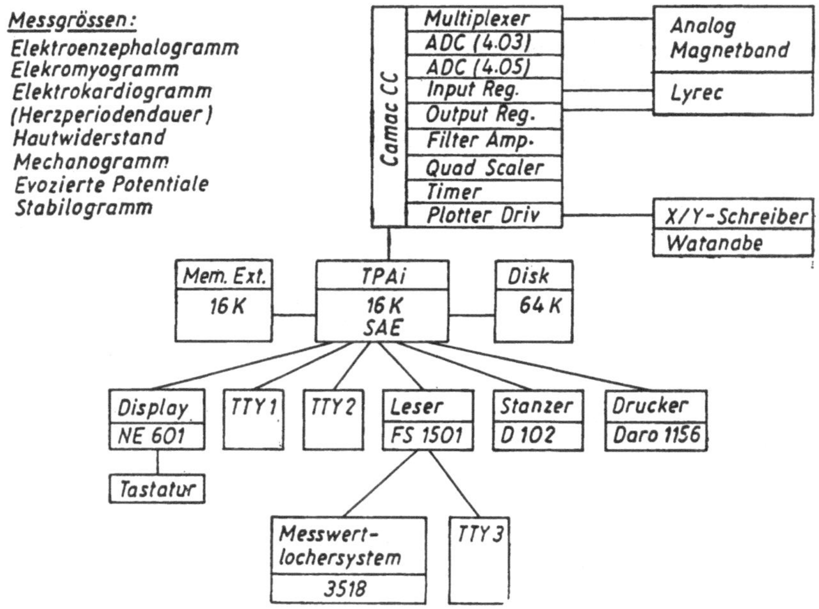

Abb. 2. Konfiguration des für die Auswertung arbeitsphysiologischer Meßgrößen verwendeten Rechnersystems

können für die Auswertungen problemorientierte Sprachen (ALGOL, FORTRAN, BASIC, FOKAL) genutzt werden.

Nach Auswahl artefaktfreier Abschnitte oder nach Elimination von Störkomponenten, die außerhalb des Amplituden- oder Frequenzbereiches der Nutzsignale liegen, mittels analoger oder digitaler Filter, können zwei für die genannten Untersuchungen wesentliche Auswertungsaufgaben abgegrenzt werden:

1. Charakterisierung der allgemeinen Struktur einer Meßgröße über einen bestimmten Beobachtungszeitraum (Beispiel: Grundaktivität des EEG bei bestimmten Tätigkeiten) und

2. Ermittlung spezieller Reizantworten (Beispiel: Evozierte Potentiale im EEG oder EMG).

Im folgenden soll am Beispiel des Elektromyogramms auf die erstgenannte Auswertungsproblematik eingegangen werden.

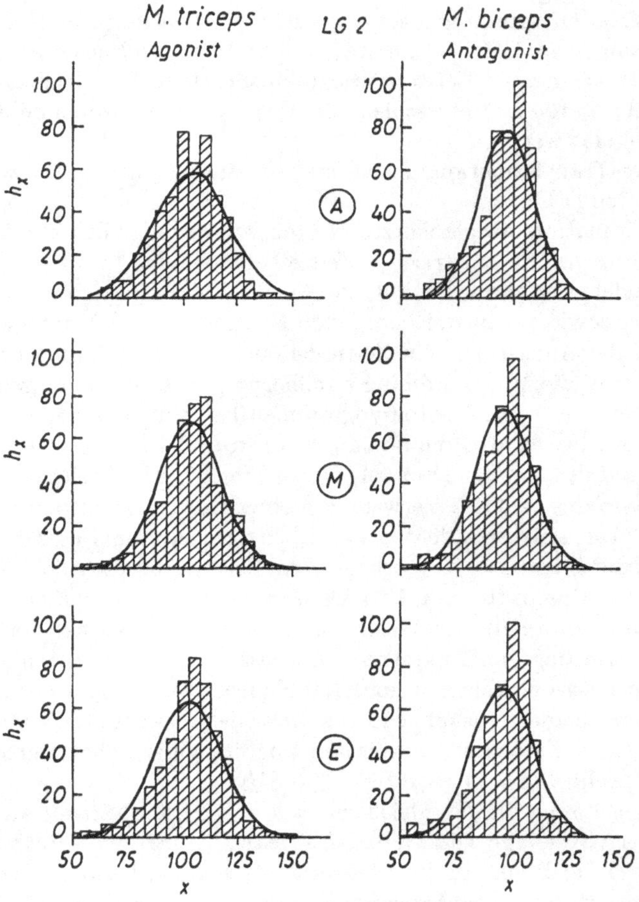

Abb. 3. Amplitudenverteilung (schraffierte Säulen) von Oberflächenelektromyogrammen des Agonisten (M. triceps) und des Antagonisten (M. biceps) eines Probanden bei isometrischer Dauerkontraktion. A: Anfang, M: Mitte, E: Ende der Belastung

Die mittels analogen Meßmagnetbands gespeicherten, uni- oder multivariaten Elektromyogramme werden in der Regel mit einem Abtastintervall von 1 bis 2 ms und einer Amplitudenauflösung von 8 bis 12 bit mit Hilfe des CAMAC-Systems digitalisiert. Die Länge der Auswertungsabschnitte variiert zwischen 0,5 s und 3 s. Die so entstandenen Zeitreihen werden zunächst durch ihre Amplitudenverteilungsdichte (Abb. 3) sowie deren Maßzahlen wie Mittelwert, Varianz, Standardabweichung, Schiefe und Exzeß charakterisiert. Da das Oberflächen-Elektromyogramm von einer Vielzahl von Faktoren bestimmt wird, sind die Abweichungen von der GAUSS-Verteilung oft nur geringfügig In erster Linie spiegelt sich in der Varianz der Amplitudenverteilung die Anzahl der tätigen motorischen Einheiten und der Grad ihrer Synchronisation wider. Die Varianz oder die Standardabweichung sind daher als Maß des biologischen Aufwandes zur Bewältigung einer vorgegebenen Belastung gut geeignet.

Andererseits kommt es bei langandauernden Dauerkontraktionen auch zu einer Verminderung der Fortleitungsgeschwindigkeit der Muskelaktionspotentiale — ein Vorgang, der anhand der Amplitudenverteilung nicht festgestellt werden kann. Im Rahmen mathematischer Modellierungen des EMG [7] konnte gezeigt werden, daß sich diese Änderungen in der Verteilung der spektralen Leistungsdichte ausdrücken. Die Ermittlung des Leistungsdichtespektrums kann auf unterschiedliche Weise erfolgen, wobei im wesentlichen drei Methoden verwendet werden:

1. Direkte Fourier-Transformation, meist mittels eines Programmes zur schnellen Fourier-Transformation (FFT).
2. Fourier-Transformation der geschätzten Autokovarianzen (indirekte Methode) und
3. unter Verwendung von parametrischen Zeitreihenmodellen.

Bei den ersten beiden Verfahren ist auf die Auswahl eines geeigneten Daten-, Lag- oder Spektralfensters sowie auf ausreichend enge Bandbreite und Vertrauensintervalle zu achten, während die Anpassung von Zeitreihenmodellen nur dann zu verläßlichen Ergebnissen führt, wenn die Modellordnung annähernd genau bestimmt werden kann.

Abb. 4 zeigt am Beispiel von Elektromyogrammen bei isometrischer Dauerkontraktion des M. triceps brachii Autokorrelationsfunktionen und zugehörige Leistungsspektren des Agonisten und des Antagonisten (M. biceps brachii). Die Spektren wurden mittels des indirekten Verfahrens unter Verwendung einer Gewichtsfunktion von TUKEY (vgl. [5]) gewonnen. Die Leistungsdichten der Elektromyogramme dieser antagonistischen Muskeln unterscheiden sich im vorliegenden Beispiel beträchtlich. Die Varianz des untersuchten EMG-Abschnittes von 1,2 s Dauer verteilt sich beim Biceps im wesentlichen auf Frequenzen unterhalb 100 Hz, es sind ausgeprägte Gipfel vorhanden. Im EMG des Triceps treten dagegen Frequenzen im gesamten dargestellten Bereich auf, wenn auch die Hauptmasse zwischen 10 und 150 Hz liegt. Im Verlauf der ermüdenden Belastung kommt es bei beiden Muskeln zu Linksverschiebungen im Leistungsspektrum. Die Bandbreite zeigt die Entfernung statistisch unabhängiger Schätzwerte, ein 95%-Vertrauensintervall reicht von $0{,}69 \cdot S(f)$ bis $1{,}53 \cdot S(f)$.

Ein weiteres Beispiel zeigt im Vergleich zu zwei TUKEY-Spektren autoregressive Spektren, die auf der Grundlage von Modellen 4. bzw. 7. Ordnung errechnet wurden. Diese Methode hat sich im Blick auf die Spektralanalyse sowohl von Elektromyogrammen [2, 4] als auch von Elektroenzephalogrammen [8], Stabilogrammen [3] und anderer physiologischer Meßgrößen als zweckmäßig erwiesen, da die genannten Zeitreihen überwiegend eine autoregressive Struktur aufweisen, und die Parameterschätzung im univariaten Fall rechentechnisch unproblematisch ist.

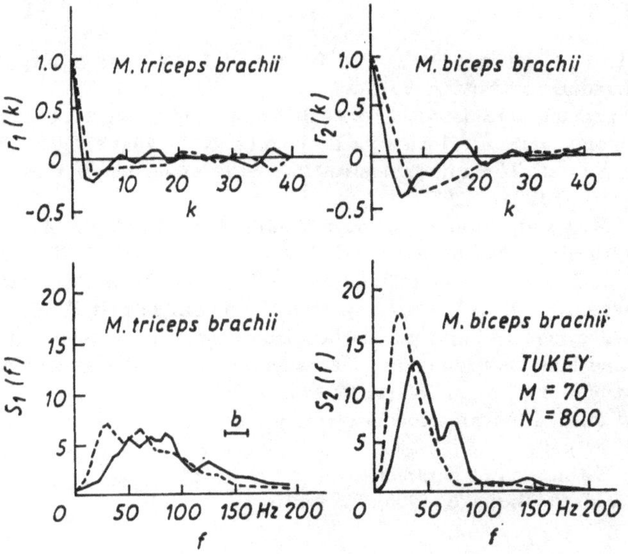

Abb. 4. Autokorrelationsfunktionen $r_i(k)$ und spektrale Leistungsdichteverteilungen $S_i(f)$ der Elektromyogramme zweier antagonistischer Muskeln zu Beginn (———) und gegen Ende (— — —) einer isometrischen Dauerkontraktion.
Länge der Zeitreihe: 1,2 s (N = 800, DT = 1,5 ms)
Länge der verwendeten Autokorrelationsfunktion: M = 70
TUKEY-Lag-Fenster

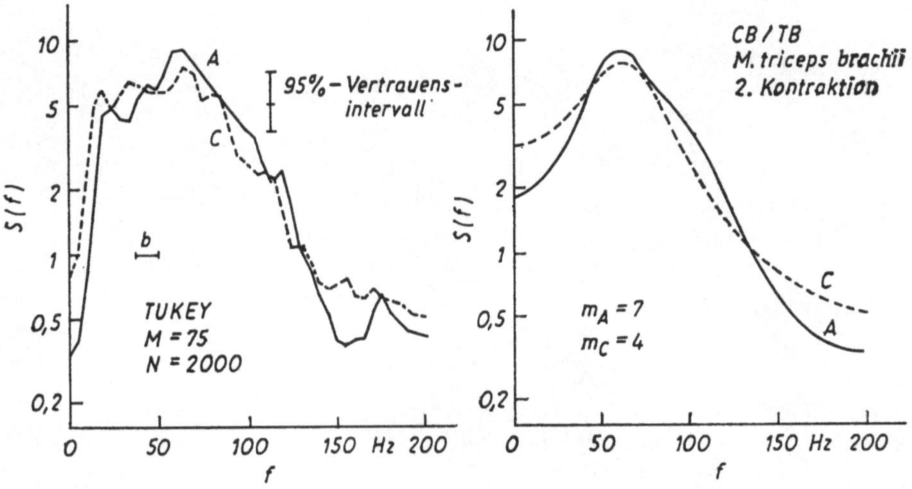

Abb. 5. Spektraldichteverteilungen $S(f)$ von Elektromyogrammen des M. triceps brachii einer Versuchsperson zu Beginn (A) und gegen Ende (C) einer Dauerkontraktion.
Links: TUKEY-Spektren mit Bandbreite und 95%-Vertrauensintervall.
Rechts: Autoregressive Spektren der Modellordnung 7 (A) und 4 (C).

Literatur

[1] Basmajian, J. V., H. C. Clifford, W. D. Mc Leod und H. N. Nunnally, Computers in electromyography. London und Boston (1975).

[2] Bräuer, D., Zur Anpassung parametrischer Modelle an physiologische Zeitreihen, dargestellt am Beispiel des Elektromyogramms. Nova Acta Leopoldina, N. F., **46** (1977) Nr. 225, 555–560.

[3] Bräuer, D., und H. Seidel, The autoregressive time series modelling of stabilograms. Acta biol. med. germ., **37** (1978) 1221–1227.

[4] Graupe, D., und W. K. Cline, Functional separation of EMG signals via ARMA identification methods for prosthesis control purposes. IEEE Trans. SMC, **5** (1975) 252–259.

[5] Jenkins, G. M., und D. G. Watts, Spectral analysis and its applications. San Francisco (1968).

[6] Kobryn, U., B. Hoffmann, D. Bräuer, R. Bastek, G. Küchler und B. Minuth, Muskelaktivität und Herzschlagfrequenz bei rhythmischer Arbeit am Handergometer. I. Herzschlagfrequenz, bioelektrische Muskelaktivität und Mechanogramm in Abhängigkeit von der Kontraktionsstärke. Acta biol. med. germ., **36** (1977) 1253–1262.

[7] Persson, R. S., und M. S. Libkind, Modelirovanie interferencionnoj bioelektriceskoj aktivnosti. Biofizika, **12** (1967) 127–134.

[8] Zetterberg, L. H.: Estimation of parameters for a linear difference equation with application to EEG analysis. Math. Biosci. **5** (1969), 227–275.

Schnelle und sichere Laborprobenverarbeitung durch Einsatz eines Prozeßrechners KRS 4200

E. Mansfeld, J.-J. Heinrich, A. Knorr, K. Strelocke und H. Krüger

Medizinische Akademie „Carl Gustav Carus", ORZ und Abt. Klinische Laboratorien, Dresden,

Bezirkskrankenhaus Görlitz, Abt. Medizinische Elektronik und Informatik

Ein Ausdruck der wachsenden Bedeutung von Laboratoriumsdiagnostik ist der Aufbau von zentralen und territorialen Versorgungsbereichen mit gleichzeitiger Konzentration der Analysenmeßtechnik. Zur Bewältigung des ständigen Anstieges der in diesen zentralen Laboratorien zu verarbeitenden Informationen und Daten unter Berücksichtigung der entsprechenden Qualitätsbedingungen werden international seit etwa 14 Jahren [1] und an der Medizinischen Akademie Dresden (MAD) seit 1970 [2] Prozeßrechner eingesetzt. Das Ziel der Prozeßrechnereinsatzfälle — deren Zahl auf dem Gebiet der Laboratoriumsdiagnostik im Verlaufe dieses Zeitraumes erheblich gestiegen ist, — besteht allgemein in der Steigerung der Leistungsfähigkeit und Sicherheit der Informationsverarbeitungsprozesse für den gesamten Bereich der Laboratoriumsdiagnostik, wobei die Bereiche der Klinischen Chemie und Hämatologie an erster Stelle stehen. Die Lösungsvarianten der Einsatzfälle werden durch die bereits vorhandene bzw. verfügbare Labor- und Rechnergerätetechnik, bestehende labororganisatorische Bedingungen und durch die personellen sowie finanziellen Möglichkeiten bestimmt.

Seit 1976 unterstützt an der MAD ein leistungsfähiges Informationsverarbeitungssystem für das klinische Labor auf der Basis eines Prozeßrechners KRS 4200 mit Trommelspeicher und Mosaikdrucker wesentlich die Arbeit [3]. Dieses an der MAD entwickelte Prozeßrechnerprojekt „LOL 2" wurde in enger Zusammenarbeit mit dem BKH Cottbus und BKH Görlitz weiter qualifiziert und ist seit etwa 2 Jahren ebenfalls an diesen Einrichtungen voll wirksam geworden [4].

Labororganisationssysteme

Beim Aufbau des prozeßrechnergestützten Labororganisationssystems fanden die prinzipiellen Forderungen, die von seiten der Kliniken gestellt wurden, Berücksichtigung. Diese Forderungen im Vergleich zum manuellen Betrieb sind:

1. Verkürzung der Zeit zwischen Anforderung und Befundrückübermittlung.
2. Erhöhung der Plausibilität und Qualität von Laborwerten.

Ausgehend von diesen Forderungen, von der vorhandenen Struktur des Labors und von den labor- und rechnergerätetechnischen Möglichkeiten ergaben sich für das LOL 2-Projekt folgende, die Labororganisation charakterisierende Eigenschaften:

a) Gleichzeitige Übermittlung von Untersuchungsanforderungen und Untersuchungsgut der anfordernden Einrichtung an das Labor.

b) Serielle Analysenbearbeitung im gesamten Labor.

c) Bearbeitung von Grundparametern aus dem klinischen und territorialen Bereich im $1^1/_2$-schichtigen Betrieb im zentralen Automatenlabor.

d) Eine Bearbeitungszeit für Laboranforderungen von 6—8 Stunden, für spezielle Anforderer von 3—4 Stunden.

In Abb. 1 sind die wesentlichen Elemente der rechnergestützten Labororganisation der MAD dargestellt. Die patientenbezogenen Anforderungen der klinisch-chemischen und zum Teil hämatologischen Untersuchungen der Kliniken und Poliklinik des Großkrankenhauses (MAD) und die serienbezogenen Anforderungen der Polikliniken und

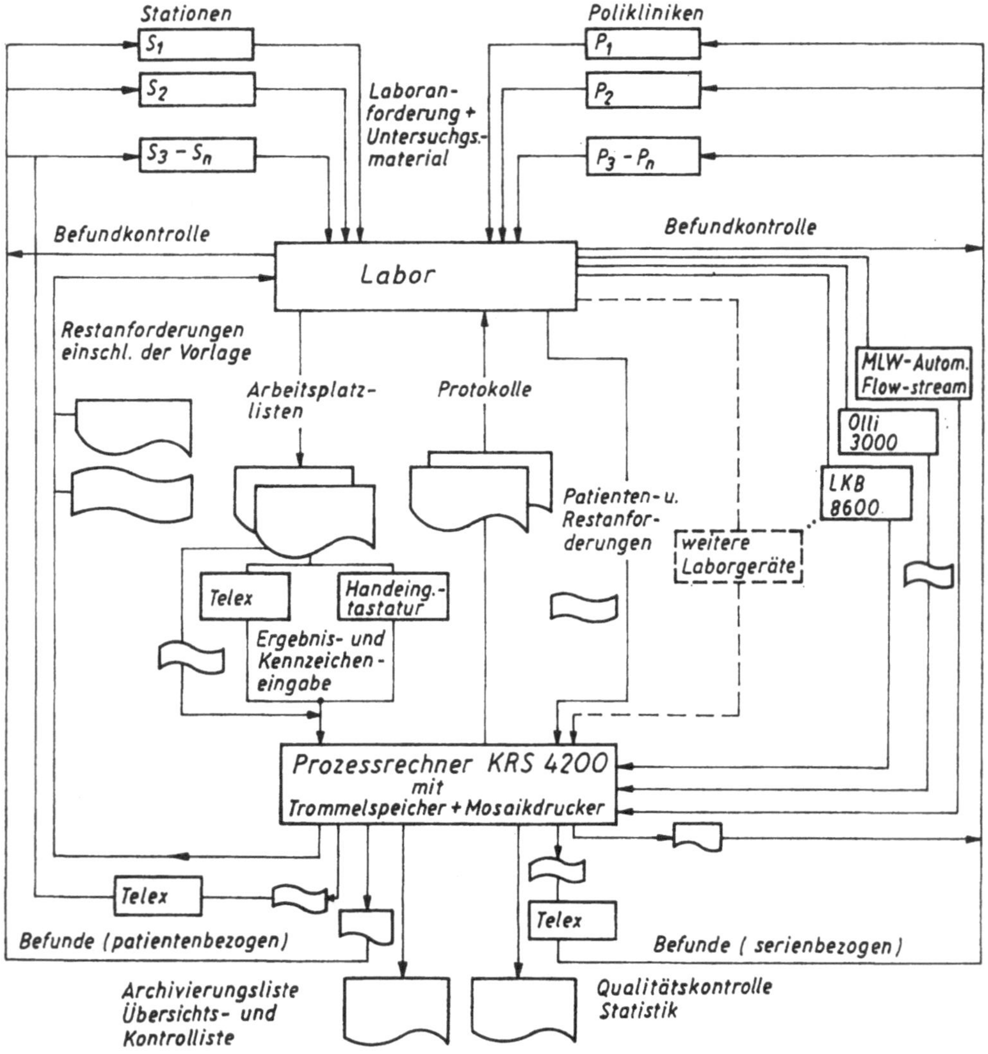

Abb. 1. Organisationsschema zum Laborprojekt „LOL 2“

der stationären Einrichtungen des Territoriums werden mit einem Beleg und dem Material in einer zentralisierten Annahme im Labor abgegeben. Als laborinternes Identifikationsmerkmal der Anforderung für Beleg und Untersuchungsgutröhrchen wird die Tagesnummer vergeben. Die Anforderungsbelege werden abgelocht und der Rechner erstellt aus diesen Informationen eine Materialverteilungsliste, die die Funktion des Laborhauptbuches übernimmt. Für manuelle Arbeitsplätze werden Arbeitsplatzlisten gedruckt, in die die Meßergebnisse eingetragen werden können. Durch die Materialverteilungs- und Arbeitsplatzlisten erhalten die Analysenröhrchen der einzelnen Arbeitsplätze ihre serielle Positionsnummer. Die Meßwerte der on-line gekoppelten Analysengeräte, wie z. B. Flow-stream-Automaten und LKB 8600, gelangen als Analog- und Digitalsignale über die Prozeßein- und -ausgabeeinheit des KRS 4200 zur Weiterverarbeitung in das Rechnersystem. Die Meßergebnisse des Systems OLLI 3000 (automatisches Photometer) werden off-line über den von diesem System erstellten Lochstreifen übernommen. Quantitative oder qualitative Einzelergebnisse der manuellen Arbeitsplätze können entweder in unmittelbarer Nähe der Arbeitsplätze über Fernschreiber, Handeingabetastaturen, über den im Labor installierten Datenendplatz oder über Lochstreifen in das Rechnersystem eingegeben werden. Das an der Medizinischen Akademie Dresden installierte und eingabeseitig on-line mit dem Rechner gekoppelte Fernschreibnetz besitzt hierbei aufgrund der dezentralen Laborarbeitsplatzstruktur eine besondere Bedeutung für eine schnelle Eingabe von ermittelten Werten in das System. Die Befunde können hinsichtlich besonderer Material- und Befundkennzeichnungen über Kennzeicheneingaben ergänzt werden. Bevor die Analysenergebnisse zum patientenbezogenen Befundausdruck freigegeben und an die angeforderten Einrichtungen übermittelt werden, sind zur Sicherung der Werte eine Reihe von Kontrollen, die bereits in der Annahme des Labors beginnen, zu durchlaufen. Zu diesem Kontrollsystem zählen folgende Arbeitsgänge:

1. Kontrolle der richtigen und vollständigen Erfassung der Informationen des Laboranforderungsbeleges durch den Ablochvorgang.
2. Laufende Kontrolle während der Verteilung des Untersuchungsgutes mittels der übersichtlich eingedruckten seriellen Identifikationsnummern der Materialverteilungsliste.
3. Kontrolle der Vollständigkeit der Serie am Arbeitsplatz mittels der gedruckten Arbeitsplatzlisten.
4. Kontrolle der Analysenergebnisse mittels der ausführlich gekennzeichneten und segmentweiten ausgedruckten Automatenprotokolle mit Qualitätskontrollwert.
5. Kontrolle der Qualitätskontrollwerte aller Automaten mittels anweisbarem Qualitätskontrollbericht.
6. Kontrolle der manuell eingegebenen Ergebnisse mittels der Eingabeprotokolle.
7. Überprüfung der sogenannten verdeckten, d. h. als Patientenwerte angeforderten Kontrollen durch das Kontrollabor.
8. Plausibilitätskontrolle der fertigen Befunde mittels Befundausdruck und Archivierungsliste.
9. Kontrolle der Vollständigkeit der Befunde mittels spezieller, vom Rechner erstellter Übersichtslisten.

Die patientenbezogenen Befunde werden vom Mosaikdrucker des KRS 4200 in einheitlich festgelegtem Format ausgedruckt. Die unmittelbaren Befundergebnisse mit dem

Namen des Patienten und der Verfahrenskurzbezeichnung als Teil des Gesamtbefundausdruckes werden auf Station herausgetrennt und zum Einkleben in die dafür vorgesehenen Spalten des Krankenhausblattes verwendet (Abb. 2). Es entfallen dadurch Schreibarbeiten. Dringende Befunde oder Befunde für ausgewählte Stationen werden vom Rechner im Fernschreibcode zur sofortigen Übermittlung per Telex ausgestanzt.

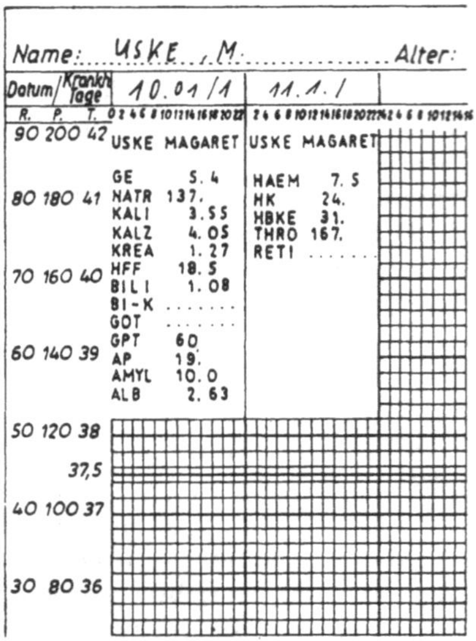

Abb. 2. Befundetikett im Krankenblatt

Zeitlicher Ablauf im Laborprojekt LOL 2

Bei der Entwicklung des Laborprojektes bestand die wesentliche Aufgabe darin, die besonderen zeitlichen Forderungen einer schnellen und sicheren Befunderstellung einerseits und einen durchgehenden Laborbetrieb mit on-line gekoppelten Automaten andererseits zu garantieren. Es mußte hierbei von einer beschränkten Speicher- und Druckkapazität des Rechnersystems ausgegangen werden. Durch die Entwicklung eines eigenen Trommelprogrammsystems [5], das die parallele Arbeit von bis zu 3 Trommelprogrammen unter Echtzeiterfordernissen in 3 Ebenen mit verschiedenen Reaktionszeiten ermöglicht, können verschiedenste Arbeitsprozesse von der Meßwertverarbeitung bis zur Befunderstellung parallel ohne wesentliche Einschränkung ablaufen. Bei entsprechender Gerätekonfiguration besteht die Möglichkeit, die für den Druckumfang aufgrund der Hardware zu langsamen Druckprozesse z. B. durch den gleichzeitigen Druck der Befunde zweier Kliniken auf 2 verschiedenen Druckern zu beschleunigen. Die Trommelprogrammorganisation schafft außerdem die Voraussetzungen für einen echten Hintergrundbetrieb von Trommelprogrammen, wie für Grundprozesse der patientenbezogenen Informationsverarbeitung, für Lochbandaufbereitung, Etiketten- und Listendruck. Eine Übersicht der programmtechnischen Lösung wird in Abb. 3 gegeben.

Durch diese Projektlösung sind die Voraussetzungen für eine intensive Auslastung der Rechentechnik und für eine optimale Anpassung an die La招organisation geschaffen worden. Das Zeitdiagramm zum LOL 2-Projekteinsatz in Abb. 4 soll dies verdeutlichen. Zeitkritische Arbeitsgänge, wie das Ablochen und die Materialaufbereitung,

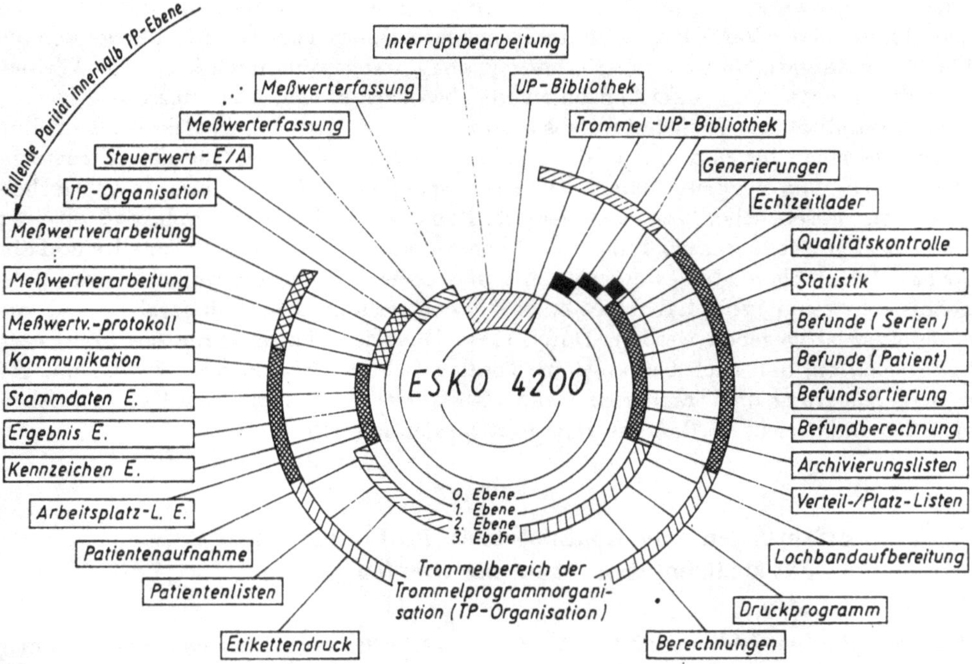

Abb. 3. Übersicht zur programmtechnischen Lösung des Projektes „LOL 2“

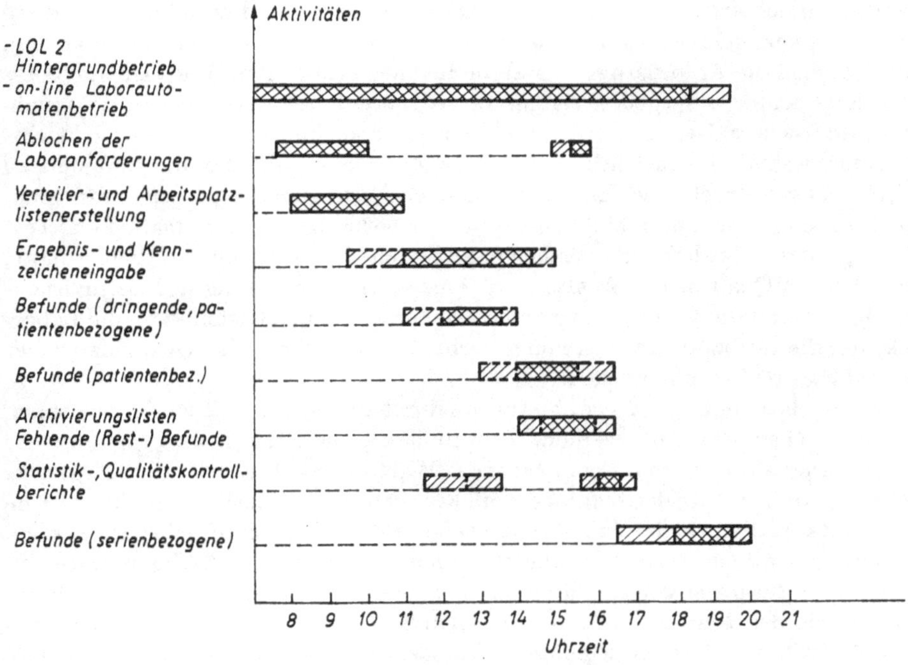

Abb. 4. Zeitdiagramm zum LOL 2-Projekteinsatz an der MAD

werden chargenweise und parallel abgewickelt und behindern dadurch den normalen Laborablauf bei der Verteilung oder Analysenbearbeitung nicht. Gleichzeitig werden die Ablochformate variabel und generierbar gestaltet, um jeweils nur die für die Weiterverarbeitung notwendigen Zeichenzahlen eingeben bzw. ablochen zu müssen.

Die Variabilität des Projekteinsatzes gestattet den Betrieb des Projektes als off-line Variante gedacht für den Havariefall, jedoch ebenfalls denkbar für den Einsatz in Laboratorien ohne eigenen Rechner. Die Arbeitsgänge der off-line Variante unterscheiden sich im wesentlichen von dem dargestellten Projektablauf dadurch, daß in einer konzentrierten Rechnerbearbeitungszeit, Laboranforderungen, manuell erstellte und abgelochte Arbeitsplatzlisten wahlweise mit und ohne Ergebniseintragung sowie Meßergebnislochstreifen von Laborgeräten mit Lochstreifenausgabe eingegeben und die Befundlisten ausgegeben werden. Durch diese Havarievariante wurde die Voraussetzung geschaffen, daß auch bei längerem Totalausfall des Laborrechnersystems mit geringer Verzögerung und tragbarem Mehraufwand den Stationen jeden Tag ordentlich gedruckte und gesicherte Befunde zugestellt werden können.

Erfahrungen zum Routinebetrieb des Projektes LOL 2 an der Medizinischen Akademie Dresden

Die Leistungen des Systems können aufgrund des bisher erreichten Nutzens und einer relativ hohen Systemstabilität als sehr gut bezeichnet werden. Durch den Einsatz des Projektes LOL 2 werden dem Laborpersonal im wesentlichen eine Vielzahl von manuellen Arbeitsgängen erleichtert und vor allem die sehr ermüdenden und zu häufigen Fehlern führenden Analysenergebnisauswertungen und Dokumentationsarbeiten abgenommen. Es müssen lediglich die Anforderungen und die manuell ermittelten Analysenergebnisse einmalig in den Rechner eingegeben werden. Diese Übernahme von manuellen Dokumentationsarbeiten sowie anderer Prozesse durch den Rechner führt zu größerer Übersichtlichkeit in der gesamten Bearbeitung, zu einer strafferen Labororganisation und zu höherer Qualität der Ergebnisse. Bei vergleichenden Tests waren z. B. gegenüber einer fehlerfreien Arbeitsweise der rechnergestützten Laborprozesse beim manuellen Test 4—5 Fehler je 100 Anforderer zu verzeichnen. Durch die Senkung der Fehlerquote, durch eine erhöhte Qualität der Analysenergebnisse, die Verkürzung der Befundrückübermittlungszeit und die Verringerung der Schreibarbeiten auf Station kann die Labordiagnostik und die medizinische Betreuung verbessert und damit die Verweildauer der Patienten auf Station gesenkt werden.

Die erwähnte relativ hohe Systemstabilität soll durch die in Tabelle 1 wiedergegebenen Angaben näher charakterisiert werden. Aufgrund der höheren Beanspruchung der Rechnerperipherie kann durch entsprechende Wartung und durch Havariegeräte, die bei störungsfreiem Projektablauf der effektiveren Systemauslastung dienen, die Zahl der Systemausfälle, wie die Tabelle auch zeigt, auf ein Minimum reduziert werden. Die Ursachen der totalen Systemausfälle mit einer Dauer von 1—3 Tagen waren in dem betrachteten Zeitraum von 2 Jahren auf Fehler der Zentraleinheit, der Anschlußsteuerungen sowie der Trommel und nur in einem Fall auf Peripheriegeräte zurückzuführen. Die Ausfälle von Peripheriegeräten verursachten höchstens kurzzeitige Systemstörungen, in seltenen Fällen mit einer Dauer von 1—3 Stunden.

Tabelle 1

Statistische Angaben zur Systemstabilität (betrachteter Zeitraum 2 Jahre (500 Arbeitstage))

	MAD	BKH Görlitz
Zahl der patientenbezogenen Analysenergebnisse	ca. 700000	ca. 500000
gedruckte Listenzahl (Befund-, Protokoll-, Arbeitslisten usw.) auf DIN A 4 bezogen	ca. 95000	ca. 80000
Zahl der Totalausfälle des Systems (Totalausfall = mehr als 3 Stunden Ausfall/Tag)	6	4
mittlere Zeit zwischen 2 Totalausfällen[1]	83 Tage	125 Tage
Verfügbarkeit des Systems für die Laborroutine[2]	98,4%	98,8%

[1] mittlere Zeit zwischen 2 Totalausfällen $= \frac{\sum \text{Betriebstage}}{\sum \text{Ausfälle}}$

[2] Verfügbarkeit des Laborsystems [%] (bezogen auf Tage) $= \frac{100 \cdot \sum \text{Betriebstage}}{\sum \text{Betriebstage} + \sum \text{Ausfalltage}}$

Zielstellung zum weiteren Einsatz des Projektes LOL 2

Neben einer Erhöhung des Rationalisierungseffektes durch die Ausdehnung des Projektes auf weitere Laborbereiche und Anforderer bleibt das Erreichen einer hohen Qualität sowie einer schnellen und korrekten Analysenbearbeitung eine wesentliche Hauptaufgabe. Die Sicherheit der Befundbearbeitung und -übermittlung wird durch Einführung der Anfordererfortschreibung bzw. Mehrtagesroutine für nicht am gleichen Tag bearbeitete Parameter, wie bereits Erfahrungen im Bezirkskrankenhaus (BKH) Görlitz zeigten, erhöht. Eine weitere Bedeutung wird das Laborprojekt „LOL 2“ in der MAD durch den geplanten Informationsaustausch über off-line Magnetbandkopplung zum patientenbezogenen Krankenhausinformationssystem des ES 1040 erlangen.

Im BKH Görlitz wird durch die im LOL 2-Hintergrundbetrieb ablaufende direkte Patientenaufnahmedatenerfassung eine unmittelbare Verbindung der Patientenstammdaten mit Laboranfordererdaten möglich. Eine mehrmalige Erfassung von Patientenstammdaten bei der Laboranforderungsbearbeitung kann somit auf der Grundlage der Patientenaufnahmenummer als Patientenidentifikation entfallen.

Darüber hinaus sollen mittels der Labordatenspeicherung im Rahmen des patientenbezogenen Krankenhausinformationssystems bzw. unter Nutzung der Magnetbandspeicherkapazität der MBE 4000 des KRS 4200 Fragen der Leitungsinformation als auch wissenschaftliche Fragestellungen qualitätsgerechter und schneller gelöst werden.

Literatur

[1] Clinical Laboratory Computer Systems (Comprehensive valuation) by J. Lloyd Johnson Asso ciates Northbrock Illinois (1971).

[2] Projekt- und Programmdokumentation „Anschluß von Baugruppen zur automatischen Analyse an den Prozeßrechner PR 2100 (MELAB II)". Medizinische Akademie Dresden (1972).

[3] Mansfeld, E., K. Strelocke, J.-J. Heinrich und A. Knorr, Erfahrungen und Ergebnisse des Prozeßrechnereinsatzes im klinisch-chemischen Laboratorium der Medizinischen Akademie Dresden. Medizinische Akademie Dresden, Organisations- und Rechenzentrum „EDV im Gesundheitswesen", Bericht über den EDV-Informationslehrgang (1976).

[4] Autorenkollektiv, Projekt- und Programmdokumentation, Automatisierung der klinisch-chemischen Laboratorien mit einem Prozeßrechner KRS 4200/Laborautomatisierung on-line. Medizin. Akademie Dresden **I—III** (1976), Med. Akad. Dresden, BKH Görlitz, BKH Cottbus **IV—VI** (Teil 1 und 2) (1977/78).

[5] Mansfeld, E., H. Krüger, H. Stahr, K. Kölling, D. Homamnn und K. Strelocke, Echtzeitorganisationssystem für robotron 4200/4101 — Magnettrommelspeicher als Residenz für Applikationsprogramme. rechentechnik/datenverarbeitung 15. Jahrgang 5 (1978), 20—21.

5. Kommunikation und Wissenschaftsinformation in den Biowissenschaften

Automatisierte Informationsrecherchesysteme in der medizinischen Wissenschaftsinformation

P. WEISS und H. DAVID

Institut für Wissenschaftsinformation in der Medizin, Berlin

Die Einführung der EDV in die wissenschaftliche Informationstätigkeit begann auch in der Medizin in den 60er Jahren mit der Notwendigkeit, die Herstellung von Informationsmitteln zu automatisieren. Heute muß mit mindestens 50 medizinrelevanten automatisierten Datenbasen gerechnet werden. Man kann dabei 5 Gruppen medizinrelevanter AIS unterscheiden:

1. Das Gesamtgebiet der Medizin umfassende Systeme wie MEDLARS, EXCERPTA MEDICA, OASNMI.
2. Randgebiete der Medizin erfassende Systeme wie BIOSIS, CAS, PA, ASSISTENT.
3. Teilgebiete der Medizin erfassende Systeme wie Ringdoc, Toxline, Cancerline, Cancernet (in der DDR z. B. Diabetes mellitus).
4. Multidisziplinäre AIS mit ausgewählten medizinischen Quellen wie ISI.
5. Quellenorientierte AIS mit Einschluß der Medizin wie NTIS/GRA oder die IQIS der ISWTI.

Die seit 1970 rapide Zunahme von on-line-Systemen (heute sind praktisch alle bedeutenden AIS on-line verfügbar) hat die Leistungsfähigkeit der wissenschaftlichen Informationstätigkeit auch qualitativ verändert. Trotz Unterschieden zwischen den einzelnen Systemen erbringen AIS grundsätzlich 3 Arten nutzerwirksamer Leistungen.

1. Herstellung von Informationsmitteln

Die Produktion von Bibliographien und anderen Informationsmitteln war und ist zum großen Teil auch heute noch der Hauptzweck der AIS in der Wissenschaftsinformation. Das gilt auch für die medizinrelevanten Systeme vie MEDLARS (Index Medicus) EXCERPTA MEDICA (Referatedienste) u. a.

2. Selektive Informationsverbreitung (SIV)

Alle AIS bieten ihren Nutzern den Service einer SIV. Meist werden dafür mehrere Datenbasen genutzt. So benutzt das kanadische SIV-System CAN/SDI 14 verschiedene Files und das Medical Information Centre (MIC) in Stockholm bei seiner SIV für Mediziner neben MEDLARS auch die Datenbasen von BIOSIS, Psychological Abstracts und Chemical Abstracts. Seit Juli 1975 wird die SIV gemeinsam mit der Bibliothek der Königlich-Technischen Hochschule in Stockholm betrieben. Den Nutzern stehen dadurch

21 naturwissenschaftliche und technische Datenspeicher zur Verfügung. Medizinrelevante SIV-Systeme gibt es auch in sozialistischen Ländern. Mit mehreren Datenbasen arbeiten z. B. die SIV-Systeme des UVTEI in der CSSR und der TH Wrocław. SIV auf der Grundlage eines AIS betreibt auch das VNIIMI und in der DDR z. B. die Informationssysteme für Diabetes bzw. Ernährung.

Zwei Schlußfolgerungen sind ableitbar:

1. Die SIV kann als erste Etappe in der Nutzung vorhandener AIS angesehen werden.
2. Die vorhandenen AIS ergänzen sich. Die gleichzeitige Benutzung mehrerer Systeme führt zur besseren Befriedigung des Nutzerbedarfs.

3. Retrospektive Recherchen

Zunächst nur als Nebenprodukt bei der Herstellung von Informationsmitteln gedacht, spielen sie heute eine wachsende Rolle. Seit etwa 1970 werden retrospektive Recherchen in steigendem Maße im on-line-Betrieb durchgeführt.

Die rascheste Entwicklung der on-line-Technologie hat sich in den USA vollzogen. (Die National Library of Medicine/NLM realisierte 1976 fast 600000 on-line-Recherchen, 1972 waren es 6000). Heute sind 500 Terminals in den USA, Kanada, Mexico, Frankreich, Schweiz, Iran und Südafrika mit dem NLM-Computer verbunden. Trotz ähnlicher Tendenz ist die Entwicklung in Westeuropa nicht so schnell verlaufen. Die Ursachen für diesen Unterschied liegen nicht im Mangel an Datenbasen, sondern in den schlechteren Zugriffsmöglichkeiten. Die vorhandenen Telefonsysteme sind oft von ungenügender Qualität, vor allem aber zu teuer.

Auf dem Gebiet der medizinischen Wissenschaftsinformation in Westeuropa hat z. Z. das MEDLARS/MEDLINE-System die größte Verbreitung gefunden. Dabei sind die Nutzer in Frankreich und des WHO-MEDLINE Zentrums in Genf über das Tymnet direkt mit dem NLM-Computer in Bethesda, USA, verbunden. Anschluß an das schwedische MEDLINE-Zentrum in Stockholm haben fast 30 Terminals in 8 Ländern. Mit dem MEDLINE-Zentrum der BRD im DIMDI, Köln sind z. Z. Terminals aus der BRD, Österreich, Belgien und den Niederlanden verbunden. In Großbritannien ist MEDLINE Teil des BLAISE (British Library Automated Information Service) seit 1977. EXCERPTA MEDICA ist z. Z. in Westeuropa on-line verfügbar nur über den Computer der Fa. Hoechst mit Terminals in der BRD und der Schweiz. Wie die Erfahrungen dieser Systeme zeigen, weist der on-line-Betrieb eine Reihe von *Vorteilen* auf:

a) Damit ist ein echter Dialog zwischen Nutzer und EDVA möglich: Jede Frage wird sofort beantwortet. Die Antwort kann auf ihren Wert geprüft werden mit der Möglichkeit, die Fragestellung zu korrigieren oder zu präzisieren.

b) Der on-line-Betrieb erlaubt grundsätzlich den unmittelbaren Kontakt zwischen Wissenschaftlern (als eigentliche Nutzer) und dem Computer. Die bisherigen Erfahrungen zeigen aber, daß Wissenschaftler nur selten sich diese Zeit nehmen. Als optimal gilt daher, wenn Wissenschaftler und ein entsprechend trainierter Bibliothekar oder Dokumentalist am Terminal sind. Das steht im Einklang mit der von Fuchs-Kittowski et al. vertretenen Auffassung, wonach diese Arbeitsteilung zwischen dem Wissenschaftler (Problemkenntnis) und dem Mitarbeiter der Informationseinrichtung (Systemkenntnis) zu einem höheren Effekt führt.

c) Die on-line-Suche ist zeitsparend: Eine Recherche dauert durchschnittlich 15 Minuten, die Antwort ist sofort verfügbar. Falls die Zahl der gefundenen Literaturstellen 20—25 überschreitet, läßt man sie meist off-line ausdrucken (billiger!) und per Post zuschicken.

d) Ein Terminal kann gleichzeitig zur Katalogisierung und zum Standortnachweis eingesetzt werden (das gilt z. B. für das MEDLARS-System, wo Catline bzw. Serline über den Standort von Monographien bzw. Zeitschriften informieren). Das Terminal wird so zu einer zentralen Apparatur in der Bibliothek.

e) Ein Terminal erlaubt grundsätzlich den Zugriff zu mehreren on-line-Datenbasen.

f) Die Bezahlung erfolgt nach der tatsächlichen Inanspruchnahme der Computerzeit. Der Betrieb von Terminals kann daher für bestimmte Institute oder Länder billiger sein als der Kauf ganzer Datenbasen.

Andererseits hat die on-line-Technik auch ihre *Grenzen*:

g) Die on-line-Suche ist vor allem indiziert, wenn etwas Bestimmtes, Besonderes gesucht wird. Sehr umfangreiche Recherchen sind off-line billiger.

h) Bei den meisten Systemen sind bisher nur die letzten Jahre (bei einigen z. Z. nur Monate) des Speichers on-line verfügbar. Ältere Literatur muß off-line oder manuell recherchiert werden.

i) Da Wissenschaftler bisher nur selten als unmittelbare Dialogpartner der Maschine auftreten, wird die potentielle Leistungsfähigkeit der Systeme nicht voll ausgeschöpft. Die alleinige Durchführung der Suche durch Bibliothekare oder Dokumentalisten führt zu Informationsverlusten in beiden Richtungen des Prozesses.

j) Die gegenwärtige on-line-Euphorie wird zweifellos von der Kostenentwicklung gestoppt werden. Wie diese Kosten steigen, zeigt anschaulich MEDLINE: Erst kostenlos, dann 6, 8, und jetzt 15 Dollar pro Stunde Verbindungszeit. (Bei EXCERPTA MEDICA sind es übrigens 90 Dollar/Stunde).

Zu den *Problemen der AIS* gehört

1. der Input.

Die Input-Prozesse, vor allem das Indexieren, sind von entscheidender Bedeutung für Qualität und Kosten des AIS. Insbesondere die Notwendigkeit, hierbei menschliche Arbeitskräfte einzusetzen, spielt dabei eine wichtige Rolle. Die Input-Gestaltung ist bei den verschiedenen AIS unterschiedlich: Das MEDLARS-System wendet ein „klassisches" Prinzip an: Es benutzt ein kontrolliertes Vokabular (MeSH = Medical subject headings), wobei pro Artikel 5—12 Deskriptoren vergeben werden. Das EXCERPTA MEDICA-System MARK I hat zwar auch einen Thesaurus (MALIMET). MALIMET aber enthält — ohne innere Struktur — 180000 sogenannte Vorzugsbegriffe und 270000 Synonyma. Das Indexieren ist praktisch ein freies Indexieren, da der Computer automatisch den Vorzugsbegriff einspeichert. Das ISI benutzt keinen Thesaurus, recherchiert wird in den eingespeicherten Titeln unter Benutzung der natürlichen englischen Sprache.

Diese Beispiele zeigen die seit Anwendung von EDVA in der wissenschaftlichen Information unterschiedlichen Auffassungen für oder gegen einen *kontrollierten Wortschatz.* Stark vereinfacht besteht der Unterschied im hohen Inputaufwand beim kontrollierten Vokabular und dem hohen Outputaufwand bei der Benutzung der natürlichen Sprache.

Zunächst wurde der kontrollierte Wortschatz bevorzugt, weil er die Möglichkeit beinhaltet, den semantischen Hauptinhalt von Dokumenten eindeutig in wenigen Be-

Tabelle 1

Kontrollierter Wortschatz oder natürliche Sprache (nach Lancaster)

	Pro	Kontra
Kontrollierter Wortschatz	Konsistenz der Terminologie	Indexieren: langsamer komplizierter
	geringer Suchaufwand	train. Kader erforderl. (teurer)
	leichter zu hohem „recall"	reduzierte Spezifität
		ständige Thesauruspflege geringe Austauschbarkeit der Speicher
Natürliche Sprache	Indexieren schnell einfacher (billiger)	großer Suchaufwand, schwieriger zu hohem „recall"
	hohe Spezifität	

griffen wiederzugeben. Das entsprach den begrenzten Speicherkapazitäten der Computer und den Bedingungen der off-line-Technik. Beide Bedingungen haben sich inzwischen geändert. Die größere Speicherkapazität der modernen EDVA hat dazu geführt, daß z. B. Referatesysteme dazu übergegangen sind, zur Produktion ihrer Referatedienste Computer einzusetzen. Das schuf quasi als Nebenprodukt (also ohne zusätzliche Kosten) die Möglichkeit, in diesen Referaten (in natürlicher Sprache) zu recherchieren. Andererseits hat die on-line-Technik die Handhabung des Outputs vereinfacht.

Thesauren weisen aber auch Vorteile auf. Sie dienen

— der Überwindung der Sprachbarriere,
— der Vorbereitung der Faktenspeicherung,
— der Vorbereitung auf das automatisierte Indexieren.

Mehrsprachige Thesauren werden daher nicht nur im ISWTI, sondern auch z. B. im EURONET angestrebt. Beispiel eines solchen AIS ist auch das französisch-westdeutsche System SABIR-C (CANCERNET). Eine interessante Entwicklung, die vielleicht einen vorteilhaften Kompromiß darstellt, hat sich beim MEDLARS-System angebahnt. Nachdem bereits die neueren Files der NLM (Toxline, Cancerline) nur mit den Worten der natürlichen Sprache recherchiert werden, kann ab April 1975 im MEDLINE-File die Recherche in 2 Stufen erfolgen: Nachdem zunächst unter Benutzung der Deskriptoren der MeSH der Suchraum eingeengt worden ist, kann man (on-line) mit den Worten der natürlichen Sprache in den Titeln der eingespeicherten Arbeiten oder in den gleichfalls eingespeicherten Abstracts suchen. Es erfolgt also eine Kombination der Vorteile des kontrollierten Wortschatzes (Suche nach Dokumentationsklassen) und der natürliche Sprache (Spezifität der Begriffe). Im Gegensatz zu früheren Versuchen eines solchen „Two level searching" kann sich MEDLARS hier auf einen spezifischen Thesaurus stützen.

Ein 2. Problem ist die Interaktion des Nutzers mit dem AIS. Diese Interaktion ist mit mehreren Problemen verbunden:

1. Sie stellt einen Fall von Mensch-Maschine-Kommunikation dar, wobei der Mensch zu semantischer, die Maschine dagegen nur zu syntaktischer Informationsverarbeitung in der Lage ist.

2. Der Nutzer wendet sich mit einer Suchfrage an das System, die oft nicht seinem tatsächlichen Informationsbedarf entspricht.

3. Die Notwendigkeit, sich in einer IRSp auszudrücken, wirkt sich hemmend aus. Erst unter on-line-Bedingungen verbessert sich die Interaktion durch die Möglichkeit der Rückkopplung und sofortigen Korrektur der Suchfrage.

4. Die meisten AIS setzen Kenntnisse des Systems (IRSp, Suchstrategie u. a.) voraus, die für die meisten Nutzer nicht erwartet werden können. (Die dadurch notwendige Einschaltung von Mitarbeitern der Informationseinrichtung führt nur bei optimalem Zusammenwirken mit dem Wissenschaftler zur Ausschöpfung der Möglichkeiten des Systems.)

Ein 3. Problem ist die Ankopplung der Quellenbereitstellung. Die Wirksamkeit der AIS hängt in hohem Maße ab von den Möglichkeiten einer ausreichenden und schnellen Quellenbereitstellung. Das gilt um so mehr, als die AIS zu einer intensiveren Nutzung der wissenschaftlichen Literatur führen. Die Einführung des SIV-Systems brachte in der Bibliothek der Königlich-Technischen Hochschule in Stockholm eine Verzehnfachung der Dokumentenanforderungen. Die Kopplung zwischen AIS und Quellenbereitstellung — bisher nur organisatorisch — ist unterschiedlich gut realisiert. Die besten Erfahrungen scheinen beim MEDLARS-System vorzuliegen, wo die jeweiligen MEDLARS-Zentren versucht haben, das Profil ihrer Bibliothek dem MEDLARS-Profil anzupassen. Schwieriger gestalten sich die Verhältnisse bei EXCERPTA MEDICA mit den immerhin 3500 Zeitschriftentiteln. Hier gibt es ab 1977 die Möglichkeit, die gewünschten Quellen über Mikrofilm bereitzustellen. Die größten Schwierigkeiten bestehen bei BIOSIS mit seinen 8000 Zeitschriften, dazu Reports, Kongreßberichte mit ihren bekannten Beschaffungsschwierigkeiten. Insgesamt ist die bisherige Kopplung zwischen AIS und Quellenbereitstellung noch zu lose. Effektivere Lösungen wird voraussichtlich erst die weitergehende Anwendung der Mikrofilmtechnik und ihre Ankopplung an die EDVA bringen.

In der bisherigen Entwicklung der AIS sind folgende Tendenzen zu erkennen:

1. Wechsel von Zentralisierung und Dezentralisierung. Der Start der AIS begann an einem Zentrum, danach folgte eine Dezentralisierung des Outputs. So z. B. beim MEDLARS-System nach 1965, als 12 regionale Zentren in den USA und 8 ausländische MEDLARS-Zentren begannen, Magnetbänder, die sie von der NLM erhielten, abzuarbeiten. Mit der Einführung der on-line-Technik — etwa ab 1970 — wurden die Retrievalprozesse wieder zentralisiert bzw. auf einige Zentren konzentriert. Heute erfolgt bei den großen Systemen die Erschließung der Literatur zentral und dezentral, die Herstellung der Magnetbänder und der Ausdruck von Informationsmitteln zentral. Die Datenbasen sind in wenigen Zentren konzentriert, der Zugriff zu ihnen wird über nutzernahe Terminals realisiert.

2. Bildung polythematischer Zentren. Im Rahmen des o. a. Konzentrationsprozesses wurden an den entstehenden Zentren verschiedene Datenbasen erworben und zur Verfügung gestellt, zunächst für SIV, heute auch für on-line-Recherchen. Solche großen polythematischen Datenbasen sind z. B. die EDV-Systeme von Lockheed, SDC, der NLM, des CISTI, des RIT/MIC in Stockholm, des DIMDI in Köln u. a.

3. Die on-line-Technologie hat die Entstehung von Informationsnetzen begünstigt. Nach ihrer Konfiguration können verschiedene Netz-Typen unterschieden werden. Am häufigsten findet sich heute noch der Sterntyp. Im Zentrum befindet sich ein sogenannter Host-Computer, mit dem Terminals direkt oder über sogenannte Konzentratoren verbunden sind. So ist es z. B. beim MEDLARS-System des MIC Stockholm, bei dem im Aufbau befindlichen DIMDINET in der BRD und auch beim ESANET (ESA = European Space Agency).

Grundlage des ESANET ist das unter dem Namen ESRO/RECON bekannt gewordene on-line-System. Der Computer befindet sich in Frascati/Italien. Er ist z. Z. mit Terminals in 8 Ländern verbunden. Insgesamt stehen 13 Datenbasen zur Verfügung, darunter die medizinrelevanten Systeme CACON, Compendex, Inspec, Environmental Science Index, ISI, NTIS/GRA).

Sternnetze haben Nachteile: hohe Kosten bei zunehmender Netzgröße, ungenügende Zuverlässigkeit der Kommunikation. Deshalb wird ihre Umwandlung in knotenorientierte vermaschte Netze angestrebt. Sie garantieren die Verbindung zwischen 2 Punkten auch bei Ausfall oder Überlastung eines Weges. In den Knoten schaffen Minicomputer außerdem die Voraussetzungen dafür, daß unterschiedliche Computer-, Programm- und Kommunikationssysteme miteinander verknüpft werden können.

Der Aufbau von Informationsnetzen hängt ab von der Möglichkeit einer schnellen, sicheren und preisgünstigen Datenfernübertragung. Dabei sind folgende Entwicklungsstufen erkennbar:

1. Anwähldienste 2. Standleitungen 3. Netzknotendienste.

Am bekanntesten sind:

a) TYMNET: Es verbindet fast 40 Computer und besitzt über 50 „Knoten“ in den USA und Westeuropa. Das Tymnet ermöglicht den Zugang zu den Datenbasen von Lockheed, SDC und der NLM u. a.

b) ARPANET: Das Arpanet (ARPA = Advanced Research Projects Agency of the US Department of Defense) verbindet 65 Computer in den USA, Oslo und London. Diese Computer sind mit besonderen Vorrichtungen, den „Interface Message Processors“ verbunden, die das eigentliche Kommunikationsnetz bilden. Das Arpanet ist das erste „packet-switsched network“, d. h. die Informationen werden in „Pakete“ von je 100 bit zerlegt, wobei dann unter EDV-Steuerung für jedes „Paket“ der optimale Weg zum Bestimmungsort gesucht wird.

Von den in Westeuropa im Aufbau befindlichen Netzen ist neben dem SCANNET vor allem das EURONET von Interesse. EURONET ist ein von der EWG angestrebtes knotenorientiertes Maschennetz mit Host-Computern für bestimmte Fachbereiche. Der Start war für 1977 mit der Nutzung zweier Datenbasen vorgesehen: ESANET und DIMDI. Das DIMDI soll zum biomedizinischen und pharmazeutischen Zentrum von EURONET werden. Diesem Ziel entspricht seine Ausstattung mit den Magnetbanddiensten von MEDLARS, BIOSIS, ISI, EXCERPTA MEDICA, Psychological Abstracts, Cancerline, Toxline, Catline, Index Veterinarius.

Welche Schwierigkeiten dem Aufbau von EURONET entgegenstehen, zeigte in Luxemburg der 2. Europ. Kongreß über Dokumentationssysteme und -netze. Die Probleme mit den Postverwaltungen sind offenbar so groß, daß eine Lösung durch Satellitenkommunikation als ultimo ratio erscheint.

Die *Vorteile der Informationssnetze* sind:

1. Zunahme der Leistungen: Zugang zu vielen Datenbasen (neben Dokumenten-IRS auch zu anderen Informationssystemen)
2. Kosteneinsparungen durch:

— Ausschluß von Doppelarbeit bei der Erschließung der Literatur durch die teilnehmenden Systeme. (Beim OCLC-System in den USA konnten so 70% der Katalogisierungsarbeiten eingespart werden.)
— Rationellere Nutzung von hard-ware, Kader, Leitungsaufwand. (Eine Teilnahme an einem Netz kann bis zu 60% der Kosten einsparen.)
— Bessere Informiertheit der Nutzer (und dadurch Ausschluß von Doppelarbeit in der Forschung).

Die Entwicklung der letzten zwei Jahrzehnte zeigt, daß in den kapitalistischen Ländern auf der Basis moderner Technik zahlreiche AIS entstanden sind. Andererseits ist in diesen Ländern — unter anderem bedingt durch die Kommerzialisierung der Wissenschaftsinformation — diese Entwicklung unkoordiniert verlaufen. Demgegenüber ist der Aufbau von AIS in den sozialistischen Ländern — vorbildlich in der UdSSR — Teil gesamtstaatlicher Konzeptionen zur Entwicklung der wissenschaftlichen Informationstätigkeit. So wird von VNIIMI in Moskau ein automatisiertes Zweiginformationssystem für Medizin (OASNMI) aufgebaut, das zu Teilgebieten der Medizin SIV betreibt und eine Bibliographie zur Sozialhygiene bereitstellt.

Von großer Bedeutung für die Medizin ist auch das System ASSISTENT des VINITI, dessen breites Spektrum von Informationsleistungen bereits jetzt von keinem anderen Informationszentrum der Welt erreicht wird.

Eine entscheidende Verbesserung der Informationsversorgung der Nutzer in den RGW-Ländern wird durch den Aufbau des Internationalen Systems der Wissenschaftlich-Technischen Information erreicht werden. Dieses Informationssystem strebt auf der Grundlage sozialistischer internationaler Arbeitsteilung eine komplexe Lösung der Informationsproblematik an. Teil des ISWTI ist das Internationale Zweiginformationssystem MEDINFORM, das sich gegenwärtig in seiner Projektierungsphase befindet. In enger internationaler Zusammenarbeit, unter Leitung des VNIIMI, konnten bereits zahlreiche konzeptionelle und methodische Materialien erarbeitet werden, darunter die Technische Aufgabenstellung, der Rubrikator und Teile des mehrsprachigen Thesaurus.

MEDINFORM wird in Etappen aufgebaut und soll Informationsleistungen entsprechend den jeweils vorhandenen Möglichkeiten erbringen. Den „Kern" von MEDINFORM bildet ein AIS, das in seiner ersten Stufe die medizinische Zeitschriftenliteratur der Teilnehmerländer (ca. 45000 Arbeiten pro Jahr) umfassen wird. National erfolgt sowohl das arbeitsteilige Indexieren und die Eingabe auf Magnetband, als auch die Realisierung des Outputs (zunächst SIV und Informationsmittel) unter Benutzung der vom Basisorgan erhaltenen kumulierten Magnetbänder.

In einer späteren Phase wird MEDINFORM — unter anderem durch Nutzung der Leistungen anderer Informationssysteme, vor allem des ISWTI — den Zugang zur medizinischen Weltliteratur erlauben. Aufbauend auf dieser dokumentalisierten Basis wird die Erarbeitung synthetischer, prognostischer und Fakteninformationen die komplexe Befriedigung des Informationsbedarfs der Ärzte und medizinischen Wissenschaftler ermöglichen.

Zielvorstellungen zum Komplex der Informations- und Literaturversorgung unter Berücksichtigung der biowissenschaftlichen und medizinischen Forschung

W. Richter

Akademie der Wissenschaften der DDR, Wissenschaftliches Informationszentrum, Berlin

Die Hauptaufgabe des wissenschaftlichen Informations- und Bibliothekswesens der DDR besteht darin, durch hohe Qualität der Leistungen den Beitrag der Forschung zur Beschleunigung des wissenschaftlich-technischen Fortschritts als Hauptfaktor der Intensivierung der gesamten Volkswirtschaft — zu der auch unser sozialistisches Gesundheitswesen gehört — zu unterstützen und eine hohe Effektivität der Arbeit in diesen Teilbereichen der Forschung zu gewährleisten.

Gemessen an dieser Zielstellung nehmen sich die bisher mit den verhältnismäßig großen Informations- und Bibliothekspotentialen der DDR erreichten Ergebnisse sehr bescheiden aus. Die weit überwiegende Zahl unserer Forscher ist nach wie vor auf mühselige, zeitaufwendige konventionelle Such- und Literaturbereitstellungsprozesse angewiesen. Die Relevanz der Wissenschaftsinformation für die Leitung und Planung der Forschung ist gering. Die bearbeiteten Fondsgrößen sind — gemessen an der Komplexität und der großen Dynamik der Fragestellungen der heutigen Forschung — kritisch.

Volkswirtschaftlich ist es nicht möglich, diese Mängel der Wissenschaftsinformation durch extensive Erweiterungen der Potentiale zu überwinden. Analysen des gegenwärtigen Zustandes zeigen im übrigen, daß es ohne tiefgreifende Veränderungen sinnlos wäre. Gerade der Einsatz der elektronischen Datenverarbeitung in der Wissenschaftsinformation würde alle in unseren Informations- und Bibliothekssystemen vorhandenen Mängel nur potenzieren. Zur Erfüllung der Hauptaufgabe des Informations- und Bibliothekswesens ist es deshalb erforderlich, neue Maßstäbe, Kriterien und Maßnahmen auszuarbeiten und zur Richtschnur der Arbeit zu machen.

Die Grundfrage der Effektivität der Wissenschaftsinformation ist ihre Integration in die Forschung. Dabei sind eine Reihe komplizierte Probleme zu lösen, die in der Entwicklung neuer Inhalte und Organisationsformen der Forschung ihren Ursprung haben. Erstens: Im allgemeinen wird der Grad der gesellschaftlichen Arbeitsteilung als ein Kriterium des Entwicklungsniveaus der Gesellschaft angesehen. Das ist berechtigt und gilt auch für die Forschung. Zu den arbeitsteilig entwickelten Prozessen der Forschung gehört auch die Informations- und Literaturversorgung. Mit den wissenschaftlichen Bibliotheken und Informationseinrichtungen haben sich hochorganisierte Organismen herausgebildet. Gleichzeitig aber ist festzustellen, daß das Streben nach Rationalität zu einer übertriebenen Verselbständigung, zur Überbewertung der inneren Prozesse in diesen Bereichen und zur Verletzung der Beziehungen zum Hauptprozeß, sagen wir, der Forschung, führte.

Zweitens: Es haben sich neue Forschungs-Praxis-Beziehungen herausgebildet, die im Unterschied zur themenbezogenen Wissenschaftsinformation eine Vielfalt von Informationsflüssen sowie Transformationen ein und derselben Information prozeßbezogen auf den Zyklus Wissenschaft-Praxis, vor allem im Zyklus Wissenschaft-Technik-Produktion, bedingen. Vergegenwärtigen wir uns nur einmal das Problem im Hinblick auf einen so weit durchorganisierten Organismus, wie den neugebildeten Akademie-Industriekomplex Arzneimittelforschung.

Drittens: Darüber noch hinausreichend ist die Leitung und Planung der Forschung bereits auf der Ebene von Instituten, Institutsbereichen oder Sektionen der Hochschulen auf äußerst verzweigte Prozesse zur Befriedigung großer gesellschaftlicher Bedürfniskomplexe ausgerichtet, wie Gesunderhaltung des Menschen, Umweltschutz usw. woraus sich ein komplexer, dynamischer Informationsbedarf ergibt.

Viertens: Demzufolge wird Forschung heute weitgehend durch Koordinierung der Tätigkeit einer großen Zahl von Kollektiven, die ganz verschiedenen Bereichen angehören, betrieben. Dabei wirken sich unterschiedliche Bedingungen, wie unterschiedliche Arbeitsweisen und Anforderungen an die Befriedigung des Informationsbedarfs, aber auch die unterschiedliche Gestaltung der materiellen und Arbeitskräftefonds aus.

Ich möchte auf fünf Zielvorstellungen zur Lösung der Hauptaufgabe des Informations- und Bibliothekswesen eingehen, nach denen sich m. E. die Intensivierung in diesen Bereichen zu vollziehen hat.

1. Durchsetzung der inhaltlich-qualitativen Faktoren

Das wichtigste Kriterium der Intensivierung im Hinblick auf die Hauptaufgabe des wissenschaftlichen Informations- und Bibliothekswesens ist die inhaltlich-qualitative Übereinstimmung der Informations- und Literaturversorgung mit der Zielsetzung der Forschung. Mit der durch den VIII. und IX. Parteitag der SED begründeten Forschungsstrategie der DDR wurden erstmals die Voraussetzungen für die volle Übereinstimmung der Wissenschaftsinformation mit der Gesellschaftspolitik von Partei und Regierung und die für Integration von Wissenschaftsinformation und Forschung geschaffen. Die Konzeption der langfristigen Entwicklung der mathematischen, naturwissenschaftlichen und technischen Grundlagenforschung, die Konzeption zur Entwicklung von Naturwissenschaft und Technik in wichtigen Zweigen der Volkwirtschaft und zahlreiche diese Dokumente untersetzende Materialien bieten die Grundlage für die Ableitung der inhaltlich-qualitativen Aufgaben der Wissenschaftsinformation.

Bestandteil der Konzeption zur langfristigen Entwicklung der Grundlagenforschung ist u. a. das Forschungsprogramm „Biowissenschaften, einschließlich naturwissenschaftliche Grundlagen der Medizin“ mit seinen Hauptforschungsrichtungen und Forschungsrichtungen, die in der DDR bearbeitet werden. Im Rahmen dieser Konzeption sind nicht nur die thematischen Aufgabenstellungen, sondern auch die gesellschaftlichen Zielstellungen formuliert, die die Grundorientierung und den wichtigsten Bewertungsmaßstab der Forschungen bilden. Für das Gesundheitswesen und die medizinische Praxis besitzen wir meines Wissens noch kein so weit gereiftes Dokument, wie die Konzeptionen für die wichtigsten Zweige der Industrie. Wir verfügen aber über wichtige Teildokumente, die ebenfalls die Orientierung der Wissenschaftsinformation an der Praxis ermöglichen.

2. Ansätze zu neuen Systemstrukturen und die automatisierte Informationsverarbeitung als stimulierendes Element

Die mit diesen Dokumenten fixierte Forschungsstrategie bedingt eine Überprüfung der bestehenden Systemstrukturen des Informations- und Bibliothekswesens der DDR. Die Verwirklichung der inhaltlich-qualitativen Zielstellungen der Forschung erfordert, daß entsprechend der Forschungskoordinierung nach Forschungsprogrammen und Hauptforschungsrichtungen Informations- und Bibliotheksfachnetze gebildet werden, die mit den Systemstrukturen der Forschung korrespondieren. Vor allem ist erforderlich, daß in den Fachnetzen effektive Aufgabenstellungen und vereinheitlichte Arbeitsweisen durchgesetzt werden, was durch die Ausübung von Koordinierungsfunktionen durch eine oder mehrere Einrichtungen dieser Fachnetze erreicht werden muß. Mit der Ausübung der Koordinierungsfunktion ist im allgemeinen auch die Entwicklung zentraler Leistungen für das Fachnetz verbunden. Alle diese Zielsetzungen können ohne weiteres auf der Grundlage konventioneller Methoden der Informationsverarbeitung erfolgen. Von Bedeutung ist jedoch der Einsatz moderner Verfilmungs-, Kopier- und Drucktechnik. Auf dieser Grundlage kann bereits ein erheblicher Grad der Einheit von Informations- und Literaturversorgung erreicht werden.

Unter diesen Voraussetzungen wurde bei uns im Wissenschaftlichen Informationszentrum ein konventionelles Dokumentennachweis- und -bereitstellungssystem für das Gebiet Physik/Werkstoffwissenschaften geschaffen, das heute mit einer jährlichen Verarbeitung und Bereitstellung von 30000 Dokumenten über mehrere Jahre qualitativ ausgezeichnete Ergebnisse erzielt hat. Den Grad der Freisetzung von Arbeitszeit beim Forschungspersonal setzen wir bei etwa 20 einbezogenen Instituten und mehreren hundert Wissenschaftlern mit 8—10% des bisherigen Aufwandes für die Literaturauswertung an.

Die Herstellung der vollen Übereinstimmung der Informations- und der Literaturversorgung bis zur immer stärkeren Verschmelzung von Gliedern der Informations- und Bibliotheksfachnetze wird mit der Einführung der automatisierten Informationsverarbeitung zur Grundbedingung. Auf der Grundlage der Nutzung von Magnetbanddiensten kann die Informationsversorgung der Nutzer prinzipiell durch zentralisierte Betriebsprozesse erfolgen. Nach den in der DDR bis in die 80er Jahre gegebenen Bedingungen, wonach die Informationsversorgung überwiegend auf der Nutzung fremder Magnetbanddienste basieren und die Informationsbereitstellung hauptsächlich im off-line-Betrieb erfolgen wird, muß davon ausgegangen werden, daß ein Wechselverhältnis von zentraler und dezentraler Bearbeitung der Magnetbänder realisiert wird. Während die großen Datenbasen, z. B. des Systems ASSISTENT des VINITI, zentral gespeichert und in Teilfonds zerlegt werden, wird die Bearbeitung der Teilfonds zu einem größeren Teil dezentral erfolgen.

Die Übernahme dieser Leistung sollte jeweils durch die stärkste, im allgemeinen durch die die Koordinierungsfunktion ausübende Einrichtung erfolgen. Dies kann sowohl eine Informationseinrichtung, als auch eine Bibliothek zum Ausgangspunkt haben. Zur Sicherung einer hohen Qualität der Nutzungsprozesse bei gleichzeitiger Rationalität der Arbeit ist es erforderlich, in der Einrichtung, die die EDV-Betriebsprozesse durchführt, gleichzeitig die Aufgaben der Anpassung der Nutzerprofile, der Mitarbeit bei der Entwicklung der Klassifikationssysteme usw. zu bearbeiten. Da die automatisierte Informationsversorgung zu einer wesentlichen Verstärkung der Nutzung vorhandener oder zu beschaffender Literatur führt, ist damit ein starkes Anwachsen der Leistungsprozesse zur Literaturversorgung zu gewährleisten, was einer Stärkung der materiell-technischen Basis der Bibliotheken mit Koordinierungs- und zentralen Leistungsaufgaben in den Fachnetzen bedarf.

3. Qualitativ neue Organisationsprinzipien

Aus dem Gesagten ergibt sich eine Tendenz zu organisatorischen Veränderungen im Informations- und Bibliothekswesen von erheblicher Tragweite. Erstens werden für den Bereich der Wissenschaftsinformation in der Forschung neben den zentralen wissenschaftlichen und Bezirksbibliotheken neue leistungsstarke Einrichtungen mit den Bibliotheksfachnetzen entstehen. Diese müssen im wesentlichen über die in der Forschung benötigte Literatur und die Potentiale zu ihrer umfassenden Nutzbarmachung verfügen. Neben das regionale Prinzip, dessen Rationalität nicht bestritten wird, das jedoch für die Stärkung der inhaltlich-qualitativen Faktoren relativ ineffektiv ist (sofern zentrale oder regionale Bibliotheken mit Teilen ihrer Bestände und Leistungen nicht selbst Fachnetzfunktionen ausüben), tritt das Fachprinzip.

Unter dem Fachprinzip ist die Koordinierung im Rahmen der Akademie, des Hochschulwesens und der Praxisbereiche, der Industrie, des Gesundheitswesens usw. zu verstehen. Das Ziel ist, zu sichern, daß alle Forschungs- und Entwicklungskollektive, die an gemeinsamen gesellschaftlichen Zielstellungen arbeiten, u. a. durch Informationseinrichtungen und Bibliotheken versorgt werden, die infolge ihrer institutionellen Einbeziehung in die Forschungskooperation die Spezifik der jeweiligen Aufgabenstellungen kennen und deren Leistungsprozesse in diesem Sinne geplant und geleitet werden. Es soll hinzugefügt werden, daß in diesem System die territoriale Kooperation, bei der natürlich auch die großen wissenschaftlichen Regionalitätbibliotheken eine wichtige Rolle spielen, ein überaus wichtiges Element der Intensivierung und Rationalisierung ist.

Zweitens: An die Stelle des bisherigen Parallelismus und der relativ geringen qualitativen Koordinierung der Arbeit des Informations- und Bibliothekswesens tritt die Vereinheitlichung, bis zur organisatorischen Verschmelzung von Gliedern. Im Falle der stärksten Einrichtungen mit repräsentativen Leistungen der Informations- und Literaturversorgung für größere Gebiete entsteht ein neuer Typ, der die Funktion der Informationseinrichtung und der Bibliothek integriert, und zwar unabhängig davon, ob es sich der Bezeichnung nach um ein Informationszentrum oder eine Zentralbibliothek eines Fachnetzes handelt. Die Bildung einer solchen Einrichtung darf bei traditionell entstandenen Einrichtungen nicht zur Zwangsvorstellung des Augenblicks werden, sie kann nur den folgerichtigen Abschluß einer langfristigen Entwicklung bilden. Der Bildungsprozeß des Wissenschaftlichen Informationszentrums der Akademie der AdW der DDR, in dem die Hauptbibliothek der Akademie und das Potential der ehemaligen Wissenschaftlichen Redaktion der Zentralblätter sowie eine Arbeitsstelle für maschinelle Sprachverarbeitung zusammengeschlossen wurden, dauerte z. B. zweieinhalb Jahre.

Anders verhält es sich mit den künftigen Neuinvestitionen. Diese müssen von Anfang an konsequent zur Erzielung einer hohen Effektivität genutzt werden. So werden an der AdW gegenwärtig Pläne beraten, in Kooperation mit der Humboldt-Universität eine

Zentralbibliothek für Mathematik unter Nutzung einer vorgesehenen Investitition in Berlin-Mitte zu schaffen. Mit dem Neubau der Bibliothek der TU Dresden ist die Schaffung einer Technischen Zentralbibliothek der DDR mit den gleichzeitigen Funktionen eines Informationszentrums für technische Wissenschaften vorgesehen. Ähnliche Entwicklungen sind auf dem Gebiet der Molekularbiologie eingeleitet und für die Immunologie abzusehen. Es ist zu hoffen, daß mit dem Neubau der Bibliothek der Charité die einzigartige Chance genutzt wird, um zusammen mit dem Institut für Wissenschaftsinformation in der Medizin eine Form von Medizinischer Zentralbibliothek und Informationszentrum zu schaffen. Dies würde der Forderung, Investitionen und Potentialerweiterungen für die Intensivierung zu nutzen, optimal entsprechen.

Im Rahmen der Akademie werden darüber hinaus solche Einrichtungen für die Gebiete Physik/Werkstoffwissenschaften und Chemie geschaffen. Die Herausbildung einer Zentralbibliothek und Informationszentrums für Kern- und Strahlenforschung ist im Zusammenhang mit der Nutzung des INIS weit fortgeschritten.

4. Die Qualität der rechnergestützten Informationsleistungen

Die Bestimmung der Qualität der rechnergestützten Informationsleistungen ist von großer Bedeutung für die effektive Gestaltung der EDV-Einsatzvorbereitung. Eine Grundfrage, die immer wieder diskutiert wird, ist der Grad der Dokumentenaufbereitung und der diesbezüglichen automatisierten Verarbeitungsprozesse. Aus der Sicht der Verantwortung der AdW für die Einsatzvorbereitung der Nutzung des AIS ASSISTENT ist zu sagen, daß nur eine Generalvariante möglich ist: die Bereitstellung von durch Schlagwörter erschlossenen bibliographischen Informationen. Eine weitere Aufbereitung bzw. die automatisierte Verarbeitung von Referaten ist nur im Ausnahmefall vorgesehen. Das heißt, die Bereitstellung der Titelinformation und des Dokuments sowie der Aufbau recherchierbarer Fonds auf dieser Grundlage sind die Hauptleistungen der integrierten Informations- und Bibliothekssysteme für den Zeitraum der nächsten 7—8 Jahre.

Alle darüber hinausgehenden Anforderungen an die Informationsverarbeitung müssen auf der Grundlage der genannten Leistungen durch den Einsatz von Arbeitskräften in den Instituten bzw. Sektionen durch geistige und manuelle Arbeit befriedigt werden. Ich möchte, diesen absehbaren Entwicklungsstand nicht zur Tugend erheben, aber es ist auch real, zu betonen, daß damit eine Freisetzung von 8% des Arbeitszeitfonds des forschenden Personals, der für die Literaturauswertung eingesetzt wird, erreicht wird. Es ist außerdem eine wichtige Erfahrung, daß in der Forschung, besonders in der Grundlagenforschung, der unmittelbare Weg vom Titel zum Dokument von größter Bedeutung ist, um Informationsverluste zu vermeiden.

5. Der qualitative Faktor Leitungsinformation

Die Leitungsinformation wird eine immer wichtigere Leistung zur Unterstützung der Rolle der Forschung als Intensivierungsfaktor sowie zur Intensivierung der Forschung selbst. Während in der Forschungsinformation mit der Nutzung von Magnetbanddiensten der Aufwand an Arbeitskraft sinkt und ein spürbarer Teil des Arbeitszeitfonds des Forschungspersonals freigesetzt wird, sind auf dem Gebiet der Leitungsinformation

Zuführungen an Arbeitskraft erforderlich. Dies ist gegenwärtig, wo die automatisierte Informationsverarbeitung erst am Anfang der Testphase steht, ein schwieriges Problem.

Dennoch müssen die Leiter der Forschung den Einsatz von Potentialen sichern. Ich kann im Rahmen meines Beitrages keine systematische Darstellung des Informationsbedarfs des Leiters geben. Ich muß daher voraussetzen, daß Einverständnis darüber besteht, daß bei der gegebenen Komplexität der heutigen Leitungs- und Entscheidungsprozesse eine effektive Leitungsinformation eine wichtige Voraussetzung für eine hohe Qualität der Leitungstätigkeit ist. Die erforderlichen Informationen kann jedoch der Leiter im Unterschied zum forschenden Personal aus verschiedenen Gründen nicht selbst erarbeiten.

Eine vom Standpunkt des Informationsbedarfs, aber auch des Aufwandes entscheidende Frage ist die Sicherung einer hohen Qualität der Leitungsinformation. Dies gehört zu den schwierigsten Aufgaben der Wissenschaftsinformation. Am Wissenschaftlichen Informationszentrum der AdW verfügen wir im Ergebnis siebenjähriger Arbeit über Erfahrungen und Leistungen, die sich zu einem Ansatz für ein Modell eignen. Ich möchte nur hervorheben, daß das Kernproblem darin besteht, mit den Leitungsinformationen dem Leiter ein Mittel in die Hand zu geben, das ihm hilft, die qualitativen Faktoren der Forschung durch seine Leitungstätigkeit zu entwickeln. Gegenwärtig ist die Leitungsinformation durch einen ungenügenden Anteil spezifischer Informationen für Leitungs- und Entscheidungsprozesse gekennzeichnet. Die Überwindung dieser Mängel erfordert den Einsatz qualifizierter Fachkader, die Entwicklung der Kooperation mit Spezialisten und den Aufbau effektiver Informationsspeicher.

Probleme der wissenschaftlichen Information und Kommunikation

E. M. Mirskij und V. N. Sadovskij

Akademie der Wissenschaften der UdSSR, Institut für Geschichte der Naturwissenschaften und Technik, Moskau

1. Das verstärkte Interesse der Fachleute für Informatik und Wissenschaftswissenschaft an der Informationsstruktur und der Kommunikation in den Biowissenschaften ist durch eine Reihe von Besonderheiten bedingt, die für den gegenwärtigen Stand und die Entwicklung eben dieser Wissenschaftsdisziplin bezeichnend sind. Erstens sind die Biowissenschaften mit allen Bereichen der gesellschaftlichen Praxis verbunden, z. B. mit der industriellen und landwirtschaftlichen Produktion, ferner mit den nichtproduktiven Bereichen der gesellschaftlichen Tätigkeit (Medizin, Umweltschutz, Pädagogik usw.) und wirken auf sie ein. Den Wissenschaftswissenschaftlern wird es dadurch möglich, anhand eines verhältnismäßig begrenzten Materials den gesamten Komplex jener Probleme abzuhandeln, die für die Beziehungen in jedem Kettenglied „Grundlagenwissenschaft — Überleitung der Ergebnisse und deren praktische Anwendung" bezeichnend sind. Zweitens zeichnen sich die gegenwärtigen Entwicklungstendenzen der Biowissenschaften durch eine immer größere Vielfalt der Forschungsgegenstände im ganzen Spektrum, angefangen von den Makromolekülen bis hin zu den ökologischen Systemen, und durch eine entsprechende Vielfalt der Untersuchungsmethoden und des theoretischen Beschreibungsapparates aus. Und drittens trifft für die Forschung in den Biowissenschaften der interdisziplinäre Charakter in besonderem Maße zu, ganz gleich ob es sich um die Anwendung von Erkenntnissen verschiedener Wissenschaftszweige oder um die direkte Zusammenarbeit von Spezialisten unterschiedlicher Disziplinen in der Forschung handelt.

2. Aus dem Studienmaterial der wissenschaftlichen Tätigkeit in den Biowissenschaften und auf dem Gebiet des Behaviorismus wurden Ergebnisse gewonnen, die die Besonderheit des Informationsbedarfes veranschaulichen, und zwar einerseits die der Tätigkeit in der Grundlagenforschung auf den wichtigsten Gebieten und anderseits die der Tätigkeit in der praktischen Anwendung wissenschaftlicher Erkenntnisse, unabhängig von der konkreten Form dieser Anwendung. Wenn man das reale Bild etwas vereinfacht, so kann man behaupten, daß die Bedürfnisse der Praktiker auf die Schaffung und Erweiterung eines gemeinverständlichen Recherchefonds (was, wie, im Zusammenhang mit welchen Aufgaben ermittelt wurde und genutzt wird) ausgerichtet sind. Gleichzeitig verlangen die Grundlagenforscher der wichtigsten Gebiete vorrangig Informationen über die Arbeit der Wissenschaftler (wer, woran, wo und mit wem arbeitet). Im Zusammenhang mit den unterschiedlichen Bedürfnissen sollte die Aufbereitung jeder Mitteilung auf zwei voneinander unabhängigen praktischen Ebenen erfolgen. Noch größere Unterschiede weist die Struktur der auf die entsprechenden Bedürfnisse orientierten Informationsflüsse und -fonds auf. Diese Ergebnisse ermöglichen, insbesondere die Ursachen der

geringen Effektivität der Versorgung der Grundlagenforschung mit einheitlichen wissenschaftlich-technischen Informationssystemen zu verstehen, die vorwiegend an der Praxis orientiert sind.

3. Die Grundlagenforscher benötigen Informationen, die eine operative Beobachtung der Veränderungen der Richtungen, Umgruppierungen und der Akzentverschiebungen in der Tätigkeit im Vorfeld der Wissenschaft ermöglichen. Die Struktur- und Entwicklungskennziffern des Vorfeldes, über die die moderne Wissenschaftswissenschaft verfügt, künden von der Existenz einer genau bestimmten Art von Kommunikationsnetzen und wissenschaftlichen Gruppierungen, von denen Ausmaß, hierarchischer Aufbau, Tempo und Wesen der Veränderung in der ersten Annäherung bekannt sind. Man könnte behaupten, daß die Umstrukturierung des Vorfeldes dermaßen rasch vor sich geht, daß jedes durch die Aufbereitung formeller Publikationen begrenzte System der Informationsversorgung nur über eine geringe Effektivität verfügen wird. Eine Effektivitätssteigerung erfordert eine qualitative Veränderung des Arbeitsinhaltes der Informationssysteme und -dienste und insbesondere eine Einbeziehung der Angaben über die nicht formalisierte Kommunikation in dieser oder jener Form. Diese Aufgabe ist zwar schwierig, aber, wie die Erfahrungen besagen, nicht unlösbar. Gegenwärtig werden in mehreren Ländern intensive Versuche von Untersuchungen, Modellierungen und experimentellen Imitationen von Netzen und Gruppierungen der nicht formalisierten Kommunikation der Wissenschaftler unternommen. Dabei wird das Hauptaugenmerk schon nicht mehr auf den Inhalt der Information, sondern auf die strukturelle Besonderheit der Kommunikation mit der Einschätzung ihrer Effektivität nach indirekten Kennziffern gerichtet.

Практический опыт ВНИИМИ по применению ЭВМ в системе научной медицинской информации СССР

Всесоюзный Научно-Исследовательский Институт Медицинской и Медико-технической Информации (ВНИИМИ) МЗ СССР

Коммунистическая партия и правительство Советского Союза уделяют постоянное внимание вопросам совершенствования и развития научно-технической информации, считая что решение этих вопросов будет способствовать ускорению научно-технического прогресса, улучшению процессов планирования и прогнозирования народного хозяйства страны.

В медицине и здравоохранении совершенствование научной медицинской информации способствует более полному и быстрому доведению результатов научных исследований и достижений в области практической медицины до соответствующих категорий работников и созданию этим самым условий для улучшения уровня здоровья населения, процессов управления здравоохранением и ускорения развития медицинской науки.

Для совершенствования информационных процессов большое значение имеет применение электронных вычислительных машин (ЭВМ). Во ВНИИМИ к использованию ЭВМ приступили с 1968 г.

Для эффективного использования дорогостоящих ЭВМ необходимо было разработать принципы их применения, позволяющие достичь этой цели.

Вкратце эти принципы сводятся к следующему:

— использование ЭВМ должно быть направлено на те этапы технологического процесса обработки информации, где оно приносит наибольший эффект;

— ЭВМ фолжны применяться не обособленно, а в системе, охватывающей все звенья научной медицинской информации (НМИ) и позволяющей свести до минимума дублирование в процессах подготовки и обработки информации;

— система, в которой используется ЭВМ, должна быть совместимой с другими автоматизированными системами научно-технической информации страны с целью возможности взаимного обмена информацией на машинных носителях;

— развитие автоматизированной системы НМИ должно производиться поэтапно по мере развития технических средств и возможностей их получения с максимальным сохранением информации, введенной в систему;

— необходимо учитывать возможности создания международной системы НМИ и взаимодействия с уже действующими зарубежными системами НМИ;

— автоматизированная система НМИ должна быть экономически достаточно эффективной и иметь небольшие сроки окупаемости.

В настоящее время определилось, что наиболее перспективными областями применения ЭВМ в системе научной медицинской информации в СССР окажутся:

— автоматизированный поиск библиографической и фактографической информации;
— информационное обеспечение процессов планирования и управления развитием медицинской науки;
— автоматизация библиотечных процессов крупных научных медицинских библиотек;
— автоматизация производственных процессов в производственно-издательском комбинате ВНИИМИ;
— автоматизация процессов управления деятельностью ВНИИМИ (включая сюда планирование, учет, контроль и анализ результатов деятельности);
— использование ЭВМ совместно с микрофиширующей техникой.

Все указанные области применения ЭВМ, за исключением информационного обеспечения планирования и управления развитием медицинской науки, а также автоматизации библиотечных процессов, реализованы в рамках Отраслевой автоматизированной системы научной медицинской информации (ОАСНМИ).

ОАСНМИ является человеко-машинной системой, в которой сочетаются традиционные ручные и автоматизированные методы обработки информации.

Организационная структура ОАСНМИ включает в себя три уровня. Первый уровень — ВНИИМИ, Государственная центральная научная медицинская библиотека (ГЦНМБ) и производственно-издательский комбинат.

Второй уровень — республиканские отделы научной медицинской информации (РОНМИ), отделы научной медицинской информации головных научно-исследовательских институтов.

Третий уровень — отделы научной медицинской информации научно-исследовательских институтов, не являющихся головными по соответствующим проблемам.

Основным автоматизированным технологическим процессом в ОАСНМИ является автоматизированный поиск библиографической и фактографической информации. Выдача библиографической информации абонентам производится в трех режимах:

— избирательного распространения информации, ретроспективного поиска и подготовки библиографических указателей. Источником для библиографической информации в настоящее время служат статьи из медицинских отечественных и зарубежных периодических и продолжающихся изданий, депонированные статьи, переводы, рефераты системы ДОР.

Фактографическая информация выдается в виде ответа на разовые запросы или в хода диалога абонента с ЭВМ.

Массивы фактографических данных создаются в настоящее время на основе вседений о персоналиях, тематике сотрудничества по медико-биологическими проблемам между социалистическими странами, договорах, заключенных на основе этой тематики, и учреждениях, выполняющих эти договора.

Одной из важнейших проблем, возникающих при разработке таких сложных многоуровневых систем, как ОАСНМИ, является проблема распределения обязанностей по подготовке исходной информации для ввода и обработке ее на ЭВМ между подразделениями различных уровней.

В ОАСНМИ эта задача решается следующим образом. Подготовка исходной информации по зарубежным источникам производится во ВНИИМИ и головных научно-исследовательских институтах НИИИ. Предполагается, что отечественную литературу, выпускаемую союзными издательствами и учреждениями, готовит ГЦНМБ. Все республиканские издания обрабатываются в РОНМИ. Собственными ЭВМ в системе научной медицинской информации располагает только ВНИИМИ. РОНМИ использует ЭВМ, принадлежащие республиканским информационно-вычислительным центрам (РИВЦ) Министерств здравоохранения союзных республик. Поэтому ГЦНМБ у головные НИИ производят только индексирование исходной информации, которое заключается в подготовке библиографических описаний и поисковых образов документов, и передают эти документы во ВНИИМИ, где они переносятся на машинные носители вместе с документами, подготовленными в вводу в самом ВНИИМИ и затем записываются на магнитную ленту. РОНМИ подготавливают массивы республиканской информации на магнитных лентах и направляют их во ВНИИМИ. В информационно-вычислительном центре (ИВЦ) ВНИИМИ производится слияние обоих массивов на одну общую ленту, с помощью которой и производится поиск библиографической информации по запросам абонентов. Кроме того во ВНИИМИ, начиная с 1975 года с помощью ЭВМ издается библиографический указатель по социальной гигиене, организации здравоохранения и медицинской статистике. С полученной общей магнитной ленты снимаются копии и направляются в РОНМИ, где производится поиск информации для республиканских абонентов.

Подготовка массивов фактографической информации и обработка их на ЭВМ производится только во ВНИИМИ.

Помимо автоматизации процессов поиска информации в ОАСНМИ автоматизирован ряд других технологических и управляющих процессов.

Для ускорения выпуска изданий производственно-издательским комбинатом ВНИИМИ приобретен фотонаборный автомат, управляющая информация для которого готовится с помощью ЭВМ в ИВЦ ВНИИМИ. В настоящее время таким способом подготовлено для издания несколько обзоров. В дальнейшем по мере наращивания полиграфических мощностей и увеличения мощности ЭВМ повидимому окажется возможным переход к автоматизированному изданию медицинского реферативного журнала, что одновременно позволит повысить качество обслуживания абонентов библиографической информацией, так как при этом библиографические описания будут сопровождаться рефератами.

Автоматизирован процесс обработки результатов подписки на издания ВНИИМИ, что дает возможность ускорить сроки выпуска сигнальной информации (информации по оглавлениям журналов), и получить статистические данные об итогах подписки.

В настоящее время разработывается подсистема управления деятельностью ВНИИМИ, которая будет решать задаги контроля за ходом технологического процесса выпуска МРЖ, выполнения плана научно-исследовательских работ института, за исполнением документов и ряд других задач. В рамках этой подсистемы разработана и внедрена задача оценки информационной ценности зарубежных журналов, которая производит ранжирование этих журналаов по степени их информационной значимости на основе данных по выпуску сигнальной информации.

Большое значение в настоящее время приобретает вопрос замены бумажного информационного фонда микроносителями. В связи с этим становится актуальным вопрос об обеспечении связи между ЭВМ и микрофильмирующими установками типа ,,Пентакта“ с помощью аппаратуры, разрабатываемой фирмой ,,РОБОТРОН“. Однако реально говорить о внедрении этой аппаратуры будет можно после начала ее серийного производства.

Разработка ОАСНМИ началась в 1971 г. в 1973 г. был разработан технический проект системы, а в 1974 г. — рабочий проект и началась опытная эксплуатация I-ой очереди системы. В 1975 г. I очередь системы была принята в промышленную эксплуатацию. В 1975—80 гг. производится разработка II очереди системы.

I-я очередь системы эксплуатировалась только на I-ом уровне ОАСНМИ с помощью ЭВМ II-го поколения ,,Минск-22“. В это же время была введена в эксплуатацию другая ЭВМ II-го поколения ,,Минск-32“, с помощью которой и обеспечивается в настоящее время работа ОАСНМИ.

Основными целями разработки II-ой очереди ОАСНМИ являются внедрение системы избирательного распространения информации в союзных республиках, переход к использования ЭВМ III-го поколения, обеспечение взаимодействия с отечественными и зарубежными автоматизированными системами научно-технической информации.

Как известно, в настоящее время совместными усилиями социалистических стран создана единая серия ЭВМ III-го поколения (ЕС ЭВМ). ЭВМ единой серии обладают рядом преимуществ по сравнению с ЭВМ II-го поколения. К числу главных преимуществ надо отнести большую скорость выполнения операций, большой объем оперативной памяти, наличие внешних запоминающих устройств прямого доступа (магнитных дисков), развитое внутреннее математическое обеспечение, возможность многопрограммной работы, работа в режиме, ,,он-лайн“ и, самое главное аппаратурную и программную совместимость, как различных моделей ЕС ЭВМ между собой, так и с наиболее распространенными типами зарубежных ЭВМ.

Широкое распространение ЕС ЭВМ позволяет перейти от создания отдельных информационных систем к созданию комплекса взаимосвязанных систем. Такое комплексирование позволяет сократить сроки и затраты на создание систем, уменьшить дублирование при обработке информации, повысить полноту информационных фондов, повысить качество обслуживания абонентов.

Начиная с 1976 г. в СССР создается государственная автоматизированная система научно-технической информации (ГАСНТИ) целью которой является повышение научно-технического уровня и эффективности исследований, разработок и производства.

Для экспериментальной проверки важнейших положений построения ГАСНТИ и обработки отдельных режимов ее функционирования в 1976—80 гг. намечено создать сеть автоматизированных центров научно-технической информации (САЦНТИ). ВНИИМИ также включен в САЦНТИ.

Главной целью создания САЦНТИ является повышение качества и эффективности деятельности органов информации за счет координации и распределения усилий по подготовке, накоплению, хранению и распределению информации.

Обмен информацией между отдельными центрами САЦНТИ предполагается вести на первоначальном этапе путем обмена магнитными лентами, а в дальнейшем — по линиям связи.

В САЦНТИ предусмотрено применение ЭВМ III-го поколения единой серии (ЕС ЭВМ). С целью обеспечения взаимодействия с другими центрами САЦНТИ и для перевода ОАСНМИ на ЭВМ III-го поколения во ВНИИМИ приобретена, смонтирована и введена в эксплуатацию ЭВМ ЕС-1022.

Обмен информацией между ВНИИМИ и другими центрами САЦНТИ представляется в следующем виде. ВНИИМИ получает информацию по различным областям знаний в части, имеющей отношение к медицине, отдавая взамен медицинскую информацию, носящую, в основном, межотраслевой характер (профессиональные заболевания, производственный травматизм, токсикология, организация здравоохранения и т. д.).

Начиная с конца 1977 г. во ВНИИМИ начат экспериментальный обмен информацией на магнитных лентах с Всесоюзным институтом научной и технической информаций (ВИНИТИ). Эксперимент проводится на массивах по информатике. Результаты эксперимента хорошие — информация с магнитных лент ВИНИТИ бех сбоев вводится в ЭВМ ЕС-1022 и обрабатывается про помощи пакета прикладных программ АСПИД. В 1978 г. ВНИИМИ будет получать из ВИНИТИ магнитные ленты с информацией по медицинским аспектам химии и биологии и осуществлять по ним поиск в режиме ИРИ.

Большое значение во ВНИИМИ придается вопросам диалога пользователя с ЭВМ. В настоящее время производится разработка системы, позволяющей передавать результаты поиска информации из ЭВМ по линии телефонной связи на дисплей установленный и Министерстве здравоохранения СССР. Во ВНИИМИ будет установлена дисплейная станция ЕС-7906, с помощью которой информация будет из ЭВМ выдаваться руководству института. Кроме того использование этой станции обеспечит общение программистов с ЭВМ.

Для ускорения процессов подготовки информации для ввода в ЭВМ во ВНИИМИ в 1978 г. будет установлена станция подготовки данных СПД-9000, которая позволит производить запись исходной информации непосредственно на магнитную ленту.

С 1977 г. начались работы по автоматизации библиотечных процессов в ГЦНМБ. К настоящему времени проведено предпроектное обследование ГЦНМБ и составляется техническое задание на автоматизацию библиотечных процессов. В качестве первоочередных задач выделены вопросы автоматизации процессов в межбиблиотечном абонементе и при комплектовании фондов зарубежной периодикой.

И в заключении несколкьо слов об экономической эффективности работы системы. Предварительная расчетная оценка показывает, что при достаточно полном использавании ЭВМ стоимость информационного обслуживания в режиме ИРИ в 3—4 раза меньше чем при ручном поиске. Окупаемость капитальных затрат и расходов на проектирование системы составляет 2,5—3 года.

Применение ЭВМ III поколения позволит достичь еще большего эффекта, поскольку стоимость обработки одного запроса по системе ИРИ на ЭВМ III-го поколения в 3,5 раза ниже чем на ЭВМ „Минск-32“.

Informationsversorgung und Literaturbereitstellung in den Biowissenschaften durch Leistungen des Systems ASSISTENT[1] des Unionsinstituts für wissenschaftliche und technische Information der UdSSR (VINITI)

H.-D. MÜLLER und B. MÜNNICH

Akademie der Wissenschaften der DDR, Wissenschaftliches Informationszentrum, Berlin

1. Informationsleistungen des VINITI

Die automatisierten Leistungen des Systems ASSISTENT basieren auf der jahrzehntelangen Erfahrung und dem beachtlichen Leistungsniveau des Unionsinstituts für wissenschaftliche und technische Information der UdSSR (VINITI). Das VINITI wurde 1952 an der Akademie der Wissenschaften der UdSSR mit dem Ziel gebildet, eine systematische Informationsversorgung des wissenschaftlichen und ingenieurtechnischen Personals der Industrie, der wissenschaftlichen Forschungseinrichtungen und der Hochschulen über neue in- und ausländische Arbeiten auf den Gebieten der Wissenschaften und der Technik zu sichern. Im Jahre 1954 begann es mit der Informationstätigkeit zu den Biowissenschaften.

Das VINITI entwickelte einige grundlegende Arten von Informationsmitteln:

- „Signalinformation" als Titellisten,
- „Referatezeitschrift" als Referateorgane mit Registern,
- „Ergebnisse aus Wissenschaft und Technik" als analytisch-synthetische Übersichten.

Die Signalinformationen dienen der schnellen, aktuellen und vollständigen Information. Diese Informationsmittel werden seit 1967 herausgegeben. Die Serie Biologie (der Signalinformation) bestand im Jahre 1978 aus 19 Reihen, jede Reihe umfaßt bei 14tägiger Herausgabe 24 Hefte im Jahr (1977 zu den Biowissenschaften 16 Reihen).

In den „Referatezeitschriften" wurden während der letzten 25 Jahre, 18,3 Millionen wissenschaftlicher Dokumente nachgewiesen. Es gibt Referatezeitschriften zu den wichtigsten Wissensgebieten und zu interdisziplinären Problemen. Der Sammelband Biologie (des Referativnyj Žurnal) umfaßt 17 Reihen, daneben erscheinen 13 weitere Reihen (sogenannte Einzelausgaben), die nicht zu dem Sammelband gehören. Alle Reihen erscheinen monatlich, eine Ausnahme bildet der Sammelband Biologische Chemie, dessen Reihen bei 14tägiger Erscheinungsweise 24 Hefte im Jahr umfassen. Im Referativnyj Žurnal sind alle Angaben in Russisch, außerdem werden die Titel und Literaturquellen deutsch-, englisch- und französischsprachiger Veröffentlichungen in der Originalsprache wiedergegeben. Die Indexierung der Dokumente erfolgt mit Hilfe eines Rubrikators, der Dezimalklassifikation und Deskriptoren oder Schlüsselwörtern. Zu jeder Reihe gehören Autoren- und alphabetische Sachregister, in besonderen Fällen

[1] Automatisiertes Informationsrecherchesystem für Wissenschaft und Technik (Avtomatisirovannaja Spravo-informazionnaja SISTEma po Nauke i Technike)

werden auch Patent-, systematische und andere Register zusammengestellt. Es ist beabsichtigt, mit Hilfe des automatisierten Informationssystems ASSISTENT die maschinelle Übersetzung des alphabetischen Sachregisters in die RGW-Sprachen und ins Englische vorzunehmen.

Auf der Grundlage der im Referativnyj Žurnal referierten Arbeiten werden analytisch synthetische Übersichtsberichte zu Entwicklungstendenzen und besonders aktuellen Forschungsrichtungen auch in der biowissenschaftlichen und medizinischen Grundlagenforschung angefertigt und im Abstand von ein bis zwei Jahren in dem Informationsmittel „Ergebnisse aus Wissenschaft und Technik" herausgegeben.

Im Jahre 1977 wurden allein auf dem Gebiet der Genetik zu folgenden Themen Übersichten erarbeitet:

— Allgemeine Genetik (2. Band),
— Evolutions- und Populationsgenetik,
— DNS-Replikation bei Eukarioten bei Bestrahlung,
— Probleme der Genetik und Selektion bei Pflanzen,
— Humangenetik (3. Band).

2. Intensivierung der Herstellung der Informationsmittel und der Nutzung der Informationsfonds

Das grundlegende organisatorisch-technische Prinzip des VINITI zur Herstellung der Informationsmittel ist die Zentralisierung im Landesmaßstab. Diese Zentralisierung ermöglicht es, die wissenschaftliche Weltliteratur mit minimalem Aufwand zu erfassen. Jede Veröffentlichung wird unter Berücksichtigung aller Wissenschaftsgebiete nur einmal erschlossen. Zur Intensivierung der Herstellung der Informationsmittel und der Nutzung der Informationsfonds des VINITI wurde 1970 der Beschluß gefaßt, ein automatisiertes Informationssystem für Wissenschaft und Technik aufzubauen (System ASSISTENT). Durch dieses System sind Rationalisierungen in verschiedenen Richtungen möglich:

a) Herausgabe der Informationsmittel „Signalinformation" und „Referatezeitschrift" durch *erstens* konsequentere Durchsetzung des Prinzips einmaliger Erschließung der Dokumente und mehrfacher Nutzung der Dokumentennachweise für verschiedene Serien der Informationsmittel und *zweitens* Einführung der Lichtsatztechnik in Verbindung mit der automatisierten Zusammenstellung der Serien und der Herstellung der Register.

b) Aktuelle Informationsversorgung durch automatisierte selektive Informationsverbreitung nach Nutzerprofilen.

c) Literaturbereitstellung durch Aufbau von Zeitschriftenfonds auf Mikroplanfilm.

d) Retrospektive Recherche durch Aufbau und Betrieb von Datenbanken.

3. Entwicklung des Systems ASSISTENT

3.1. Technische Entwicklungsrichtungen

Die Entwicklung der technischen Basis des Systems ASSISTENT wird sich in drei Etappen vollziehen:

1. ASSISTENT 1 (1971–1975)

Einsatz von EDVA der zweiten Rechnergeneration und Einführung der Lichtsatztechnik.

2. ASSISTENT 2 (1976–1980)

Einsatz von EDVA des Typs ESER, leistungsfähigerer Lichtsatztechnik und der Mikroplanfilmtechnik.

3. ASSISTENT 3 (nach 1980)

Vervollständigung der Peripherie und Übergang zur Datenfernverarbeitung.

3.2. Qualitative Entwicklungsrichtungen

Der Einsatz der Technik und der Ausbau der Leistungen erfolgen schrittweise. Einerseits werden die einzelnen wissenschaftlichen Redaktionen nacheinander an das System angeschlossen und andererseits wird von der einfachen Titelerfassung der Dokumente ausgehend die inhaltliche Erschließung vertieft. Folgende Abschnitte werden dabei durchlaufen:

1. Schaffung eines einheitlichen Rubrikators zunächst für die „Signalinformation", der später einen Teil der Informationsrecherchesprache für die retrospektive Recherche und für die selektive Informationsverbreitung darstellt.

2. Erschließung des Hauptinhalts jedes Dokuments durch Rubrikatoren, damit eine Einordnung der Titel in die thematischen Serien der „Signalinformation" erfolgen kann. Ein hoher Anteil dieser Titel weist daher nur wenige Rubrikatornotationen auf. Die Zusammenstellung der Serien der „Signalinformation" erfolgt für den Lichtsatz auf Magnetband. In dieser Form werden sie für eine Nachnutzung auf Magnetband bereitgestellt. 1976 wurden ca. 16% der Informationsmittel nach dieser Technologie hergestellt. Bis 1980 wird sich die so verarbeitete Datenmenge pro Jahr verdoppeln.

3. Schaffung von Zeitschriftenfonds auf Mikroplanfilm. 1977 wurden 982 wichtige Zeitschriften, u. a. zu Gebieten der Chemie, auf Mikroplanfilm gespeichert. Darunter sind auch biologische Zeitschriften. Bis 1980 sollen 3000 Zeitschriften in die Mikroplanfilmfonds aufgenommen werden. Damit sind dann ca. 50% der Anforderungen von Kopien unmittelbar zu befriedigen.

4. Schaffung von Datenbasen für die selektive Informationsverbreitung und für die retrospektive Recherche, indem die Titel mit Rubrikatornotationen und Schlüsselwörtern/Deskriptoren zu allen Aspekten der Arbeiten versehen werden. 1977 wurden 450000 Dokumente auf diese Art erschlossen und in die Informationsfonds aufgenommen. Darunter sind folgende Gebiete: Biochemie, Biophysik, Molekularbiologie, Onkologie, Pharmakologie und Chemotherapeutika, Toxikologie, Physiologie des Blutkreislaufs und der Atmung sowie allgemeine Probleme der Biologie.

3.3. Entwicklung der Mitnutzung der Leistungen des Systems ASSISTENT

Die Mitnutzung der Leistungen des Systems ASSISTENT ist durch entsprechende Vereinbarungen und Beschlüsse im RGW geregelt. Das VINITI hat darin die Aufgabe übernommen, alle veröffentlichten Dokumente zu den exakten und Naturwissenschaften sowie zur Technik zu erschließen und auszuweisen. Es sind zwei Phasen der Nutzung der Leistungen des Systems ASSISTENT vorgesehen.

Erste Phase: Bereitstellung von Informationsfonds für eine automatisierte selektive Informationsverbreitung (Magnetbanddienste) und Kooperation beim Aufbau der Mikroplanfilmfonds.

Zweite Phase: Aufbau von Datenbasen für die retrospektive Recherche. Für die erste Phase bestehen exakte Regelungen über die Gewährleistung der Paßfähigkeit in den Kooperationsleistungen, die im Technischen Projekt des Internationalen Informationssystems für veröffentlichte Dokumente enthalten sind. Das VINITI hat Erfahrungen über die Nutzung der Leistungen des Systems ASSISTENT sammeln können. 26 Einrichtungen der UdSSR erhielten 1977 die Magnetbanddienste und Mikroplanfilme. Es ist ein erklärtes Ziel des VINITI, die Leistungen des Systems ASSISTENT bis auf ein solches Niveau zu entwickeln, daß eine echte Alternative zu den jetzt noch notwendigen Nutzungen von kapitalistischen Magnetbanddiensten entsteht.

Literatur

[1] Černyj, A. I., Das Unionsinstitut für wissenschaftliche und technische Information: Ergebnisse, Aufgaben, Perspektiven Naučno-techn. Inf., Ser. 1, Moskva, 11/12 (1977) 13–26 (russ).

[2] Černyj, A. I., Stand der Nutzung und Perspektiven der Einführung des Systems ASSISTENT als Bestandteil des Netzes der automatisierten Informationszentren. Moskva: VINITI (1977) 3–30 (russ.).

[3] Poroschenko, G., Über die wissenschaftlich-technische Information auf dem Gebiet der Genetik. Genetika, **13**, 12 (1977) 2225–26 (russ.).

[4] Preperski, H., Berichte zu ausgewählten automatisierten Informationssystemen. Anhang 1: Das automatisierte Informationssystem ASSISTENT. WIZ: Interne Literaturinformationen und Arbeitsberichte zur Informatik, 1 (1977) 3–56.

[5] Šulov, L. M., Die Signalinformation des VINITI im System ASSISTENT. Naučno-techn. Inf., Ser. 1, Moskva 11 (1976) 23–27 (russ.).

[6] Viniti (Hrsg.), Prospekt izdanij 1977. Moskva: VINITI (1976).

[7] Unveröffentlichte Materialien des WIZ der AdW der DDR.

Probleme der automatischen Inhaltserschließung von Fachtexten

E. Mater

Technische Hochschule Ilmenau, Institut INER

Die hauptsächlichen Argumente für und gegen eine automatische Inhaltserschließung sind in den Thesen angeführt. Hier sollen die Möglichkeiten dargestellt werden, um auf Anfrage an ein automatisiertes Erschließungs- und Recherche-System entweder diejenigen Fakten zu erhalten, die man benötigt, oder aber Nachweise über Zeitschriftenartikel oder andere Quellen zu bekommen, in denen das interessierende Problem behandelt wird.

Die Zweiteilung in Fakten und in Dokumenteninhalte ist für maschinelle Lösungsverfahren von Bedeutung. Wir unterscheiden zwischen Aufgaben und Problemen. Vereinfacht kann man sagen: Bei Aufgaben ist ein Lösungsalgorithmus bekannt und im System gespeichert, der Nutzer kann ihn abfragen. Bei Problemen ist noch kein Lösungsalgorithmus bekannt, es gibt nur wissenschaftliche Erörterungen oder partielle Beweise dazu, die in ihrem kontextuellen Zusammenhang studiert werden müssen.

In beiden Fällen kann das Recherchesystem nur dann ein hohes Maß an Genauigkeit im Ergebnis erbringen, wenn der Nutzer seinen Informationsbedarf hinreichend genau formuliert hat. Wir definieren den Nutzerbedarf als Summe über den Einzelinformationen i zu einem bestimmten Problem, abzüglich solcher Informationen, die sich bereits im persönlichen Speicher des Nutzers befinden:

$$B(N) = \sum_{i_1}^{i_n} (P) - S(N)$$

B = Bedarf
N = Nutzer
P = Problem
S = Speicher

Daraus folgert, daß ein Verfahren zur automatischen Inhaltserschließung dann und nur dann ein hohes Maß an relevanten Ergebnissen einbringen kann, wenn man als Maßstab den Nutzerbedarf und nicht eine abstrakte Inhaltsbedeutung ansetzt. Es sollen aus den Texten die wichtigen, die wesentlichen Inhaltskomponenten selektiert und abgespeichert werden. Begriffe wie ‚wichtig, wesentlich' usw. dürfen aber nur als Glieder einer mindestens zweistelligen Relation interpretiert werden: wichtig, wesentlich in bezug auf eine definierte Größe. Setzt man statt dessen diese Begriffe absolut, so wird das Ergebnis — übrigens auch bei intellektueller Analyse — beliebig ungenau. Hier liegt die Ursache dafür, daß menschliche Indexierer bei gleichem Text und gleichen Vorkenntnissen im Mittel weniger als 50% Übereinstimmung im Erschließungsergebnis erzielen [1].

Automatische Inhaltsanalyse in unserem Sinne strebt daher noch nicht die Umsetzung von Textaussagen in ein logisches Kalkül an [2]. Die Analyse durch EDVA will vielmehr bestimmte, vorher definierte Textelemente auffinden, nach Klassen ordnen und das

Ergebnis dem Nutzer bereitstellen. Dieser Prozeß ist im Prinzip beherrschbar, kann aber noch nicht industriell für beliebige Textmassive genutzt werden. Die Ursachen für den Mangel liegen nicht im Entwicklungsstand der Rechentechnik. Sie sind vielmehr sprach- und kommunikationswissenschaftlicher sowie organisatorischer Art.

Wir wollen zuerst einige Probleme zeigen, bevor wir auf die bisherigen Ergebnisse und die zukünftigen Möglichkeiten eingehen. Die menschliche Kommunikation erfolgt überwiegend in natürlicher Sprache. Deren Elemente sind auf verschiedenen Ebenen durchaus nicht immer logisch strukturiert. Digitale Automaten arbeiten dagegen ihre Programme ausschließlich nach logischen Gesetzen ab. Es muß folglich ein Verfahren gefunden werden, um die nichtlogischen Elemente natürlicher Sprachen sinnvoll in die logisch strukturierten Operationselemente von EDVA zu überführen. Fuchs-Kittowski, Kaiser, Tschirschwitz und Wenzlaff modellierten dieses Problem über die Signalstruktur, die Zeichenstruktur, die Struktur von Sprachelementen zur Semantikstruktur [3]. Die formalisierbaren Glieder dieses Prozesses werden schon heute beherrscht, nichtformalisierbare reichen jedoch über die Zuordnung von Bedeutungen zu Zeichenketten im Sinne eines Wörterbuches weit hinaus.

Erste Vorausstzung für die automatische Inhaltsanalyse ist daher die Ausarbeitung eines Bezugssystems, das die Relevanz von Zeichenketten in bezug auf die vorliegenden Aufgaben oder Probleme bestimmt. Im einfachsten Falle besteht es aus einer Sammlung von Fachtermini, deren jeder einzelne über die Relevanz eines Textes hinsichtlich der gemeldeten Nutzerprofile entscheidet. Bereits auf dieser Stufe entstehen die ersten Schwierigkeiten bei maschineller Selektion: Das gesuchte Wort kann

1. in flektierter Form auftreten (Kasus, Numerus, Tempus, Modus),
2. in Zusammensetzungen oder Ableitungen enthalten sein (Komposition oder Derivation),
3. statt als Zusammensetzung in Simplizia auftreten.

Da EDVA 2 Zeichenketten exakt auf ihre Bitstruktur vergleichen, führt jede formale Abweichung, und sei sie nur orthographische Variante, zum Vergleichsergebnis ‚nicht identisch'. Dieses Problem kann man jedoch beim heutigen Erkenntnisstand als gelöst betrachten [4; 5]. Wenn nämlich die Wörter in ihre kleinsten sprachlichen Einheiten, die Morpheme, automatisch zerlegt werden, so benötigt man für den gesamten deutschsprachigen Normalwortschatz nur etwa 4000 solcher Basiselemente statt > 500000 Lexeme und ist zugleich unabhängig von der jeweiligen Wortbildungsform. Schwierigkeiten entstehen allerdings noch bei bestimmten Fremdwörtern, an denen ja gerade die Sprache der Wissenschaft reich ist.

Der nächst höhere Perfektionsgrad besteht darin, ein Bezugssystem aufzubauen, das Bündel von bedeutungsähnlichen Wörtern zusammenfaßt. Das ist eine Aufgabe, die nur von Experten des Fachgebietes gelöst werden kann, die einen beträchtlichen Arbeitsaufwand erfordert und die außerdem über einen längeren Zeitraum hin im Experimentierstadium überwacht werden muß, bis Mängel beseitigt sind, das Bezugssystem also gesättigt ist. Die herkömmlichen Thesauri erweisen sich dafür nur als bedingt geeignet, weil sie unvollständig und ganz auf intellektuelle Erschließung angelegt sind.

Aus den Erfahrungen mit dieser Methode kann man die nächst höhere Entwicklungsstufe aufbauen, die eine automatische Indexierung im Sinne des quantitativen Hauptinhaltes eines Fachartikels zum Ziele hat. Dafür bilden statistische Verfahren die zuverlässigste Grundlage. Wenn man die Sachwörter eines Textes zu Äquivalenzklassen bündelt und diese Klassen nach Häufigkeiten zur fallenden Reihe ordnet, dann bezeichnet die Rangfolge eindeutig diejenigen Begriffe, die innerhalb eines Fachartikels dominieren, seinen Inhalt quantitativ bestimmen. Ein solches statistisch-semantisches Verfahren wurde an der TH Ilmenau vor einigen Jahren entwickelt und getestet [6]. Seine Brauchbarkeit ist unangefochten, wenn man Problemdarstellungen sucht, also Fachartikel, in denen bestimmte Inhaltskomponenten dominieren.

Anders verhält es sich, wenn man Einzelaussagen zu definierten Aufgaben benötigt, also Sachverhaltsdaten wie Meßwerte, Fakten oder Bewertungen im Sinne von [3]. Hier nützt die Kenntnis des Hauptinhaltes einer bibliographischen Einheit meist gar nichts. Folglich muß auch ein anderes Verfahren zur automatischen Inhaltserschließung angewendet werden. Denn in solchen Fällen dominiert die Aussage als kleinste Informationseinheit. Sie wird sprachlich durch die Subjekt-Prädikat-Beziehung realisiert, informationstheoretisch durch die Zuweisung eines Merkmals zu einem Objekt, rechentechnisch durch die Zuweisung eines Wertes zu einem Namen [7]. Es handelt sich also bei der maschinellen Verarbeitung um ein geordnetes Paar: Name — Wert, das in der Praxis der semantischen Informationsverarbeitung meist als n-Tupel auftritt, als eine aus mehreren Elementen bestehende Einheit.

Allerdings erfordert die automatische Extraktion solcher Faktenelemente aus fortlaufenden Fachtexten oder Firmenschriften einen sehr hohen Aufwand bei der Erarbeitung des entsprechenden Bezugssystems, höher noch als für die Dokumentenindexierung nach dem quantitativen Hauptinhalt. Untersuchungen dazu werden gegenwärtig an der TH Ilmenau für ein Teilgebiet der Elektrotechnik vorgenommen [8]. Die bisherigen Ergebnisse zeigen, welche Vorarbeit gedanklicher Klassifikation von Experten des zu analysierenden Fachgebietes erbracht werden muß, bevor die eigentliche Algorithmierung und schließlich Programmierung beginnen kann. Trotz der Ergebnisse von [9] ist die syntaktisch-semantische Verkettung der einzelnen Faktenelemente automatisch nicht immer eindeutig bestimmbar.

Während also beim dokumentenorientierten Indexierverfahren nur festgestellt wird, ob in einem Text der gesuchte Begriff enthalten ist und mit welchem relativen Gewicht zum Gesamttext, wird beim faktenorientierten Verfahren ermittelt, welche Aussagen zu den gesuchten Sachverhalten getroffen werden. Natürlich enthalten Aussagen einen höheren Informationswert als einzelne Namen, ermöglichen folglich auch ein viel genaueres Rechercheergebnis. Dafür wächst der intellektuelle Aufwand für die Einsatzvorbereitung, besonders für die Ausarbeitung der Faktengruppen-Profile, gegenüber den einfacheren Verfahren an. Dieser Aufwand erfordert genaue Kenntnis des zu analysierenden Fachgebietes; es handelt sich also nicht um Leistungen von Seiten der Rechentechnik.

Aus dieser Erkenntnis entstand eine neuartige Idee [10] zur automatischen Inhaltserschließung, für die jedoch noch keine praktischen Erfahrungen vorliegen. Die bisherigen Verfahren erfordern, je perfektionierter ihr Ergebnis sein soll, zunehmende Detailliertheit des Bezugssystems. Denn dieses System muß ja bei der maschinellen Verarbeitung sowohl die Sprach- wie die Fachkenntnisse des Nutzers ersetzen, sie also simulieren. Ein derartiges Verfahren ist aber nicht so zwingend, wie es zunächst erscheint. Tatsächlich soll der Rechner den Text ja nicht verstehen oder gar interpretieren, vielmehr soll er ihn formal in Beziehung setzen zu einem definierten Bedarf. Die Formel für den Nutzerbedarf, am Anfang eingeführt, gewinnt bei dieser Hypothese an Bedeutung. Es würde demnach ausreichen, wenn die Nutzer dem System diejenigen Texte oder Textausschnitte nennen, die am genauesten ihren Wünschen entsprechen. Aufgabe des Rechners wäre es nur, nach rein logischen, also vorwiegend außersprachlichen Kriterien solche Texte zu analysieren und das Ergebnis als Bezugsgröße beim Indexieren wie beim Recherchieren zu verwenden. Damit würden Inhaltsanalyse und Informationsrecherche auf eine neue, höhere Stufe gehoben. Die Untersuchungen zu dieser Frage stehen jedoch noch am Anfang.

Literatur

[1] NAUJOKS, K. D., Untersuchungen zum Grad der Abweichungen verschiedener Indexierungsergebnisse an gleichen Texten. Abschlußarbeit TH Ilmenau, Inst. INER, (1974) 39 S.

[2] REBALL, S., Zu Untersuchungen von Indexiervorgängen und Indexiersprachen der Information und Dokumentation für den naturwiss.-techn. Bereich und ihre Modellierung durch ein Prädikatenkalkül. Dissertation A TH Ilmenau, (1978).

[3] FUCHS-KITTOWSKI, K., H. KAISER, R. TSCHIRSCHWITZ und B. WENZLAFF, Informatik und Automatisierung I. Berlin (1976) 429 S.

[4] RÜDIGER, B., Flexivische und Wortbildungsanalyse des Deutschen. Berlin (1975) 253 S.

[5] MATER, E., Zur Bildung von Quasi-Stämmen für die rechentechnische Verarbeitung. Linguistische Studien, Berlin, Akademie-Verlag 27 (1976) 101—113.

[6] LAMPRECHT, H., und H. LAMPRECHT, Die Grundlage für ein statistisch-semantisches Verfahren zum automat. Indexieren von wissensch.-techn. Dokumenten — theoretisches Modell und praktische Untersuchung. Dissertation A, TH Ilmenau (1975).

[7] MATER, E., Probleme der Texttransformation für faktographische Informationen. ZfI-Mitteilungen, 8 (1977) 11—28.

[8] SCHELLER, B., Qualitativ-quantitative Beziehungen in Fachtexten der Elektrotechnik. Information/Dokumentation, 41 (1978) 111—118.

[9] KUNZE, J., Abhängigkeitsgrammatik. Studia grammatica XII, Berlin (1975) 504 S.

[10] MÜLLER, H.-D., Doktorandenseminare 1977 der TH Ilmenau, Institut INER.

Zu einigen linguistischen Aspekten der Gestaltung medizinischer Informationssysteme

B. Gross und W. Schiementz

Humboldt-Universität zu Berlin, Sektion Wissenschaftstheorie und -organisation

Die Gestaltung medizinischer Informationssysteme erfordert heute nicht nur eine enge Zusammenarbeit von Medizinern und Vertretern der Informatik, sondern darüber hinaus die interdisziplinäre Zusammenarbeit mit Vertretern der verschiedensten Wissenschaftsbereiche. Wissenschaftstheoretisch gesehen führt die Lösung derart komplexer Aufgabenstellungen häufig zu Grenzdisziplinen oder neuen Forschungsrichtungen entsprechend der Dialektik von Integrations- und Differenzierungsprozessen der modernen Wissenschaftsentwicklung. Die Herausbildung der Informatik als einer komplex strukturierten und interdisziplinären Wissenschaftsdisziplin sowie das Eindringen der Informationstechnologie in die Medizin sind Beispiele hierfür.

Betrachten wir besonders die im Rahmen der Gestaltung medizinischer Informationssysteme aufgeworfenen linguistischen Fragestellungen und damit die Rolle der Linguistik bei der Entwicklung des Verhältnisses von Informatik und Medizin, so wären vor allem die Forschungsrichtungen „linguistische Informatik“ und „medizinische Lingui-

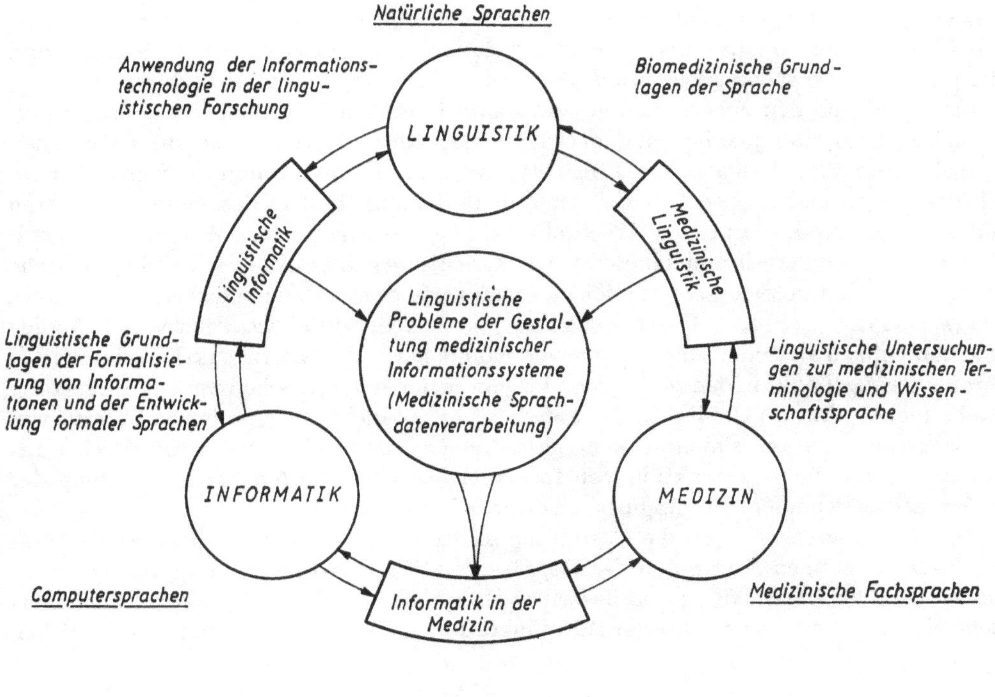

stik“ zu nennen, die in ihrer Einheit die Forschungen zur „medizinischen Sprachdatenverarbeitung“ bestimmen. Ein besonderes wissenschaftstheoretisches Interesse verdient diese neue Forschungsrichtung insbesondere deshalb, weil in ihr drei verschiedenartige Sprachkonzepte (Computersprachen, Wissenschaftssprachen und natürliche Sprachen) repräsentiert sind und Fragen nach ihrem Verhältnis zueinander beispielhaft aufgeworfen werden (Abb.).

Zur Entwicklung der automatisierten Sprachdatenverarbeitung

Es bedarf keines besonderen Hinweises darauf, daß das Phänomen der Sprache zu den traditionellen und beliebtesten Untersuchungsgegenständen der verschiedensten Wissenschaften seit Jahrzehnten gehört, ebensowenig der Feststellung, daß die natürlichen Sprachen ein alle Bereiche des wissenschaftlichen und gesellschaftlichen Lebens erfassendes Phänomen darstellen und als universelle Mittel der Kommunikation und Information dienen. Die einzelnen Wissenschaften haben in vielfältiger Weise ihre eigenen, der wissenschaftlichen Kommunikation und Erkenntnis dienenden Wissenschaftssprachen hervorgebracht und darüber hinaus in methodologischer Hinsicht verschiedene Sprachkonzepte zur Erforschung ihres Objektbereiches entwickelt.

Einen besonderen Platz nimmt dabei die Informatik ein, die in der kurzen Zeit ihrer Herausbildung eine derartige Vielzahl und Vielfalt von Sprachen hervorgebracht hat, die der Informationstechnologie dienen und sich hinsichtlich Umfang und Mannigfaltigkeit mit dem Resultat der Jahrhunderte währenden Evolution der natürlichen Sprache vergleichen läßt.

In der Entwicklung der Informatik finden die im Zusammenhang mit dem komplexen Problem der Sprache sich herauskristallisierten Wissenschaftsideale, insbesondere das Ideal einer universellen Wissenschaftssprache und der strengen logischen Beschreibung des Denkens durch ein Kalkül von Operationen (Leibniz, Carnap, Wittgenstein) ihren konzentrierten Ausdruck, woraus zugleich auch oft überspannte Hoffnungen und Ansprüche an die theoretischen und praktischen Arbeiten der Informatik resultieren.

Bedingt durch den operationellen bzw. algorithmischen Charakter der heutigen entwickelten Computersprachen und der damit gegebenen Unterschiede zur natürlichen Sprache, standen Informatik und Linguistik lange nur in einer durch die Semiotik bzw. Theorie der formalen Sprachen vermittelten Beziehung. Erst in den letzten 10 Jahren hat sich eine direkte und enge Wechselbeziehung zwischen beiden Wissenschaftsdisziplinen herausentwickelt und damit zur Arbeitsrichtung geführt, die auch als linguistische Informatik, Computerlinguistik oder automatisierte Sprachdatenverarbeitung (Borko, Hays, Garvin, Lenders, Piotrovsky u. a.) bezeichnet wird. Diese relativ selbständige und zunehmend an Bedeutung gewinnende Komponente der Informatik-Forschung fand ihren Ausgangspunkt in den zahlreichen Projekten der automatischen Sprachübersetzung (siehe hierzu Meier [1]). Heute umfaßt diese Arbeitsrichtung eine breite Palette von theoretischen und experimentellen Fragestellungen, von der Nutzung linguistischer Erkenntnisse für die Konstruktion von formalen Sprachen bis hin zur Anwendung der Informationstechnologie im linguistischen Forschungsprozeß.

Zum einen werden durch die Gestaltung leistungsfähiger Informationssysteme Fragen nach neuartigen Konzepten der Repräsentation und Strukturierung von Informationen und der Entwicklung von deskriptiven Sprachen aufgeworfen, wobei die natürliche Sprache hinsichtlich ihrer Ausdruckskraft und Dynamik zu einem wesentlichen

Orientierungspunkt wird. Zum anderen orientiert sich die Linguistik im wachsenden Maße an der logischen Strenge und mathematischen Präzision der formalen Sprachen und integriert den informationsverarbeitenden Automaten in die Methodologie linguistischer Forschung.
Vor allem im Zusammenhang mit der Entwicklung der mathematisch-strukturellen Linguistik erweist sich der Automat als ein wichtiges Hilfsmittel für die statistische Untersuchung, für das Testen von Grammatiken und die Modellierung von Sprachprozessen. Davon zeugen auch die Arbeiten zur rechnergestützten Übersetzung und Lexikographie. Umgekehrt liefert die Linguistik spezifische Gestaltungsprinzipien und Mittel für den Aufbau von Informationssystemen. Über den Bereich der Programmierung hinaus werden Sprachen für die Repräsentation von Informationen, für die Recherche, für Simulation und Modellierung sowie für die Projektierung von Informations- und Rechnersystemen entwickelt.

Die sich fruchtbar gestaltende Wechselbeziehung zwischen Informatik und Linguistik findet ihren Ausdruck in speziellen Zeitschriften und regelmäßigen internationalen Kongressen. Als ihr Kern erweist sich die automatisierte Sprachdaten- und Textverarbeitung. Ihren besonderen Wert erhält sie durch die Zielstellung, Informationssysteme stärker aus der Sicht der natürlichen Sprache und des menschlichen Denkens zu konzipieren. Hieraus resultiert aber zugleich ihre besondere Problem- und Aufgabenstellung: die Überwindung statistisch-syntaktischer Methoden und die Entwicklung von Methoden der semantischen Analyse als Grundlage für die Modellierung von Informationsprozessen.

Durch die aufgeworfenen praktischen Fragen bei der Gestaltung von Informationssystemen erhielt die linguistische Semantik-Forschung wichtige Impulse wie zugleich ein breites Anwendungsfeld ihrer theoretischen Grundlagenforschung. Im zunehmenden Maße werden Informationssprachen und Sprachen für die Mensch-Rechner-Kommunikation entsprechend linguistischer Erkenntnisse über die Struktur und Funktion der natürlichen Sprache erarbeitet und bestehende Methoden und Prinzipien, insbesondere der Klassifikation, Organisation und Recherche weiterentwickelt. Über die traditionellen numerischen Methoden der Rechentechnik und die bibliothekarischen Prinzipien der Information und Dokumentation hinaus trägt die linguistische Informatik so dazu bei, neuartige Informationssysteme zu konzipieren und damit qualitativ neuartige Anwendungsbereiche der Informationstechnologie zu erschließen. In eine solche Richtung weisen die theoretischen und experimentellen Arbeiten zu sogenannten informationslogischen, Frage-Antwort-Systemen, Konsultations- bzw. Dialogsystemen, (Weizenbaum, Quillian, Kusnezov, Lehmann, Zänker u. v. a.), in denen eine Informationsspeicherung entsprechend der Organisation und Struktur menschlichen Wissens mit Hilfe semantischer Netze sowie eine der natürlichen Sprache angenäherte Kommunikation angestrebt wird. Der dabei eingeschlagene Weg der semantischen Repräsentation von Wissen, welcher bereits von Šrejder durch das von ihm entwickelte Thesaurus-Modell des Wissens und der semantischen Information vorgeschlagen wurde, entspricht psycholinguistischen Erkenntnissen über die Zusammenhänge zwischen Sprache und Wissen, zwischen Organisation und Semantik der Information. Wenngleich eine weitere Fundierung insbesondere durch die semantisch-noematische Analyse (Meier) erforderlich ist, tragen diese Methoden bereits heute wesentlich zur Entwicklung neuartiger Methoden der Speicherung, Indexierung und Recherche (Braun, Schwind, Skorochod'ko u. a.) bei.

Entwicklung und Aufgaben der medizinischen Sprachdatenverarbeitung und medizinischen Wissenschaftsinformation

Es ist aufgrund der stürmischen Entwicklung der Computerlinguistik und der zunehmend in den Vordergrund rückenden Fragen nach der linguistischen Gewährleistung von Informationssystemen [2] nicht zufällig, wenn die Arbeiten zur medizinischen Sprachdatenverarbeitung (medical language data processing) einen breiten Raum auf internationalen Kongressen zur Anwendung der Informatik in der Medizin [3, 4] einnehmen. Eine Begründung der Zielstellung und die Bestimmung des Gegenstandes dieser Arbeitsrichtung wurde vor allem durch Pratt [5] gegeben. Ein traditionelles Terrain bilden dabei die medizinischen Informations- und Dokumentationssysteme (z. B. Medline bzw. Medlars), aber zugleich wurden eine Vielzahl darüber hinausgehender Projekte eingeleitet, welche zum Beispiel die maschinelle Auswertung medizinischer Befunde und Berichte oder die Modellierung des Arzt-Patient-Verhältnisses unter sprachlichem Aspekt beinhalten. Obwohl linguistische Untersuchungen zur medizinischen Fachsprache nicht neu sind und sowohl im Rahmen der Entwicklung und Pflege der medizinischen Terminologie als auch im Rahmen der Untersuchungen zu Wissenschaftssprachen aus der Sicht der angewandten Linguistik geleistet wurden [6, 7, 8, 9, 10], hat der Einsatz des Computers in der Medizin verstärkt diese Arbeiten in den letzten Jahren initiiert. Insbesondere wurde die Unschärfe, Mehrdeutigkeit und Widersprüchlichkeit der medizinischen Terminologie deutlich. Erfolge wurden vor allem dort erreicht, wo entsprechende Vorarbeiten geleistet wurden und entsprechende Klassifikationen vorlagen, wie die Klassifikation der Krankheiten und die Nomenklaturen der Pathologie. Verwiesen werden kann auf die medizinisch-linguistischen Untersuchungen von Wingert [11] zur morphosyntaktischen Zerlegung von Komposita der medizinischen Wissenschaftssprache und den Versuch von Rawlinson [12], die semantische Konstituentenanalyse zur semantischen Beschreibung der Terminologie der Krankheiten der Atmungsorgane zu nutzen. In den weiteren Arbeiten, insbesondere zur semantischen Analyse der Sprache der Medizin ist jedoch deutlich zu machen, daß die Komplexität und Dynamik der medizinischen Fachsprache vor allem aus den abzubildenden Sachverhalten, d. h. den Krankheiten und der Komplexität des menschlichen Organismus resultiert und sich damit ein starrer Formalismus letztendlich als undialektisch erweisen muß.

Die sich im engen Zusammenhang mit der Anwendung der „künstlichen Intelligenz" in der Medizin [13] entwickelnde medizinische Sprachdatenverarbeitung eröffnet auch neue Richtungen der medizinischen Wissenschaftsinformation. Über die traditionellen Literaturinformationssysteme hinaus rücken Fragen nach der Darstellung medizinischen Wissens in den Vordergrund theoretischer Untersuchungen. Entwickler von Frage-Antwort-Systemen bemühen sich um die Erschließung von Anwendungsgebieten in der Medizin [14, 15]. Eine Reihe von Frage-Antwort-Systemen wurden in den letzten Jahren für die Medizin entworfen. Zu nennen sind solche Systeme wie MYCIN [16, 17], DIALOG, CASNET, IRIS, MARIS [18] oder das für den Nutzer von MEDLINE entwickelte Programmiersystem MEDLEARN (siehe [19]). Die damit gegebenen Möglichkeiten der medizinischen Wissenschaftsinformation stehen in engem Zusammenhang mit den langfristig zu realisierenden Projekten der computerunterstützten Diagnose.

Abschließend wollen wir auf neuartige Fragestellungen zum Übersetzungsproblem hinweisen. Während die Computerlinguistik ihren Ausgangspunkt in den Projekten der maschinellen Übersetzung von natürlichen Sprachen hatte und den Problembereich auf wissenschaftlich-technische Texte eingrenzte, werden heute zunehmend Fragen nach der Übersetzung einer natürlichen Sprache in eine formale Computersprache mit dem Ziel der Verbesserung der Mensch-Maschine-Kommunikation und der Erhöhung der Potenzen der Informationsverarbeitung untersucht. Entsprechend der Stellung des Patienten in medizinischen Informationssystemen ergibt sich für die medizinische Sprachdatenverarbeitung darüber hinaus die Aufgabenstellung, die Übersetzbarkeit natürlichsprachlicher Informationen in die medizinische Fachsprache und damit der Extraktion medizinisch-relevanter Informationen aus Äußerungen von Patienten zu analysieren. Derartige Problemstellungen wurden durch japanische Wissenschaftler in [4] unter Nutzung semantischer Wörterbücher in Angriff genommen.

Bei einer Reihe von Aufgabenstellungen der Computerlinguistik und der künstlichen Intelligenz im allgemeinen und ihren Anwendungen in der Medizin im besonderen muß aber stets beachtet werden, daß Euphorie fehl am Platze ist und im Interesse des Menschen eine langfristig angelegte und interdisziplinäre theoretische und experimentelle Forschungsarbeit erforderlich ist.

Literatur

[1] Meier, G. F., Geschichte der Problemdiskussion zur automatischen Übersetzung und Textanalyse. Zeitschrift für Phonetik, Sprachwissenschaft und Kommunikationsforschung, **31** (1978) 6.

[2] Kotov, R. G., Lingvističeskie aspekty avtomatizirovannych sistem upravlenija, Moskva (1977).

[3] Anderson, J., und M. Forsythe (Eds.), Medinfo 74, Proceedings of the First World Conference on Medical Informatics, Stockholm, 5—10 August (1974), Amsterdam, New York (1975).

[4] Shires, D. B., und H. K. Wolf (Eds.), Medinfo 77, Proceedings of the Second World Conference on Medical Informatics, Toronto, August 8—12, (1977), Amsterdam, New York, Oxford (1977).

[5] Pratt, A. W., Medicine, computers and linguistics. Advances in Biomedical Engineering, 3 (1973) 97—140.

[6] Werner, C. F., Die Fachausdrücke in den Naturwissenschaften und der Medizin als fachliches und sprachliches Problem. Wiss. Zs. d. Karl-Marx-Universität Leipzig, Gesell. u. sprachwiss. R., 12 (1963) 155—160.

[7] Dietzel, A., Zur Analyse einiger medizinischer terminologischer Wortverbindungen. In: H. Spitzbardt, (Hrsg.), Spezialprobleme der wissenschaftlichen und technischen Übersetzung. Halle (1972) 193—209.

[8] Wüsteneck, H., Bilinguale Äquivalenzbeziehungen im adverbialen Bereich der medizinischen Fachsprache. Wiss. Zs. d. Humboldt-Universität zu Berlin, Gesell. u. sprachwiss. R., 18 (1969) 387—392.

[9] Steudel, J., Die Fachsprache der Medizin. Studium Generale, 3 (1951) 154—161.

[10] Möller, H. J., Probleme der psychiatrischen Wissenschaftssprache. Meth. Inform. Med., **15** 4 (1976) 241—246.

[11] Wingert, F., Morphosyntaktische Zerlegung von Komposita der medizinischen Sprache. Meth. Inform. Med., **16**, 1 (1977) 248—255.

[12] Rawlinson, F., Semantische Untersuchung zur medizinischen Krankheitsterminologie, Marburg (1974).

[13] Mathew, R. J., C. A. Kulikowski und K. R. Kaplan, A Multileveled Representation for Knowledge Acquisition in Medical Consultation Systems. In [4], 151—156.

[14] Fox, A. J., A Survey of Question Answering Systems. In: Abrams, M. E. (Ed.), Medical Computing. Progress and Problems, London (1970) 211–218.
[15] SHAPIRO, P. A., ACORN — An Automated Coder of Report Narrative. Meth. Inform. Med., **15**, 6 (1967) 153–162.
[16] SHORTLIFFE, E. H., Computer-Based Medical Consultation: MYCIN. Elsevier Pub., New York (1976).
[17] SHORTLIFFE, E. H., Computer-based consultations in clinical therapeutis. Comput. Biomed. Res., 8 (1975) 303–320.
[18] SLAMECKA, V., H. N. CAMP, A. N. BADRE und W. D. HALL, MARIS: A Knowledge System for internal Medicine. Information Processing & Management, **13**, 5 (1977) 273–276.
[19] SMITH, L. C., Artificial Intelligence in Information Retrieval Systems. Information Processing & Management, **12**, 3 (1976) 189–222.

Probleme der Sicherung der Effektivität von automatisierten Informationsrecherchesystemen

H. Engelbert

Humboldt-Universität, Sektion Wissenschaftstheorie und -organisation, Berlin

Allgemein ist die Sicherung der Effektivität — eines günstigen Verhätnisses zwischen Aufwand und Ergebnis — ein wichtiges Erfordernis, um ein rationelles Handeln von Kollektiven zur Erreichung des von ihnen verfolgten Zieles zu erreichen. Eine besondere Bedeutung besitzt die Effektivität für komplizierte Systeme, wie Informationsrecherchesysteme (IRS), bei denen es erforderlich ist, ihre Integration in das „große" System „Wissenschaftlicher Arbeitsprozeß" im Rahmen des Zyklus Wissenschaft—Technik—Produktion zu sichern.

Die bedeutend höheren Installations- und Betriebskosten von automatisierten IRS im Verhältnis zu ihren Vorgängern haben in vielen Fällen erst die Leiter von wissenschaftlichen Einrichtungen dazu bewogen, Effektivitätserwägungen anzustellen.

Richtige Bestimmung der Zielfunktion des IRS

Da sie die Maßstäbe für Effektivitätsermittlungen setzt, bildet sie eine Grundvoraussetzung. IRS dürfen nicht allein als Einrichtungen zur Sammlung, Speicherung und Recherche von dokumentiertem Wissen aufgefaßt werden, das heißt, als *passive* Glieder im wissenschaftlichen Arbeitsprozeß, sondern sie müssen als *aktives Hilfsmittel* für Forschung und Entwicklung gesehen werden, das

1. durch die **Darbietung von aufbereiteten Informationsnachweisen** an die in Forschung und Entwicklung Beschäftigten zur Erhöhung ihres Qualifikationsniveaus beiträgt, ihr wissenschaftlich-technisches Schöpfertum inspiriert, die Wissenskommunikation und die Überleitung von wissenschaftlichen Ergebnissen in die Praxis beschleunigt und durch den *Arbeitsteilungseffekt* in der Informationsrecherche und Beschaffung, die Einschränkung von unnötigen Doppelarbeiten und von Parallelismus die Arbeitsproduktivität von Wissenschaft und Technik wesentlich erhöht.

2. Dieses Hauptziel vorausgesetzt, muß man nach der **Funktion des IRS** differenzieren. Je nachdem, ob es

a) seine Funktion als *zentrale Informationseinrichtung* im nationalen Rahmen (Zweigzentrum) oder in einem internationalen integrierten IRS ausübt,

b) ein *Kombinat* oder eine *Forschungseinrichtung* zu versorgen hat,

c) ihm die Informationsbereitstellung *unmittelbar für wissenschaftliche Primärkollektive* obliegt.

Im ersteren Falle besteht seine Hauptfunktion in der Sicherung einer optimalen Versorgung mit Sekundärdokumenten (z. B. Referateausgaben) mit einem hohen Vollständigkeitsgrad der Überwachung des Welt-Informationsaufkommens für das betreffende Gebiet.

Wichtige Kennziffern für solche IRS sind:

1. Der **Vollständigkeitsgrad** der ausgewerteten Informationsquellen im Weltmaßstab und daraus folgend die Zahl der laufend ausgewerteten Zeitschriften und des jährlichen Zugangs an Nachweisen für den Speicher.
2. **Minimierung des Zeitverzugs** von der Veröffentlichung der Primärdokumente bis zur Auslieferung der Sekundärdokumente.
3. **Qualität** (Aussagekraft) **der Referate.**
4. **Minimierung von Informationsballast und -verlust** bei der Recherche.
5. **Schnelligkeit und Bequemlichkeit des Zugriffs** zu den gespeicherten Nachweisen.

Für IRS der zweiten Art ergeben sich eine Reihe von Abweichungen hinsichtlich ihrer Effektivitätskennziffern. Hier steht an erster Stelle die *Selektion* der für die Thematik der Einrichtungen *relevanten Nachweise* und der *Aufbau von komplexen thematischen Speichern* entsprechend dem Forschungs- bzw. Produktionsprofil der Einrichtung.

Eine wichtige Kennziffer bildet die Sicherung der Versorgung mit allen nachgewiesenen Informationsquellen, die Zusammenstellung von thematischen Sammlungen von Informationsnachweisen wie Bibliographien (Titellisten), Referateorganen usw. entsprechend den Hauptforschungs- und Produktionsrichtungen bzw. Forschungsthemen und die Materialbereitstellung zur Erarbeitung von Informationen für leitende Kader.

Schließlich bildet für IRS, die unmittelbar Primärkollektive in Forschung und Entwicklung betreuen, die wichtigste Kennziffer der *Grad der Selektion, Differenzierung und Synthese der Nachweise*, das heißt, eine *Transformatiou* der von fremden IRS gelieferten Informationsmittel entsprechend dem konkreten Informationsbedarf der Nutzer im betreffenden Kollektiv zu thematischen Informationsspeichern und die Unterstützung bei der Erarbeitung von *bewerteten* und weitgehend synthetisierten Informationsnachweisen, Faktensammlungen, Zusammenstellungen von Originaldokumenten bzw. die direkte Übernahme der Lösung von Teilproblemen aus Forschung und Entwicklung durch Ermittlung der bereits in der Literatur beschriebenen Lösungen.

Durch eine Automatisierung lassen sich folgende **Effekte** in der Ausübung dieser Funktionen erzielen:

1. **Kostensenkung** bei der Erbringung von Informationsleistungen, wie bei der Herausgabe von Dokumentennachweisdiensten, der Durchführung der selektiven Informationsverbreitung und der retrospektiven Recherche.
2. **Erhöhung der Schnelligkeit** (Operativität) des Systems durch Verkürzung der Herstellungszeiten der Informationsmittel und einer Beschleunigung der Recherche.
3. **Senkung des Aufwandes** insbesondere an hochqualifizierter intellektueller Arbeit bei der Vorbereitung der Informationsmittel und der Durchführung von Recherchen.
4. **Ausdehnung des Erfassungsbereiches** durch Einbeziehung von zusätzlichen Zeitschriftentiteln, Büchern, Patentschriften und anderen Quellen in die laufende Auswertung.

Der *Übergang* von konventionellen Systemen zur automatisierten Informationsrecherche ist dann *zweckmäßig*:

a) wenn die gleichen oder qualitativ besseren Leistungen nach der Automatisierung mit einem *geringeren Aufwand* erbracht werden,

b) wenn durch die Automatisierung **neue Informationsleistungen** ermöglicht werden, die zu einer höheren Arbeitsproduktivität und entsprechenden ökonomischen Ergebnissen auf anderen Abschnitten des wissenschaftlichen Arbeitsprozesses führen, die den höheren Aufwand der Informationsarbeit rechtfertigen,

c) wenn sich wichtige **außerökonomische Vorteile** für die Gesellschaft ergeben (z. B. durch einen schnellen Zugriff zu gespeicherten Informationen eine Erhöhung der Verteidigungsbereitschaft des Landes),

d) um an dem automatisierten IRS als **Forschungsobjekt** Erkenntnisse für die Informationswissenschaft zu gewinnen.

Eine Vergleichbarkeit der Leistungen ist nur gegeben, wenn *nach der Automatisierung keine Qualitätsverschlechterungen zugelassen* werden wie z. B. durch den Übergang von Referatediensten zu Bibliographien (sogenannten indexierten Titellisten).

Der allgemeine Grundsatz, daß ein Einsatz des Automaten erst von einem bestimmten quantitativen Umfang der anfallenden Datenmengen effektiv ist, gilt voll und ganz auch für automatisierte IRS. Weiter wirkt sich effektivitätsmindernd aus, daß es sich bei den von IRS zu bewältigenden Informationsprozessen größtenteils um *semantische Informationsverarbeitungsprozesse* handelt, die gegenwärtig nur zu einem geringen Teil durch syntaktische Informationsverarbeitungsprozesse algorithmiert werden können. So entfallen 70 bis 80% aller Kosten im IRS auf die Erschließung der Primärdokumente (Prüfung auf Dokumentierwürdigkeit, fachliche und politische Wertung, Referieren und Indexieren), das heißt auf semantisch-pragmatische Informationsverarbeitungsprozesse, die sich nicht bzw. nicht in befriedigender Qualität von Automaten durchführen lassen. Das Gleiche gilt für die Analyse der eingehenden Anfragen bei der retrospektiven Recherche und die Aufstellung einer erfolgreichen Recherchestrategie und Recherchelogik.

Aus diesem Grunde ist bei den in Routinebetrieb überführten automatisierten IRS *nur die Recherche*, (d. h. der Vergleich zwischen Dokumentenbild und Anfragebild bzw. Nutzerprofil — bei der selektiven Informationsverbreitung —) voll automatisiert, während die meisten anderen Operationen entweder intellektuell mit EDV-Unterstützung oder völlig ohne Automateneinsatz durchgeführt werden.

Mögliche Effekte aus der Automatisierung dieser Prozesse gehen verloren, wenn nicht die notwendigen, an die Recherche anschließenden Arbeitsprozesse mechanisiert bzw. automatisiert werden wie z. B. der Druck der Informationsmittel, die Bereitstellung der Quellen als Mikrofiche, die operative Anfertigung von Kopien, die schnelle Erledigung aller Aufträge der Informationsnutzer usw.

Alle diese teuren, einen großen Bedarf von qualifizierten Organisations-, Programmierungs- und Bedienungskosten erfordernden Techniken erreichen ihre Rentabilität erst bei bestimmten quantitativen Parametern. So werden z. B. von dem international arbeitenden IRS für Medizin MEDLARS laufend 2800 wissenschaftliche Zeitschriften ausgewertet, aus denen jährlich 200000 Artikel für den Speicher erfaßt werden. Mehr als 120 Institutionen sind über eigene Terminals an den Zentralcomputer angeschlossen und jährlich (1973) werden mehr als 250000 Recherchen durchgeführt. Das in der UdSSR im Aufbau begriffene vollautomatisierte integrale IRS ASSISTENT ist für einen jährlichen Zugang von mehr als einer Million Nachweisen projektiert. Von dem ebenfalls international genutzten IRS CAS für das Gebiet der Chemie werden jährlich 400000 Informationsnachweise erschlossen.

Die Kosten automatisierter IRS kann man in zwei große Gruppen einteilen:

1. Organistions- und Vorbereitungskosten für die Erarbeitung der Programmunterlagen, die Ausarbeitung des Thesaurus, die Schulung der Mitarbeiter usw. Sie sind weitgehend unabhängig von der Zahl der erfaßten Nachweise und der Anzahl der anfallenden Informationsleistungen.

2. Laufende Betriebskosten.

a) Für die Einspeicherung der Nachweise (sie betragen z. B. beim Projekt AIDOS des Ministeriums für Kohle und Energie der DDR 27,81 M pro Titel).

b) Für die Durchführung der Recherche.

Erstere steigen proportional zum Umfang der pro Zeiteinheit für den Speicher aufbereiteten Nachweise, unabhängig davon, ob und wie oft diese recherchiert werden. Umgekehrt sinken die Kosten pro Recherche bei einem hohen Anfall der abgeforderten Leistungen stark ab.

Das Wirken dieser Faktoren führt zu folgenden wichtigen Effektivitätsanforderungen für automatisierte IRS.

1. Unter den Bedingungen der DDR lassen sich automatisierte IRS, die das in der Tendenz weiter ansteigende Weltinformationsaufkommen *mit dem von Forschung und Entwicklung benötigten Vollständigkeitsgrad* erschließen, nur in internationaler Arbeitsteilung und Kooperation effektiv gestalten. Aus diesem Grunde muß Kurs genommen werden entweder auf den Anschluß an bereits existente internationale IRS bzw. auf die Organisierung solcher Systeme im Rahmen des ISWTI der sozialistischen Länder.

2. Der Schwerpunkt ist von der Konzipierung eigener Systeme auf die *Organisierung der Nutzung* der von großen automatisierten Systemen bereitgestellten *maschinenlesbaren Nachweise* und ihrer Selektion und Zusammenstellung zu integrierten aufgaben- und themenbezogenen speziellen Informationsrecherchefonds, auf ihre *synthetische Verarbeitung* zu Literaturberichten, thematischen Studien, Fortschrittsberichten und Informationen für leitende Kader zu legen.

3. Zum Zwecke der rationellen Nutzung der verfügbaren maschinenlesbaren Informationsnachweise ist der Technik ihrer Weiterverarbeitung zu Recherchemitteln für die *individuelle Auswertung* durch die Nutzer mit Hilfe der EDV, der Vervielfältigungs-, Kopier-, Büro- und Mikrofilmtechnik verstärkt Aufmerksamkeit zu schenken.

Als entscheidende Voraussetzung für einen hohen Gebrauchswert der von einem IRS bereitgestellten Informationsnachweisen ist zu sichern, daß den Nutzern *alle* nachgewiesenen *Primärdokumente* kurzfristig mit einem für sie vertretbaren Zeit- und Kostenaufwand im Original oder als Kopie zur Verfügung gestellt werden können.

Der Irrglauben, daß sich durch eine Automatisierung alle bisher mit konventionellen Methoden nicht gelösten Informationsprobleme, insbesondere eine stärkere Integration der Informationsarbeit in den wissenschaftlichen Arbeitsprozeß, von selbst lösen, ist entschieden zu bekämpfen. Durch die Automatisierung werden viele komplizierte, insbesondere organisatorische, arbeitspsychologische, Kader-, finanzielle, technische und andere Probleme *zusätzlich* aufgeworfen. *Deshalb bildet eine Beherrschung der konventionellen Methoden der Informationsbereitstellung eine Voraussetzung für ihre effektive Automatisierung.*

Die Kopplung der strukturchemischen Information mit biochemischen Fakten im faktographischen System SPRESI

H.-G. Scharnow

Zentralinstitut für Information und Dokumentation der DDR, Abt. Chemieinformation, Berlin

Die Zusammenarbeit auf dem Gebiet der Information und Dokumentation zwischen der UdSSR und DDR spielt für die Entwicklung unserer Volkswirtschaft eine hervorragende Rolle. Häufig wird hierunter nur die gegenseitige Nutzung von Informationsleistungen, F/E-Berichten und maschinenlesbaren Datenbasen verstanden. Hier soll aber über die gemeinsame Entwicklung eines Programmpakets, den Aufbau einer kooperativen Dokumentenerschließung und -speicherung und die gemeinsame Nutzung der Datenbasen auch unter Berücksichtigung der Lösungsvorschläge für die Umgehung der Sprachbesonderheiten informiert werden.

Der Aufbau des Programmpakets SPRESI (Speicherung und Recherche strukturchemischer Informationen) geht auf die Vereinbarung des Allunionsinstituts für wissenschaftliche und technische Information (VINITI) in Moskau und des Zentralinstituts für Information und Dokumentation der DDR (ZIID) in Berlin über die Entwicklung eines automatisierten Informationssystems zurück.

Die gemeinsamen Projektierungsunterlagen sahen den Aufbau eines faktographischen Speichers zu chemischen Verbindungen, mit den Teilspeichern zu chemischen Reaktionen und Fragmenten sowie den dazu untersuchten Eigenschaften, Wirksamkeiten und Verwendungszwecken vor. Dieses Konzept hat als Teillösung ebenfalls in die vom VINITI propagierte Gesamtlösung zur wissenschaftlich-technischen Informationsversorgung des Projekts ASSISTENT [1, 2] Eingang gefunden.

Die Entwicklungskollektive in beiden Instituten schufen die theoretischen Voraussetzungen für die einzusetzenden Eingabesprachen, für die weitgehend sprachunabhängigen Lösungen und legten Erfassungsformen und -parameter fest.

Für die Lösung mußte als Dimension berücksichtigt werden, daß ca. 80% der Chemiepublikationen Informationen über den Aufbau und die Eigenschaften chemischer Verbindungen [3] enthalten, daß z. Z. ca. 6 Mio chemischer Verbindungen bekannt sind und sich jährlich diese Zahl um 250—300 Tsd. [4] erhöht. Die Informationsmenge mit Substanz- und Materialeigenschaften wird auf ca. 3—5 Mrd. Substanz-Eigenschaftsnachweise geschätzt.

Die Information über die Struktur kann vollständig aus ihrem Abbild — der Strukturformel gewonnen werden, über sie wurde nicht nur der Weg einer universellen Eingabesprache [5, 6], sondern auch ihre optimale Speicherform gefunden, die die Grundlage des Registriersystems des Verbindungsfonds wurde. Auf dieser Basis kam der rechentechnischen Lösung, jedem Formelindividuum einen eindeutigen topologischen Datensatz und eine Registriernummer zuzuordnen, die Hauptbedeutung zu. Hiermit wurde das Problem der Strukturidentifikation, die Wiederauffindung für die Recherche, aber auch

```
7803141/15X0178 78
JACOB III. P., ANDERSON III. G., MESHUL C. K., SHULGIN A. T., CAS
TAGNOLI N. JR.
MONOMETHYLTHIOANALOGE VON 1-(2,4,5-TRIMETHOXY-PHENYL)-2-AMINO-PRO
PAN.
J. MED. CHEM. <JMCM-AR>, 1977, 20, NO 10, 1235-1239 (ENGL.)
  DEP. OF PHARM. CHEM., SCHOOL OF PHARM., UNIV. OF CALIFORNIA, SA
  N FRANCISCO, CALIF. 94143
  RED. U. METHYLIER. DER SULFONSAEURECHLORIDE I ERGEBEN DIE MONOM
  ETHYLTHIOVERB. II, DEREN FORMYLIER. ZU DEN ALDEHYDEN III FUEHRT
  .
  RK. MIT ETNO2 U. NACHFOLGENDE RED. ERGEBEN DIE 3 ISOMEREN TITEL
  VERB. IV, DEREN PSYCHOTOMIMET. AKTIVITAET GETESTET WIRD. (KUE/H
  * PSYCHOTOMIMETIKA; 1-MES-2(3,4)-MECH(NH2)CH2-(MEO)2-BENZOLE, S
  YNTH.; AETHER; MERCAPTOVERBINDUNGEN; AMINE; 1-MES-2(3,4)-MECH(N
  H2)CH2-(MEO)2-BENZOLE, SYNTH., PSYCHOTOMIMETIKA

* 137656-000  C12H19N102S1  1-(2,5-DIMETHOXY-4-METHYLTHIO-PHENYL)
              -2-AMINO-PROPAN
              BAA
              NFB PSYCHOTOMIMETISCHE WRKG.
* 198254-800  C12H19N102S1  1-(4,5-DIMETHOXY-2-METHYLMERCAPTO-PHE
              NYL)-2-AMINO-PROPAN
              BAA 1-(4,5-DIMETHOXY-2-METHYLMERCAPTO-PHENYL)-2--NI
                  TRO-PROPEN (198252-300) , LIALH4,THF, 71
              NFB PSYCHOTOMIMETISCHE WRKG.
              QHA F. 222-3 (#40#)
* 198255-600  C12H19N102S1  1-(2,4-DIMETHOXY-5-METHYLMERCAPTO-PHE
              NYL)-2-AMINO-PROPAN
              F. 47-8,5
              KP.0,1 125-8
              BAA 1-(2,4-DIMETHOXY-5-METHYLMERCAPTO-PHENYL)-2-NIT
                  RO-PROPEN (198253-100) , LIALH4,THF, 71
              NFB PSYCHOTOMIMETISCHE WRKG.
              QHA 140,5-2
```

Ahb. 1.

des Aufbaus von Teilspeichern für Strukturbausteine (Fragmente) und für Reaktionsgleichungen [7] gelöst.

Die Zuordnung der Eigenschaftsbeschreibung (Fakten) wurde in formalisierter Form konzipiert. Hierfür wurde ein Termschema erarbeitet, das z. Z. in 16 thematischen Gruppierungen mehr als 1500 verschiedene Sachverhalte zusammenfaßt. Der besondere Wert liegt nicht nur in der beliebigen Erweiterungsmöglichkeit und in der sprachunabhängigen Erfassungs- und Ausgabeform, sondern auch in einer optimierten Speicher- und Zugriffsform.

Durch die Verknüpfung der Teillösungen zur Struktureingabe und zur Faktenspeicherung waren die Möglichkeiten zur Erarbeitung der Erfassungsvorschriften gegeben.

In den Jahren 1973—74 führten das VINITI und ZIID auf dieser Basis ein gemeinsames Experiment zur erschöpfenden Auswertung von Publikationen durch. Mit diesen Daten wurde das auf einer SIEMENS 4004 im ZIID entwickelte Programmpaket getestet. Informationen über ca. 19000 chemische Verbindungen und zu ca. 60000 Eigenschaftsbeschreibungen wurden gespeichert. Das Verfahren hatte in diesem Großversuch seine Probe bestanden. Damit waren nicht nur die Richtigkeit der theoretischen Erarbeitung und die Stabilität der Programme überprüft worden, sondern auch die technologischen Aspekte der Zusammenarbeit zweier Informationszentren zur gemeinsamen Zulieferung für eine gemeinsame Datenbank erprobt.

Die Ausgabe des Dokumentennachweises als Rechercheergebnis, Abb. 1, gestattet einen Einblick zu den in das System eingehenden bibliographischen und faktographischen Datenelementen [8]. Die vorbereiteten Möglichkeiten der Ausgabe von Titellisten, Referaten und verschiedenen Registern über die Lichtsatzanlage DIGISET 50T21 mit dem Programmpaket DIGISET-SPRESI mit einer dem Buchdruck angenäherten Qualität förderte die Entscheidung für einen routinemäßigen Einsatz des Programmsystems.

VINITI und ZIID legten fest, 1975 mit der Bildung der Datenbank durch Bearbeitung des Teilkapitels „Heterocyclen“ zum Kapitel Ž des RŽ Chimija zu beginnen. 1976 wurde eine erste Erweiterung mit dem Teilkapitel „Aromaten“ vorgenommen. Diese beiden verbindungsintensiven Kapitel enthalten ca. 20% des jährlich in der Fachliteratur ausgewiesenen Anfalls an chemischen Verbindungen. Davon wurden durch die im VINITI und ZIID existierende Redakteurgruppe unter Einbeziehung externer Kräfte jährlich je ca. 50000 Verbindungen erschlossen. Die angestrebte vollständige Auswertung des Kapitels Ž, würde bereits mehr als die Hälfte der im RŽ Chimija ausgewerteten Strukturen erbringen. Ein weiterer Schritt zur Vergrößerung des Fonds wurde für den Jahrgang 1978 durch Einbeziehung der Teile „Aliphaten und Alicyclen“ beschritten, 1979 wird mit dem elementorganischen Teilkapitel die Erweiterung fortgesetzt. Inzwischen sind mehr als 250000 Verbindungsnachweise gespeichert. Der Wert einer solchen Datenbank im RGW wird besonders deutlich durch die Tatsache, daß der Chemical Abstracts Service (CAS) mit dem seit 1960 nach ähnlichen Prinzipien aufgebauten Verbindungsspeicher mit ca. 3,5 Mio Strukturen über eine Monopolstellung verfügt. Für CAS ist das Registriersystem als Ganzes oder in Teilen kein Verkaufsgegenstand, der Verkauf ist auf Dienste, die durch dieses System erbracht werden, beschränkt [2].

Für die Erfassung biozider und pharmakologischer Eigenschaften werden zu etwa 90 unterschiedlichen Untersuchungen, Einflüssen und Wirksamkeiten die Fakten erfaßt.

Aus der Tabelle 1 gehen die unter dem N-Term erfaßten bioziden Eigenschaften zum derzeitigen Gesamtanteil der Faktennachweise hervor. Der Aufbau des N-Terms: Bio-

Tabelle 1

Jahrgang	Σ der Eigenschaftsnachweise	davon N-Term	in %
1975	46799	ca. 850	1,8
1976	194333	ca. 5400	2,8
1977	216950	ca. 6955	2,2
1978	240000	ca. 9450	3,9

chemisches Verhalten, Physiologie, Pharmakologie besitzt folgende Hauptgruppen mit den in Klammern nachgesetzten unterschiedlichen Verschlüsselungsmöglichkeiten:

NA — Allgemeine Biologie und Biochemie (3)
NB — Enzymologie (2)
NC — Mikrobiologie (10)
ND — Pflanzenphysiologie (5)
NE — Tierphysiologie und Physiologie des Menschen (12)
NF/NG — Pharmakologie, Therapie, Toxikologie (Wirkung als; 36)
NI — Tierarzneimittel (1)
NJ — pestizide Wirkung (20)

Aus Tabelle 2 ist die Häufigkeit der Faktenzuordnung ersichtlich. Hierbei muß jedoch berücksichtigt werden, daß Zeitschriftenartikel, deren Rubrikatorschwerpunkt im biochemischen Bereich liegt, hier noch nicht ausgewertet wurden. Mit dem Aufbau der Datenbank wurde zunächst auf der SIEMENS 4004 begonnen. Für die Nutzer in der UdSSR wurden 4 Ausgabeprogramme zur Ergänzung der Referateausgabe genutzt,

Tabelle 2

	1975	1976	1977	1978
NA	1	50	25	53
NB	4	126	160	111
NC	86	326	317	493
ND	—	1	2	1
NE	15	481	259	601
NF/NG	544/155	2388/1273	3728/1498	4825/2568
NI	—	36	56	7
NJ	57	689	902	845

um ein Verbindungsregister mit Sachverhaltsnachweisen und 3 Verweisregister (Heteroelement, Ring- und Trivialnamenregister) zu generieren und über Lichtsatz auszugeben. Für die Chemiker in der DDR wurden die Eingabedaten genutzt, um zusätzlich einen Referatedienst, ein Autoren- und ein permutiertes Sachregister bereitzustellen. Die Referateausgabe ist nach dem Rubrikatorverfahren des VINITI geordnet und enthält die gleichen Referatenummern wie die Hauptausgabe des RŽ Chimija [9, 10, 11]. Mit der Einführung der deutschsprachigen Ausgabe wurde das Interesse für eine verstärkte Nutzung der Gesamtausgabe des RŽ Chimija bei unseren Chemikern gefördert. Neben der Heftausgabe werden die Daten in Jahresregistern kumuliert ausgegeben.

Für die Vorbereitung einer selektiven Infomationsverbreitung und retrospektiver Recherchen wurden aus den Datenfonds Magnetbänder mit hohem verdichtetem Informationsgehalt vorbereitet. Ein solcher Magnetbanddienst wurde probeweise 1978 vorgestellt und wird ab 1979 kontinuierlich angeboten. Damit wird die Leistungspalette über die Informationsmittelausgaben hinaus erweitert und in die Praxis übergeleitet. Durch die Strukturspeicherung können automatisiert weitere Teilspeicher generiert werden.

Neben einem Teilspeicher chemischer Reaktionsgleichungen [7, 12] ist die Bildung eines Speichers der chemischen Teilstrukturen für die Realisierung der Fragestellung nach Substanzklassen und der verknüpften Anfrage mit Fakten von sehr hohem Wert. Die Ableitung von Teilstrukturen aus den topologischen Datensätzen der Struktur hat die Funktionsprobe bestanden, die Klassifikation wurde nach den Prinzipien der GREMAS-Systematik aufgebaut. Diese Systematik berücksichtigt mehr als 7000 Strukturbausteine und als wesentliche Weiterentwicklung ist die Heteroorientierung am Heteroatom [13] eingeführt worden.

Für die Recherche können die Fragestellungen durch Kombination beliebiger Datenelemente sehr vielseitig aufgebaut werden. Als Beispiele wurden die Termrecherche „NFB“-Wirkung als Neuro-, Myo- und Psychopharmaka (Abb. 1) und die Anfrage zu Struktur-Wirkungsbeziehungen nach Cytostatika (NFW) auf Basis von Nitroimidazolen (Abb. 2) ausgewählt. Aus den Ergebnissen können vom Leser die erforderlichen Rückschlüsse zur Relevanzbeurteilung des Dokumenten- und Faktennachweises gezogen werden.

Durch die Beschlüsse des Rates für INFORCHIM ist der Aufbau der Datenbank zu chemischen Verbindungen im Untersystem des IZIS INFORCHIM, Teil Chemie und chemische Technologie in vollem Umfang einbezogen worden. Der Entwicklungsstand der ESER-Technik machte die umgehende Anpassung des Programmpakets für die ESER-Nutzung erforderlich. Im Juni 1975 wurde dafür im IZWTI (Moskau) eine internationale Spezialistenbrigade gegründet. Das bisher erprobte Anwenderprogrammpaket wurde in 3 festgelegten Abschnitten für die ESER-Nutzung adaptiert. Das IZWTI stellte für diese Arbeit seine Anlage ES1040 mit dem Bertiebssystem OS 4.0 MFT bereit. Es wurden durch die Teilnehmer der Spezialistenbrigade aus der UdSSR, ČSSR, VR Polen, DDR und zeitweilig aus der UVR die geforderte Begutachtung der Dokumentationsunterlagen, der Funktionstüchtigkeit der Programmläufe und der Überprüfung des Leistungsumfangs mit den Anforderungen der technischen Aufgabenstellung durchgeführt [14, 15, 16].

Die Übernahme und Erprobung dieser ESER-Version auf der Anlage ES-1050 des VINITI sichert z. Z. den Datenaustausch auf Magnetbändern zwischen beiden Instituten. Mit der erfolgreichen Erprobung der Fondsüberführung von der Anlage des ZIID (SIEMENS 4004) auf die ESER-Anlage des VINITI ist der Hauptschritt für eine Fortsetzung des Speicherbetriebes im VINITI vollzogen und Möglichkeiten einer schrittweisen Erweiterung der Dokumentenerschließung auf das gesamte veröffentlichte Schrifttum bei gleichzeitiger Bereitstellung einer Dateikopie für die Nutzung in der DDR gegeben.

Im Oktober 1978 hat eine zwischenstaatliche Abnahmekommission der DDR und UdSSR die Funktionstüchtigkeit auch dieses Teilkomplexes des automatisierten Informationssystems Chemie überprüft und seine Anwendung empfohlen. Durch die Unterzeichnung eines Regierungsabkommens zwischen beiden Ländern mit einer Laufzeit

```
7803755/18Ж0254 78
ГИРЕВА Р. Н., РЕЗНИЧЕНКО Л. А., КОЧЕРГИН П. М.
SYNTHESE UND UNTERSUCHUNG EINIGER IMIDAZOLDERIVATE. 10. REAKTION
VON NITROHALOGENIMIDAZOLEN MIT ALKANOLAMINEN.
ХИМ. ФАРМАЦЕВТ. Ж., 1977, 11, НО.10, 38-42 (RUSS.)
  НОВОКУЗНЕЦКИЙ НАУЧНО-ИССЛЕДОВАТЕЛЬСКИЙ ХИМИКО-ФАРМАЦЕВТИЧЕСКИЙ
  ИН-Т
  RK.-PROD. SIND DIE 1-ALKYL-4-NITRO-5-(2-HYDROXY-ETHYLAMINO)-IMI
  DAZOLE III. (LAH/REI)
  * IMIDAZOLE; 5-NO2-4-CL-; RK. (+ H2NCH2CH2OH / H2N(CH2)3OH)

* 227329-700   C6H10N4O3  1-METHYL-4-NITRO-5-(2-HYDROXY-ETHYLAMINO
               )-IMIDAZOL
               F. 150-2 (A.)
               BAA 5-CHLOR-1-METHYL-4-NITRO-IMIDAZOL (83347-300) ,
                   NH2CH2CH2OH, 87
               NEH
               NFW
```

Abb. 2.

vorerst bis 1985 wird die Zusammenarbeit auf dem Gebiet der weiteren Projektierung und Fondsentwicklung weiter ausgebaut.

Die vorliegenden Arbeitstechnologien und Arbeitsvorschriften gestatten die Einbeziehung weiterer RGW-Länder in die Erschließung und Nutzung der Datenbank, deren Wert für die Lösung der von Partei und Regierung dieser Länder gestellten Forschungsvorhaben zur Erforschung und Überleitung marktfähiger Produkte und chemischer Substanzen in die Produktion als besonders hoch anzusehen ist.

Literatur

[1] Ševjakova, L. A., Automatisierte Informationssysteme für Informationsrecherche zu organischen Verbindungen. J. vses. Chim. Obsch. um. D. I. Mend., **XXII** (1977) 382–386.

[2] Ševjakova, L. A., Automatisiertes integriertes Informationssystem auf dem Gebiet der Chemie. Zagadnienia Informacji Naukowej, **26** (1975) Nr. 1, 19

[3] CAS Today, Facts and Figures about Chemical Abstracts Service. 60th Anniversary Edition, Columbus, Ohio, CAS (1967).

[4] „Chemical Engineerings News" (1973) Nr. 3, 18.

[5] Vleduts, G. E. und N. A. Stokolova, Das willkürliche Blocksystem zur Codierung chemischer Verbindungen. Naucno-techn. Inform., Moskva, 2 (1963) 23–28.

[6] Ageeva, L. A., und L. A. Ševjakova, Über die Codierung organischer Verbindungen. Naucno-techn. Inform., Moskva, 7 (1972) 13–19.

[7] Mičenko, G. L., H.-G. Scharnow, G. Schildmann, und A. Weise, Untersystem für Reaktionen im Dokumentensystem SPRESI. Veröffentlicht auf dem X. Kolloquium über Information und Dokumentation der TH Ilmenau, Nov. (1977).

[8] Ševjakova, L. A., H.-G. Scharnow und G. Schildmann Der Aufbau eines Speichers chemischer Verbindungen. Informatik **24**, 1 (1977) 17–19.

[9] Osipenko, C. D., I. Ja. Pappe und N. E. Golubeva, Verbindungsregister zum RŽ Chimija, generiert auf Basis automatisierter Verarbeitung der Strukturinformation. J. vses. Chim. obsch. um. D. I. Mend., **XXII** (1977), 403–411.

[10] Ibragimova, M. B., L. A. Ševjakova, M. Piechotta, H.-G. Scharnow und G. Schildmann, Automatisch generierte und über Lichtsatz ausgegebene Informationsmittel auf dem Gebiet der Strukturchemie — Möglichkeiten der manuellen Recherche. Informatik **24**, 2 (1977) 24–26.

[11] Bondar, V. W., W. I. Makarov, M. M. Melnikova und A. B. Neiding, J. vses. chim. obsch. um D. I. Mend., **XXII** (1977), 411–414.

[12] Mičenko, G. L., und A. W. Scharova, Gegenwärtige Informationssysteme für Reaktionen der organischen Chemie und ihre Realisierungswege. J. vses. chim. obsch. um. D. I. Mend., **XXII** (1977), 387–392.

[13] Freistedt, L., und A. Winkler, Unveröffentlichte Arbeitsmaterialien im ZIID.

[14] Vestn. IZWTI, Moskau, 3 (1976) 13.

[15] Vestn. IZWTI, Moskau, 6 (1976) 20.

[16] Vestn. IZWTI, Moskau, 2 (1977) 7–8.

Der Informationsdienst „Diabetes mellitus" – fünfjährige Tätigkeit in einem Forschungsprojekt

H. Zühlke

Zentralinstitut für Diabetes „Gerhardt Katsch", Informationsstelle, Karlsburg

Der Informationsdienst des Zentralinstituts für Diabetes hat die Aufgabe, Literaturinformationen auf dem Gebiet des Diabetes mellitus, der Fettstoffwechselstörungen und der dazugehörigen Randgebiete zu liefern sowie wertvolle Übersichtsarbeiten aus dem Bereich der Medizin nachzuweisen.

1970 war es notwendig geworden, den bestehenden Informationsdienst zu verbessern. Bisher erfolgte entweder nur eine Dokumentation (Maschinenlochkarten) oder Information (Titellisten) über relevante Literatur. Es galt, ein Informationsrecherchesystem zu schaffen, das beide Funktionen übernimmt.

Das ZID entschied sich dafür, das gesamte Dokumentationsaufkommen zunächst nach dem R-300 Typenfeinprojekt „Information und Dokumentation" zu bearbeiten. Der dazu notwendige Thesaurus und die erforderliche Systematik lagen Ende 1972 vor. Seit 1979 erfolgt die Abarbeitung nach Programmen des SOPS AIDOS mit einem überarbeiteten Thesaurus.

Seit Anfang 1973 wird die fachspezifische Literatur aus etwa 100 im ZID vorhandenen Periodika sowie nach Durchsicht von Current Contents bestellten Sonderdrucken, Dissertationen u. dgl. m. erfaßt. Zu den Nutzern gehören sämtliche wissenschaftlichen Mitarbeiter des Forschungsprojektes sowie darüber hinaus in der Forschung und Praxis tätige Diabetologen im In- und Ausland.

Arbeitsablauf:

Die Informationsstelle übernimmt die Verteilung der von der Bibliothek ausgeliehenen Literatur:

a) an wissenschaftliche Mitarbeiter zur Auswahlarbeit,

b) an Indexierer, (ebenfalls wissenschaftliche Mitarbeiter des ZID) die für jede Arbeit einen ausgefüllten Urbeleg liefern.

Nach technischer Urbelegungskontrolle auf richtige bibliographische Angaben und Deskriptorenschreibweise erfolgt die Notationsvergabe und fachliche Überprüfung der Deskriptorenzuordnung. Die anschließende EDV-gerechte Aufbereitung, d. h. die Verlochung der Urbelegsangaben wird von Mitarbeitern der Informationsstelle vorgenommen.

Nach der Aufarbeitung durch den Computer (VEB Maschinelles Rechnen) erhält die Informationsstelle als Rechnerausdruck

a) die Gesamtbibliographie,

b) 57 Exemplare SIV und

c) Nachweise auf Rechercheanfragen.

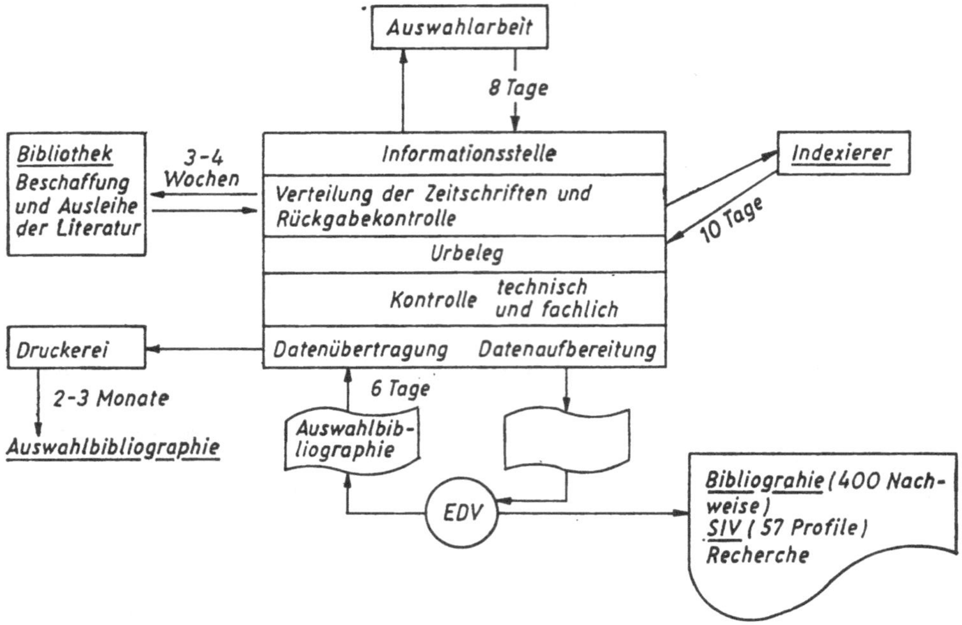

Abb. 1. Darstellung des Arbeitsablaufs bei der Informationsmittelherstellung

Zusätzlich wird ein Lochstreifen als Ausgangsmaterial für die Herstellung der Auswahlbibliographie „Prädiabetes, Diabetes und Fettstoffwechselstörungen" geliefert.

Informationsmittel:

1. Bibliographie (Gesamtbibliographie) „Diabetes mellitus". Sie enthält durchschnittlich 400 Nachweise aus dem gesamten monatlichen Dokumentationsaufkommen. Diese Bibliographie wird nur wenigen Nutzern zugesandt. Sie dient hauptsächlich als Arbeitsmittel in der Informationsstelle und Bibliothek.

2. Die Bibliographie (Auswahlform) „Diabetes, Prädiabetes, Fettstoffwechselstörungen" mit ca. 100 Nachweisen ist für den in der Praxis tätigen Diabetologen gedacht. Hinweise auf theoretische Abhandlungen und experimentelle Arbeiten werden hierin nicht gegeben. Sie erscheint ebenfalls monatlich.

3. Selektive Informationsverbreitung (SIV). Zur laufenden Information der am Forschungsprojekt beteiligten wissenschaftlichen Mitarbeiter erwies sich die selektive Information wegen der verhältnismäßig kurzen Herstellungszeit am besten geeignet. Die Frageprofile werden einmal im Jahr anhand von Planunterlagen in Hinblick auf Aktualität und Relevanz überprüft. Die Zahl der Frageprofile nimmt ständig zu, da neue Aspekte in der Diabetesforschung verfolgt werden und auf ältere Frageprofile nicht verzichtet werden kann.

Es hat sich als günstig erwiesen, in einigen Fällen die Frageprofile etwas breiter abzufassen und die entsprechenden selektiven Informationen mehreren Arbeitsgruppen zur Verfügung zu stellen. In dieser umfassenden Form werden die Nutzergruppen z. B. informiert über die gesamte Insulinsekretion, d. h. in vivo, in vitro, bei Mensch und Tier.

Um den etwaigen Nutzen der selektiven Information einschätzen zu können, führte die Informationsstelle zu Beginn des Jahres 1976 eine Fragebogenaktion durch, an der sich 52 Wissenschaftler beteiligten. Im großen und ganzen fiel diese Aktion zugunsten der bestehenden Form aus, gab uns aber auch wertvolle kritische Hinweise. Überlegungen, neben der ausführlichen Zeitschriftenauswertung die relevanten Sekundärhinweise aus Current Contents nur als Titel aufzunehmen, wurden fallengelassen, da möglichst die vollständige Publikation zur Indexierung zur Verfügung stehen muß. Eine Auswertung der Arbeit mit ausführlicher Erläuterung und Deskriptorenangabe wird generell von den Nutzern begrüßt und setzt das Vorhandensein des Sonderdruckes bzw. der Zeitschrift voraus. Auswärtige Kooperationspartner äußerten in der Mehrzahl, daß ihnen die angezeigte Literatur schwer zugänglich ist und sie auf eine aussagekräftige Erläuterung großen Wert legen. Am Rechnerausdruck selbst wurde die schwere Lesbarkeit bemängelt, z. B. Zeilentanzen und fehlende Hervorhebung des Titels der Arbeit.

4. Recherche im größeren Dokumentenfonds auf Anfrage. Sie wurde in der Mehrzahl für Prognosezwecke und zur Forschungsvorbereitung durchgeführt.

Wissenschaftlich-technische Information auf dem Gebiet „Nahrung und Ernährung des Menschen“

J. VOIGT

Akademie der Wissenschaften der DDR, Zentralinstitut für Ernährung in Potsdam-Rehbrücke

Seit Mitte der 50er Jahre wird im Zentralinstitut für Ernährung (ZfE) Informations- und Dokumentationsarbeit geleistet. Bis 1970 wurden $^1/_2$ Million Titel in einer Steilkartei — geordnet nach einer eigenen Klassifikation — gespeichert; regelmäßig wurden die Mitarbeiter des Hauses im Rahmen einer selektiven Informationsverbreitung mit den sie betreffenden neu erfaßten Titeln versorgt. Gemeinsam mit den Instituten der Lebensmittelindustrie und einigen Partnern aus sozialistischen Ländern gab das ZfE einen Referatedienst mit ca. 10000 Referaten/Jahr heraus.

Die ständige personelle Erweiterung des ZfE in den früheren Jahren ließ auch die Informationsaufgaben immer mehr anwachsen; dies und gewisse Probleme bei Druck und Vertrieb des Referatedienstes (2 Mio Referatekarten/Jahr in 15 Reihen) führten zu Überlegungen hinsichtlich einer rationelleren Informationsversorgung der Mitarbeiter des Hauses und der externen Interessenten.

In Vorbereitung des EDV-Einsatzes ist in den Jahren 1967—1969 ein Thesaurus erarbeitet worden. Von 1970 bis Anfang 1977 erfolgte die Informationsverarbeitung im Zentralinstitut für Mathematik und Mechanik der AdW der DDR (ZIMM) unter Einsatz einer EDVA R 300. Seit Anfang 1977 arbeiten wir in diesem Institut nach SOPS AIDOS auf einem Rechner der ESER-Reihe; dabei verarbeiten wir nur Dokumente und keine Fakten.

Inzwischen haben wir in Abstimmung mit anderen Bereichen unser Informationsspektrum so begrenzt, daß wir uns heute auf die Gebiete „Ernährung“ und „Grundlagen der Lebensmittelwissenschaft“ beschränken; Fragen der Technik und Technologie der Herstellung konventioneller Lebensmittel werden von uns nicht mehr erfaßt. Monatlich werden die beiden — nach einer Systematik gegliederten — Bibliographiereihen „Lebensmittelwissenschaft“ und „Ernährung“ herausgegeben. Neben den bibliographischen Angaben und den Deskriptoren enthalten die meisten Nachweise Annotationen des Inhalts der Dokumente. Beide Bibliographien enthalten zusammen 15000 Nachweise/Jahr. Besonderen Wert legen wir auf ein gutes Sachregister, da dies für manuelle Recherchen ganz wesentlich ist. Am Jahresende werden für beide Bibliographiereihen kumulierte Sach- und Autorenregister zusammengestellt.

Zur Zeit werden im Rahmen der Selektiven Informationsverbreitung (SIV) 135 Nutzerprofile bearbeitet; jährlich fallen etwa 130 retrospektive Recherchen an. Die Rechercheabarbeitung ist insofern etwas aufwendig, als in 2 getrennten Fonds gesucht werden muß. Die Datenbestände des R 300 sind zwar inzwischen in das AIDOS-Format überführt worden; da aber bei der Indexierung nach dem R 300-Typenprojekt die Einordnung von maximal 3 Deskriptoren in eine Kette möglich war, können die bei AIDOS z. B.

durch den Aufbau längerer Ketten und die Verwendung von Syntaxanzeigern stark verbesserten Recherchemöglichkeiten im Falle des „R 300/AIDOS"-Fonds nicht genutzt werden.

Die Ergebnisse von SIV und retrospektiven Recherchen werden in den meisten Fällen als sehr zufriedenstellend beurteilt. Entscheidend für die Qualität der Ergebnisse sind:

1. Die Art der zu bearbeitenden Frage: Die Recherche z. B. nach Methoden zur analyitschen Bestimmung einer Substanz ist im allgemeinen sehr gut zu bearbeiten; Informationsverluste und Ballast treten dabei praktisch nicht auf. Viel komplizierter ist für uns häufig die Bearbeitung von Fragestellungen aus dem Bereich der Biochemie oder der Physiologie, da diese oft nicht so einfach und klar zu formulieren sind wie die nach der Analytik einer Substanz.
2. Die Qualität des Thesaurus.
3. Die Sprach- und Fachkenntnisse der Indexierer.

Der Thesaurus enthielt zunächst über 8000 Deskriptoren. Die Zahl der Deskriptoren wurde inzwischen auf ca. 5000 reduziert; das war möglich, weil wir das Auswertungsprofil begrenzt haben, und es war notwendig, weil wir die Möglichkeit des unterschiedlichen Indexierens gleicher Sachverhalte durch die Ausschaltung sich überschneidender oder vom Inhalt her einander ähnlicher Deskriptoren verringern wollten. So hat die Praxis gezeigt, daß man z. B. von den beiden Deskriptoren „rheologische Eigenschaft" und „Fließverhalten" auf den ersteren durchaus verzichten kann. Das gilt auch für „Kolorimeter" und „Photometer", zumal diese Begriffe auch von Autoren immer wieder fälschlicherweise wie Synonyme gebraucht werden und kein Indexierer es wagen wird, den vom Autor benutzten Begriff „Kolorimeter" durch „Photometer" zu ersetzen oder umgekehrt. Mancher Fachspezialist wird für solche Vereinfachungen kein Verständnis haben; der Thesaurus muß aber als Hilfsmittel für die Recherche durch den Informationsfachmann möglichst übersichtlich und eindeutig sein.

Der Thesaurus besteht aus einem alphabetischen Teil und einem Tabellenteil; der Tabellenteil stellt die hierarchische Einordnung der Deskriptoren dar. Jeder Deskriptor unseres Thesaurus hat einen oder auch mehrerer Oberbegriffe; diese müssen beim Indexieren dann mit verwendet werden, wenn sie als „verbindlich" gekennzeichnet sind. So sind z. B. zu den Deskriptoren „Fruktose", „Galaktose", „Glukose" usw. die Oberbegriffe „Monosaccharid" und „Kohlenhydrat" verbindlich, zu den Deskriptoren „Laktose" „Maltose", „Saccharose" usw. die Oberbegriffe „Oligosaccharid" und „Kohlenhydrat". Durch diese Verfahrensweise werden Recherchefragen dann vereinfacht, wenn in irgendeinem Zusammenhang die Gruppe der Kohlenhydrate insgesamt interessant ist, z. B. in der Frage „Wirkung kohlenhydratreicher Kostformen bei Hyperlipoproteinämie". Man muß dann nicht nach einer Vielzahl einzelner Deskriptoren oder nach einer geringeren Zahl von zusammenfassenden Deskriptoren wie Mono-, Oligo-, Polysaccharid usw. fragen, sondern man erhält alle Dokumente über den einen Deskriptor „Kohlenhydrat" (natürlich in logischer Verknüpfung mit Kostform und Hyperlipoproteinämie). Die Suche nach einem solch pauschalen Sammelbegriff wie „Kohlenhydrat" ist natürlich nur dann sinnvoll, wenn durch weitere Begriffe (hier: „Kostform" und „Hyperlipoproteinämie") eine starke Einschränkung erfolgt; unter diesen Bedingungen ist eine solche Rechercheformulierung außerordentlich zeitsparend.

Eine weitere Besonderheit unseres Thesaurus ist die, daß in einigen ausgewählten Fällen Deskriptoren mit den zusätzlichen Notationen „-Allgemeines" bzw. „-Sonstiges" eingefügt worden sind. Die Anwendung solcher Deskriptoren ist umstritten; sie hat sich aber in besonderen Fällen für SIV und Recherche als zweckmäßig herausgestellt. Der Deskriptor „Aminosäure-Allgemeines" wird z. B. bei einer chemisch-analytischen Arbeit angewendet, in der die Bestimmung einer Vielzahl von Aminosäuren nebeneinander beschrieben ist, die man aber nicht alle einzeln indexieren kann oder will; das sind relativ wenige Dokumente. Bei einer Recherchefrage „Gaschromatographische Bestimmung von Phenylalanin und Tryptophan" wird man selbstverständlich nach „Phenylalanin" und „Tryptophan", aber auch nach dem Deskriptor „Aminosäure-Allgemeines" suchen; so erhält man neben den speziell indexierten Dokumenten auch diejenigen, in denen die verschiedenen Aminosäuren wegen ihrer Vielzahl nicht einzeln indexiert worden sind. Selbstverständlich gibt es hierbei einen gewissen, meist sehr kleinen Anteil an Ballastinformationen; der Auftraggeber der Recherche erhält auf diese Weise aber alle Informationen, die sich mit der interessierenden Problematik beschäftigen. Würde man auf den Deskriptor „Aminosäure-Allgemeines" verzichten und eine wie oben angeführte Arbeit (Vielzahl von Aminosäuren) nur mit dem Oberbegriff „Aminosäure" indexieren, so würde das Rechercheergebnis unbefriedigend sein: Entweder man verzichtet auf die Suche nach „Aminosäure", dann werden diejenigen Arbeiten nicht erfaßt, die eine Vielzahl von Aminosäuren (und darunter vielleicht auch Phenylalanin und Tryptophan) behandeln; oder man fragt nach dem Oberbegriff „Aminosäure", dann erfaßt man alle Arbeiten, die sich mit den zahlreichen anderen, nicht interessierenden Aminosäuren beschäftigen und erhöht so den Ballastanteil auf vielleicht 80 oder 90%.

Diese Indexierweise war nach unseren Erfahrungen vor allem für das R 300-Projekt zweckmäßig; bei SOPS AIDOS mit seinen größeren Möglichkeiten in bezug auf die Verwendung der Zahl der Deskriptoren und hinsichtlich der Recherche könnte man auf solche besonderen Deskriptoren sicher verzichten, dennoch haben wir diese Indexierweise bisher beibehalten.

Die Zahl der verwendeten Deskriptoren liegt bei uns meist zwischen 10 und 20.

Auf eine Besonderheit unserer Indexierweise sei noch hingewiesen: Einige Deskriptoren dürfen niemals als Einzeldeskriptoren, sondern nur in einer Kette verwendet werden. Das sind die Deskriptoren „Bestimmung", „Gehalt", „Mangel", „Produktion", „Synthese" und „Toxizität". So ist z. B. der Deskriptor „Bestimmung" stets mit zu vergeben, wenn es sich um die analytische Bestimmung einer Substanz handelt; dabei muß der Deskriptor „Bestimmung" *nach* den analysierten Substanzen genannt werden. Das ist einfach reglementiert und wird von den Indexierern auch gewissenhaft beachtet. Eine Deskriptorenkette könnte z. B. heißen „Zink, Bestimmung, UV-Spektroskopie, Nickel, Gehalt, Niere, Leber, Gehirn". So kann man bei einer Recherche nach der Analytik von Phenylalanin die Frage für den Rechner so formulieren, daß nur solche Nachweise als relevant herausgesucht werden, die z. B. die Deskriptoren „Zink" und „Bestimmung" nicht nur in *einer* Kette enthalten, sondern bei denen der Deskriptor „Bestimmung" in dieser Kette irgendwo *nach* dem „Zink" steht. Bei einer entsprechend formulierten Recherchefrage nach der Bestimmung von Nickel würde dieser Nachweis richtigerweise nicht erfaßt werden, da ja der Deskriptor „Bestimmung" *vor* „Nickel" steht. Auch diese Arbeitsweise ist während der R 300-Arbeit als sehr zweckmäßig eingeführt worden; man konnte die Rechercheformulierung für den Rechner sicherer machen und auf diese Weise viel Ballast durch Überschneidungen ausschalten. Diese Verfahrensweise wird auch heute beim AIDOS-Einsatz noch geübt und hat sich auch hier bewährt; sie trägt dazu bei, Fehlkombinationen bei der Recherche auszuschalten.

Automatisches Indexieren — Notwendigkeit und Realisierungschancen

U. Spranger

Forschungsinstitut für Medizinische Diagnostik, Dresden

Immer stärker wird das Streben deutlich, bei routinemäßig ablaufenden Phasen der Verarbeitung großer Textmengen der natürlichen Sprache zum Zwecke der gezielten Wiederfindung zutreffender Dokumentennachweise manuelle durch (teil)automatisierte Verfahren abzulösen. Wird unter diesem Aspekt die technologische Kette des Informationsverarbeitungsprozesses betrachtet, so ist festzustellen, daß es für die Speicherung, Suche und Ausgabe von Dokumentennachweisen bereits seit längerer Zeit rationell arbeitende automatisierte Einsatzvarianten gibt, an deren weiterer Optimierung gearbeitet wird. Nach wie vor ist jedoch das schwächste und aufwendigste Glied in der technologischen Kette des Informationsverarbeitungsprozesses die Erfassung und Aufbereitung von Dokumenten. Der Aufwand hierfür weist mit dem weiter wachsenden Informationsaufkommen, mit den steigenden Anforderungen an die Qualität und Quantität der Rechercheergebnisse und mit den u. U. strukturell komplizierter werdenden Informationsrecherchesprachen eine progressive Tendenz auf.

Seit über 20 Jahren wird in einigen Ländern (USA, Großbritannien, Frankreich, UdSSR, ČSSR, BRD u. a.) im Rahmen von Untersuchungen zur automatischen Textverarbeitung an der Automatisierung des Indexierprozesses gearbeitet. Beim *automatischen Indexieren* (AI) werden mit Hilfe von EDVA aus Texten der natürlichen Sprache inhaltskennzeichnende Merkmale nach *formalen* Kriterien ausgesondert und in eine Informationsrecherchesprache übertragen. Im Unterschied zum intellektuell ausgeführten Indexieren durch den Menschen (vielfach ungenau als manuelles Indexieren bezeichnet), das von der Analyse der Aussage bzw. logischen Textanalyse ausgeht, liegt beim AI der Schwerpunkt auf der Analyse der Wortform, weil eine Algorithmierung des assoziativen und wertenden Überschauens von Texten auf der Grundlage semantischen und syntaktisch-semantischen Wissens noch nicht realisierbar ist.

Die in den letzten Jahren durchgeführten Experimente ermöglichen trotz der Einschränkungen im methodischen Ansatz eine relativ eindeutige Einschätzung der Vor- und Nachteile des AI [näher ausgeführt in 3, 4]. Mit zunehmender Erkenntnisgewinnung vor allem auf semantisch-analytischem Gebiet werden die Nachteile schrittweise eingeschränkt werden können.

Heute wird an der Realisierbarkeit des AI nicht mehr gezweifelt. Vielmehr stehen weiterhin methodische Überlegungen im Mittelpunkt. Die grundlegenden methodischen Ideen wurden jedoch bereits in den ersten Jahren der Forschung zum AI formuliert.

Hinsichtlich der *Textgrundlage* für das AI stehen drei wesentliche Möglichkeiten zur Diskussion: Titel, Referat, Volltext sowie außerdem die Kombinationen Titel + Referat, Referat + Auszüge aus dem Volltext. Zur Zeit wird beim AI überwiegend vom Referat ausgegangen (aussagekräftiger als der Titel, keine bemerkenswerten Indexierunterschiede zum Volltext, gegenüber Volltext geringerer Aufwand bei der Datenerfassung).

Der grundsätzliche technologische Ablauf beim AI verläuft in 5 Stufen.

1. Stufe: Eingabeprozeduren; 2. Stufe: Stich- und Schlagwortextraktion durch Vergleich mit einem Bezugssystem; 3. Stufe: sprachliche Normalisierung der extrahierten Wörter (z. B. Bildung der Normalform, Pseudostammbildung);	eng zusammenhängende, ineinander übergehende Stufen

4. Stufe: mit drei Varianten:

Variante a: ableitendes Indexieren: direkte Verwendung der extrahierten Stich- und Schlagwörter als Indexierergebnis;

Variante b: zuteilendes Indexieren: Verwendung der extrahierten Stich- und Schlagwörter als sog. „Einstiegswörter“, nachfolgender Vergleich mit einem kontrollierten Vokabular (z. B. Thesaurus) und Ersatz der „Einstiegswörter“ durch akzeptierte Deskriptoren (d. h. Zusammenführung bedeutungsverwandter Wörter);

Variante c: Kombination zwischen ableitendem und zuteilendem Indexieren;

5. Stufe: Ausgabe des Indexierergebnisses.

Die Stufen 2 bis 4 können mit unterschiedlichen Methoden (einzeln oder in Kombination) abgearbeitet werden. *Grundlegende Methoden* sind statistische oder linguistisch orientierte (morphologische, syntaktische, semantische) Verfahren. Die Anwendung *statistischer Verfahren* beim AI (Bestimmung der absoluten und relativen Häufigkeit und der Wahrscheinlichkeit des gleichzeitigen Auftretens von Einzelwörtern, Wortpaaren usw., Bestimmung der positionellen Nähe von Wörtern, Vergleiche mit Mischtexten, Versuche zur Informationswichtung) erwuchs aus der Hoffnung, semantische Fragestellungen über Häufigkeitsanalysen in den Griff zu bekommen. Als methodisch einigermaßen beherrschbar, avancierten sie zunächst zur überwiegend benutzten Methode. Mit ihrer Verfeinerung offenbarten sich jedoch eine Reihe von Problemen, die überwiegend linguistischer Natur sind, aber das statistische Ergebnis entscheidend beeinflussen, so z. B.: notwendige Zusammenführung von Synonymen; Rolle der Pronomina; Erkennung von Homonymen, Polysemen und Phraseologismen; Zählung von Wortformen oder Wortstämmen (Pseudostämme); Art der Analyse von Komposita und Wortgruppen; Rolle syntaktischer Operationen (Präpositionen, Konjunktionen); Stil des Autors; Behandlung von Wörtern mit zuweilen modifikatorenhafter Bedeutung (z. B. Analyse, Entwicklung). Eine Weiterentwicklung statistischer Verfahren ohne Verbindung zur konsequenten linguistischen Analyse muß begrenzt und unbefriedigend bleiben. Deshalb hat sich die Forschung vor allem um die Anwendung *morphologischer und syntaktischer Analyseverfahren*, z. T. mit semantischen Bezügen, bemüht und einige Beiträge zur Verbesserung des AI geliefert (z. B. Systeme SMART, MAI, LEADER, SYNTOL, BIT) [3]. Allerdings sind diese Verfahren kompliziert und lassen noch viele Optimierungsmöglichkeiten offen. Die Anwendung semantischer Verfahren scheitert nach wie vor noch am Fehlen ausreichend entwickelter semantischer Theorien. Ein besonderes Problem ergibt sich außerdem dadurch, neben dem Thesaurus semantische Bezugssysteme zu entwickeln, die die Wort- bzw. Wortgruppenextraktion aus einem Text in optimaler Form gewährleisten. Der Aufbau solcher Bezugssysteme erfordert hohen intellektuellen Aufwand, da sie einen umfangreichen Wortschatz (alle möglichen Bedeutungs- und Formvarianten des Normal- und Formwortschatzes) in sich vereinigen und zu einer plausiblen Behandlung des Modifikationsproblemes zwingen. Eine klassifikatorische Ordnung innerhalb des Bezugssystems ist nicht unbedingt erforderlich [1].

Seit ungefähr 10 Jahren werden automatisierte Indexiersysteme direkt im Rechercheprozeß getestet. Dabei hat sich ergeben, daß die mit dem AI erreichten Ergebnisse im Vergleich zu den mit dem intellektuellen Indexieren erreichten Ergebnissen konkurrieren können. Somit bestehen auch aus dieser Sicht für das AI gerechtfertigte Realisierungschancen.

Von den in der DDR zum AI durchgeführten Untersuchungen ist eine Variante, die als Kompromiß zu werten ist, interessant. Es wird eine rechnergestützte Freiwortindexierung angestrebt [2]. Das bedeutet, daß bereits der sehr zeitaufwendige Zwischenschritt der Normierung von intellektuell extrahierten indexierwürdigen Wörtern sowie die Kontrolle ihrer richtigen Zuordnung zum Thesaurus über den Rechner abgearbeitet werden. Nicht identifizierbare Formen werden ausgegeben und intellektuell überprüft. Die rechnergestützte Freiwortindexierung ist ein Zwischenschritt vom intellektuellen zum automatischen Indexieren in Form eines durchaus separat benutzbaren Programmbausteins, sie hat jedoch keinen Einfluß auf die Indexiertiefe und kaum einen Einfluß auf die Indexierkonsistenz.

Literatur

[1] Dietze, J., Unterschiede und Gemeinsamkeiten zwischen Thesaurus und Bezugssystem für das automatische Indexieren. Wiss. Z. Univ. Halle, GSR **26**, 5 (1977) 105—108.

[2] Lamprecht, H., und H. Lamprecht, Freiwortindexierung als Zwischenstufe von der manuellen zur automatischen Indexierung. Dokumentation/Information, Ilmenau **32** (1972) 90—98.

[3] Sparck-Jones, K., und M. Kay, Linguistik und Informationswissenschaft. München [1976].

[4] Spranger, U., Über einige Verfahren des automatischen Indexierens. Informatik, **18**, 5 (1971) 28—33 u. 44.

Probleme bei der Realisierung eines Informationssystems für den Leistungs- und Leitungsprozeß in der medizinischen Forschung (ASU NT)

C. Hartmann

Humboldt-Universität, Sektion Wissenschaftstheorie und -organisation, Berlin

1. Theoretischer Ansatz

Aus der Analyse des Forschungsprozesses und vorhandener Informationsrecherchesysteme (IRS) ergibt sich, daß in bestehenden Informationssystemen für Wissenschaft und Technik (IWT) Informationen über die den Forschungsprozeß und das Forschungspotential charakterisierenden Informationen sowie Informationen über den ablaufenden Forschungsprozeß, die für die Leitung notwendig sind, fallen.

Hier wird der Ansatzpunkt national für ein Automatisiertes System für die Leitung in Wissenschaft und Technik (ASU NT) und international für ein Quellenorientiertes Internationales Informationssystem (IQIS) gesehen, mit Hilfe derer eine Zusammenführung von Informationen aus dem Informationssystem Wissenschaft und Technik, Leitung und Planung sowie Rechnungsführung und Statistik realisiert werden soll. Ausgehend vom Forschungsprozeß und seinen Etappen, nämlich der vorzubereitenden, der durchzuführenden, der abzurechnenden und der überzuleitenden, ergeben sich die verschiedenen Teile des ASU NT:

ASU NT-Teil Wissenschaft und Technik

enthält die bibliographischen Informationen für den wissenschaftlichen und administrativen Leiter, wie sie bisher in den IWT-Leistungen zu finden sind. Das heißt, diese Informationen sind Informationen über Ergebnisse abgeschlossener Problemlösungsprozesse.

ASU NT-Teil Prognose, Planung und Überleitung in Wissenschaft und Technik

Das sind Informationen, die das Forschungspotential charakterisieren.

Als Forschungspotential werden bezeichnet:

1. Die real vorhandenen Arbeitsmittel, Arbeitskräfte, Arbeitsgegenstände in ihrem Niveau, in ihrer Struktur, Organisation und Relation zu- und miteinander.
2. Die gesellschaftliche Organisation und Leitung, die die Struktur, Organisation und Relation — entsprechend der Forschungspolitik — optimieren kann.
3. Die historische Entwicklung der Forschung.

Dieser ASU NT-Teil ist für die Wissenschaftsorganisation und -leitung von besonderer Wichtigkeit. Sein Aufbau erfordert die intensive Mitarbeit der Leiter in der Forschung. Nur dann kann er sich zum echten Leitungsinstrument entwickeln.

ASU NT-Teil Abrechnung/Statistik in Wissenschaft und Technik

Dieser Teil enthält die Informationen, besonders als Kennziffern (Fakten), die über den ökonomischen Zustand des betreffenden bzw. relevanten anderen Forschungsprozesses Auskunft geben und die Grundlage für die Planung und Überführung darstellen. Zum Beispiel sollen solche Fragen beantwortet werden:

1. Was hat die Lösung des Problems X
a) an Zeit und b) an finanziellen Mitteln gekostet?
2. Welche Arbeitsmittel standen zur Verfügung (Grad der Ausstattung)?

Anmerkung: Die beispielsweise quantifizierbaren, den Forschungsprozeß voraussetzenden Elemente, wie Ak, Am müssen zueinander bei der jeweiligen Problematik in bestimmten Abhängigkeits- bzw. Verkettungsverhältnissen stehen, um den Forschungsprozeß effektiv durchführen zu können. Deshalb ist es u. a. eine sehr wichtige Aufgabe, die Gesetze der Verkettung zu finden und sie für die Planung des Forschungsprozesses nutzbar zu machen. Erst diese Verkettungsgesetze bilden eine Grundlage für die Optimierung der wissenschaftlichen Forschung bzw. des Forschungspotentials.

Die einzelnen Bestandteile des ASU NT sind durch einen Datenspeicher — keine Datenbank! vorerst — verknüpfbar (z. B. durch standardisierte MB-Formate K, M, L1, L2). Wichtig bei der Realisierung eines Automatisierten Informationssystems sind immer wieder die Klärung inhaltlicher und organisatorischer Fragen: Nicht die EDV löst organisatorische Unklarheiten, sondern verlangt, vorher zu wissen, was man will; und das ist eine Anforderung an die Leitung!

2. Lösungsweg und Probleme

Im Bereich des Ministeriums für Gesundheitswesen der DDR, besonders für die Forschungsverbände und -projekte sind die Formblätter 1514 zur Herstellung des ‚Forschungsinformationsregisters Medizin' ausgewertet worden. Dieses Register ist ein Instrument zur einheitlichen Leitung und Planung der medizinischen Forschung, da die Forschung in verschiedenen Ministeriumsbereichen durchgeführt wird. Es ist ein Hilfsmittel zur Rationalisierung der Leitung der medizinischen Forschung sowie eine Informationsbasis für die sozialistische ökonomische Integration (SÖI) auf dem Gebiet der medizinischen Forschung. Es erlaubt, den Informationsbedarf der Forschung problem- bzw. aufgabenbezogen zu ermitteln und ist für die Festlegung neuer Themen besonders dann geeignet, wenn Recherchen negativ beantwortet werden; daraus läßt sich u. a. auf neue Informationsbedürfnisse aus der Praxis schließen. Der Einsatz von AIDOS sowohl als Dokumentations- als auch Faktenrecherchesystem ist hierzu besonders geeignet. Die Forschungsinformation, wie sie nun auf dem Fbl. 1514 in der DDR dokumentiert wird, stellt in der Verarbeitungsform (Dokumentespeicher, Faktenspeicher) u. E. eine Grundlage für das nationale ASU NT dar und ist geeignet zum Aufbau eines IQIS „Plandokumente in Wissenschaft und Technik". Das Ziel eines IQIS „Plandokumente in Wissenschaft und Technik" bzw. eine ASU NT ist die Verbesserung der Potentialsteuerung, d. h.

- Ausarbeitung der Ziele/Aufgaben,
- Methodenerarbeitung, um Ziele zu erreichen,
- Auswahl des Zeitraumes der Lösungsdauer,
- das Forschungspotential aufteilen zu können, zu planen, zu finanzieren,

— die ökonomischen, juristischen Bedingungen für die Realisierung des Forschungsprozesses organisatorisch entscheiden zu können,
— materielle, moralische Stimuli für die Ausführung festzulegen, mit dem Ziel, das gesellschaftliche und persönliche Interesse an der Erhöhung der Arbeitsproduktivität zu sichern,
— Strukturen in Instituten, Arbeitsbereichen o. ä. zu schaffen,
— die Funktionen und Aufgaben auf die einzelnen Ausführenden zu verteilen,
— alle Elemente eines Forschungsprozesses zum funktionierenden Ganzen zu organisieren,
— zu analysieren und zu kontrollieren.

Ausgangspunkt und Aufgaben für den Aufbau national eines ASU NT und international eines IQIS „Plandokumente in Wissenschaft und Technik" ist die Tatsache, daß international die Zusammenarbeit in der Planung die Hauptmethode zur Verwirklichung der SÖI ist. G. WEISS formulierte dazu:

„Die Beherrschung ... der Planung setzt neben großer Sachkenntnis der eigenen volkswirtschaftlichen Verflechtung, neben soliden ökonomischen Kennziffern und Beurteilungsgrundlagen auch eingehende Kenntnisse über die sich in anderen Partnerländern vollziehenden und in der Perspektive vorgehenden Entwicklungsprozesse von Wissenschaft und Technik und Produktion voraus".

Das bedeutet, die Plankoordinierung noch verbindlicher zu gestalten, mit dem nationalen Planungsprozeß mehr und mehr zu verknüpfen (KUNZ). Eine entsprechende Arbeitsgruppe, die den wissenschaftsorganisatorischen und planungsorganisatorischen Ablauf erarbeitet, müßte dazu vom Komitee für die wissenschaftlich-technische Zusammenarbeit geschaffen werden, die mit dem Komitee für die Zusammenarbeit auf dem Gebiet der Planungsarbeit und dem Internationalen Zentrum für wissenschaftlich-technische Information (IZWTI) zusammenarbeitet.

Die anfänglich jeweils nationale Beschränkung der Organisation der Erfassung der Forschungsinformation wird mit zunehmender SÖI abnehmen müssen, da die Multivalenz sowie Diversifikationsmöglichkeiten der Forschungsergebnisse im Detail der Forschungsaufgabe liegen.

3. Zusammenfassung

Es ist versucht worden, auf der Basis praktizierter Ergebnisse im Institut für Wissenschaftsinformation in der Medizin eine Grundkonzeption zu erarbeiten, die einen Beitrag zur Entwicklung einer nationalen Variante eines ASU NT darstellt. Um die ganzheitliche Widerspiegelung des Forschungsprozesses durch Informationen zu gewährleisten, wird folgendes angestrebt:

1. Das ASU NT wird für den Leistungs- und Leitungsprozeß der Forschung (z. B. in der Medizin) als ein Hilfsmittel konzipiert, das nicht eine Vollautomatisierung bzw. Automatisierung der gesamten Leitungstätigkeit bedeutet.

2. Das ASU NT ist ein informationsverarbeitendes und -verbindendes Element zwischen Leistungs- und Leitungsprozeß. Es ist an den Etappen des Forschungsprozesses orientiertes Organisations- und Informationssystem.

3. Es verarbeitet die Informationen unter einheitlichen Gesichtspunkten.

Durch die Einhaltung organisatorisch-einheitlicher Prinzipien ist das ASU NT auf den verschiedensten Leitungsebenen realisierbar.

4. Die Einteilung der ASU NT-Teile und ihre inhaltlichen Aufgabenstellung verdeutlicht, daß das bestehende IWT in ein ASU NT inhaltlich erweitert und umprofiliert werden muß.

Das ASU NT ist dabei kein von anderen volkswirtschaftlichen Informationssystemen isoliertes System, sondern setzt diese voraus und ergänzt sie.

Durch seine Leistungen ist ein ASU NT in der Lage, den Forschungsprozeß inhaltlich und leitungstechnisch zu unterstützen. Dabei ist die Leitungstätigkeit des Informationssystems ASU NT selbst darauf gerichtet, eine dementsprechende Organisation und Technologie zu realisieren und besonders in enger Zusammenarbeit mit der UdSSR und den anderen sozialistischen Ländern, um die Zielstellung des ASU NT zu verwirklichen.

6. Systemanalyse und Modellierung für Leitung, Planung und Prognose im Gesundheits- und Sozialwesen

Aggregate Model for Estimating Health Care System Resource Requirements (AMER)[1]

A. A. KLEMENTIEV and E. N. SHIGAN

IIASA, Laxenburg, Austria

The main purpose of the paper is to introduce an initial version of the Aggregate Model for Estimating HCS Resource Requirements (AMER) depeloped at IIASA. This model allows planners to explore the implications for resource requirements of trends in a number of relevant factors.

1. Variables represented in the AMER Model

In order to estimate HCS resource requirements one must have sufficient data to forecast the population's age structure, the morbidity and mortality rates it will be subject to, and the standards that will prevail for the provision and use of health care resources, e.g. average length of stay in hospital and bed turnover interval. In real practice these data can be taken partly from routine statistics and other official material. But the most important data are taken from special health surveys. These sampling surveys, conducted in countries using the central planning approach, have two purposes:

1. The comprehensive, epidemiological study of the health of the population (including screening).
2. The estimation of the number and types of health care resources used for each case, disease, group of diseases, and sample of the population.

With this medical information, different means, rates, rations, and distributions are found which are used for estimating the health care resource requirements of the entire population.

Periodical investigations such as these help decision makers to estimate the trends in population structure, health, and HCS resources consumed, which in turn allows them to forecast resource requirements by extrapolation. Japan, the UK, and the USSR are three countries where such health surveys we have drawn three main conclusions. First, allthough there are differences in the causes of morbidity and mortality indices and structures, the aggregate rates are almost identical; second, trends over time in aggregate morbidity and mortality rates show similar patterns; and third, the ratio between aggregate mortality and morbidity rates (risk ratio) changes only slightly over time.

However, such periodical surveys are prohibitively costly and time consuming. Con-

[1] Auszug aus: A. A. KLEMENTIEV and E. N. SHIGAN, Aggregate Model for Estimating Health Care System Resource Requirement (AMER) RM-78-21, Laxenburg 1978.

sequently, mathematical estimations of morbidity derived from mortality rates are extremely useful for the analysis of resource requirements in these countries.

In the case of aggregate modeling, it is necessary to have only aggregate standards, such as: percent of patients hospitalized, average length of stay in hospital, number of consultations per episode (not specified according to disease), bed turnover interval, bed occupancy rate, beds per inpatient doctor equivalent, and workload in the form of consultations per year (not specified according to medical speciality). These standards can be used for modeling HCS resource requirements. Taking into account that these standards are control variables, the decision maker can alter them to fit the real situation of his country.

Finally, this aggregate model for estimating HCS resource requirements will help the decision maker not only to forecast trends in population structure and health indices, but also, by changing these control, variables, to estimate resources required. With this model, the decision maker can quickly and efficiently test different planning alternatives and select the one most suitable for his purposes.

2. Structure

The model structure is presented in Figure 1. It consists of four main blocks: morbidity, population, standards, and output. Input data files are indicated here by double lines.

How does the model work? First, we submit an hypothesis about the future evolution of fertility rates and death rates and with these we forecast the population age structure.

Second, we forecast the morbidity rate by using a quantity which we term risk: the ratio of the "all-causes-death rate" to the general (all causes) morbidity rate, for given age/sex group strata of the population. We assume that, for a given stratum, risk remains constant over time; i.e. it is independent of the values of the death rate and the morbidity rate.

Third, we calculate hospital bed requirements, taking into account the average length of stay and the percent of hospitalization and bed occupancy. Bed requirements multiplied by the number of beds per inpatient doctor equivalent (standard), yields inpatient doctor equivalent requirements. Outpatient doctor equivalent requirements are determined using data on estimated morbidity and two standards: workload and number of consultations per episode.

To define relationships between needs (determined here in terms of general morbidity) and requirements in HCS resources, we use the normative approach [1]. The following types of resources are investigated;

— total number of beds (excluding psychiatric care),
— total number of inpatient doctor equivalents, and
— total number of outpatient doctor equivalents.

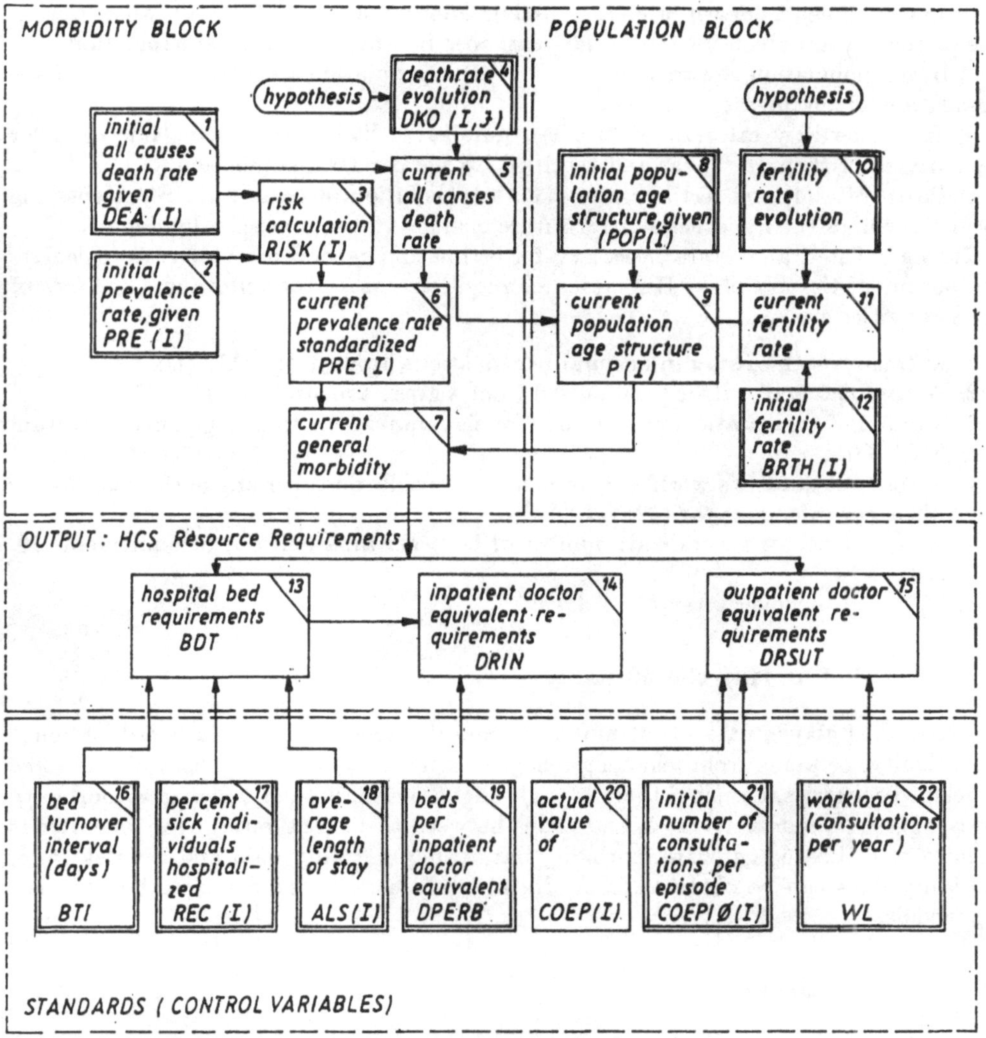

Fig. 1. Block diagram: HCS resource requirement estimation model

3. Initial Data

In order to run the model we need the following data:

a) Initial prevalence rate (2, PREV(I)[1]: number of cases afflicted with any type of disease during one calender year, given for initial year, specified by age per 1000 population.

[1] The notation in brackets refers to the number of the appropriate block in Figure 1 and the corresponding variable used in the computer program.

b) Initial all causes death rate (1, DEA(I)): number of deaths from all causes during one calender year, given for the initial year, specified by age per 1000 population;

c) Initial population age structure (8, POP(I)): population specified by age per 1000 population, given for the initial year;

d) Initial fertility rate (12, BRTH(I)): number of live births during one calender year, given for the initial year and specified by age per 1000 population.

e) Death rate (4) and fertility rate (11): the evolution of these rates represents the formalization of the hypothesis about future changes in the corresponding value.

The data listed above are necessary for estimating general morbidity. To calculate the output of the model — HCS resource requirements — the following standards of HCS activities are used:

1. Average length of stay in hospital per inpatient, in days (18, ALS(I)).
2. Percent sick individuals hospitalized from a given age stratum (17, REC(I)).
3. Number of consultations per episode for sick individuals from a given age stratum (20, COEP(I)).
4. Outpatient doctors's workload: number of consultations per one outpatient doctor equivalent per calender year (22, WL).
5. Inpatient doctor's workload: number of beds per inpatient doctor equivalent (19, DPERB),
6. BTI: bed turnover interval, in days.

4. Morbidity and Mortality

As mentioned above, data about morbidity and its trends can, with a certain amount to difficulty, be taken from real comprehensive studies, conducted periodically in some developed countries. But since there are only slight variances among aggregate morbidity rates, aggregate mortality rates, and ratios between them (risk ratio) over time, it was decided to estimate aggregate morbidity data using mortality data and the risk ratio. Mortality data can be obtained from official vital statistics and demographic forecasting models.

5. Standards

Although there exist several standards concerning specific diseases, specialties, departments, and establishments, in the case of the AMER model it is necessary to have aggregate standards. We used several generally accepted ones, such as average length of stay in hospital, percent sick individuals hospitalized, bed occupancy rate, and bed turnover interval. These standards published in official annual statistics on health, reflect the situation of the previous period. Therefore, before they can be used for estimating resource requirements they must be revised.

In some countries there exist lists of "ideal standards", which are calculated during comprehensive health surveys and expert medical team estimations of each sample unit (case, disease, etc.). It is clear that the quantitative level of these standards reflects the real situation of each country, but differs greatly from country to country. For example, 20% of all sick individuals are hospitalized in the USSR, as compared to 11% in the UK.

Taking into consideration the interrelation of all subsystems within the health care system, during the modeling process it is necessary to incorporate the substitution effect. For example, what happens to the average length of stay in hospital if the hospitalization rate is decreased? What effect does this have on the outpatient service? All of the substitution coefficients do not exist in routine statistics and can be taken only from special studies.

It is clear that these substitution rates differ not only between countries, but also between regions of the same country. They reflect the interrelationships between different subsystems of the same hierarchical level (horizontal substitution rates). Besides these horizontal substitution rates there also exist vertical substitution rates which reflect the vertical interrelationships between different hierarchical levels. For example what would happen to the average length of stay in the district hospital if the central hospital began to admit the most serious patients from the whole region?

In the AMER model, we used only horizontal substitution rates taken from special surveys.

6. The Method

The formal description of the model is presented in this section. By definition, risk are calculated as follows:[1]

$$\text{RISK(I)} = \frac{\text{DEA(I)}}{\text{PREV(I)}}. \tag{1}$$

The all causes death rate vector, DE(I)_J, for time interval J, is determined by:

$$\text{DE(I)}_J = \text{DEA(I)} \cdot \text{DKO(I, J)}^2 \tag{2}$$

where DKO(I, J) is a matrix with all positive values. Elements of this matrix are determined in accordance with the hypothesis.

The standardized prevalence rate, PRE(I), for a given age stratum can now be calculated as:

$$\text{PRE(I)} = \frac{\text{DE(I)}}{\text{RISK(I)}} \cdot 10^{-3}. \tag{3}$$

For a given age stratum the absolute value for general morbidity is:

$$\text{SI(I)} = \text{PRE(I)} \cdot p\text{(I)}, \tag{4}$$

and the respective total value is:

$$\text{SISUM} = \sum_{I=1}^{18} \text{SI(I)}. \tag{5}$$

[1] Definitions of the model's variables are given in Appendix 1.

[2] For reasons of simplification, the subscript J is omitted below from the values dependent on it.

For total hospital bed requirements we have:

$$\mathrm{BDSTO} = \sum_{I=1}^{18} \frac{\mathrm{SI(I)} \cdot \mathrm{REC(I)} \cdot \mathrm{ALS(I)}}{100 \cdot \mathrm{DPYR}}, \tag{6}$$

where

$$\mathrm{DPYR} = \frac{365 \cdot \mathrm{ALS(I)}}{\mathrm{ALS(I)} + \mathrm{BTI}} \tag{7}$$

is the number of days per year a bed is occupied, and ALS(I), BTI, and REC(I) are the variables defined above.

The number of inpatient doctor equivalents now is:

$$\mathrm{DRIN} = \frac{\mathrm{BDSTO}}{\mathrm{DPERB}}, \tag{8}$$

where DPERB is the workload defined above. To calculate outpatient doctor equivalent requirements (DRSUT), the substitution effect should be taken into account: the lower the percent of hospitalization (REC(I)) and the shorter the average length of stay (ALS(I)), the greater the number of consultations per episode (COEP(I). A linear approximation of this dependency can be made:

$$\begin{aligned} \mathrm{COEP(I)} &= \mathrm{COEP\emptyset(I)} - \mathrm{BETA} \cdot (\mathrm{REC(I)} - \mathrm{REC\emptyset(I)}) \\ &\quad - \mathrm{GAMMA} \cdot (\mathrm{ALS(I)} - \mathrm{ALS\emptyset(I)}), \end{aligned} \tag{9}$$

where COEPØ(I), RECØ(I), and ALSØ(I) constitute the initial values and COEP(I), REC(I), and ALS(I) the trial values of the corresponding control variables. BETA and GAMMA are the constant rates of substitution for percent hospitalization and bed-days by outpatient consultation, respectively. Now

$$\mathrm{DRSUT} = \sum_{I=1}^{18} \frac{\mathrm{SI(I)} \cdot \mathrm{COEP(I)}^{1}}{\mathrm{WL}}. \tag{10}$$

In this section population age structure, p(I), is implied as a given vector for every magnitude of time index J. In the model, vector p(I) is actually calculated for every $\mathrm{J} = \overline{0, \mathrm{N}}$ in a separate submodel, which is described in [2].

7. Using the Model

How does one operate the AMER model? The following sequence of user-orientied instructions should be followed:

1. Prepare a population age structure[2] file using the Willekens-Rogers model, or a similar one [3] giving forecasts of a population age structure. Store these data in a file *AST*.

---

[1] Due to a lack of data in the recent version of the model it was decided to set ALS(I) = ALSI, REC(I) — RECI, and COEP(I) = COEPI, i.e. they are independent of the patient's age.

[2] The population is grouped into five-year age group strata, in thousands.

Table 1

Contents and format of the CTL file.
= file CTL =

	base	future years/trial futures				
	year	year 5	year 10	year 15	year 20	ideal
averg lngth stay	23.8	23.	22.	20.5	19.0	19.0
prcntge hsptlsd	10.53	10.4	10.1	9.8	9.5	9.5
bds/inp doc eqvt	21.81	21.81	21.81	21.8	21.81	17.0
bed trnvr intrv	4.94	4.7	4.5	4.3	4.1	4.0
cnslts/otpt doc/yr	7033.0	7033.0	7033.0	7033.0	7033.0	6000.0
bed's cost/yr	3145.0	3300.0	3400.0	3500.0	3600.0	
cost/otpt doc/yr	29400.0	30000.0	310000.	32000.0	33000.0	
cnslts/epsd	3.5					

2. Prepare a death rate evolution coefficient file that follows from the adopted hypothesis. Call this file CHADE.

3. Prepare the initial death rate data and store them in file DE.

4. Prepare the initial prevalence rate data and store them in a file PRE.

5. Auxiliary variables *m*, *n*, *kpri*, *beta*, and *gamma* are to be collected infile MN.

6. Put trial values of the parameters indicated in Table 1 into a file CONT of the same format as file CTL.

7. Run the program BOM.F using the command:
bio 2 1=*otpr* 2=*cont* 5=*ast* 7=*de* 8=*pre* 9=*chad* 12=*fini* 14=*mb*

8. Results of calculations are displayed on the screen of the terminal in the format shown in Table 2. Here, the summary of input file CTL is placed above the line of stars

Table 2

Format of displayed results.
INPUT-OUTPUT SUMMARY

	year 0	year 5	year 10	year 15	year 20	ideal
averg lngth stay	23.80	23.00	22.00	20.50	19.00	19.00
prcntge hsptlsd	10.53	10.40	1.01	9.80	9.50	9.50
bds/inp doc eqvt	21.81	21.81	21.81	21.81	21.81	17.00
bed trnvt intrv	4.94	4.70	4.50	4.30	4.10	4.00
cnslts/opt doc/yr	7033.	7033.	7033.	7033.	7033.	6.000.
bed cost/yr	3145.00	3300.00	3400.00	3500.00	3600.00	
cnslts:epsd	3.50	3.59	3.77	3.96	4.16	
bds rqrd, total	400164.	343781.	296344.	251917.	213307.	
fnds rqrd, total	1964.65	1802.11	1678.47	1564.13	1460.81	
dec eqvts rqrd	42366.	38017.	35229.	32876.	30777.	

Table 3

Format of displayed results with more output information.
SIMULATION RESULTS: IN ABSOLUTE NUMBERS

Forecast Period	Population Total	General Morbidity	Inpat. Doctor Equivalents	Outpat. Doctor Equivalents	All Doctor Equivalent	Hosp. Beds
(Years)	(in 1ØØØ)	Total	Total	Total	Total	Total
Ø	49Ø84.3	48263112.Ø	18347.7	24Ø18.3	42366.Ø	4ØØ163.5
1Ø	46611.Ø	4434218Ø.Ø	14668.5	24326.1	38994.6	319Ø19.7
2Ø	46486.Ø	43787152.Ø	13377.1	25291.7	38668.8	291754.4

SIMULATION RESULTS: IN RATES (PER 1ØØØ POPULATION)

Forecast Period	Population Total	General Morbidity	Inpat. Doctor Equivalents	Outpat. Doctor Equivalents	All Doctor Equivalent	Hosp. Beds
(Years)	(in 11ØØ)	Rate	Rate	Rate	Rate	Rate
Ø	49Ø84.3	983.27	Ø.374	Ø.489	Ø.863	8.15
1Ø	46611.Ø	951.32	Ø.315	Ø.522	Ø.837	6.86
2Ø	46486.Ø	941.94	Ø.288	Ø.544	Ø.832	6.28

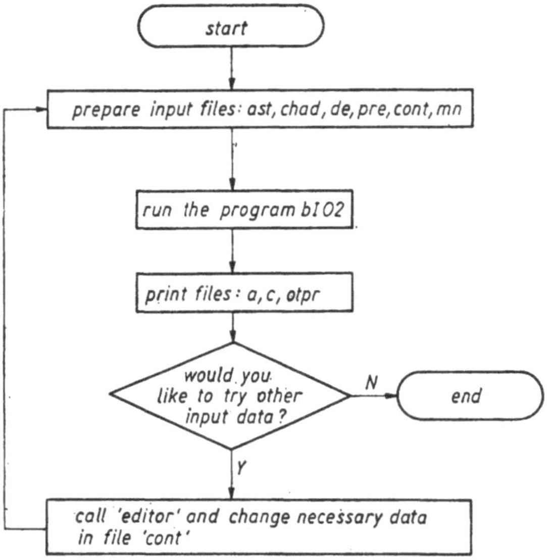

Fig. 2. Dialogue scheme "USER-AMER"

and the summary of computation is placed below the line of stars. If the user needs more output information, File A should be displayed (see Table 3). More detailed output information is contained in file OTPR. The file can be printed on a line-printer of needed by the user.

9. Now, if the user would like to try other input data, the standard program EDITOR should be called and the necessary changes in file CONT should be made. Then the procedure is repeated. The user-model dialogue procedure scheme is shown in Figure 2.

8. Summary

The AMER model will help the national level decision maker, working in an interactive regime, to test different policy options and to select the best among them. This model also makes it possible to forecast population structure changes and mortality and morbidity trends, which are very important to health care.

Let us refer to the "best" mortality rate among those of the IIASA member countries as the "ideal" mortality rate. If we replace the actual mortality of some test country with this "ideal" mortality rate, we achieve some very interesting results related to health care resources (beds, staff, etc.) and finances.

For the World Health Organization, this methodology may be used to help eliminate the differences in health statistics (definitions, methods, of calculation, data processing, etc.), thus allowing for better comparison among countries and more accurate allocation of international resources.

Although the AMER model is designed for forecasting aggregate health resources, in some cases this principle can be used for specific classes of disease with precise medical resources. Let us consider oncology. With the help of the population submodel it is possible to estimate population trends. Cancer mortality statistics exist in many developed countries. Prevalence rates can be estimated by means of periodic comprehensive studies, risk ratios (mortality/morbidity), or the computer model for terminal degenerative diseases, also developed at IIASA [4, 5]. From the routine statistics we can obtain such data as hospitalization rates and average length of stay in hospital. All this makes it possible to estimate the requirements for oncological beds, oncologists, etc.

In the AMER model only some of the health care resources have been used so far. However, this model can be developed to describe the use of other resources — nurses, auxiliary personnel, facilities, and laboratories. All of these are control variables of multifactorial complexity and depend on many factors which can be measured quantitatively.

It is clear that in order to build a model such as the AMER model it is necessary to have many kinds of medical data (routine, scientific, etc.). Some of the data may not exist or it may be difficult to obtain (e.g. substitution rates). Thus the use of such a model will create new requirements for medical information and suggest medical policy issues. The development of models and information system in health care are closely connected, interrelated, and they influence each other.

References

[1] Popov, G. A., Principles of Health Planning in the USSR, WHO, Geneva (1971).
[2] Willekens, F., and A. Rogers, Computer Programms for Spatial Demographic Analysis, RM-76-58. IIASA, Laxenburg, Austria (1976).
[3] Keyfitz, N., Age Distribution and Stable Equivalent. Demography, **6** (1969), 261–269.
[4] Kaihara, S., et al., An Approach to Building a Universal Health Care Model: Morbidity Model of Degenerative Diseases, RN-77-6. IIASA, Laxenburg, Austria (1977).
[5] Klementiev, A. A., On the Estimation of Morbidity, RM-77-43. IIASA, Laxenburg, Austria (1977).

Appendix 1

Specification of Variables:

ALS(I)	— Average length of stay for sick individuals from I-th age stratum
BDS(I)	— Number of beds occupied by sick individuals from I-th age stratum
BDSTO(J)	— Total number of beds at step J
BETA	— Constant rate of substitution of percent hospitalization by outpatient consultation
BTI	— Bed turnover interval
COEP(I)	— Number of consultations per episode for patient from I-th stratum
DEA(I)	— All causes death rate
DPERB	— Number of beds per inpatient doctor equivalent
DPYR	— Number of days per year bed is occupied
DRIN	— Inpatient doctor equivalents required
DRIN(J)	— Total number of inpatient doctor equivalents at step J
DROUT	— Outpatient doctor equivalents required
DRSUT(J)	— Total number of outpatient doctor equivalents at step J
GAMMA	— Constant rate of substitution of bed-days by outpatient consultation
I	— Age stratum index
J	— Time index
M	— Maximal forecasting time index
N	— Number of age groups
PREV(I)	— Prevalence rate
REC(I)	— Percentage of hospitalized sick individuals from I-th age stratum
RISK(I)	— Ratio of all causes death rate to general morbidity rate
SI(I)	— Absolute number of sick individuals from I-th age stratum
SISUM	— Total number of sick individuals
SISUM(J)	— Total absolute prevalence at step J
WL	— Number of consultations per one outpatient doctor equivalent per calender year

Probleme der Modellierung bei der Unterstützung von Entscheidungen im Gesundheitswesen

E. Mühlenberg

Humboldt-Universität, Sektion Wissenschaftstheorie und -organisation, Berlin

1. Grundlagen der Modellierung — Anforderungen und Anwendungen

Für die weitere medizinische und soziale Betreuung der Bevölkerung ist es notwendig, die vorhandenen Ressourcen effektiv einzusetzen und auszulasten [1]. Zur Leitung, Planung und Sicherung dieses Prozesses bieten sich Modelle an, die für die Unterstützung von Leitungsentscheidungen auf verschiedenen Ebenen im Gesundheitswesen genutzt werden können. Bei der Anwendung von Modellen einschließlich der Simulation, um unterschiedliche Varianten zu ermitteln und darzustellen, ist es wichtig, sich über Möglichkeiten und Grenzen der Modellierung klar zu werden. Die Modellierung als Methode hat verschiedene Richtungen ihrer Anwendung, einmal als allgemeine Forschungsmethode [2] in den Einzelwissenschaften und zum weiteren als Methode, die zur Lösung von Aufgaben bei der Leitung und Organisation in der Wissenschaft und anderen Bereichen der Volkswirtschaft, hier besonders in Richtung der Unterstützung von Entscheidungen in der medizinischen Wissenschaft und in der medizinischen Betreuung beiträgt.

Die hier betrachtete Modellierung erfolgt unter informationellem Aspekt. Sie ist somit eine Methode zur Gewinnung, Analyse, Verarbeitung, Speicherung und Bewertung von Informationen sowohl in der Forschung als auch bei der Leitung von Prozessen. Dadurch können Leitungsprozesse unter objektiv gegebenen Bedingungen effektiv unterstützt werden.

Bei der großen Komplexität und Kompliziertheit[1] der betrachteten gesellschaftlichen Bereiche, ist es notwendig, die Informationsverarbeitungstechnik als Hilfsmittel bei der Modellierung einzusetzen. Diese Art der Modellierung wird erforderlich, wenn eigentliche Experimente am realen Gegenstand nicht möglich sind oder aus unterschiedlichen Gründen (z. B. ethisch-moralischen, technologischen, ökonomischen, zeitlichen) nicht durchgeführt werden können. Gerade in der Medizin und im Gesundheitswesen treten die angeführten Gründe einfach oder kombiniert auf. Damit werden Systemanalyse und Modellierung (Abb. 1) zu wichtigen Hilfsmitteln, Prozesse des Gesundheitswesens zu untersuchen [3].

Unter Systemanalyse bzw. dieser Systemgestaltung soll ein wissenschaftliches Instrumentarium verstanden werden, mit dem man die Realität im originalen oder abgebildeten Zustand untersuchen kann, um zu Grundlagen der Unterstützung sowohl für

[1] Komplexität wird betrachtet als Eigenschaft von Systemen, die bestimmt wird durch die Anzahl von gleichartigen Elementen, einer Anzahl von möglichen Zuständen dieser Elemente und der Zahl der Verknüpfungen. Kompliziertheit ergibt sich aus der Anordnung verschiedenartiger Elemente.

die Planung und Durchführung von Prozessen (methodologischer Aspekt) als auch für die Entscheidungsfindung (organisatorischer Aspekt) in gesellschaftlichen Bereichen zu kommen, wie hier für den Bereich des Gesundheitswesens.

So ist unter Systemanalyse unserer Ansicht nach eine Methode zu verstehen, die zur Nachbildung von komplexen Problemen der Organisation, Prognose und Planung sowie Kontrolle für die Unterstützung von Entscheidungen eingesetzt wird. Mit der Systemanalyse wird eine systematische Untersuchung einer Problemstellung in einem betrachteten Bereich auf gegebene Ziele unter Bewertung der Effektivität und des Aufwandes

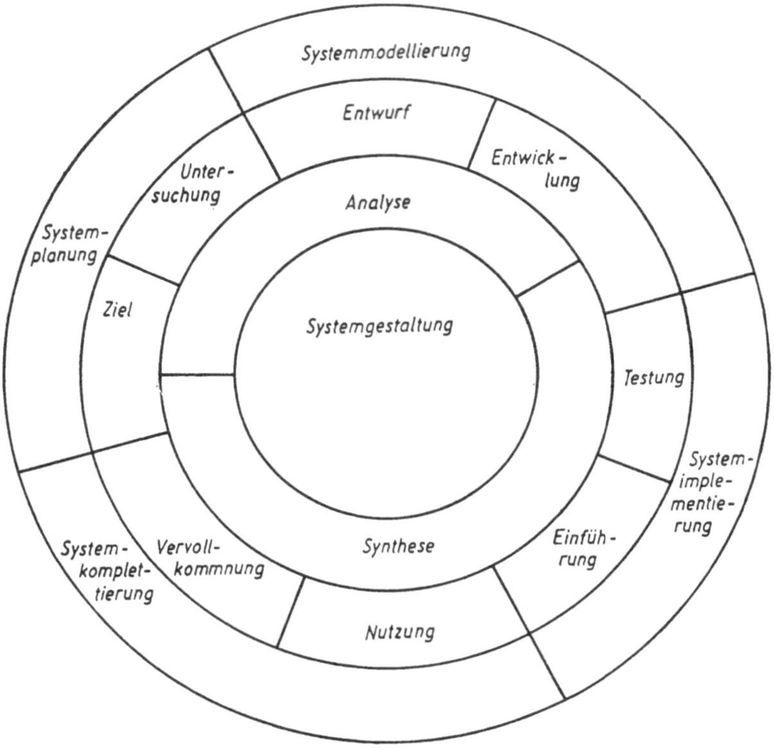

Abb. 1. Elemente der Systemgestaltung

vorgenommen. Es werden mögliche alternative Lösungen zur Zielerreichung im Rahmen der Problemstellung mit den verbundenen Risiken vorgeschlagen. Dabei ist die Gültigkeit, Zuverlässigkeit und Stabilität der jeweiligen Lösungen anzugeben. Die Entscheidungen, die getroffen werden sollen, basieren auf der Untersuchung, Modellierung und Anwendung einschließlich einer Verbesserung von Struktur, Funktion und Verhalten des untersuchten gesellschaftlichen Bereichs.

Die Modellierung als wesentliches Element der Systemgestaltung erfolgt vom Entwurf der zu gestaltenden Modelle bis zur Entwicklung und Projektierung der vorgesehenen Struktur und Funktion der Modelle. Mit der Modellierung als Prozeß erfolgt

a) eine Abbildung betrachteter Eigenschaften von Originalen auf Eigenschaften von Modellen,

b) eine Bewertung der Originale, die auf der Grundlage der von einem Subjekt gegebenen Zielstellung und der zu modellierenden Eigenschaften vorgenommen wird, da wesentliche Eigenschaften der Originale herausgehoben werden sollen, sowie

c) eine Leitung (Steuerung bzw. Regelung) des Originalprozesses mit Hilfe der Modelle für die Entscheidungsunterstützung durch das Subjekt.

Wenn man den Prozeß der Modellierung wieder als „Systemgestaltung" selbst auffaßt, können damit alle Phasen der Systemgestaltung auf die Modellierung angewendet werden, und beide Methoden werden iterativ angewendet.

Um Systemgestaltung einschließlich der Modellierung in Informationssystemen effektiv einsetzen zu können, ist es einmal notwendig, den formalisierbaren Anteil, der in den real ablaufenden Informationsverarbeitungsprozessen vorhanden ist, zu bestimmen, und zum anderen, noch nicht formalisierte Anteile auf formalisierte abzubilden. Dieser Abbildungsprozeß erfolgt im festgelegten Bezugssystem, d. h. für den Bereich, wo die homomorphen bzw. isomorphen Relationen zwischen Original und Modell festgelegt sind, und ist für das Bezugssystem gültig. Bei diesem Abbildungsprozeß sind die Formalisierungsbedingungen zu erfassen und zu speichern, um auf sie bei späteren Auswertungen oder Wiederholungen zurückzugreifen. Damit wird der Gefahr der Fehlinterpretation entgegengewirkt, und die Modellergebnisse können analog auf die Realität übertragen werden. Dabei sind die vorgenommenen Vereinfachungen beim Übergang von realem zu modelliertem Objekt oder Prozeß bei Bewertung und Leitung des Vorganges zu berücksichtigen.

Wie die Modelle zu erarbeiten und anzuwenden sind, hängt im wesentlichen von der Zielsetzung und dem beschrittenen Weg zur Erreichung des Zieles unter den durch den Wissenschaftler festgelegten Randbedingungen ab. Bei der Erarbeitung der Modelle und der zugehörigen Rechenprogramme erfolgt ein Übergang von semantisch-syntaktischen Darstellungen zu syntaktischen Darstellungen als Grundlage der Informationsverarbeitung auf dem Rechner. Die durch den Rechner ermittelten Werte müssen durch den Wissenschaftler für das vorgegebene Bezugssystem interpretiert werden (Abb. 2).

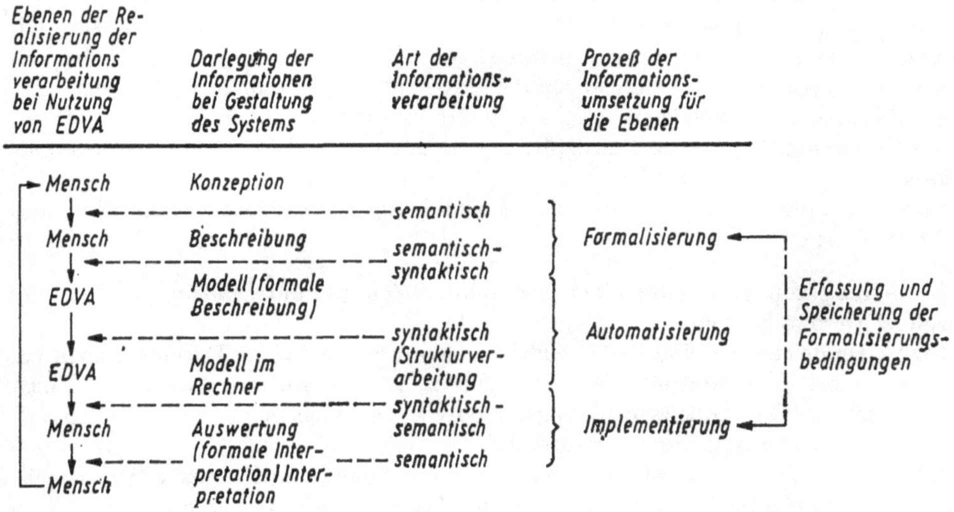

Abb. 2. Informationsverarbeitung und Modellierung

Im Rahmen der Gestaltung von automatisierten Informationsverarbeitungssystemen (AIVS) im Gesundheitswesen bietet es sich an, Modelle zu schaffen, die auf vorhandene Daten zurückgreifen. Mit den Rechenprogrammen der Modelle und den Daten kann auf dem Rechner experimentiert werden. Grundlage für die Rechenprogramme ist der jeweilige Algorithmus, der im Modell verwendet wird. Um zu einer effektiven Betreuung und zur Rationalisierung im Gesundheitsbetreuungssystem beizutragen, ergeben sich Anforderungen an die automatisierte Informationsverarbeitung. So ergeben sich als Aufgaben u. a.:

a) Bestimmung der anzustrebenden Struktur und Funktion des AIVS in seinem Zusammenhang zum gesamten Gesundheitsbetreuungssystem und Ermittlung der Verflechtungen mit anderen volkswirtschaftlichen Bereichen, die auf die Gestaltung und Realisierung des AIVS wesentlichen Einfluß haben.

b) Unterstützung bei der Ausarbeitung und Nachnutzung von Modellen, die sich durch Anwendung der Systemanalyse in der Gesundheitsbetreuung ergeben.

c) Erarbeitung einer Methodik zur Einführung und Nutzung der Modelle in automatenunterstützen Gesundheitsbetreuungssystemen und Bereitstellung einer Technologie zur effektiven Unterstützung bei ärztlicher Tätigkeit und Entscheidung.

d) Durchführung von Untersuchungen und Entwicklung von Systemunterlagen (Software und Orgware), die diese Prozesse gut unterstützen.

e) Feststellung der Möglichkeiten, Effekte und Grenzen der Mensch-Maschine-Kommunikation für Gesundheitsbetreuungssysteme, um zu einem richtigen Verständnis der Leistungsfähigkeit von EDVA einschließlich Software im medizinischen Bereich beizutragen.

f) Untersuchungen zur Gestaltung, zum Aufbau und zur Nutzung von Datenbanken im Gesundheitswesen sowie zum Datenschutz und seiner Realisierung bei der Erfassung, Abspeicherung, Verarbeitung und Ausgabe persönlicher und medizinischer Daten der Patienten und des Personals.

Unseren Beitrag dazu sehen wir in der Untersuchung, wie weit vorliegende Modelle wissenschaftsorganisatorisch für die Unterstützung von Entscheidungen im Gesundheitsbetreuungssystem direkt oder abgeändert genutzt werden können. Wir greifen dabei im wesentlichen auf die Erfahrungen der Sowjetunion [4, 5, 6, 7, 8, 9] zurück. Daneben wurden auch Modelle betrachtet, die in Großbritannien [10], Kanada [11], Japan [12] und Österreich [13] für die Unterstützung der Leitung und Planung in der Gesundheitsversorgung erarbeitet wurden.

Mit solchen Modellen kann unter Berücksichtigung ihrer Restriktionen folgendes erreicht werden:

1. Ermittlung von Trends für einen bestimmten Zeitabschnitt, die für die Planung angewendet werden können.

2. Kostenvergleiche für eine Zeitperiode, die durch verschiedene Dateneingaben bei den Modellrechnungen ermittelt werden können, z. B. Untersuchung über Verteilungsmöglichkeiten der Gesundheitsbetreuungsressourcen zwischen Screening und Behandlung oder präventiver und kurativer Medizin.

3. Geforderte Ergebnisse werden durch die Modellrechnungen auf iterative Weise nachbildbar, und die erforderlichen Angaben für die Zielerreichung werden angegeben.

4. Überprüfung real vorgegebener unterschiedlicher Vorgehensweisen mit Hilfe der

Modelle unter Beachtung des Modellcharakters beim Übertragen der Modellergebnisse auf die realen Vorgehensweisen.

5. Für die Durchrechnung von Modellen ergeben sich notwendigerweise explizite Festlegungen für die Datenein- und ausgabe. Diese Festlegungen wirken sich auf den Entwurf und die Struktur von Informationsverarbeitungssystemen im Gesundheitswesen aus. Bei effektiv gestalteten Informationsverarbeitungsstemen können wiederum qualitätsgerechte Daten für die Modelle ohne größeren Aufwand gewonnen werden.

6. Das Ansteigen von Krankheitsfällen, wo der jeweilige Krankheitsverlauf modelliert wird, kann durch Ergebnisse der Modellrechnung in der praktischen Betreuungstätigkeit (z. B. Durchführung von Screenings für gefährdete Personengruppen) gehindert oder im günstigsten Fall verhindert und somit die Zahl der Krankheitsfälle gesenkt werden.

7. Nachbildung von Prozessen und Nutzung der Modellerkenntnisse über diese Prozesse, die in der Realität nicht oder nur sehr schwierig variiert werden können, wenn Grenzen durch ethisch-moralische und/oder ökonomisch-zeitliche Werte gesetzt werden.

8. Den Umfang (Anzahl, Kosten, Zeitaufwand) von notwendig durchzuführenden Experimenten von vornherein einzuengen und realisierbare Zielvorstellungen so zu ermitteln, daß diese abgegrenzt und eindeutig sind.

Möglicherweise können auch durch die Ergebnisse der Modellrechnungen, unter Berücksichtigung der im wesentlichen kontinuierlichen Entwicklung der betrachteten Prozesse, Hinweise für organisatorische Veränderungen und Ansätze zur Herausarbeitung von Kriterien gegeben werden, die zur Einschätzung von realen Prozessen genutzt werden können.

Um dieses mögliche Spektrum der Modellergebnisse für die Unterstützung der Entscheidungsprozesse und auch für die Forschung in der Gesundheitsbetreuung zu nutzen, ist der Bereich der Gesundheitsbetreuung auf Entwicklung und effektiven Einsatz der möglichen Modelle zu untersuchen.

2. Struktur eines Modells in der Gesundheitsbetreuung

Für die Darstellung wesentlicher Eigenschaften in der Gesundheitsbetreuung kann die Systemanalyse des realen Bereichs zu einem Modell führen, das stufenweise aufgebaut wird. Ausgehend von einfachen Modellen wird mit diesem das Gesamtmodell zusammengefügt. Dadurch kann die Kompliziertheit und Komplexität des Gesundheitswesens, das von vielen Faktoren bestimmt wird, für bestimmte Zielstellungen in einem ausreichenden Grad mit dem Gesamtmodell erfaßt werden. Als Teilmodelle treten in einem Gesamtmodell auf, das für die Vorbereitung von Entscheidungen genutzt werden kann,

— Modelle für die Bevölkerungsentwicklung [14, 15],
— Modelle für die Abschätzung der Morbidität [16, 17] und
— Modelle der medizinischen Ressourcenverteilung [18].

Die Kompliziertheit der Modelle nimmt von den Modellen der Bevölkerungsentwicklung zu Ressourcenverteilungsmodellen zu. Dies ergibt sich zum einen, weil ein Modell auf dem anderen unter notwediger Kompatibilität der Ein- und Ausgangsparameter zwischen den Modellen aufbaut, und zum anderen nimmt die Zahl der wesentlichen unterschiedlichen Variablen in den Modellen der Ressourcenverteilung bei zunehmend schwieriger Erfassung zu. Mit dieser Struktur des Modells wird erreicht, daß die einzelnen Ebenen, in denen bestimmte Eigenschaften modelliert werden, zwar voneinander für eine gute Beherrschbarkeit, Übersichtlichkeit sowie Einfachheit getrennt sind, aber die wesentlichen Parameter für das Modell, insgesamt betrachtet, auf höherer Ebene bereitgestellt werden können. Mit dieser Zerlegung ist es möglich, die komplizierte Struktur der Gesundheitsbetreuung unter Berücksichtigung der Zielvorstellung so darzulegen, daß die Synthese aller Teilmodelle zum Gesamtmodell noch Aussagen und Unterstützung bei Entscheidungen unter Variation der Parameter in den verschiedenen Teilmodellen ermöglicht.

Mit den Modellen der Bevölkerungsentwicklung wird eine mögliche Entwicklung einer betrachteten Population nach Geschlecht und Alter für die folgenden Jahre in einem gewünschten Zeitabstand ($T \geqq 1$ Jahr) ermittelt.

In den Modellen zur Abschätzung der Morbidität wird das Auftreten von Krankheiten ermittelt, indem man die Morbiditätsrate aus der Mortalitätsrate versucht zu bestimmen. Dabei ist die Morbiditätsrate für folgende Gruppen von Krankheiten unterschiedlich zu ermitteln, wie z. B. für

- Krankheiten, die sich degenerativ entwickeln, z. B. Krebs, Herz-Kreislaufkrankheiten,
- Infektionskrankheiten,
- Unfälle und
- Fehlernährung.

Weitere Krankheitsgruppen können einbezogen werden. Die möglichen Patienten müssen medizinisch versorgt werden. Das kann mit den Modellen der medizinischen Ressourcenverteilung untersucht werden. Hier werden die vorhandenen medizinischen Ressourcen mit ökonomischen und sozialen Ressourcen in Beziehung gesetzt. Ein Schwerpunkt für die Bestimmung der medizinischen Ressourcen kann die Anzahl des medizinischen Personals und die Anzahl der Betten sein. Dadurch können die Entscheidungsprozesse in der medizinischen Betreuung für die Bevölkerung vorbereitet und unterstützt werden. Erste Modellergebnisse zu den Modellen der Bevölkerungsentwicklung und zur Abschätzung der Morbidität liegen vor, sie wurden anhand der Daten, die in den Materialien der WHO enthalten sind, durchgerechnet und verglichen. Die Übereinstimmung von Modellrechnungen und empirischen Daten war den Anforderungen entsprechend [19]. Davon ausgehend werden jetzt Untersuchungen zur Gestaltung und möglichen Anwendung der weiteren Modelle durchgeführt. Der Wert der Modellierung in dieser Form für die Prozesse der Gesundheitsbetreuung ergibt sich, wenn alle Modelle für eine gegebene Zielstellung vorliegen und getestet sind. Damit kann durch die Variation der Parameter in den einzelnen Modellen erreicht werden, daß verschiedene Varianten für die Betreuung der Bevölkerung vorliegen. Diese Varianten können als Grundlage für medizinische Leitungsentscheidungen dienen, denn sie enthalten die Erfahrungen der Wissenschaftler und der Leiter im Gesundheitswesen.

3. Richtung der Modellierung in bezug auf die Modellierung in der Gesundheitsbetreuung

Die Modellierung im Rahmen der Entwicklung von automatisierten Systemen für die Leitung findet ihre wesentliche Begrenzung darin, daß mit den Modellen

a) nur unter einer Zielstellung wesentliche Aspekte der Realität herausgehoben werden und daß

b) nicht das breite Spektrum der Möglichkeiten in der Realität erfaßt werden kann, d. h., bestimmte Prozesse werden standardisiert.

Dadurch wird die Richtung der Modellierung so bestimmt, daß sie sowohl der Zielsetzung als auch der möglichen und notwendigen Formalisierung und Mathematisierung bei Erarbeitung, Entwurf und Gestaltung sowie Nutzung einschließlich der Bereitstellung von Informationen und Daten dient. Folgendes sollte deshalb stets berücksichtigt werden:

1. Die Modellierung erfolgt als Unterstützung von Entscheidungen bei der Gesundheitsbetreuung in einem gesellschaftlichen Bereich. Hier existieren komplexe und komplizierte Strukturen, Funktionen und Verhaltensweisen, die nicht alle erfaßt werden können und sollen. Deshalb ist immer klar der Anwendungsbereich und die zu gewinnenden Aussagen über diesen Anwendungsbereich bei der Gestaltung und Nutzung der Modelle anzugeben.

2. Die zu entwickelnden und zu nutzenden Modelle sind bei der Systemgestaltung so zu entwerfen und zu projektieren, daß sie sowohl zur Entscheidungsvorbereitung kurzfristig angewendet werden, d. h. erste positive Effekte sind notwendig, als daß sie auch künftig in größere Informationssysteme eingebaut werden können. Damit ist die Nutzung und die Bereitstellung von Daten aus Datenbasen einzuschließen, d. h. Sicherung der Kompatibilität im Rahmen der Gesamtentwicklung des Bereichs. Die Gesamtkonzeption soll nach einem Modularitäts- oder Bausteinprinzip gestaltet sein.

3. Die Modelle sind stets in ihrer Einheit von Methoden zur Entwicklung der Modelle, der Modelle selbst, der notwendigen Daten, der Technologie zur Gewinnung der Daten und der notwendigen und vorhandenen Rechentechnik einschließlich einer klaren, allgemeinverständlichen Dokumentation mit Beispielen versehen zu erarbeiten und zu sehen [10].

4. Bei der Gestaltung von Modellsystemen [21], die in ihrer Gesamtheit gut den Originalbereich abbilden und effektive Modellergebnisse liefern, bietet sich die Nutzung bzw. der Aufbau von Modell- und Methodenbanken an. Der Aufbau der Modell- und Methodenbanken kann bei der Gestaltung der AIVS parallel zum Aufbau der dazugehörigen Datenbanken erfolgen. Die Modell- und Methodenbank kann zur Lösung von Aufgaben im AIVS genutzt werden, indem eine Programmzusammenstellung auf der Grundlage der anzuwendenden Programmoduln der Modell- und Methodenbank vorgenommen wird [22].

5. Der Prozeß, der bei einer gegebenen Zielstellung untersucht wird, ist im Modell stets so abzubilden, daß sinnvolle und effektive Aussagen für die Entscheidungsvorbereitung gewonnen werden, aber dazu sind

— nur soviel Informationen und Daten zu nutzen, wie notwendig und nicht wie möglich sind,

— nur soviel von der Struktur, Funktion und dem Verhalten zu modellieren, wie notwendig und nicht wie möglich ist, und
— die Dynamik den Anforderungen gemäß darzustellen.

Die Informationen, die mit den Algorithmen, die den Modellen zugrunde liegen, verarbeitet werden, sind Daten, d. h. formalisierte Informationen [23]. Dadurch wird es möglich, die Semantik während des maschinellen Verarbeitungsprozesses von den Daten vollständig abzutrennen. Für den Prozeß der Entscheidungsvorbereitung und -findung ist die Semantik wesentlich. So wird der Wert eines Modells auch dadurch bestimmt und somit die Grenze getestet, wie die Abtrennung und die Wiederhinzufügung der Semantik im Modell erfolgt. Damit wird festgelegt, wie weit die Formalisierung des objektiven Prozesses erfolgen kann, ohne daß die Interpretation der Ergebnisse für die Entscheidungsvorbereitung zu falschen Aussagen führt.

Es besteht bei der Modellierung im gesellschaftlichen Bereich, hier bei der Gesundheitsbetreuung der Bevölkerung, die Gefahr, die Formalisierung zu weit vom realen Prozeß zu führen, und dadurch der gesamten fortschreitenden Entwicklung der Formalisierung Schaden zuzufügen. In diese Problematik gehören Fragen der Bewertung vorgelegter Modelle und Modellrechnungen und der Bewertung bei der Konstruktion von Modellen. Es ist gerade schwierig, solche Bewertungen vorzunehmen, da im Gesundheitswesen neben dem Hauptziel der Verbesserung und Erhaltung der Gesundheit der Bevölkerung Nebenziele, bedingt durch personelle, ökonomische und territoriale Bedingungen, vorhanden sind, und diese sind in den Modellen zu berücksichtigen.

Der Nutzen einer gesicherten Entscheidung und ihrer Realisierung schlägt sich in der Gesundheitsbetreuung der Bevölkerung nieder, wenn im gesamten Entscheidungsprozeß die Grenzen der Modellaussagen beachtet werden und keine unzulässigen Zieländerungen und Veränderungen des Anwendungsbereiches vorgenommen werden, dann sind die Modelle aussagefähig, und die Modellierung als Methode weckt bei den Nutzern keine falschen Hoffnungen.

Literatur

[1] Direktive des IX. Parteitages der SED zum Fünfjahrplan für die Entwicklung der Volkswirtschaft der DDR in den Jahren 1976—1980. Berlin (1976) 109.
[2] PESCHEL, M., Modellbildung für Signale und Systeme. Berlin (1978) 13.
[3] GRUNDY, F., und W. A. REINKE, Health Practice Research and Formalized Managerial Methods. WHO, Geneva (1973).
[4] VENEDICTOV, D. D., Modeling of Health Care. In: IIASA Conference '76, Vol. 2, CP-76-7, Laxenburg (1976) 101—115.
[5] VENEDICTOV, D. D. et al., Health Care: a System Approach. In: D. D. Venedictov (Ed.) Health System Modeling and the Information System for the Coordination of Research in Oncology. CP-77-4, Laxenburg (1977).
[6] SMIRNOV, I. P., und M. A. SCHNEPPS-SCHNEPPE, Medicinskaja sistemotechnika. Moskva (1973).
[7] KISELEV, A., A System Approach to Health Care, RM-75-31. Laxenburg (1975).
[8] OLSHANSKY, W., Basic Model of Health Care, WP-76-20. Laxenburg (1976).
[9] KLEMENTIEV, A. A., Mathematical Approach to Developing a Simulation Model of a Health Care System, RM-76-65. Laxenburg (1976).
[10] KNOX, E. G., Computer Simulation Studies of Alternative Popu-Screening Policies. In:

Bailey, N. T. J. and M. Thompson (Eds.) System Aspects of Health Planing. Amsterdam (1975).

[11] Belanger, P. et al., System Simulation — On the Modelling of Large-Scale Health Care Systems. Behavioral Science, Vol. **19** No. 6 Nov. (1974) 407—414.

[12] Kaihara, S., und K. Atsumi, A Systema Approach to Japanese Medical Care — Using a Simulation Model. In: D. D. Venedictov (Ed.) Health System Modeling ... a.a.O.

[13] Fleissner, P., Ein Modell des Österreichischen Gesundheitssicherungssystems. Schriftenreihe des Instituts für Sozio-ökonomische Entwicklungsforschung Nr. 1, Wien (1974).

[14] Klementiev, A. A., A Computer Method for Projekting a Population's Sex-Age Structure, RM-76-36. Laxenburg (1976).

[15] Willekens, F., und A. Rogers, Computer Programs for Spatial Demographic Analysis, RM-76-58. Laxenburg (1976).

[16] Klementiev, A. A., On the Estimation of Morbidity, RM-77-43. Laxenburg (1977).

[17] Fujimasa, I., S. Kaihara und K. Atsumi, A Morbidity Submodel of Infectious Diseases, RM-78-10. Laxenburg (1978).

[18] Gibbs, R. J., A Disaggregated Health Care Resource Allocation Model, RM-78-1. Laxenburg (1978).

[19] Kaihara, S. et al., An Approach to Building a Universal Health Care Model: Morbidity Model of Degenerative Diseases, RM-77-6. Laxenburg (1977).

[20] Golenko, D. I., H.-G. Lauenroth, H. Schultze und G. Schulze, Kybernetik zur Steuerung ökonomischer Prozesse. Berlin, (1977) 19.

[21] Fischer, H., und J. Piehler, Modellsysteme der Operationsforschung. Berlin (1974).

[22] Meuche, H.-F., Kolloquium „Modell- und Methodenbanken Inhalt, Gestaltung, Auswahlmechanismen". Die Technik **32**, 5 (1977).

[23] Fuchs-Kittowski, K., und E. Mühlenberg, Die Unterscheidung von semantischer und syntaktischer Informationsverarbeitung als Grundlage für die Gestaltung von EDV-Anwendungssystemen. Wiss. Zeitschrift d. Humboldt-Univ. Math-Nat. R., **XXV**, 2 (1976) 259.

Systemdenken und angewandte Systemforschung im Gesundheitswesen — Theoretische Grundlagen der Entscheidungsunterstützung bei der wissenschaftlichen Gesundheitsplanung

F. Rieger und B. Irrgang

Forschungsinstitut für Medizinische Diagnostik, Dresden

1. Problemstellung

Systemdenken und *angewandte Systemforschung* treten immer auffälliger in Erscheinung. Dabei erweist sich, daß das *Systemdenken* ähnlich wie mathematisches und philosophisches Denken zu einer *methodologischen Grundlage komplexwissenschaftlichen Problemlösens* wird.

Die bewußte und planmäßige Gestaltung des Gesundheitswesens erfordert eine zielklare und kompetenzbewußte Systemforschung für das Gesundheitswesen

— *Systemforschung in ihrer Einheit von Systemdenken und angewandter Forschung* —.

Solche Gedanken sind nicht neu. Die Notwendigkeit einer „Gesundheits-System-Forschung" wird allgemein akzeptiert. Erste Darlegungen ihres Aufgabengebietes und Aufforderungen zur intensiveren Beschäftigung mit ihr vor allem innerhalb der Weltgesundheitsorganisation [4] und auf Fachtagungen [2, 3] weisen darauf hin. Dennoch werden die vorhandenen Ansätze angewandter Systemforschung bei praktischen Problemlösungen *vielfach* nicht beachtet und die grundlegenden *Arbeiten zur Systemforschung* werden so *faktisch ignoriert*. Dafür gibt es zahlreiche *Ursachen*:

Eine wesentliche Ursache wissenschaftlicher Natur ist im Fehlen einer allgemein anerkannten Allgemeinen Systemtheorie zu sehen. So muß der Systemtheoretiker jeweils *sein* Konzept skizzieren, bevor er zur Sinnfälligkeit und Notwendigkeit auch systemtheoretischen Herangehens an bestimmte Probleme Stellung nehmen kann. Im folgenden geschieht das im Hinblick auf eine wissenschaftliche Gesundheitsplanung für ein Gesundheitswesen, das durch die Wahrung gesamtgesellschaftlicher Interessen determiniert ist. Unter dem Begriff „*wissenschaftliche Gesundheitsplanung*" sei der *Komplex wissenschaftlicher Arbeiten* verstanden, *auf den sich eine zweckmäßige Leitung, Planung und Prognose im Gesundheits- und Sozialwesen stützen muß.*

Auf eine weitere wesentliche Ursache einer gewissen Zurückhaltung gegenüber der Systemforschung sei hier hingewiesen. Sie wird in der Literatur weithin vermerkt. Zwischen dem Bedarf und dem Angebot oder zumindest der Verfügbarkeit angewandter und beispielhaft erprobter Methoden der angewandten Systemforschung öffnet sich eine große Schere. Es wird daher immer wieder festgestellt, daß Systemforschung für das Gesundheitswesen sicherlich noch auf lange Zeit den Problemen der Methodologie große Aufmerksamkeit schenken muß.

Beide Ursachen sind in gewisser Weise miteinander verbunden und haben zur Folge, daß sowohl Unsicherheiten im Nutzen vorhandener Methoden als auch Einseitigkeiten durch die Bevorzugung einzelner Denkmodelle bestehen. Eine Allgemeine Systemtheorie liefert unter anderem eine Typologie der Systeme und Systemtheorien, die auf eine Systematisierung der Methoden führt. Im Folgenden nehmen wir zu einigen Aspekten dieser Problematik Stellung. Dabei wird auf das Verhältnis zwischen strukturalistischer und finalistischer Methodologie eingegangen, da erstere unseres Erachtens in der Systemforschung überbewertet und letztere im Hinblick auf den sozialen Gegenstandsbereich der Gesundheits-System-Forschung unterbewertet ist.

Der Vollständigkeit wegen sei noch auf eine dritte wesentliche Ursache hingewiesen, deren Natur sich von denen der beiden obengenannten deutlich unterscheidet: sie ist mehr wissenschaftsorganisatorischer Natur. Die in bescheidenem Umfang vorhandenen Kräfte auf dem Gebiet der Gesundheits-System-Forschung sind sowohl unzureichend institutionell zentralisiert, als auch unzureichend aufgabenseitig koordiniert. Erste Ansätze eines Zusammenwirkens sind in der DDR gegeben [3] und sollten weitergeführt werden. Dabei müßten *klar ausgewiesene, leistungsfähige Forschungskapazitäten mit abgestimmten Forschungsschwerpunkten und -plänen* einerseits sowie *koordinierte Lösungsversuche bei gemeinsamen Aufgabenstellungen* andererseits sowohl *Ziel als auch Methode* des weiteren Fortschreitens in der *Gesundheits-System-Forschung* sein. Entsprechende Apelle in WHO-Dokumenten und auch selbstkritische Analysen der Situation in einzelnen Ländern [4, 1] weisen darauf hin, daß unsere Situation mit der in anderen Ländern vergleichbar ist. Eine Erörterung dieses Problems ist nicht Gegenstand dieser Arbeit. *Ein kompetentes Gremium* von Vertretern der *Systemforschung für das Gesundheitswesen* müßte diesbezügliche *Konzeptionen entwerfen* und *zur Diskussion stellen.*

2. Beziehungen zwischen formaler Objektbeschreibung und Systemtheorie

2.1. Das System

Forschen, Entwerfen, Leiten und darüber hinaus eigentlich alle weitreichenden sozialen Prozesse der *Planung und Entwicklungssteuerung verketten* stets die grundlegenden geistigen Tätigkeiten: 1. *Analysieren,* 2. *Modellieren,* 3. *Vergleichen* und 4. *Entscheiden.* Diese Verkettung geschieht im allgemeinen iterativ, jedoch stets in der hier angegebenen Reihenfolge. Dabei erfordern Analysieren und Modellieren grundsätzlich die Beschreibung von Objekten, Vergleichen und Entscheiden grundsätzlich die Bewertung von Objekten:

Analysieren
Modellieren ⟶ *Beschreibung*

Vergleichen
Entscheiden ⟶ *Bewertung*

Die Formalisierung der Objektbeschreibung ist ein unabdingbarer Weg zu ihrer Rationalisierung und erleichtert ihre automatische Bearbeitung. In einer Theorie der formalen Objektbeschreibung nimmt der Systembegriff die zentrale Stellung ein: *eine nichttrivial strukturierte formale Objektbeschreibung ist* — indem man sie ihrer objektspezifischen

Semantik entkleidet — *eine Systemabbildung*; sie beschreibt ein System. Das *System* ist gleichsam die Vereinigung von *syntaktischem Gerüst und systemwissenschaftlicher Semantik jeder wissenschaftlichen Objektbeschreibung.* Dabei gilt letzterer Satz, gleich ob die wissenschaftliche Objektbeschreibung formalisiert vorliegt oder nicht.

Diese Charakteristik des Systems impliziert zwei wichtige Erkenntnisse:

1. *Nicht nur das Objekt,* sondern *auch die Aspekte des Subjekts bestimmen* die Natur des zu betrachtenden *Systems.* So viele Aspekte, unter denen Objekte interessant sein können, so viele Systeme, die ihm zugrunde liegen! Man analysiert, modelliert und bewertet nicht *das* System sondern stets *ein* System des interessierenden Wirklichkeitsbereiches.

2. Diese Charakteristik schafft eine *klare Abgrenzung zwischen Objekt und System.* Sie hebt so die einzelwissenschaftliche Betrachtungsebene als Objektebene von der systemwissenschaftlichen Betrachtungsebene deutlich ab, verwischt nicht einzelwissenschaftliche Objekt-Theorie und systemwissenschaftliche Methodik. Die Systemtheorie, deren Gegenstand die systemwissenschaftlichen Methoden sind, ist in bezug zu den einzelwissenschaftlichen Theorien folglich Meta-Theorie, genauso wie Philosophie und Mathematik. Der umgangssprachliche Systembegriff freilich beläßt im allgemeinen eine erhebliche Unschärfe zwischen Objekt und System. Das führt rasch zur unsachgemäßen und überstrapazierten Verwendung des Systembegriffs.

Gegenstand der *allgemeinen Systemtheorie* sind die formal beschriebenen Systeme in ihrer Gesamtheit. Ihr methodischer Ausgangspunkt ist dabei das *allgemeine System,* ihr wesentliches Anliegen die Typisierung der speziellen Systeme durch zugeordnete Spezifikation des allgemeinen Systems.

Formal kann das *allgemeine System unter Zuhilfenahme mengentheoretischer Hilfsmittel* durch eine *Zusammenfassung von Mengen und von Relationen über diesen Mengen* beschrieben werden. Diese Mengen dienen der Beschreibung von Merkmalen, von Relativzeiten, von Wahrscheinlichkeiten, von Subsystem-Ensembles und Kopplungsensembles. Sie sind mathematisch gesehen Vor- und Nachbereiche der Relationen, die der Beschreibung von Verteilungen und Strukturen, Verhaltensgesetzen und Organisationsgesetzen dienen. Philosophisch gesehen widerspiegelt diese allgemeine Beschreibung die Erkenntnis von der Bestimmung des Objekts durch seine Eigenschaften und Beziehungen. Sie ist ganzheitlicher Natur und enthält strukturalistische Betrachtungsweisen im Sinne einer Definition des Systems durch eine Menge von Teilsystemen und eine Menge von Kopplungsrelationen als Spezialfall, postuliert diesen Standpunkt jedoch nicht als allgemeinen Ausgangspunkt, wie das immer noch verbreitet beispielsweise nach dem Vorbild [5, 6] geschieht,

Eine äquivalente *formale Beschreibung des allgemeinen Systems unter Zuhilfenahme mathematisch-linguistischer Hilfsmittel* ist nachstehende: Das allgemeine System kann durch eine *Zusammenfassung* eines *Wörterbuches und einer Grammatik über diesem Wörterbuch* beschrieben werden. Die Elemente des Wörterbuches können dabei zerlegt werden in Terme und Funktoren, deren systemwissenschaftliche Semantik etwa die der oben angeführten Mengen und Relationen ist. Die Grammatik legt dann die Bildung wichtiger bzw. brauchbarer Sätze aus Termen und Funktoren fest, die das systemwissenschaftliche Gerüst einzelwissenschaftlicher Aussagen sein können.

Zwei grundlegende Aspekte bestimmen die Typisierung der Systeme: einerseits die Kau-

salität und das Erkenntnisbedürfnis und andererseits die Finalität und das Entscheidungsbedürfnis. Ersterer Aspekt führt zur strukturellen, letzterer zur finalen Systembeschreibung.

2.2. Strukturelle Systeme

Eine feinere Gliederung des Kausalitätsaspektes führt auf die verschiedenen *Typen struktureller Systeme.* Ein Gliederungsversuch ist nachstehender:

Tabelle 1

Aspekt — — →	Unterschiedene Systemtypen			(Bemerkungen)			
Dynamik	— Statische Systeme						
der Zustände	— Dynamische Systeme						
		darunter:	T-Systeme	(Beschreibung durch Verhaltensgesetz mit Hilfe der Relativ-Zeit-Menge T)			
			t-Systeme	(Beschreibung durch Mengen möglicher Verhaltensabläufe mit Hilfe der aktuellen Zeit t)			
Kausalität	— Phänomenologische Systeme			(undifferenzierte Zustände)			
	— Input—Output-Systeme			(differenzierte Zustände: Input, Zustand, Output)			
				(Umweltzustände		Subsystemzahl	
Objekt-Umwelt-	Abgeschlossene			können	nein	kann	nein
Beziehungen	— Geschlossene Systeme			auf-	ja	sich	nein
	— Offene			treten:	ja	ändern:	ja
	— ??				nein		ja)
Hierarchie	— Einstufige Systeme						
(Makro/Mikro-Aspekt)		darunter:	Ganzheitliche Systeme	(System = 1 Subsystem)			
			Subsystem-Ensembles	(nominelle Aufzählung von zusammengehörigen Subsystemen)			
	— Mehrstufige Systeme			(Beschreibungshierarchie)			
		darunter:	Zweistufige				
		darunter:	Heterogene	(Detaillierte Beschreibung)			
			Homogene	(Statistische Beschreibung)			
allein bei mehrstufigen Systemen:							
Dynamik der	— Strukturierte Systeme			(statische Kopplungen)			
Kopplungen	— Organisierte Systeme			(veränderliche Kopplungen)			

Die bisher vorliegenden speziellen Systemtheorien sind zumeist Teilgebiete zu Theorien der hier genannten Systemtypen.

2.3. Finale Systeme

Eine entsprechende Gliederung des Finalaspekts kann noch nicht vorgelegt werden. Eine Skizze dieser Problematik bietet [7]. Es existiert offenbar ein Rückstand der finalistischen gegenüber der strukturalistischen Betrachtungsweise. Wenn wir den Auffassungen in [8] zustimmend die besondere Bedeutung der strukturalistischen Betrachtungsweise für die Naturwissenschaften und der finalistischen für die Gesellschaftswissenschaften anerkennen, so begünstigt der gegenwärtig noch sehr unterschiedliche Entwicklungsstand beider Wissenschaftsbereiche diese Situation.

Allgemein gilt für *finale Systeme:*

Ein finales (etwa synonym: ein zielsuchendes, ein entscheidendes) System liegt vor, wenn das Verhalten des Systems einem Befriedigungskriterium genügt. Die Konstruktion dieses Befriedigungskriteriums erfordert dabei eine Bewertung von gewissen systembildenden Mengen (Zustandsmengen, Relationsmengen). Ein Optimierungskriterium ist Spezialfall eines Befriedigungskriteriums.

Formale Kennzeichen einer finalen Objektbeschreibung sind mithin:

1. Das Vorkommen von Werte-Mengen.
2. Das Auftreten von Zustands- bzw. Relations-Wert-Abbildungen.
3. Die Gültigkeit von Befriedigungskriterien, denen das Systemverhalten unterworfen ist.

2.4. Beziehungen zwischen Systemtheorie und Einzelwissenschaften

Resümierend vermerken wir: Die von der Allgemeinen Systemtheorie gegliederten Systemtypen bestimmen gewisse Niveaus der Beschreibung und Bewertung, und deren Anwendung entspricht somit gewissen methodischen Niveaus oder Zielstellungen wissenschaftlicher Aufgabenfelder. Die Allgemeine Systemtheorie kann darum bei der Konzipierung wissenschaftlicher Aufgabenstellungen insbesondere bei der Suche und Auswahl umfassender Methoden für deren Lösung *eine große Hilfe geben.* Das bedeutet hier: Suche und Auswahl spezieller Systemtheorien oder spezieller Systeme! Allein freilich löst sie eine objektwissenschaftliche Aufgabenstellung nicht, ebenso wie Mathematik oder Philosophie das allein nicht vermögen. *Sie hilft vor allem dann weiter, wenn die Komplexität des Objekts sein konzeptionelles Erfassen allein vom Boden einer Einzelwissenschaftunmöglich macht.* Sie stellt jene Methoden zur Verfügung, ohne die komplexwissenschaftliches Vorgehen zur Lösung von Aufgaben, interdisziplinär abgestimmtes und integriertes Forschen bei hoher Effektivität nicht möglich ist. Diese Anwendung der AST ist *Systemdenken.* Die Anwendung spezieller Systemtheorien jedoch ist *angewandte Systemforschung.* Ihrer beider Einheit ist *Systemforschung.*

Informatik und Systemforschung stehen in einer besonders engen Beziehung unter dem Gesichtspunkt der allgemeinen Beziehung zwischen wissenschaftlicher Pragmatik und Theorie. Wenn wir dem Gedanken zustimmen, daß Medizin und Gesundheitswesen stark der Anwendung der Informatik bedürfen und dem auch zunehmend unterworfen sind [9], so müssen wir unter theoretischem Aspekt *anerkennen, daß Medizin und Gesundheitswesen stark der Systemforschung bedürfen.* Rückstände in der theoretischen Durchdringung der Prozesse der EDV-Anwendung und Datenbereitstellung führen beispielsweise zu enormen Kostenexplosionen, zu unzweckmäßigen Automatisierungs- und Informationsverarbeitungsprojekten.

2.5. Gesundheits-System-Forschung

Unter *Gesundheits-System-Forschung* verstehen wir Systemforschung für das Gesundheitswesen. Sie findet ihre Anwendung in der wissenschaftlichen Gesundheitsplanung und trägt so dazu bei, wichtige Voraussetzungen für die stetige Verbesserung der Qualität und Wirksamkeit der medizinischen Arbeit zu verschaffen.

Ein wichtiges Kennzeichen der Gesundheits-System-Forschung ist die vorrangig finalistische Betrachtungsweise von medizinischen Leistungs- und Betreuungsbereichen. Sie stellt die befriedigende Deckung des Bedarfs an medizinischen Versorgungs- und Betreuungsleistungen in den Vordergrund. Die Bestimmung des Bedarfs, die Bewertung der Aufwendungen und Ergebnisse von Leistungs- und Betreuungsbereichen, die Bestimmung der Aufwand-Ergebnis-Beziehungen unter den gegebenen äußeren (Gesundheitswesen $\leftrightarrow$ natürliche und soziale Umwelt) und inneren (organisatorischen, strukturellen und technologischen) Bedingungen bei Vorgabe von Ressourcen- und von Ergebnisprofilen sind dabei notwendig zu lösende Aufgaben, die eine anschließende Begutachtung durch Anwendung von Befriedigungskriterien sowohl analysierter realer Bereiche als auch von Bereichsmodellen ermöglichen.

Die betrachteten Bereiche können von sehr unterschiedlicher Komplexität sein. Gegenwärtig ausgeführt werden erste Ansätze zu Systemanalysen und -modellierungen beispielsweise:

a) Für leistungsfähige diagnostische Gerätesysteme
(Autoanalysatoren und mechanisierte Meßplätze der klinischen Chemie und der Hämatologie sowie der Hämostaseologie) [10].

b) Für leistungsfähige medizinisch-diagnostische Zentrallaboratorien [11, 12].

c) Für komplexe Betreuungsinstitutionen wie Polikliniken und Krankenhäuser [13].

d) Für territorial organisierte Leistungsbereiche wie der Laboratoriumsmedizin und der Röntgendiagnostik [14, 15].

e) Für territorial organisierte Betreuungsbereiche wie die durch Reihenuntersuchungen gestützte Grundbetreuung [16, 22].

3. Beziehungen zwischen finaler Objektbeschreibung und wissenschaftlicher Entscheidungsfindung

3.1. Theoretische Grundlagen

3.1.1. Beschreibung von Entscheidungen

Eine *Entscheidung* über ein befriedigendes oder zweckmäßiges, über ein nützliches, ein ökonomisches, ein rationelles oder anderswie vorteilhaftes Objekt in einer Menge alternativer *Objekte ordnet oder zumindest halbordnet* die Menge alternativer Objekte.

Das gilt unter den *Voraussetzungen:*

1. *Für jedes Objekt wird mit mindestens einem weiteren ein Vergleich* mit vorläufiger Entscheidung durchgeführt.

2. Es wird nur *kriteriumsbezogen* entschieden.
— Das bedeutet hier: das Entscheidungskriterium liegt fest; für jedes verglichene Objektpaar wird mit dem gleichen Kriterium entschieden; die Entscheidung bleibt aus, wenn das Entscheidungskriterium nicht anwendbar ist. —

3. Die Entscheidung ist transitiv.

Sind diese drei Bedingungen erfüllt, so gibt es mindestens ein vorteilhaftes oder mehrere vorteilhafte Objekte und die Menge der Objekte ist durch die Entscheidungsrelation zu einer Halbordnung oder Ordnung strukturiert.
Beschreibt man den Prozeß dieser Ordnung oder Halbordnung formal

a) mit Hilfe einer Wertemenge V mit den Elementen v

b) mit Hilfe von Objektzustands $\rightarrow$ Wert-Abbildungen $\varphi\colon X \rightarrow V$ — in operativer Schreibweise: $v = \varphi(x)$, x sei Element von X — und

c) mit Hilfe von Entscheidungskriterien entweder der Art
1. „Finde $\hat{x}$ aus X, so daß gilt:

$$\varphi_0(\hat{x}) > \varphi_0(x)! \qquad \text{für alle } x \text{ aus } X/\hat{x}$$

— $X/\hat{x}$ sei die Menge von Zuständen, die zu jenen Objekten gehören, die mit dem Objekt mit dem Zustand $\hat{x}$ verglichen werden können —"
oder der Art

2. „Finde heraus $\hat{x}$ aus X, so daß gilt:

$$\varphi_1(\hat{x}, w)\ R\varphi_2(w)! \qquad \text{für alle } w \text{ aus } \Omega$$

— Ω sei eine Menge von Zuständen, die die Bewertung φ beeinflussen, dabei jedoch nicht der Entscheidung (Auswahl) unterliegen und auch nicht durch das Systemverhalten determiniert sind; φ_2 sei eine Toleranzschwellenfunktion $\varphi_2\colon \Omega \rightarrow V$; φ_1 sei die Objektbewertungsfunktion $\varphi_1\colon X \times \Omega \rightarrow V$; R sei eine Relation, die befriedigende von nicht befriedigenden Objekten unterscheidet, indem sie nur für erstere erfüllt ist — dabei kann die Relation $>$ ein Spezialfall von R sein. —"

so liegt eine finale Objektbeschreibung vor: im Falle der ersten Kriteriumsformulierung als *Optimierungsproblem,* im Falle der zweiten Formulierung als *Befriedigungsproblem.* Die Entscheidung ist dabei im Endresultat beschrieben durch die Auswahl von $\hat{x}$, der Entscheidungsprozeß ist fixiert durch die φ-Funktionen und die Kriterien 1. oder 2. Wie schon weiter oben angeführt, ist das *Optimierungsproblem nur ein Spezialfall des allgemeineren Befriedigungsproblems.* Siehe hierzu [7]!

3.1.2. Typisierung von Entscheidungen

In dieser Arbeit sprechen wir von

objektivierten
optimierenden
befriedigenden
zweifelsfreien
willkürfreien Entscheidungen

in folgender Sinngebung unter Beachtung des Kontextes von Abschnitt 3.1.1.:

Eine **objektivierte Entscheidung** erfolgt gesetzmäßig vorhersehbar unter Ausschaltung dem entgegenstehender subjektiver Einflüsse des Entscheidenden. Diese Gesetzmäßigkeit ist formal beschreibbar entsprechend dem Vorgehen: a) b) c1) oder c2).

Eine **optimierende Entscheidung** ist eine objektivierte Entscheidung, die nach einem Optimierungskriterium erfolgt: c1).

Eine **befriedigende Entscheidung** ist eine objektivierte Entscheidung, die nach einem Befriedigungskriterium erfolgt: c2).

Eine **zweifelsfreie Entscheidung** ist eine objektivierte Entscheidung, die alle denkbar möglichen Alternativen bei der Entscheidung berücksichtigt.

Eine **willkürfreie Entscheidung** ist eine objektivierte Entscheidung, bei der das Entscheidungskriterium zuvorderst gesamtgesellschaftliche Interessen oder mit ihnen verträgliche andere Interessen wahrt. Bei der Kriteriumsaufstellung ist jeder dem entgegenstehende subjektive Einfluß ausgeschlossen.

Zum besseren Verständnis dieser Definition sei noch hinzugefügt: Eine objektivierte Entscheidung schaltet subjektive Interessen in ihrem Einfluß auf den Entscheidungsprozeß nur beim Ablauf des Entscheidungsprozesses aus, jedoch nicht notwendig bei seiner vorherigen gesetzmäßigen Festlegung. Eine willkürfreie Entscheidung schaltet subjektive Interessen in ihrem Einfluß auf den Entscheidungsprozeß sowohl bei seinem Ablauf als auch bei seiner vorherigen gesetzmäßigen Festlegung aus.

3.1.3. Äquivalenz von finaler Objektbeschreibung und Entscheidungssystem

Eine *finale Objektbeschreibung modelliert jedes objektivierte Entscheidungen fällende System.*

Sie modelliert darüber hinaus jedes Ziele suchende System, wenn wir die Kriteriumsanwendung von Zustand zu Zustand einer erreichten zeitlichen Folge von Zuständen vorsehen. Dabei ist es gleichgültig, ob wir unter der *Entscheidungsvariablen x* verschiedene *mögliche alternative Eingangszustände eines Objekts* verstehen wollen, oder ob wir verschiedene *mögliche Objekte* darunter verstehen. Beispielsweise können wir die Entscheidung über die Ausrüstung eines Krankenhauses mit einer neuen apparativen Ausrüstung aus einem angebotenen Vorrat mehrerer alternativer betrachten, entweder als eine Entscheidung über den Eingangszustand des Krankenhauses für den Verlauf einer Arbeitsperiode etwa von der Dauer der Apparatur-Abschreibung oder als eine Entscheidung über ein auszuwählendes Krankenhaus bzw. eine auszuwählende Apparatur als Objekt aus einer Menge alternativer Objekte.

3.2. Entscheidungssysteme zur Planung und Entwicklungssteuerung

3.2.1. Problemstellung

Im Folgenden beschränken wir die weitere Betrachtung auf Systeme, die Entscheidungen über zu gestaltende bzw. auszuwählende *soziale Bereiche fällen.* Es ist augenscheinlich, daß unter dem umfassenden Aspekt der befriedigenden Bedarfsdeckung, aber auch unter weniger umfassenden finalistischen Aspekten die sowohl unter sicher gegebenen als auch unter möglich anzusehenden Randbedingungen befriedigende Entscheidung zwischen verschiedenen Bereichsmodellen oder Bereichszuständen von Einzelpersonen und Kollektiven um so weniger zweifelsfrei getroffen werden kann, um so komplexer die Bereiche sind und um so unsicherer deren prospektivische Verhaltenskenntnis ist. Um selbst bei fundierten Kenntnissen über komplexe soziale Bereiche befriedigend zu entscheiden, muß der Entscheidungsprozeß durch präzise Beschreibung und Bewertung des Bereichs und darauf beruhende Fassung eines Entscheidungskriteriums objektiviert werden. Das heißt letztendlich: durch Formalisierung in der oben angegebenen Weise auf der Grundlage umfassender Datenerhebungen und -bewertungen.

Es leuchtet ohne weiteres ein, daß derart anspruchsvolle Zielstellungen derzeit auch in einem sozialistischen Land noch nicht real sind. Noch muß die Devise bei weitreichenden Entscheidungen so lauten: „Bei bestmöglicher Sachkenntnis mit höchstmöglicher Gewissenhaftigkeit entscheiden"! „Bestmögliche Sachkenntnis!" erfordert dabei, zumindest unter Betracht aller verfügbaren entscheidungsrelevanten Informationen zu entscheiden und „Höchstmögliche Gewissenhaftigkeit!" bedeutet unter sozialistischen Bedingungen, stets die Wahrung gesamtgesellschaftlicher Interessen gegenüber entgegenstehenden Gruppen- und Einzelinteressen im Auge zu behalten. Um diesen Zielstellungen näher zu sein, sind offenbar zwei Vorgehensweisen zu wählen. Zum Einen sind gut überschaubare, wohl abgegrenzte soziale Bereiche zu betrachten, um die weitgehende Objektivierung der Entscheidungsfindung zu erproben und bei zunehmender Bewährung zu nutzen. Zum Anderen sind große Modelle der Entscheidungsfindung auch für weniger gut überschaubare komplexe soziale Bereiche zu formulieren, mit deren Hilfe Entscheidungen zunächst simuliert werden, die im weiteren Prozeß der notwendigerweise noch ausgeprägt subjektive Komponenten aufweisenden Entscheidungsfindung als ein Ausgangspunkt der weiteren Entscheidungsdiskussion genutzt werden. Auch diese bloße Unterstützung der Entscheidungsfindung ist wertvoll. Sie verdeutlicht die Grenzen der objektiven Entscheidbarkeit und macht auf Erfordernisse der Datenbereitstellung und -bewertung sowie der Kriteriumspräzisierung aufmerksam. Sie ermöglicht so ein an praktischen Erfahrungen orientiertes Lernen sowohl der Entscheidenden als auch der Wissenschaftler und sonstigen Verantwortlichen, die den Entscheidungsprozeß mit vorbereiten.

3.2.2. Insuffizienz der Entscheidungsunterstützung mit Hilfe von Einzelkriterienensembles

Die derzeit noch sehr eng gesetzten Schranken für eine weitgehend objektivierte Entscheidungsfindung sind ohne weiteres abzusehen, wenn wir bedenken, daß bei komplexen sozialen Bereichen der Vergleich selbst bei ausreichenden Kenntnissen unökonomisch wird und daß die Anzahl sich anbietender spezieller Entscheidungskriterien hierbei außerordentlich groß ist. Unter *speziellen* Entscheidungskriterien seien dabei solche verstanden, die nur auf eine *einzelne* Komponente der Entscheidungsvariablen x Bezug nehmen. Solch ein Ensemble spezieller Entscheidungskriterien kann im allgemeinen keine willkürfreie Entscheidung gewährleisten. Es ist nicht einem, der Menge aller Anforderungen gerecht werdenden, d. h.: alle Komponenten von x umfassendem Kriterium äquivalent, auch wenn die Einzelkriterien in der gesamten Menge schließlich alle Komponenten von x betreffen. Sind beispielsweise die speziellen Entscheidungskriterien durch Bewertungen von x-Komponenten und sie betreffenden Optimierungskriterien formulierbar, würde das bedeuten, daß der auszuwählende Bereich alle anderen hinsichtlich *aller* speziell bewerteten x-Komponenten präferieren müßte! Das kann nur in Spezialfällen einmal zutreffen.

In der Praxis muß man davon ausgehen, daß Entscheidungssituationen bezüglich auszuwählender oder anzustrebender sozialer Bereichsmodelle typisch sind, bei denen ein Ensemble spezieller Entscheidungskriterien keine eindeutige Entscheidung gestattet. Hiervon ausgehend wollen wir fragen, wie man zu der geforderten finalen Objektbeschreibung gelangen kann, die einen Entscheidungsprozeß weitgehend objektiviert oder die für komplexe soziale Bereiche im Sinne der oben getroffenen Feststellung zu den Schranken der Objektivierbarkeit einen Entscheidungsprozeß bis zur abschließenden Aussage wenigstens effektiv unterstützt. Offenbar gibt es dazu mehrere Wege:

A) Einführung von Prioritäten zwischen den speziellen Entscheidungskriterien.

B) Polyoptimierung

C) Einführung eines Kriteriums, das alle Komponenten der Entscheidungsvariablen in einer Relation umfaßt.

A) würde bedeuten, daß das Kriterium höchster Priorität allein entscheidet, solange es tatsächlich zwischen den auszuwählenden Bereichen differenziert. Trifft das nicht zu, entscheidet das zweithöchste Kriterium u. s. w. Die im wesentlichen alleinige Entscheidung durch ein Kriterium, obwohl viele als wesentlich erkannt sind, ist ein Widerspruch in sich. Dieser Weg ist von Spezialfällen abgesehen unfruchtbar.

Die Methode B) der Polyoptimierung [17] gibt Verfahren an, unter alternativen Objekten diejenigen herauszufinden, welche bezüglich einer Menge spezieller Optimierungskriterien andere zur Auswahl zugelassene Objekte präferieren. Aus der Auswahl werden letztendlich alle Objekte ausgeschlossen, die hinsichtlich sämtlicher Kriterien von bevorzugten Objekten präferiert werden. Die zur Auswahl zugelassenen Objekte bilden eine (sog. „Kompromiß"-) Menge, in der kein einziges Element ein anderes mehr präferiert. In dieser Menge ist die Auswahlentscheidung zu treffen, für die kein Kriterium zur Verfügung steht. — Die jedes Objekt beschreibende Entscheidungsvariable x hat dabei für alle Objekte die gleichen Komponenten! Hierin liegt die wesentliche Beschränkung für die Anwendbarkeit dieser Theorie. Sie findet Anwendung vor allem für technische Systeme, die hinsichtlich mehrerer x-Komponenten und dabei für jede einzelne gesondert miteinander verglichen werden können.

Der Weg C) ist u. E. der allgemeine Lösungsweg. Er postuliert, daß es einen übergeordneten Aspekt gibt, und daß die Erfüllung eines ihm zuordenbaren auf eine Bewertungsvorschrift Bezug nehmenden Kriteriums ein willkürfreies Entscheidungsproblem bestimmt. Für soziale Bereiche, die zu gestalten oder auszuwählen sind, trifft das ganz einleuchtend zu. Das Streben nach *Erfüllung gesetzter Zwecke* bestimmt das Entscheidungsbemühen. Eine formale Beschreibung der Zweckerfüllung würde die alternativen Bereiche/die alternativen Input- oder Steuerzustände der Bereiche werten. Auf dieser Grundlage könnte dann entweder ein Extremalprinzip — die Entscheidung ist weitgehend determiniert — oder eine Art Mindest-Erfüllungsprinzip — die Entscheidung ist von unbeeinflußbaren Faktoren mitabhängig — ein objektivierte Entscheidungen treffendes System beschreiben.

Die Therapieverordnung durch einen Arzt ist i. a. eine Entscheidung, die nach Befolgung des Prinzips C) strebt. Die therapeutischen Verfahren sind hinsichtlich vieler wesentlicher Charakteristika (x-Komponenten) nicht direkt miteinander vergleichbar. Folglich strebt der Arzt bei der Auswahlentscheidung z. B. nicht eine umfassende Merkmalspräferenz der bevorzugten Methode entsprechend dem Polyoptimierungsprinzip B) gegenüber anderen in Betracht gezogenen an, sondern eine befriedigende Methode, die nicht notwendig hinsichtlich *aller* ihrer wesentlichen Auswirkungen besser als andere sein muß. Er bewertet die Methoden und damit ihr x-Komponenten-Ensemble mit einem übergeordneten Bewertungsverfahren, das die Bewertungen der speziellen Wirkungen als Variable enthält, aber das ihnen im allgemeinen kein spezielles Entscheidungskriterium mehr zugesteht. Tatsächlich ist der sichere kurative oder zumindest leidenlindernde Effekt bei Geringhaltung der Schadenswahrscheinlichkeit (in einem vorgegebenen Rahmen ökonomischer und ggf. weiterer Bedingungen) das befolgte Entscheidungsprinzip.

3.2.3. Konstruktion einer allgemeinen Zweckmäßigkeitsfunktion φ zur Bewertung komplexer sozialer Bereiche

Kehren wir nun zur Frage nach einem allgemeinen Prinzip zur Konstruktion einer Bewertungsfunktion $\varphi(x) = v$ zurück, die die Zweckmäßigkeit sozialer Bereiche bewertet!

Die in der Literatur zur Aufwand-Nutzen-Analyse diskutierten Prinzipien sind unter dem Anspruch der Allgemeingültigkeit unzulänglich. Letztendlich führen sie zur Gesamtbewertung durch Wichtung und Summen — oder Produktbildung von Einzelbewertungen. Solche Verfahren können prinzipiell nur zwischen sehr ähnlichen Objekten entscheiden. Sie stellen eine spezielle, jedoch keine weitreichende allgemeine Lösung im Sinne des Weges C) dar.

Die Entscheidung über einen zu bevorzugenden sozialen Bereich ist unter dem Aspekt der Entwicklungssteuerung gerade dadurch ausgezeichnet, daß ein Übergang zu neuen Bereichsstrukturen angestrebt wird, die noch nicht im Detail bekannt sind. Hier kann von Ähnlichkeit oft überhaupt keine Rede sein. Hier geht es um eine Höherwertigkeit, die zu begründen ist. Erst der Vergleich der Bereiche in der Ebene von Wertensembles, die gleichartig über sehr unterschiedlichen Entscheidungsvariablen x definierbar sind, d. h.: ein zweistufiger Bewertungsprozeß eröffnet hier einen weitreichenden allgemeinen Lösungsweg.

Ein allgemeines Prinzip zur Zweckmaßbestimmung muß beachten

1. daß der soziale Bereich durch sein Verhalten Ergebnisse und/oder Leistungen erzeugt, die einen Befriedigungswert bezüglich vorgegebener Bedürfnisse haben

— Wir legen fest: deren Aggregation über dem sozialen Bereich bestimmt seinen *Ergebniswert* —,

2. daß es einen Bedarf an diesen Ergebnissen und/oder Leistungen gibt

— Analog zu 1. legen wir fest: dessen Maß über dem sozialen Bereich ist sein *Bedarfswert* —,

3. daß Aufwendungen für diesen Verhaltensprozeß nötig sind

— Ihr Maß sei der *Aufwandwert* des sozialen Bereichs — und

4. daß die Aufwendungen aus einem variabel ausnutzbaren Vorrat — den Ressourcen — stammen

— Ihr Maß sei der *Ressourcenwert* des sozialen Bereichs —.

Wir setzen zudem voraus, daß allgemein anwendbare *Verfahren zur Bestimmung des Ergebniswertes P und des Bedarfswertes P^** bei vorliegenden Ausgangszuständen y des Bereichs zu erhalten sind:

$$P = \varphi_P(y)$$

$$P^* = \varphi_P{}^*(y^*)$$

— dabei bestimmen die Verhaltensgesetze den Zusammenhang $x \rightarrow y$ — und ebenso, daß allgemein anwendbare *Verfahren zur Bestimmung des Aufwandwertes A und des*

Ressourcenwertes A^* bei vorliegenden Eingangszuständen x des Bereichs zu erhalten sind:

$$A = \varphi_A(x)$$

$$A^* = \varphi_A{}^*(x^*).$$

Hierzu ist zu bemerken: Die Ökonomie ist u. a. eine Theorie der Probleme $A = \varphi_A(x)$. Die Theorie der Ressourcenbewertung $A^* = \varphi_A{}^*(x)$ kommt gegenwärtig in Fluß [18]. In Erweiterung zur ökonomischen Theorie muß sie den Einfluß ungleichmäßiger Ressourcen-Verfügung durch soziale Bereiche bei der Bewertung beachten. Die Theorie der Ergebnisbewertung $P = \varphi_P(y)$ ist nur teilweise entwickelt. Bei der Bewertung von Gütern, die Waren sind, gelingt oft eine sinnvolle Zurückführung auf ökonomische Probleme. Die Bewertung leicht zugänglicher, kaum monopolisierbarer Dienstleistungen geschieht analog. Die Bewertung von Ergebnissen oder Leistungen ohne Warencharakter ist ein allgemein noch ungelöstes Problem. Auch die Minderung bzw. Mehrung des Befriedigungswertes eines Ergebnisses infolge seiner variablen Qualität festzulegen, ist ein allgemein noch ungelöstes Problem. Die Quantifizierung von Ordnungen und Halbordnungen oder der Ergebnisse oder Leistungen erfolgt hierbei immer noch durch willkürliche Vorschriften entsprechend einer Zensierung. Die Bewertung des Bedarfswertes $P^* = \varphi_P{}^*\ (y^*)$ ist demgegenüber weiter erschwert durch die Problematik des Bedarfstyps. Ist ein real erreichbarer zukünftiger Ergebnis-Zustand y^* als Bedarf zu bestimmen (Planungsproblem)! oder ist ein fiktiver Zustand y^* wegen seiner günstigen Stimulierungseigenschaften als Bedarf vorzugeben (Problem der Entwicklungssteuerung, Prognoseproblem!)? Siehe hierzu auch [19]! Allgemeingültige Aussagen zur Ermittlung des Bedarfswertes liegen gegenwärtig noch nicht vor.

Zur Mathematik der Wert $= \varphi$ (Zustand) — Zusammenhänge ist noch zu bemerken, daß die Werte als metrische Variable vorausgesetzt werden. — Mit diesen Voraussetzungen ist das Problem der *Konstruktion* einer Bewertungsfunktion $\varphi(x) = v$ als Modell *des Zweckmäßigkeit-Entscheidungsvariablen-Zusammenhangs* komplexer sozialer Bereiche in *zwei Teilprobleme* zerlegt: zum einen in das der eben dargestellten *vier Wert-Zustands-Zusammenhänge* und zum anderen in das eines Konstruktionsprinzips für einen *Zweckmäßigkeits-Werte-Zusammenhang* der Art:

$$\varphi(P, P^*, A, A^*) = v.$$

In [20] ist von uns die Konstruktion

$$v = \varphi(P, P^*, A, A^*) = \ln \frac{P}{P^*} - \frac{A}{A^*}$$

diskutiert worden. Es wurde plausibel gemacht,

1. daß sie im Verein mit Bewertungsverfahren der vier oben angegebenen Arten für Ergebnis-, Bedarfs-, Aufwand- und Ressourcenwert (Wert $= \varphi$ (Zustand)) und mit zugehörigen problemtypspezifischen Entscheidungskriterien sinnvolle finale Objektbeschreibungen sozialer Entscheidungsprozesse liefert und

2. daß sie in einfachen Anwendungsfällen auf die gleichen Optimalkriterien führt, die im wesentlichen aus der ökonomischen Betrachtungsweise im Verein mit Sparsamkeits- oder Gewinnmaximierungsprinzipien gewonnen werden.

3.2.4. Entscheidungsunterstützung mit Hilfe eines „Differenz-φ"-Kriteriums

Die bisherigen Ausführungen galten allgemeinen Prinzipien der Entscheidungsobjektivierung. Besonderes Gewicht wurde der formalisierten Darstellung dieser Prinzipien beigemessen. Dadurch könnte der Anschein erweckt werden, daß ein Vorgehen skizziert wurde, das beliebige Entscheidungsprobleme bei hinreichendem systembeschreibenden und -bewertenden Aufwand vorherberechnend abbildet bzw. theoretisch löst. Eine solche Interpretation dieser Arbeit ist irrtümlich. Sowohl lückenhafte Kenntnisse und verbesserungsbedürftige Bewertungsverfahren als auch prinzipielle Unschärfen der Kenntnisse und Bewertungsmöglichkeiten beeinträchtigen die *Güte und Tragweite der Entscheidungsobjektivierung.* Die erstgenannten Gründe sind in einem symptotischen Prozeß schrittweise aufhebbar — die letzteren nicht. So müssen wir eine prinzipiell erreichbare Güte und die praktisch realisierbare Güte unterscheiden. Die Tragweite der Entscheidungsobjektivierung bei Annäherung der praktisch realisierbaren Güte an die prinzipiell erreichbare ist zu untersuchen. Allgemein besteht die Tendenz, daß die Objektivierungsgüte bei zunehmend umfassenderen Entscheidungsproblemen *abnimmt.* Zunehmend umfassendere Entscheidungsprobleme sind beispielsweise durch die Folge charakterisierbar:

1. Variation eines Systems in einer vorgegebenen wenig-komponentigen Parametermenge, z. B. als eine Funktion der Zeit (Steuerungsprobleme!).
2. Auswahl eines Systems aus einer Menge qualitativ sehr verschiedener, die alle den gleichen bereichsspezifischen Zweck erfüllen (Probleme der kurzfristigen Struktur- und Organisationsänderung)!
3. Bevorzugung eines Systems aus einer Menge von alternativen Systemen, die völlig unterschiedlichen Zwecken dienen (Rang- und Reihenfolgenprobleme der Bedürfnisbefriedigung bei der Ausarbeitung langfristiger Investitions- und Entwicklungsstrategien).

Die Objektivierungsgüte *nimmt zu,* wenn die hinreichend präzise in Betracht gezogenen Komponenten der Entscheidungsvariablen bei der Kriteriumsformulierung die entscheidungswichtigen Komponenten weitgehend umfassen.

Klarheit zu gewinnen über diesen Umstand ist ein nützliches Resultat der Kriteriumsdiskussion, auch wenn die Kriteriumsanwendung die Entscheidungsfindung wegen mangelnder Kenntnisse oder unzureichender Bewertungssicherheiten nicht ausreichend begründet.

Entsprechend den Darlegungen zur formalen Entscheidungsbeschreibung in Abschnitt 3.1. und zur Konstruktion der Zweckmäßigkeitsfunktion von sozialen Bereichen in Abschnitt 3.2.3. können Entscheidungskriterien formuliert und diskutiert werden. Hier sollen nur die Richtungen der Kriteriumsformulierungen angegeben werden. Eine gewisse Detaillierung im Hinblick auf die Gesundheitsplanungsprobleme erfolgt in [21]. Problemspezifische Kriterien auf den hier angegebenen Grundlagen werden in [10, 11, 12, 14, 15, 16] formuliert. Eine Zurückführung der allgemeinen Kriterien auf solche, die sich aus rein ökonomischen Betrachtungsweisen ergeben, ist in [20] diskutiert worden.

Die Entscheidungsobjektivierung setzt stets einen *Systemvergleich* voraus. Dieser Vergleich kann zwischen späteren und früheren Systemen, aber auch zwischen gleichzeitig möglichen alternativen Systemen erfolgen. Dabei sollten stets die Systemunterschiede bewertet werden. Das führt letztendlich zur *Einführung der Zweckmäßigkeitsdifferenz* $\Delta\varphi = \ln(1 + \Delta P/P) - A/A^*$ *in das Entscheidungskriterium.* Von einer Absolutbewertung von Merkmalen und Relationen und deren anschließender Differenzbildung sollte möglichst abgesehen werden. Die direkte Bestimmung von $\Delta P/P$ und von ΔA anstelle der direkten P- und A-Bestimmungen gemäß Abschnitt 3.2.2. ist eher eine Vereinfachung als eine Erschwerung der Bewertungsprobleme.

Beim Vergleich sollten stets *gleiche Parameterwerte* A^* der Bereiche zugrunde gelegt werden. Kommt zwei Bereichsalternativen ein verschiedener Ressourcenwert zu, so sollten umfassendere Bereiche betrachtet werden, für die Ressourcenwert-Gleichheit besteht. Das kann unter Umständen zu praktisch unlösbaren Problemen führen. Siehe unten!

Beim Vergleich sollten möglichst *gleiche Bedarfsstrukturen und -werte* zugrunde gelegt werden. Bei vielen Entscheidungsproblemen ist das nicht möglich. Eine umfassende Struktur- und Organisationsveränderung eines genügend komplexen Bereiches ermöglicht fast immer die Befriedigung neuer Bedürfnisse. Dann empfiehlt es sich, die Entscheidungskriterien und die dazu zu betrachtenden Systeme so zu wählen, daß einmal ein Vergleich bei vorgegebener bisheriger Bedarfsstruktur und -bewertung P^* erfolgt und ein zweites Mal ein Vergleich mit der neuen Bedarfsstruktur und -bewertung $P^{*\prime}$ erfolgt. Das schlägt sich in Unterschieden der Ergebnisbewertung nieder. Zu einem ist ein Kriterium mit $\Delta\varphi(\Delta P/P)$, zum anderen ist ein Kriterium mit $\Delta\varphi(\Delta P'/P')$ zu betrachten. Beispielsweise sind Organisations- und Funktionsveränderungen durch Umstellung auf EDV so abzuwägen.

Bei der Aufgabenstellung einer begründeten Bevorzugung eines Bereichs aus einer Menge alternativer neuzuschaffender Bereiche, die völlig unterschiedlichen Zwecken dienen, sind die obigen beiden Forderungen praktisch nicht mehr zu erfüllen. Ihre strikte Erfüllung würde oftmals erfordern, letztlich das soziale System eines Territoriums, eines Staates oder gar eines darüber hinausreichenden gesellschaftlichen Gebildes in seiner ganzen Komplexität zu analysieren und zu bewerten. Eine kriteriumsgestützte Entscheidungsfindung sollte dann anstreben, alle wesentlichen kurz- und langfristigen Auswirkungen der alternativen „Bereichsimplantationen" im komplexen sozialen Umweltbereich zu erfassen und abzuwägen.

Bezüglich der formalisierbaren Kriteriengestaltungen können die hier und weiter oben besprochenen Prinzipien zusammenfassend so dargestellt werden:

A) Bereichsvergleiche so, daß in der Menge Σ verglichener Systeme (Variable: σ; Variablenwerte: i, k) gilt:

Ressourcenwert $A_\sigma^* = \varphi_A^*(x^*)$ ist gleich, $\forall \sigma \in \Sigma$!

Bedarfswert $P_\sigma^* = \varphi_P^*(y^*)$ ist gleich, $\forall \sigma \in \Sigma$!

B) Direkte Konstruktion der Zweckmäßigkeits-Differenz-Funktion

$$\Delta_i{}^k\varphi = \ln(1 + \Delta_i{}^k P/P_i) - \Delta_i{}^k A/A^*; \qquad i, k \in \Sigma! \tag{1}$$

C) Formulierung der wesentlichen, als möglich erachteten Einsatz- Umwelt-, Störbedingungen u. ä., auf die das System keinen Einfluß nimmt, die aber seinen Wert bzw. seine Wertrealisierung maßgeblich bestimmen:

Konstruktion von $\Omega = \{w\}$!

D 1) Konstruktion der Entscheidungskriterien der allgemeinen Gestalt:

bevorzuge k vor i, wenn
$\Delta_i^k \varphi(w)\ R\tau(w),\ \forall w \in \Omega$!

Kommentare: In einfachen Fällen kann die Relation R gerade $>$ sein, $\tau(w)$ kann gerade $= 0$ oder $= \tau =$ const. sein. In komplizierteren Fällen sind Häufigkeitsverteilungen der w und Relationen R zu betrachten, die Risikobewertungen u. ä. entsprechen.

Die Differenzbildung Δ_i^k kann sowohl zeitlichen Systemänderungen als auch Alternativauswahlen entspringen. Ein Systemsteuerungskriterium entsprechend (1) (2) könnte beispielsweise so formuliert sein:

$$\ln (1 + \Delta_t^{t'} P/P_t) - \Delta_t^{t'} A/A^* > \tau! \qquad (3)$$

Die Anwendung von (1) (2) kann eine Menge zu bevorzugender alternativer Systeme gegenüber einer Menge nicht zu bevorzugender und einer Menge jedenfalls zurückzuweisender Systeme abgrenzen. Hier wird die Rolle des Entscheidungen fällenden Subjekts — eine Person, ein Leitungskollektiv — augenscheinlichst. Die Kriteriumsformulierung und -anwendung besitzt nur die Tragweite einer Entscheidungsunterstützung, jedoch nicht die einer Entscheidungsabbildung oder -vorwegberechnung. Sie gibt eine Menge etwa äquivalenter Lösungen an, jedoch keine Einzellösung und damit die Entscheidung.

4. Schlußgedanken

Die Rolle des entscheidungsfällenden Subjekts soll am Ende dieser Arbeit nochmals hervorgehoben werden. So soll unsere eigene Interpretation der hier skizzierten theoretischen Ansätze betont werden.

Jedes hinreichend genau gefaßte Entscheidungsproblem läßt sich auf den hier dargelegten Wegen formalisieren und damit objektivieren. Gegenwärtig stehen wir bei komplizierten Entscheidungsproblemen noch am Anbeginn solcher Möglichkeiten, aber die Zukunft liegt im konsequenten Begehen solcher Wege.

Die Kriteriumsanwendung liefert, von einfachen Problemen abgesehen, prinzipiell nur entscheidungsunterstützende Aussagen, beispielsweise Entscheidungsvielfalten einengende, jedoch keine vollständige theoretische Vorwegnahme der Entscheidung. Das entscheidungsfällende Subjekt wählt schließlich mit einer einzugestehenden Freiheit unter zu bevorzugenden alternativen Entscheidungsmöglichkeiten aus. Wie ist das zu werten?

Unseres Erachtens ist das weder eine Unzulänglichkeit noch ein Unglück. Von einer willkürfreien Entscheidung wollen wir erwarten, daß sie nicht nur einem problemspezifischen wissenschaftlich begründeten Entscheidungskriterium genügt. Sie soll auch dem übergeordneten allein philosophisch begründeten Kriterium genügen, eine fortschrittliche gesellschaftliche Entwicklung möglichst nachhaltig zu fördern.

Bekanntlich kann der seine soziale Entwicklung gestaltende Mensch auf das strategische Element des Versuchens und Irrens, im Sinne des Schaffens und Vergleichens unterschiedlicher Lösungen von Entwicklungsproblemen nicht verzichten. Ferner sind ausgeprägte persönliche Motivationen und persönliche Identifikationen mit gefällten Entscheidungen unverzichtbare Grundlagen energischen menschlichen Handelns, ohne die es keinen Fortschritt gibt. Alternative äquivalente Entscheidungsmöglichkeiten bilden eine Quelle notwendiger Versuch-und-Irrtumsstrategien und bieten zugleich

Möglichkeiten vielfältiger Persönlichkeitsbestätigungen und -ermutigungen. Beides läßt unterschiedliches Entscheidungsverhalten bei vorgegebener Entscheidungsobjektivierung aus wissenschaftlicher Sicht als natürlich und aus philosophischer Sicht als notwendig erscheinen.

Literatur

[1] Wilhelmy, H.-J., und F. Beeske, Systemforschung im Gesundheitswesen. Öfftl. Ges.wesen (Stuttgart) **38** (1976), 1.

[2] Bailey, N. T. I., und M. Thompson (Hrsg.), System Aspects of Health Planning. North Holland Publishing Comp., Amsterdam—Oxford, Elsevier Publishing Comp., Inc., New York (1975).

[3] III. Wissenschaftliches Colloquium zur Organisation der Informationsverarbeitung „Informatik in Medizin und Biologie". Berlin (1978). Siehe diesen Band!

[4] World Health Organisation (Hrsg.), Modern Management methods and the organization of health services. Genf, Public Health Papers **55** (1974).

[5] Klaus, G. (Hrsg.), Wörterbuch der Kybernetik. Dietz Verlag, Berlin (1968).

[6] Klíř, J., und M. Valach, Cybernetic Modelling. Illife Books Ltd., London: SNTI — Publishers of technical literature. Prague (1967).

[7] Mesarovic, M. D., und Y. Takahara, General Systems Theory: Mathematical Foundations. Academic press, New York, San Francisco, London (1975).

[8] Fuchs-Kittowski, K., Siehe diesen Band!

[9] Fuchs-Kittowski, K., und P. Gudermuth, Siehe diesen Band!

[10] Rieger, F., und S. Schmalfuss, Ökonomische Analyse des Einsatzes von Analyse technologien in medizinischen Laboratorien. Medizintechnik **21** (1981) 1, 9—16.

[11] Klein, Christine, G. Schulz, V. Diez, H. Martin und F. Rieger, Ökonomische Analyse mechanisierter Laboratoriumsuntersuchungen. Dt. Gesundh.-wesen **37** (1982) 5, 234—239.

[12] Rieger, F., und H. Bruns, Aufwand-Leistungsbeziehungen der territorialen Kommunikation im Laboratoriumsmedizinischen Bereich: Probentransport per Eisenbahn. Medizintechnik **22** (1982), (im Druck).

[13] Gudermuth, P., und W. Grimm, Siehe diesen Band!

[14] Rieger, F., und I. Schirotzek, Statistische Systemanalyse der medizinischen Laboratoriumsdiagnostik in der DDR. In: Das ambulante und stationäre Gesundheitswesen —. Verlag „Volk und Gesundheit", Berlin (1979).

[15] Autorenkollektiv (FMD Dresden, IOG Gera, BKH Gera), Statistische Systemanalyse der medizinischen Röntgendiagnostik (In Vorbereitung).

[16] Berndt, G., N. Adam, B. Irrgang und H.-J. Thiele, A model for the evaluation of screening as part of the health care system. Proc. Working Conference on Evaluation of Efficiency of Medical Action. North Holland Publ. Comp., Amsterdam (1979).

[17] Peschel, M., und C. Riedel, Polyoptimierung. Eine Entscheidungshilfe für ingenieurtechnische Kompromißlösungen. VEB Verl. „Technik", Berlin (1976).

[18] Minc, A. A., Die ökonomische Bewertung der Naturressourcen. VEB „Herrmann Haack", Geographisch-Karthographische Anstalt, Gotha—Leipzig (1976).

[19] Rieger, F., Zum Problem der Bedarfsbestimmung. Kommentar zur Bestimmung des laboratoriumsmedizinischen Untersuchungsbedarfs in den Laboratorien der Krankenhäuser, Polikliniken und Ambulatorien einschließlich des Betriebsgesundheitswesens (In Vorbereitung).

[20] Rieger, F., Problems of Development Control. Solutions and their Applications in Territorial Health Planing. IFAC-Symposium on Control Mechanisms in Bio- and Ecosystems. Leipzig (1977).

[21] Irrgang, B., und F. Rieger, Siehe diesen Band!

[22] Berndt, G., und N. Adam, Siehe diesen Band!

Anwendung der Entscheidungsunterstützung im Gesundheitswesen auf medizinische Betreuungs- und medizinisch-diagnostische Leistungsbereiche

B. Irrgang und F. Rieger

Forschungsinstitut für Medizinische Diagnostik, Dresden

1. Einführung

Dem Gesundheitswesen der DDR werden kontinuierlich steigende Mittel zur Realisierung eines wachsenden vorbeugenden Gesundheitsschutzes der Bevölkerung und einer umfassenden Betreuung erkrankter Bürger zur Verfügung gestellt. Abbildung 1 läßt erkennen, daß diese Mittel proportional zum produzierten Nationaleinkommen gestiegen sind.

Trotz der hohen materiell-technischen und finanziellen Aufwendungen können gegen-

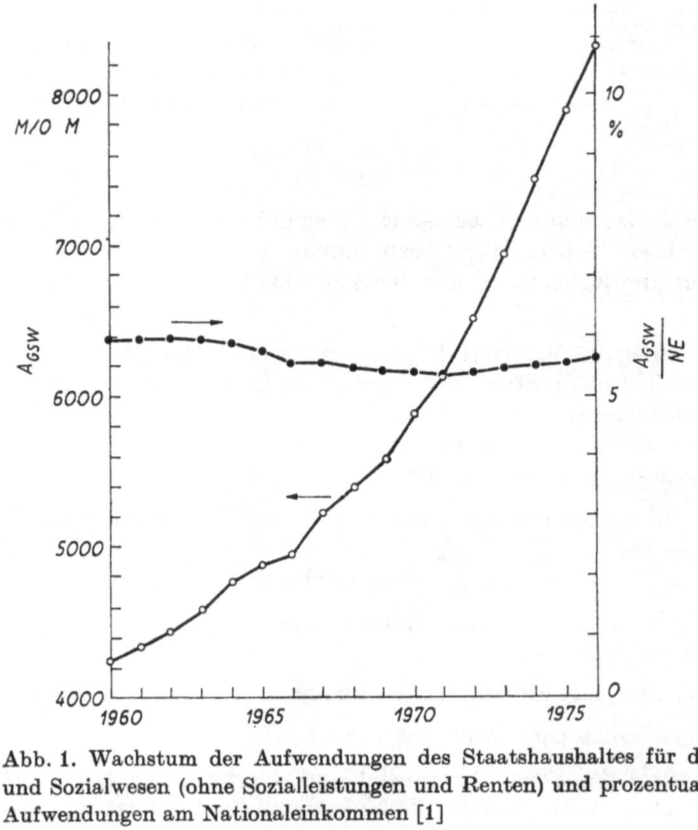

Abb. 1. Wachstum der Aufwendungen des Staatshaushaltes für das Gesundheits- und Sozialwesen (ohne Sozialleistungen und Renten) und prozentualer Anteil dieser Aufwendungen am Nationaleinkommen [1]

wärtig und zukünftig nicht alle bestehenden Möglichkeiten für die Entwicklung medizinischer Vorsorge- und Betreuungsleistungen verwirklicht werden. Es gilt auch hier, die Entscheidung über den Einsatz der zur Verfügung stehenden Ressourcen so begründet wie möglich zu fällen.

2. Kausale Beschreibung des medizinischen Betreuungsprozesses

Jeder individuelle Betreuungsprozeß läßt sich — prinzipiell — durch ein kausales System modellieren. Die inneren Systemzustände und kausalen Wechselwirkungen sind jedoch im allgemeinen wegen ihres komplexen Charakters ungenügend bekannt und erfaßbar. Eine Systembetrachtung auf der Ebene betreuter Patientenkollektive muß zwangsläufig ebenfalls Unschärfen aufweisen, wichtige Ein- und Ausgangszustände sowie wesentliche innere Eigenschaften des betrachteten Systems lassen sich jedoch angeben. Abb. 2 veranschaulicht das Modell eines medizinischen Betreuungsbereiches, der eine Population π versorgt, die u. a. durch

— eine demographische und soziale Struktur S_x,
— einen Gesundheitszustand H_x,
— ein Gesundheitsverhalten B_x

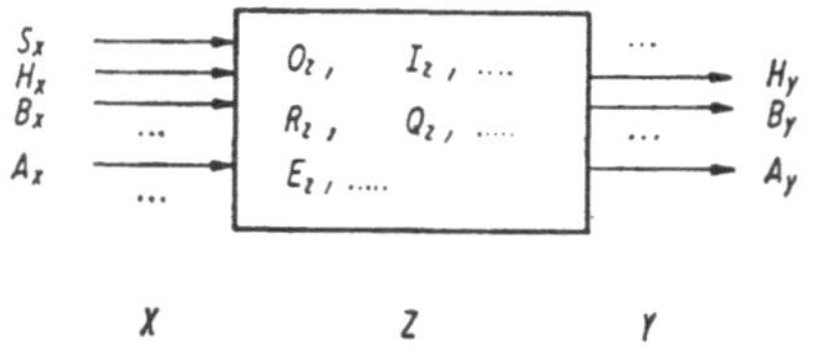

Abb. 2. Kausales System des Betreuungsprozesses in einem medizinischen Bereich

charakterisiert ist. Die genannten Zustände stehen dabei symbolisch (nicht als Summengrößen) für jeweils ein Tupel konkret bestimmbarer Eingangsparameter.

Der innere Zustand Z des Systems enthält gleichfalls eine Vielzahl von Parametern, z. B.

— zu erkannten Gesetzmäßigkeiten der Krankheitsentwicklung E_Z,
— zum angewendeten diagnostisch-therapeutischen Regime R_Z,
— zur Qualität der medizinischen Arbeit Q_Z,
— zur Informationsstruktur des Bereiches I_Z,
— zur Organisationsstruktur des Bereiches O_Z.

Das Ziel des Betreuungsprozesses besteht in einer Verbesserung des Gesundheitszustandes und -verhaltens H_y bzw. B_y.

Zur Realisierung des Betreuungsprozesses werden

— materiell-technische und finanzielle Aufwendungen $A_{x_{mat}}$,
— medizinisches und sonstiges Personal $A_{x_{pers}}$

benötigt. Auf der Ausgangsseite des Systems können

— verhinderte bzw. eingesparte Aufwendungen A_y

berechnet werden, die den Produktionsausfall und zu erbringende Sozialleistungen charakterisieren, die ohne die bereichsspezifische Betreuung aufgetreten wären. Der kausale

Charakter des betrachteten Systems kommt in Abhängigkeiten wie

$$y = f(X, Z) \qquad \text{(Ausgangsrelation)} \tag{1}$$

$$x' = g(Y) \qquad \text{(Rückkopplungsrelation)} \tag{2}$$

$$z' = h(X, Z) \qquad \text{(Strukturanpassungsrelation)} \tag{3}$$

zum Ausdruck. Im Falle eines reihenuntersuchungsgestützten Bestreuungssystems ist beispielsweise der erzielbare Gesundheitszustand abhängig von der Periodizität der Untersuchungen

$$H_y = f_H(O_Z, R_Z, \ldots) \qquad \text{Typ (1)}, \tag{4}$$

der Gesundheitszustand der Population beim Rescreening abhängig von den Ergebnissen früherer Reihenuntersuchungen und Behandlungen

$$H_x' = g_H(H_y, E_y, \ldots) \qquad \text{Typ (2)} \tag{5}$$

und das Untersuchungs- und Behandlungsregime abhängig vom Alter und vom Gesundheitszustand der Population, z. B.

$$R_z' = h_R(S_x, H_x, \ldots) \qquad \text{Typ (3)}. \tag{6}$$

Eine durchgehend kausale Beschreibung bereitet offensichtlich schon bei stark einge grenzten sozialen Bereichen Schwierigkeiten. Eine detaillierte Analyse und Beschreibung des Gesundheitswesens als Ganzes würde zu einer unüberschaubaren und kaum auswertbaren Sammlung von Aspekten, Relationen und Strukturen führen. Kiselev [2] erhielt trotz starker Vereinfachungen und Beschränkungen bei einem derartigen Versuch zunächst eine Matrix mit 43×43 Elementen, die auch mittels eines Dateienkonzeptes auf leistungsfähigen Rechnern der 3. Generation aufgrund des erforderlichen statistischen Datenmaterials nicht auswertbar sein dürfte.

Eine phänomenologische Systembeschreibung, die auf die Analyse der Wechselwirkung zwischen den Systemelementen, nicht aber auf die Bedarfsstruktur und Möglichkeiten ihrer Befriedigung ausgerichtet ist, kann der Entscheidungsunterstützung nur mittelbar dienen.

3. Finale Beschreibung medizinischer Betreuungsprozesse

Um bei der Entwicklungssteuerung sozialer Bereiche dem Entscheider unmittelbar entscheidungsunterstützende Information zur Verfügung zu stellen, wird von Rieger [3] vorgeschlagen, von der kausalen zur finalen Objektbeschreibung überzugehen. Dieser Beschreibung liegt ein bewertetes kausales System nach Abb. 3 zugrunde.

Anhand von Abb. 4 seien zunächst die Quellen und Ergebnisse der medizinischen Arbeit im schematischen Überblick dargestellt. Zu den Quellen zählen die

personellen Ressourcen A^*_{pers}

sowie die

materiell-technischen und finanziellen Ressourcen A^*_{mat}.

Ihre Zusammenfassung zu den genannten Ressourcenwerten, insbesondere aber auch deren Vereinigung zu einem

Ressourcenwert $A^* = f_{A^*}(A^*_{\text{pers}}, A^*_{\text{mat}})$

setzt einen komplizierten Wertbildungsprozeß voraus, der beispielsweise die Zahl der in der Volkswirtschaft verfügbaren Arbeitskräfte in den Berufen des Gesundheitswesens berücksichtigt. Ein analoger Wertbildungsprozeß führt prinzipiell auf den

Aufwandswert $A = f_A(A_{\text{pers}}, A_{\text{mat}})$,

der den wertmäßigen Aufwandsanteil der verfügbaren Ressourcen für die spezifische medizinische Arbeit im betrachteten sozialen Bereich darstellt. Bei der Ermittlung des Ressourcen- und Aufwandswertes ist insbesondere die Priorität der lebendigen Arbeit im Gesundheitswesen zu berücksichtigen.

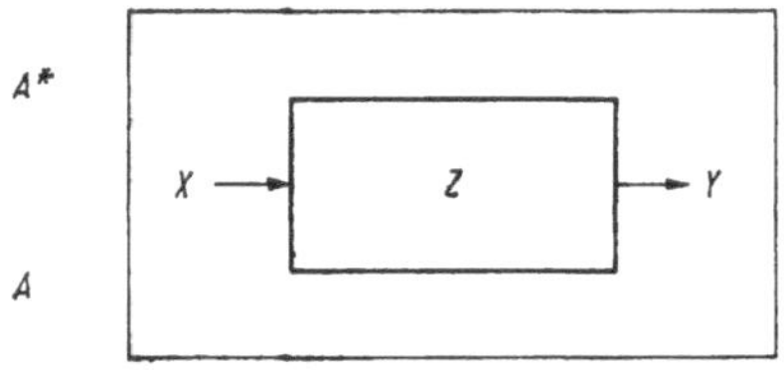

Abb. 3. Bewertetes kausales System eines medizinischen Bereiches

Im Ergebnis der medizinischen Arbeit entsteht als Betreuungsergebnis (Ergebniswert) P_B vor allem ein veränderter Gesundheitszustand der betrachteten Population. Der hier eingeführte Wertbegriff bedeutet natürlich nicht, daß wertbildende Arbeit im politökonomischen Sinne geleistet wurde (vgl. KECK [4]). Diese Wertkategorie, ebenso wie der den Betreuungsprozeß begründende

Betreuungsbedarf (Bedarfswert) $P_B{}^*$

ist nicht auf einer Preisskala abzubilden. Die in [3] eingeführten und hier übernommenen Wertgrößen P und P^* dürfen nicht als ökonomische Größen verstanden werden (das Gesundheitswesen schafft keine Gebrauchswerte, vgl. [4]), sie dienen der Anwendung der finalen Objektbeschreibung zum Zweck der Entscheidungsunterstützung im Prozeß der Gesundheitsplanung.

Der finalen Objektbeschreibung liegen jeweils mehrere bewertete kausale Systeme mit Strukturen nach Abb. 3 zugrunde, deren alternative Auswahl Ziel der Entscheidungsunterstützung ist. Als Zweckmäßigkeitsfunktion ist für jeden entsprechend Abb. 4 charakterisierten Bereich eine Funktion

$$\varphi = f(A^*, A, P, P^*) \tag{7}$$

zu bilden, etwa entsprechend dem Ansatz in [3] eine Funktion

$$v = \ln \frac{P}{P^*} - \frac{A}{A^*}. \tag{8}$$

Abb. 5 zeigt das finale Entscheidungssystem. Eine Entscheidungsunterstützung der Form

wenn $\varphi_i > \varphi_k$, dann realisiere φ_i

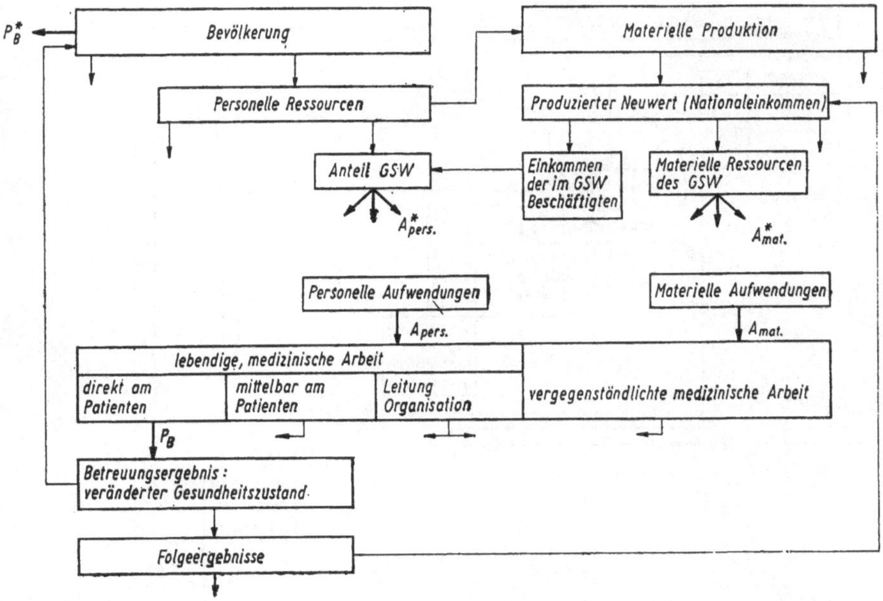

Abb. 4. Quellen und Ergebnisse der medizinischen Arbeit im gesamtgesellschaftlichen Reproduktionsprozeß

ist für beliebige soziale Bereiche i und k sicher nicht durchführbar. (In diesem Sinne führt auch (8) nicht auf ein „Universalkriterium"). Es erhebt sich jedoch die Frage, für welche sozialen Bereiche eine Bewertung nach (8) eine Entscheidungsunterstützung bewirken kann.

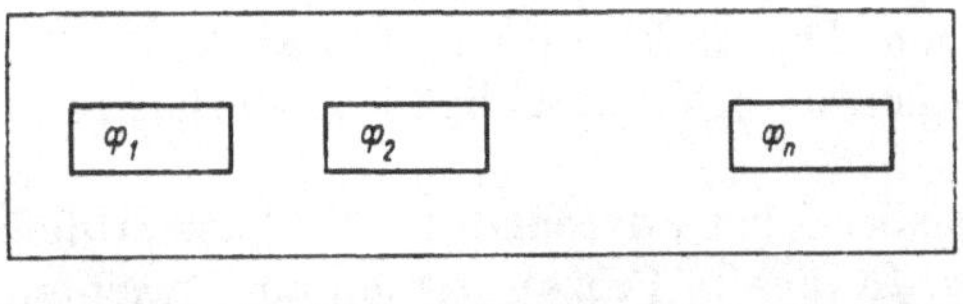

Abb. 5. Finales Entscheidungssystem: Vergleiche alle Paare (φ_i, φ_k) und entscheide über die Bevorzugung nach einem Befriedigungskriterium [3]!

4. Betreuungs- und Leistungsbereiche im Gesundheitswesen

In Abb. 6 sind eine Reihe historisch gewachsener, zum großen Teil organisatorisch selbständiger Betreuungsbereiche im Gesundheitswesen der DDR dargestellt. Dabei ist charakteristisch, daß der Patient im Verlauf des Betreuungsprozesses über Reihenuntersuchungen, den Facharzt für Allgemeinmedizin in der ambulanten Grundbetreuung oder über biologisch orientierte Dispensairebereiche den Zugang zur medizinischen Betreuung findet, daß jedoch in vielen Fällen die Betreuung erst in einem weiteren Betreuungsbereich abgeschlossen werden kann.

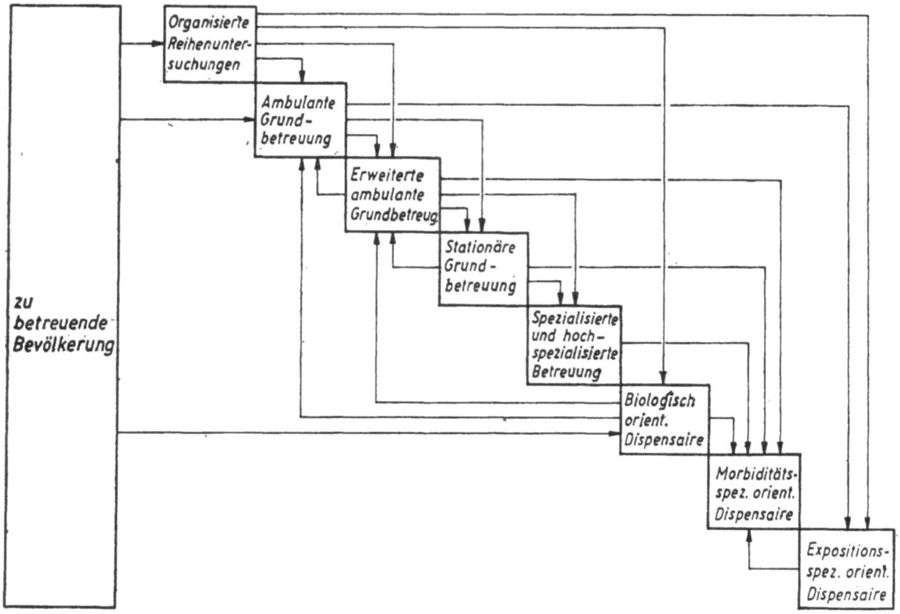

Abb. 6. Betreuungsbereiche im Gesundheitswesen der DDR

Die Anwendung einer Bewertungsfunktion ist nur dann sinnvoll, wenn das Betreuungsergebnis P_B einer abgeschlossenen Behandlung ausgewertet werden kann. In diesem Sinne sind die aufgeführten Betreuungsbereiche in Abb. 7 zu erweiterten Betreuungsbereichen zusammengefaßt worden.

Beispielsweise kann aus durchgeführten Reihenuntersuchungen oder nach abgeschlossener Diagnostik ohne eine erforderliche Dispensairebetreuung nicht auf das Betreuungsergebnis geschlossen werden. Der als Ganzes zu betrachtende Bereich ist die „prophylaktisch orientierte Grundbetreuung" (einschließlich zugehöriger Dispensairebereiche).

Innerhalb eines jeden Betreuungsbereiches „durchläuft" der Patient die spezifischen Stationen des Betreuungsprozesses. In diesem Prozeß werden am Patienten

— medizinisch-diagnostische,
— therapeutische,
— rehabilitative

Maßnahmen ausgeführt. Dabei ist es charakteristisch, daß mit zunehmender Spezialisierung und Technisierung insbesondere die diagnostischen Teilleistungen in funktionell selbständigen Bereichen erbracht werden. Dies geschieht vorwiegend — jedoch nicht ausschließlich — aufgrund von

Bedarfsanforderungen P_L^*

der Betreuungsbereiche. Leistungsbereiche mit einer solchen Funktion sind u. a. die

— medizinische Laboratoriumsdiagnostik,
— Röntgendiagnostik, Ultraschalldiagnostik und andere „strukturdiagnostische" Bereiche,
— nuklearmedizinische Diagnostik,
— Funktionsdiagnostik innerer Organe,
— Funktionsdiagnostik der Sinnesorgane.

Diese diagnostischen Teilbereiche „bedienen" i. a. mehrere Betreuungsbereiche mit spezifischen

Leistungsergebnissen P

und stellen somit eine zweite Gliederungsebene der medizinischen Betreuung dar, vgl. Abb. 7.

Leistungsbereiche → / erweiterte Betreuungsbereiche ↓	Med. Laboratoriumsdiagnostik	Med. Röntgendiagnostik		Med. Funktionsdiagnostik der Sinnesorgane		Physikalische Therapie		Kur- und Bäderwesen
Prophylaktisch orientierte territoriale ambulante Grundbetreuung 1)								
Prophylaktisch orientierte arbeitsmedizinische Grundbetreuung 2)								
Biologisch orientierte Dispensairebereiche								
Stationäre Grundbetreuung								
Spezialisierte und hochspezialisierte Betreuungsbereiche								

1) einschließlich morbiditätsspezifischer Dispensairebereiche
2) einschließlich expositionsspezifischer Dispensairebereiche

Abb. 7. Erweiterte Betreuungsbereiche und Leistungsbereiche

5. Anforderungen an Betreuungs- und Leistungssysteme

Die vielgestaltige Gliederung der medizinischen Betreuung macht es erforderlich, daß sich die theoretische Analyse, Bewertung und Entscheidungsunterstützung auf eine gezielte Auswahl größerer Bereiche beschränkt, wenn das Gesamtziel nicht durch die begrenzte Sicht zu kleiner Teilbereiche gefährdet werden soll. Die Auswahl soll nach folgenden Kriterien erfolgen:

1. Es existiert eine klare Abgrenzung des betreffenden Bereiches zu Nachbarbereichen.
2. Der abzugrenzende Bereich liefert aufgrund eines vorhandenen Betreuungsbedarfes P^* ein Betreuungs- oder Leistungsergebnis P.
3. Für den abzugrenzenden Bereich ist eine territoriale Organisationsstruktur im Republikmaßstab realisiert oder zweckmäßig.

Sind obige Voraussetzungen erfüllt, soll der ausgewählte Bereich im folgenden als

Subsystem einer komplexen Organisation der Gesundheitsversorgung

bezeichnet werden.

Die in Abb. 7 aufgeführten Betreuungs- und Leistungsbereiche erfüllen prinzipiell die obigen Forderungen und sollen deshalb im Rahmen dieses Beitrages als Betreuungs- bzw. Leistungssysteme bezeichnet werden.

Medizinische Betreuungssysteme sind demnach solche Bereiche der medizinischen Betreuung, die sich durch eine inhaltlich abgegrenzte Funktion und eine durchgehende territoriale Organisation auszeichnen. Sie üben eine von der Diagnose über die Therapie bis teilweise zur Rehabilitation reichende medizinisch indizierte Betreuungsfunktion aus, vgl. Abb. 7.

Als *medizinische Leistungssysteme* werden territorial organisierte, weitgehend selbständige diagnostische, therapeutische und rehabilitative Bereiche bezeichnet, die überwiegend eine Dienstleistungsfunktion für einen oder mehrere Betreuungsbereiche ausüben.

Im folgenden soll für typische Fragestellungen bei der Gestaltung medizinischer Betreuungs- und Leistungssysteme die Anwendung von auf Systembewertungen fußenden Entscheidungskriterien erläutert werden.

6. Aufgaben bei der Systemgestaltung von Betreuungs- und Leistungssystemen

Ein erster Typ von Aufgaben führt zu einer Auswahl aus qualitativ unterschiedlichen Alternativen für die Gestaltung medizinischer Subsysteme. Beispiele dafür sind folgende Fragestellungen:

a) Für welche Krankheiten und für welche Bevölkerungskontingente sollten Reihenuntersuchungen in die territoriale ambulante Grundbetreuung eingefügt werden?

b) Für welche Werktätigen sollten arbeitsmedizinische, tätigkeits- und belastungsspezifische Vorsorgeuntersuchungen in die arbeitsmedizinische Grundbetreuung eingeführt werden?

c) Für welche Krankheiten und für welche Bevölkerungsgruppen ist eine Dispensairebetreuung zu organisieren?

d) Welche hochspezialisierten Betreuungsbereiche müssen gebildet bzw. umgebildet werden?

Diese Beispiele betreffen Entscheidungen über die grundsätzliche Realisierung entsprechender medizinischer Aufgabenstellungen.

Ein zweiter Aufgabentyp führt auf die Auswahl einer zweckmäßigen Variante aus einer gegebenen Zahl möglicher Strukturvarianten bei bestätigter medizinischer Aufgabenstellung. Als Beispiele seien folgende Probleme genannt:

— Welche ist die zweckmäßigste Organisationsform für die Durchführung einer ausgewählten Reihenuntersuchung?
— Wie ist das medizinische Informationssystem der prophylaktisch orientierten ambulanten Grundbetreuung zu gestalten?
— Wie ist die zweckmäßigste Struktur des betrieblichen Gesundheitswesens und der zugehörigen Betreuungseinrichtungen?

Weitere Fragestellungen betreffen z. B.

— den zweckmäßigen Zentralisierungsgrad von medizinischen Leistungsbereichen, beispielsweise des Subsystems der medizinischen Laboratoriumsdiagnostik,
— den zweckmäßigen Anteil patientennah und patientenfern zu erbringender Leistungen aus Leistungsbereichen wie Labor, Funktionsdiagnostik u. a.,
— die zweckmäßige Struktur von Einrichtungen der Leistungsbereiche bis hin zur Ausstattungs- und Ausrüstungsstandards (z. B. den Einsatz automatisierter Analysenverfahren oder den Rechnereinsatz im Labor betreffend).

Eine Analyse der obigen Fragestellungen zeigt, daß zu unterstützende Entscheidungen über die Auswahl und Realisierung sozialer Bereiche (Typ 1) stets die Gestaltung von medizinischen Betreuungssystemen betreffen. Hier ist — im Gegensatz zu den Leistungssystemen — eine einheitliche Ergebnisbewertung (Beeinflussung des Gesundheitszustandes) möglich. (Die Produkte der Leistungssysteme müssen den spezifischen Bedarfsforderungen der Betreuungssysteme genügen und können untereinander nicht ohne weiteres verglichen werden, vgl. Abschnitt 7.)

Eine Unterstützung von Entscheidungen über die zweckmäßige Struktur- und Organisationsform des jeweiligen Bereiches (Typ 2) ist dagegen für medizinische Betreuungssysteme und für Leistungssysteme möglich.

7. Bewertung des Aufwandes und des Ergebnisses in Betreuungs- und Leistungssystemen

Beide im letzten Abschnitt charakterisierten Problemtypen führen als Standardaufgabe auf einen Vergleich mehrerer bewerteter kausaler Systeme nach Abb. 3. Wie können die für eine Bewertung mittels (8) erforderlichen Werte A, A^*, P, P^* ermittelt werden?

Entsprechend Bild 2 und Bild 3 ist der Ressourcenwert durch materielle und personelle Ressourcen bestimmt. Für Betreuungs- und Leistungssysteme gilt

$$A^*_{B,L} = f_{A^*}(A^*_{x_{\text{mat}}}, A^*_{x_{\text{pers}}}) . \tag{9}$$

Eine ungewichtete Addition der zugehörigen Material- und Lohnkosten ist jedoch nicht ausreichend: zu berücksichtigen ist beispielsweise, daß personelle Ressourcen in Mangelberufen einen vergleichsweise erhöhten Wert verkörpern können und daß mit den Lohnkosten allein — aufgrund hoher indirekter Lohnzuführungen aus gesellschaftlichen Fonds — die personellen Ressourcen nicht charakterisiert werden können.

Die erforderlichen Aufwendungen

$$A_{B,L} = f_A(A_{x_{\text{mat}}}, A_{x_{\text{pers}}}) \tag{10}$$

können prinzipiell als Bruchteile der zur Verfügung stehenden Ressourcenwerte beschrieben werden

$$A_{B,L} = \alpha_{B,L} \cdot A^*_{B,L}. \tag{11}$$

Bezüglich der Bedarfs- und Ergebniswertermittlung bestehen wesentliche Unterschiede zwischen Leistungs- und Betreuungssystemen.

Für Leistungssysteme ist der Bedarf $P_L{}^*$ durch Leistungsforderungen aus mehreren oder allen Betreuungsbereichen P^*_{L,B_i} vorgegeben (vgl. Abb. 7):

$$P_L{}^* = \sum_i P^*_{L,B_i}. \tag{12}$$

Eine Bedarfsbegründung ist aus der Sicht der Leistungssysteme nur bedingt zu geben, die Bedarfsermittlung erfolgt i. a. durch eine Erfassung der Phänomenologie der Leistungsanforderungen.

Der Ergebniswert kann bei Leistungssystemen aus einem Ansatz

$$P_L = n \cdot q \cdot d \tag{13}$$

n ... Zahl der Leistungen (z. B. Analysen)
q ... Qualität der Leistungen
d ... diagnostischer bzw. therapeutischer Wert der Leistungen

ermittelt werden. Für die Leistung eines medizinisch-diagnostischen Laboratoriums gilt beispielsweise

$$P_L = \sum_{i=1}^{m} n_i \cdot q_i \cdot d_i. \tag{14}$$

i ... laufende Methodennummer

Hier ist q_i die jeweilige analytische Qualität, d_i ermöglicht in einzelnen Fällen beim paarweisen Vergleich zweier Methoden eine zusätzliche Wertung. Eine Wertänderung des Gesundheitszustandes selbst kann i.a. nicht in den Ergebniswertansatz aufgenommen werden. Die zur Verfügung gestellten Leistungen müssen nicht unmittelbar mit dem Betreuungsergebnis korrelieren. So läßt sich z. B. kein unmittelbarer Zusammenhang zwischen der Zahl angeforderter Röntgenaufnahmen oder Laborparameter und dem Therapieerfolg begründen.

Die labordiagnostischen, funktionsdiagnostischen und physiotherapeutischen Abteilungen der Versorgungseinrichtungen erhalten im allgemeinen keine Rückmeldung seitens des behandelnden Arztes über den Therapieerfolg. Es ist deshalb vor allem eine

Aufgabe der Betreuungsbereiche, den diagnostischen bzw. therapeutischen Wert einer Leistung zu bestimmen und damit Voraussetzungen für eine aussagekräftigere Ergebnisbewertung für Leistungssysteme zu schaffen.

Bei der zweckdienlichen Gestaltung territorial organisierter Betreuungssysteme kann in der Ergebnisbewertung unmittelbar vom Betreuungsergebnis ausgegangen werden:

$$P_B = n \cdot \bar{\varphi}_P(\Delta H) \tag{15}$$

n ... Zahl der Patienten

$$\bar{\varphi}_P(\Delta H) = \frac{1}{n} \sum_{j=1}^{n} \varphi_{P,j}(\Delta H_j).$$

Die von der Veränderung des Gesundheitszustandes ΔH_j abhängigen Patientenbeiträge $\varphi_{P,j}$ werden zum Betreuungsergebnis summiert.

Besondere Schwierigkeiten bereitet die Bewertung einer positiven oder verzögert negativen Änderung des Gesundheitszustandes ΔH. Sie kann näherungsweise durch eine bewertete Zusammenfassung quantitativer Kenngrößen von Krankheitsauswirkungen J_i beschrieben werden.

$$\Delta H = f_H(\Delta J_1, \ldots, \Delta J_k), \tag{16}$$

wobei $\Delta J_1, \ldots, \Delta J_k$ für Differenzgrößen der Arbeitsunfähigkeitsdauer, der Invaliditätsdauer, des Todesalters usw. stehen. Die Differenzen bedeuten

$$\Delta J_i = J_i \text{ (erweiterte Betreuung)} - J_i \text{ (bisherige Betreuung)}. \tag{17}$$

Die Zusammenfassung der Meßgrößen ΔJ_i zu einer Wertkenngröße für die Änderung des Gesundheitszustandes ΔH ist problematisch: es müssen Wichtungsfaktoren festgelegt werden. Subjektive Auswirkungen wie Leid und Schmerz können nur mittels Abbildung auf Ordinalskalen (Zensierungen) berücksichtigt werden, alters- und berufsspezifische Wichtungen sind dagegen problemloser.

Die Funktion $\varphi_P(\Delta H)$ muß nicht notwendig eine lineare Beziehung zwischen ΔH und P_B vermitteln. Beispielweise können größere Abweichungen von einem altersgerechten Gesundheitszustand stärker gewichtet werden:

$$P_B \sim \Delta H^{\nu} \tag{18}$$

ΔH ... durch die Betreuung hervorgerufene Verbesserung des Gesundheitszustands

$\nu = H_{\text{altersgerecht}} \,/\, H_{\text{am Betreungsbeginn}}$

Eine Verbesserung des Gesundheitszustandes bewirkt neben Minderausgaben für Krankengeld, Fürsorge usw. auch einen abschätzbaren Anteil an zusätzlich durch die betreffenden Personen zu produzierenden Nationaleinkommen (vgl. auch Abb. 4). Um einem ungerechtfertigten Ökonomismus bei der Bewertung von Betreuungsmaßnahmen vorzubeugen, sollten diese Anteile jedoch nicht dem Ergebniswert zugerechnet werden, sondern vom Gesamtaufwand substrahiert werden:

$$A_B' = \alpha_B \cdot A_B^* - n \cdot \beta \cdot \bar{A}_{\Delta H}. \tag{19}$$

$\bar{A}_{\Delta H}$ wird als mittlerer eingesparter Aufwand und eingesparter Ausfall je Arbeitskraft zeitlich verzögert wirksam. Der Maßstabsfaktor β ($0 \leqq \beta \leqq 1$) entscheidet über die Einbeziehung ökonomischer Auswirkungen der Betreuung. Zu berücksichtigen sind diese Auswirkungen auf den gesamtgesellschaftlichen Reproduktionsprozeß insbesondere bei der Analyse von Betreuungssystemen der unteren Stufen mit hohem Patienten- bzw. Probandendurchsatz, z. B. bei der Analyse reihenuntersuchungsgestützter Betreuungssysteme.

Systemtyp	Ressourcenwert A^*	Aufwandswert A	Bedarfswert P^*	Ergebniswert P
Territorial organisierte Leistungssysteme	A_L^*	$A_L = \alpha_L \cdot A_L^*$	P_L^*	$P_L = \sum_{i=1}^{m} n_i q_i d_i$ 1)
Territorial organisierte Betreuungssysteme	A_B^*	$A_B' = \alpha_B A_B^* - n\beta A_{\Delta H}$	$P_B^* = P_B^* + \Delta P_{B_{subj}}^*$	$P_B = \sum_{j=1}^{n} \varphi_{P_j} (\Delta H_j)$ 2)

1) i laufende Verfahrensnummer
2) j laufende Patientennummer

Abb. 8. Ermittlung der Wertkomponenten für Leistungs- und Betreuungssysteme

Mit der Einführung des Gesundheitszustandes als Ergebniskomponente ist die Einführung subjektiver Faktoren auch bei der Bestimmung des Bedarfswertes unumgänglich:

$$P_B{}^{*\prime} = P_B{}^* + \Delta P^*_{B_{subj}}. \tag{20}$$

$\Delta P^*_{B_{subj}}$ beschreibt zusätzlich zum objektiven sozialen Bedarf geweckte oder vorhandene Bedürfniswerte der Patienten bzw. der Bevölkerung, deren Befriedigung zur Aufrechterhaltung einer vertrauensvollen Beziehung Patient — Gesundheitswesen erforderlich ist.

In Abb. 8 sind die bisher diskutierten Aussagen für Bewertungen in Leistungs- und Betreuungssystemen zusammengefaßt.

8. Entscheidungsunterstützung durch Systemvergleich

Die einfachste Form der Optimierung von Subsystemen ist der Vergleich von zwei konkreten Systemvarianten und die Auswahl eines Systems nach einem Nützlichkeitskriterium. Wir vergleichen zwei Systeme nach Abb. 3, für die wir der Einfachheit halber jeweils gleiche Ressourcen und gleichen Bedarf voraussetzen:

Variante 1	Variante 2
A_1, A^*	A_2, A^*
P_1, P^*	P_2, P^*

Als Nutzenskriterium wird ein Differenz-Imperativ eingeführt:

$$\Delta N = N_2 - N_1 = A^*(v_2 - v_1) \quad > 0! \tag{21}$$

$$N_i = A^* \cdot v \quad \dots \quad \text{Nutzwert.}$$

Mit v_i aus (8) folgt

$$\Delta N = A^* \ln \frac{P_2}{P_1} - (A_2 - A_1). \tag{22}$$

Für als klein vorausgesetzte Differenzwerte

$$\begin{aligned} \delta P &= P_2 - P_1 \ll P_1, P_2 \\ \delta A &= A_2 - A_1 \ll A_1, A_2 \end{aligned} \tag{23}$$

ist die Nutzwertdifferenz

$$\delta N \approx A^* \frac{\delta P}{P_1} - \delta A. \tag{24}$$

Für $\delta N > 0$ ist das System 1 zweckmäßig durch das System 2 zu ersetzen. Bei abnehmenden Aufwendungen $\delta A < 0$ und ansteigendem Ergebniswert $\delta P > 0$ ist das unmittelbar einsichtig. Steigen jedoch Aufwands- und Ergebniswert, so muß beim Übergang zum System 2 die Produkterhöhung

$$\frac{\delta P}{P_1} > \frac{\delta A}{A^*}! \tag{25}$$

sein, d. h., die Aufwandserhöhung muß zu einer überproportionalen relativen Zunahme des Betreuungsergebnisses führen.

Führen wir als Maß für die Wirksamkeit eines Betreuungssystems den Quotienten aus gegenwärtigem Betreuungsergebnis und dem Betreuungsbedarf

$$W = P_B / P_B^*$$

ein, so folgt bei Ablösung des Systems durch ein System mit höherem Nutzwert eine Erhöhung des Wirksamkeitsmaßes um

$$\frac{\delta W}{W} = \frac{\delta P_B}{P_B} > \frac{\delta A}{A^*}. \tag{26}$$

Die vorstehenden Aussagen gehen über das übliche Konzept der „Kosten-Nutzen-Analyse" hinaus. Sie liefern dem Entscheider jedoch nur dann hilfreiche Unterstützung, wenn es gelingt, die Aufwands- und Ergebniskomponenten unabhängig von den jeweiligen Systemstrukturen zu Aufwands- und Ergebniswerten zu aggregieren. Das wird jedoch willkürfrei erst möglich sein, wenn in einer genügenden Anzahl von gefällten oder simulierten Entscheidungen Erfahrungen über zweckmäßige Wertbildungen gesammelt werden konnten. Arbeiten, die konkrete Aussagen über den Entscheidungsprozeß und über entsprechendes, die Entscheidung unterstützendes Datenmaterial zum Inhalt haben, sind deshalb gegenwärtig von besonderer Bedeutung. Jede Analyse, die eine Abbildung von Zieleigenschaften auf einer Nominal-, Ordinal- oder Intervallskala ermöglicht (Wirksamkeitsanalyse) oder die relative Eignung von Systemalternativen auf derartige Skalen abbildet (Nutzwert-Analyse, vgl. Bauermann [5]), kann bei nachgewiesener Zweckmäßigkeit einen Beitrag zur Problemlösung liefern.

Von großer praktischer Bedeutung sind Arbeiten zur Systemanalyse und -bewertung an solchen Betreuungs- und Leistungssystemen

— die aufgrund der vorliegenden Bedarfsstruktur Strukturänderungen zu erfordern scheinen,
— die aufgrund hoher patientenspezifischer Aufwendungen oder hoher Patientenzahlen einen wesentlichen Teil der im Gesundheitswesen eingesetzten gesellschaftlichen Fonds verbrauchen,
— die aufgrund einheitlich durchzusetzender territorialer Organisationsformen einen hohen Aufwand bei der Realisierung erfordern.

Danach ist die Analyse, Bewertung und Gestaltung u. a. der reihenuntersuchungsgestützten ambulanten Betreuung und der medizinischen Laboratoriumsdiagnostik eine aktuelle Forschungsaufgabe von hoher Priorität. Einige theoretische Ansätze werden in [6, 7, 8] diskutiert.

9. Buttom-up- und top-down-Konzeptionen

Die Systemgestaltung medizinischer Betreuungs- und Leistungsbereiche entspringt unmittelbar praktischen Aufgabenstellungen in diesen territorial organisierten Teilbereichen. Eine Analyse der Patienten- und Informationsströme führt unter Berücksichtigung territorialer und morbiditätsspezifischer Besonderheiten zu Modellvarianten der Subsysteme und nach Anwendung übergeordneter Entscheidungskriterien zu Vorschlägen ihrer vorteilhaften Gestaltung bzw. Umgestaltung bis zur Ersetzung durch neu strukturierte Betreuungs- und Leistungsbereiche. Die zunächst auf einer Modellebene zu erbringenden Ergebnisse können in Pilotstudien und Standardisierungsempfehlungen unmittelbar betreuungswirksam werden. Mit dem Vorstehenden sei das „buttom-up-Konzept“ gekennzeichnet.

Eine andere Vorgehensweise, als „top-down-Konzept“ zu bezeichnen, geht von den prinzipiellen Gegebenheiten der demografischen Struktur, der Morbiditätsstruktur und der Ressourcenverteilung aus. Eine Anpassung an spezifische nationale Gegebenheiten ist durch Wahl freier Funktions- und Strukturparameter innerhalb eines zu erarbeitenden Modells möglich. Als Beispiel für ein derartiges Vorgehen seien die im Internationalen Institut für Angewandte Systemanalyse (IIASA) ausgearbeiteten und geplanten Systemmodelle genannt [9]:

— Modell der Bevölkerungsentwicklung,
— Modell zur Bestimmung der Morbidität,
— Modell zur Betreuung von Gesunden und Kranken,
— Modell der medizinischen Ressourcen,
— Modell der allgemeinen Ressourcenverteilung.

Diese Modelle sind vor allem zur Unterstützung von grundsätzlichen Planungs- und Leitungsprozessen aus der Sicht der Gesundheitsministerien anzuwenden. Sie gehen von aggregierten statistischen Daten, bzw. — falls nicht vorhanden — von Modellannahmen aus. Die bisherige Modellentwicklung beschränkt sich auf die Erarbeitung phänomenologischer Teilmodelle. Zu diesen Modellen ist u. E. einschränkend zu bemerken: Aufgrund ihrer geringen Differenziertheit und fehlender übergeordneter Entscheidungskriterien sind die vorliegenden Teilmodelle zwar in der Lage, einen Vergleich und eine Prognose ausgewählter Betreuungsleistungen und Betreuungsergebnisse für Gesundheitsversorgungssysteme in verschiedenen Ländern zu liefern; Aussagen über vorteilhaft zu verändernde Systemstrukturen können jedoch nicht unmittelbar abgeleitet werden.

Für die übergreifenden Modelle der zweiten Gruppe bilden die in Modellsystemen der ersten Gruppe zu erfassenden aggregierten Betreuungsdaten und die zweckmäßige Gestaltung der Teilbereiche eine wichtige Grundlage und im nationalen Rahmen eine unabdingbare Voraussetzung.

Literatur

[1] Statistisches Jahrbuch der DDR 1977. Staatsverlag der DDR, Berlin (1977).

[2] Kiselev, A., A systems approach to health care. Research Memorandum RM-75-31: International Institute for Applied Systems Analysis, Laxenburg (1975).

[3] Rieger, F., und B. Irrgang, Systemdenken und angewandte Systemforschung im Gesundheitswesen — Theoretische Grundlagen zur Entscheidungsunterstützung bei der wissenschaftlichen Gesundheitsplanung. Probleme der Informatik in Medizin und Biologie. III. Wiss. Kolloquium.

[4] Keck, A., Zum Wesen der Ökonomie des Gesundheitswesens im Sozialismus. Heilberufe, **30**, 1 (1978) 29—32.

[5] Bauermann, G., Grenzen der Kosten-Nutzen-Analyse in der Medizin. Med. Welt **29** (1978) 115—120.

[6] Berndt, G., N. Adam, B. Irrgang und H.-J. Thiele, A model for the evaluation of screening as part of the health care system. Proc. Working Conference on Evaluation of Efficacy of Medical Action. North Holland Publ. Comp., Amsterdam (1979).

[7] Berndt, G., N. Adam, Beschreibung und Bewertung der reihenuntersuchungsgestützten Betreuung zur Unterstützung von Entscheidungsprozessen. Probleme der Information in Medizin und Biologie., III. Wiss. Kolloquium.

[8] Rieger, F., und S. Schmalfuss, Ökonomische Analyse des Einsatzes von Analysetechnologien in medizinischen Laboratorien. Medizintechnik **21** (1981) 1, 9—16.
Klein, Christine, G. Schulz, V. Diez, H. Martin und F. Rieger, Ökonomische Analyse mechanisierter Laboratoriumsuntersuchungen, Dt. Gesundh.-wes. **37** (1982) 5, 234—239.

[9] Shigan, E. N., Systems analysis in health care. In: Modelling Health Care Systems. Proceedings of a IIASA Workshop. International Institute for Applied Systems Analysis, Laxenburg (1977).

Beschreibung und Bewertung der reihenuntersuchungsgestützten Betreuung zur Unterstützung von Entscheidungsprozessen

G. Berndt und N. Adam

Forschungsinstitut für Medizinische Diagnostik, Dresden

1. Abgrenzung der reihenuntersuchungsgestützten Betreuung

In den hochentwickelten Industriestaaten stellen gegenwärtig die chronischen Krankheiten (z. B. Herz-Kreislaufkrankheiten, bösartige Neubildungen) ein gesundheitspolitisches Problem dar. Ihre relativ hohe und weiter steigende Inzidenz und ihre großen, negativen Auswirkungen auf die Gesundheit erfordern eine effektivere Bekämpfung als bisher. Dazu sind neue Mittel und Wege zu ergründen und in die Betreuung einzubeziehen.

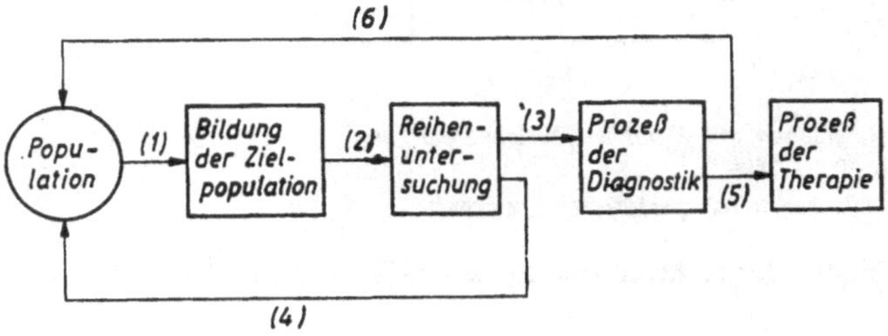

(1): Personen aus der Population
(2): Probanden aus der Zielpopulation
(3): Befundträger
(4): Nichtbefundträger
(5): richtig positive Probanden (Kranke)
(6): falsch positive Probanden

Abb. 1. Modell der reihenuntersuchungsgestützten Betreuung

Da eine ausreichend wirksame primäre Prävention für die meisten chronischen Krankheiten gegenwärtig nicht möglich ist, muß die sekundäre Prävention in die Strategie der Bekämpfung dieser Krankheiten einbezogen werden. Gegenstand der entsprechenden Maßnahmen sind die Früherkennung und Frühbehandlung. Das Prinzip dieses Betreuungsprozesses, wie es Abb. 1 in Form eines Modells veranschaulicht, ist wie folgt zu charakterisieren.

Da eine chronische Krankheit erst nach Ablauf einer bestimmten Entwicklungszeit Beschwerden bedingt, gibt es in der Bevölkerung Personen, die bereits erkrankt sind, aber dieses noch nicht empfinden. Diese können daher frühzeitig nur durch gezielte Untersuchungen aufgefunden werden. Aus diesem Grunde werden alle Personen einer Population bzw. eine Risikogruppe, wobei die jeweils ausgewählte Probandenmenge die

Zielpopulation darstellt, Reihenuntersuchungen mit bestimmtem Testprogramm unterzogen.

Dabei erfolgt eine Aufteilung der Zielpopulation in Befundträger und Nichtbefundträger. Erstere sind aufgrund der Testergebnisse verdächtig, die Krankheit, nach der gefahndet wird, zu besitzen. Eine endgültige Festlegung für die Befundträger erfolgt mit Hilfe umfassenderer diagnostischer Maßnahmen. Dabei wird sich ein Teil dieser als gesund erweisen, da die eingesetzten Reihenuntersuchungstests nur eine begrenzte diagnostische Aussagefähigkeit besitzen. Der übrige Teil der Befundträger, als krank bestätigt, wird der Behandlung zugeführt, die somit bereits in beschwerdefreien Krankheitsstadien eingeleitet wird. Aus Gründen der Vereinfachung soll die vorgestellte Betreuung als reihenuntersuchungsgestützte (RU-gestützte) Betreuung bezeichnet werden. Dabei ist die angegebene Betrachtungsweise stets krankheitsbezogen.

Da als Bezugssystem für den Nachweis der durch die RU-gestützte Betreuung erreichten Veränderungen zwangsläufig das alternative Betreuungssystem ohne Reihenuntersuchungen fungiert, soll nachfolgend das Prinzip dieser nichtreihenuntersuchungsgestützten Betreuung (NRU-gestützte Betreuung) umrissen werden. Dieses veranschaulicht Abb. 2 in Form eines Modells.

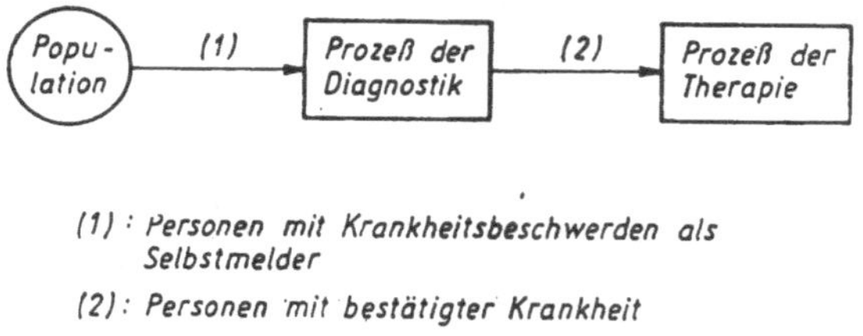

Abb. 2. Modell der nichtreihenuntersuchungsgestützten Betreuung

Die NRU-gestützte Betreuung ist dadurch gekennzeichnet, daß sich Personen aufgrund von Beschwerden zum Arzt begeben. Das ist der Ausgangspunkt dafür, daß mit Hilfe diagnostischer Maßnahmen die entsprechende Krankheit erkannt und die jeweiligen Personen der Therapie zugeführt werden. Das Gesundheitswesen entwickelt somit in diesem Rahmen keine zielgerichteten Aktivitäten, für die jeweilige Krankheit eine Früherkennung zu erreichen. Es ist auch hier zu betonen, daß die vorgestellte Betrachtungsweise stets krankheitsbezogen ist.

2. Der Entscheidungsprozeß zur Verwirklichung der reihenuntersuchungsgestützten Betreuung

Die Einbeziehung von gesamt-bevölkerungswirksamen Reihenuntersuchungen in den Betreuungsprozeß kann zu weitreichenden gesundheitlichen und ökonomischen Konsequenzen führen. Deshalb ist die systemtheoretische Unterstützung der Entscheidungsfindung, wie sie in [1] für die Erweiterung und Entwicklung von Betreuungssystemen im allgemeinen beschrieben wird, bezogen auf den vorliegenden Fall von hoher gesundheitspolitischer Bedeutung.

Aus theoretischer Sicht ist der Entscheidungsprozeß als ein Stufenprozeß anzusehen, wie ihn Abb. 3 in Form eines Schemas veranschaulicht. Die einzelnen Stufen lassen sich unter Einbeziehung der erforderlichen Informationen wie folgt charakterisieren:

a) a-priori-Auswahl: Anhand epidemiologischer Informationen zur Art und zum Umfang der Auswirkungen der einzelnen Krankheiten ist über die Notwendigkeit der effektiveren Bekämpfung zu entscheiden, so daß unter Beachtung der möglichen Bekämpfungsstrategien eine Auswahl der Krankheiten erfolgt, für die a-priori eine RU-gestützte Betreuung vorzusehen ist.

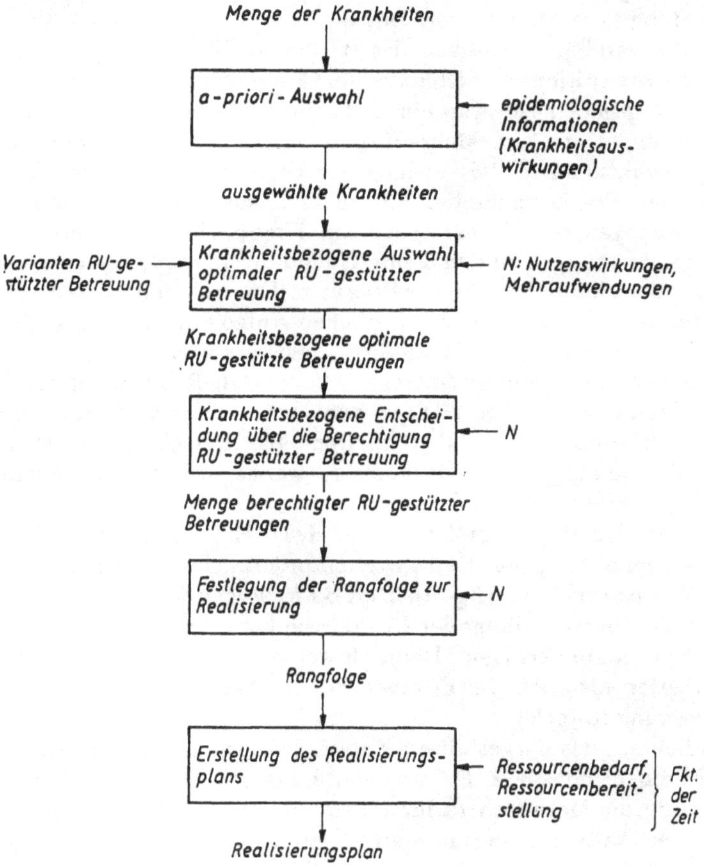

Abb. 3. Schema des Entscheidungsprozesses zur Verwirklichung reihenuntersuchungsgestützter Betreuung

b) Krankheitsbezogene Auswahl optimaler RU-gestützter Betreuung: Für eine ausgewählte Krankheit kann die RU-gestützte Betreuung in vielen Varianten realisiert werden. Diese zeichnen sich durch bestimmte Bedingungen aus, wie z. B. durch die angewandten Reihenuntersuchungstests, den zeitlichen Abstand der periodischen Reihenuntersuchungen, die Organisationsform für die Reihenuntersuchungen und durch andere. Aus der Menge aller Varianten ist die optimale auszuwählen. Das muß auf der Grundlage von Informationen zu den gesamten Nutzenswirkungen (nicht vordergründig ökonomischer

Komponenten) und den Mehraufwendungen im direkten Betreuungsprozeß gegenüber der NRU-gestützten Betreuung geschehen. So wird diejenige Variante der RU-gestützten Betreuung vorzuziehen sein, bei der das Verhältnis von Nutzenswirkungen zu den Mehraufwendungen am größten ist.

c) Krankheitsbezogene Entscheidung über die Berechtigung RU-gestützter Betreuung: Die Grundlage für diese Entscheidung bilden ebenfalls Aussagen zu den Systemeigenschaften der RU-gestützten Betreuung in Form der gesamten Nutzenswirkungen und der Mehraufwendungen. Es ist dabei darüber zu befinden, ob der Mehraufwand durch den Nutzensumfang gerechtfertigt ist. Das ist der Fall, wenn durch die RU-gestützte Betreuung für die jeweilige Krankheit der effektivste Einsatz der Ressourcen im Vergleich zu anderen Investitionsmöglichkeiten im Gesundheitswesen außerhalb der sekundären Prävention gegeben ist, was einem höchstmöglichen Wert für das Verhältnis von Nutzenswirkungen zu den Mehraufwendungen entspricht. Damit ist eine erste Voraussetzung zur rationellen Verwendung der begrenzten Mittel erfüllt. Der nächste Schritt im Rahmen des betrachteten Entscheidungsprozesses erfolgt, indem die RU-gestützten Betreuungen für die verschiedenen Krankheiten hinsichtlich des Verhältnisses von Nutzenswirkungen zu den Mehraufwendungen vergleichend bewertet werden.

d) Festlegung der Rangfolge zur Realisierung: Um mit den begrenzten Ressourcen für prophylaktische Zwecke den höchstmöglichen Nutzen für die Gesellschaft zu erbringen, ist den Krankheiten für die Realisierung RU-gestützter Betreuung der Vorrang zu geben, bei denen die gesamten Nutzenswirkungen in Relation zu den Mehraufwendungen am größten sind. In dieser Weise wird zwischen den in der vorangegangenen Entscheidungsstufe ausgewählten Krankheiten eine Rangfolge zur Realisierung der RU-gestützten Betreuung gebildet, die einen Ausgangspunkt für die nachfolgende Stufe des Entscheidungsprozesses darstellt.

e) Erstellung des Realisierungsplanes: Für diese Entscheidungsstufe werden Informationen zu den zeitabhängigen Ressourcenanforderungen bei der Verwirklichung der in einer Rangfolge geordneten RU-gestützten Betreuungen für die verschiedenen Krankheiten benötigt. Die Bereitstellung der Ressourcen kann nur im Rahmen der volkswirtschaftlichen Möglichkeiten erfolgen. Dadurch werden sowohl die Anzahl der einzubeziehenden Krankheiten als auch die Etappen des Aufbaus der jeweils zugehörigen RU-gestützten Betreuung festgelegt.

Zur Verwirklichung des dargestellten Entscheidungsprozesses ist eine Reihe theoretischer Grundlagen erforderlich. So sind der konkrete Inhalt der bereitzustellenden Informationen und die Methoden zu ihrer Bestimmung abzuklären. Weiterhin sind die Möglichkeiten der Entscheidungsunterstützung aufzuzeigen. Im Forschungsinstitut für Medizinische Diagnostik wurden vorerst die entsprechenden Grundlagen für die Entscheidungsstufen b), c) und d) erarbeitet. Im weiteren soll der entsprechende inhaltliche Rahmen vorgestellt werden.

3. Änderung der Krankheitsauswirkungen infolge RU-gestützter Betreuung

Die primäre und wesentlichste Nutzenswirkung der RU-gestützten gegenüber der NRU-gestützten Betreuung ist die Verbesserung der Gesundheit der Bevölkerung. Die Bestimmung des gesundheitlichen Nutzens erfordert die Messung des Gesundheitszustandes der Bevölkerung und seiner Entwicklung unter den Bedingungen beider zu vergleichender Betreuungssysteme. Bisher ist jedoch die Messung des Gesundheitszustandes ein nicht gelöstes Problem. Statt dessen werden allgemein die Krankheitszustände bzw. die mit diesen korrelierenden Krankheitsauswirkungen (z. B. Arbeitsunfähigkeit, Invalidität, Mortalität) gemessen. Da der Krankheitszustand und der Gesundheitszustand nicht als komplementäre Größen anzusehen sind, ist dieser Vorgehensweise zwangsläufig ein gewisser Informationsverlust gegeben.

In dem vorgenannten Rahmen ist sowohl die RU-gestützte als auch die NRU-gestützte Betreuung der Bevölkerung durch die Krankheitsauswirkungen zu charakterisieren. Dazu ist nachfolgendes Ensemble von Meßgrößen vorgesehen.

I_1: Anzahl der Arztkonsultationen[1]
I_2: Anzahl der Arbeitsunfähigkeitsfälle
I_3: Anzahl der stationären Behandlungen
I_4: Anzahl der Invalidisierungen
I_5: Anzahl der Komplikationen (getrennt nach Arten)
I_6: Anzahl der Todesfälle
I_7: Anzahl der Heilungen

I_8: Gesamtdauer der Arbeitsunfähigkeit
I_9: Gesamtdauer der stationären Behandlungen
I_{10}: Gesamtdauer der Invalidisierungen

I_{11}: mittleres Alter für den Eintritt von Arbeitsunfähigkeit
I_{12}: mittleres Alter für den Eintritt von stationärer Behandlung
I_{13}: mittleres Alter für den Eintritt von Invalidisierung
I_{14}: mittleres Alter für den Eintritt von Komplikationen (getrennt nach Arten)
I_{15}: mittleres Todesalter
I_{16}: mittleres Heilungsalter

Im Rahmen dieser Beschreibung weisen sich die Vorteile RU-gestützter Betreuung durch die Verringerung der einzelnen Komponenten der Krankheitsauswirkungen gegenüber der NRU-gestützten Betreuung aus. Zur Unterstützung von Entscheidungen werden somit folgende Informationen bereitgestellt:

a) Differenz der Krankheitsauswirkungen:

$$\Delta I_1^{R,0}, \Delta I_2^{R,0}, \ldots, \Delta I_i^{R,0}, \ldots$$

$\Delta I_i^{R,0} = I_i^R - I_i^0$ = Differenz der i. Komponente der Krankheitsauswirkungen zwischen reihenuntersuchungsgestützter und nichtreihenuntersuchungsgestützter Betreuung.

b) Summarischer Ersatzwert für die Differenz der Krankheitsauswirkungen:

$$\Delta I^{R,0} = \sum_i \alpha_i \cdot \Delta I_i^{R,0}, \tag{1}$$

$\Delta I^{R,0}$ = summarischer Ersatzwert für die Differenz der Krankheitsauswirkungen
α_i = Wichtungsfaktor für die Änderung der i. Komponente der Krankheitsauswirkungen

[1] Arztkonsultationen stehen hier in der Bedeutung der Inanspruchnahme ärztlicher Leistungen.

4. Änderung des „erweiterten Verbrauchs an Nationaleinkommen" infolge RU-gestützter Betreuung

Entsprechend dem vorgestellten Entscheidungsprozeß ist die Bestimmung der Mehraufwendungen für den Prozeß der RU-gestützten gegenüber dem der NRU-gestützten Betreuung erforderlich. Es erweist sich jedoch in diesem Rahmen als notwendig, die bisher nicht berücksichtigten ökonomischen Nutzenswirkungen einzubeziehen. Diese beinhalten eine Verringerung ökonomischer Verluste infolge des verbesserten Gesundheitszustandes der Bevölkerung. Das findet seinen Ausdruck in einem Gewinn an Nationaleinkommen. Weiterhin ist eine Verringerung der Aufwendungen in Form von Sozialleistungen zu beachten. Die vorgenannten Mehraufwendungen und Nutzenswirkungen unterscheiden sich lediglich im Vorzeichen, so daß eine Zusammenfassung zu einer summarischen Größe, die die ökonomischen Konsequenzen RU-gestützter Betreuung insgesamt widerspiegelt, prinzipiell möglich ist. Da die diesbezüglichen Änderungen nur durch einen Vergleich der RU-gestützten mit der NRU-gestützten Betreuung bestimmbar sind, ist zunächst für jede Betreuungsart der sogenannte „erweiterte Verbrauch an Nationaleinkommen" zu ermitteln:

$$K_N = K_{B_d} + K_{B_i} + K_V \tag{2}$$

K_N = erweiterter Verbrauch an Nationaleinkommen
K_{B_d} = direkte Betreuungskosten
K_{B_i} = indirekte Betreuungskosten
K_V = Nationaleinkommensverlust

Die direkten Betreuungskosten stellen die unmittelbar im Betreuungsprozeß anfallenden Kosten dar. Es muß hierbei bemerkt werden, daß die einzubeziehenden Kosten für das Pesonal nicht ein aufgrund der Gehälter bestimmbar sind.

Die indirekten Betreuungskosten beinhalten Sozialleistungen in Form der Zahlung von Krankengeld, Pflegegeld, Invalidenrenten u. a.

Der Nationaleinkommensverlust stellt den Umfang an Nationaleinkommen dar, dessen Erzeugung infolge der durch die jeweilige Betreuung maßgeblich mitbestimmten Krankheitsauswirkungen, z. B. infolge Arbeitsunfähigkeit, Invalidität u. a., verhindert wurde.

Im Rahmen der vorgestellten Beschreibung wird als Entscheiderinformation die Differenz des erweiterten Verbrauchs an Nationaleinkommen zwischen der RU-gestützten und der NRU-gestützten Betreuung bereitgestellt. Diese ist wie folgt zu bestimmen:

$$\Delta K_N^{R,0} = K_N^R - K_N^0 \tag{3}$$

$\Delta K_N^{R,0}$ = Differenz des erweiterten Verbrauchs an Nationaleinkommen
K_N^0 = Erweiterter Verbrauch an Nationaleinkommen für die nichtreihenuntersuchungsgestützte Betreuung
K_N^R = Erweiterter Verbrauch an Nationaleinkommen für die reihenuntersuchungsgestützte Betreuung.

Es ist zu bemerken, daß entsprechend Formel (3) ein positives Vorzeichen der Differenz des erweiterten Verbrauchs an Nationaleinkommen eine ökonomische Mehrbelastung der Gesellschaft durch die RU-gestützte Betreuung zum Ausdruck bringt. Infolge der in Gleichung (3) enthaltenen ökonomischen Nutzenswirkungen, z. B. in Form der Verringerung der Nationaleinkommensverluste, ist auch ein negatives Vorzeichen der Differenz denkbar, was einer ökonomischen Minderbelastung entspricht.

5. Entscheidungskriterien

Wie vorhergehend dargelegt wurde, stehen der Entscheidungsfindung für die Verwirklichung der RU-gestützten Betreuung Informationen in Form des summarischen Ersatzwertes für die Differenz der Krankheitsauswirkungen sowie Aussagen zur Differenz des erweiterten Verbrauchs an Nationaleinkommen zwischen dieser Betreuung und der NRU-gestützten Betreuung zur Verfügung. Diese werden auf der Grundlage geeigneter Kriterien in den einzelnen Entscheidungsstufen bewertet. Am Beispiel der Stufe „Krankheitsbezogene Entscheidung über die Berechtigung RU-gestützter Betreuung" soll die Vorgehensweise veranschaulicht werden. So erweist sich die Verwirklichung RU-gestützter Betreuung für die betrachtete Krankheit vom gesellschaftlichen Standpunkt aus bei der Erfüllung folgender Kriterien als sinnvoll.

a) $\Delta K_N^{R,0} < 0$

Der vorliegende Fall entspricht einer Abnahme des erweiterten Verbrauchs an Nationaleinkommen der RU-gestützten gegenüber der NRU-gestützten Betreuung. Dieses hat in jedem Fall seine Ursache in einer Verringerung der Krankheitsauswirkungen. Damit ergeben sich in jeder Hinsicht Vorteile. Die Verwirklichung der RU-gestützten Betreuung für die jeweilige Krankheit ist zwangsläufig zu fordern, was seinen Ausdruck in dem vorgenannten Kriterium findet.

b) Kriterium für den Fall $\Delta I^{R,0} < 0$; $\Delta K_N^{R,0} > 0$:

$$\frac{\Delta I^{R,0}}{\Delta K_N^{R,0}} \leqq E_{I_K}, \qquad E_{I_K} < 0$$

E_{I_K} = Entscheidungsschranke.

In diesem Fall liegt eine Abnahme der Krankheitsauswirkungen infolge der RU-gestützten Betreuung vor. Andererseits ergibt sich jedoch gegenüber der NRU-gestützten Betreuung eine ökonomische Mehrbelastung. Letztere muß durch die Verringerung der Krankheitsauswirkungen gerechtfertigt sein. Das ist der Fall, wenn durch die RU-gestützte Betreuung für die jeweilige Krankheit ein effektiverer Einsatz der Ressourcen im Vergleich zu anderen Investititionsmöglichkeiten im Gesundheitswesen gegeben ist. Diesem trägt die angegebene Entscheidungsschranke Rechnung, so daß bei Erfüllung des angegebenen Kriteriums die Realisierung RU-gestützter Betreuung für die jeweilige Krankheit im Sinne rationellster Verwendung von Ressourcen zu empfehlen ist. Auf diese Weise wird gewährleistet, daß mit den begrenzt zur Verfügung stehenden Mitteln eine höchstmögliche Verringerung der Krankheitsauswirkungen erreicht wird. Hier verdeutlicht sich, daß die Einbeziehung ökonomischer Überlegungen in die Entscheidungsfindung nicht im Widerspruch zu dem humanistischen Anliegen des Gesundheitswesens steht, sondern zu dessen umfassenderen Verwirklichung beiträgt.

Bei der Festlegung der Entscheidungsschranke können qualitativ die Nutzenswirkungen einer RU-gestützten Betreuung, die in den dem Entscheider bereitgestellten Informationen nicht enthalten sind (z. B. sozialer Nutzen, gesellschaftlicher Nutzen), berücksichtigt werden. In gleicher Weise können in bestimmtem Umfang die Informationsverluste infolge der Erfassung der Krankheitsauswirkungen anstelle des Gesundheitszustandes ausgeglichen werden.

6. Schlußbemerkungen

In den vorliegenden Ausführungen ist der inhaltliche Rahmen der Beschreibung und Bewertung RU-gestützter Betreuung als ein Beitrag zur Entscheidungsunterstützung bei der Verwirklichung dieser Betreuung vorgestellt worden. Fortsetzende Betrachtungen zu dieser Problematik sind weiteren Abhandlungen vorbehalten. Insbesondere beziehen sich diese auf:

a) Anwendung der vorgestellten Aussagen im Rahmen weiterer Entscheidungsstufen.

b) Methoden zur Bestimmung der Änderung der Krankheitsauswirkungen und der Änderung des erweiterten Verbrauchs an Nationaleinkommen infolge RU-gestützter Betreuung.

c) Möglichkeiten und Grenzen einer praktisch erreichbaren Entscheidungsunterstützung als Folge methodisch-beschränkter Bereitstellbarkeit der erforderlichen Entscheiderinformationen.

Literatur

[1] Irrgang, B., und F. Rieger, Anwendung der Entscheidungsunterstützung im Gesundheitswesen auf medizinische Betreuungs- und medizinisch-diagnostische Leistungsbereiche. Probleme der Informatik in Medizin und Biologie, III. Wissenschaftliches Kolloquium.

Besonderheiten der Informationserfassung und Interpretation von medizinischen Daten, die im Rahmen von prophylaktischen Untersuchungen bei Kindern und Jugendlichen erfaßt werden

A. Sälzler und C. Bärenwald

Institut für Hygiene des Kindes- und Jugendalters, Berlin, Büro für Sozialhygiene, Abt. Gesundheits- und Sozialwesen, Karl-Marx-Stadt

Die gesundheitsvorsorgende Betreuung von Kindern und Jugendlichen hat bei uns eine lange Tradition. Damit bestand von vornherein eine gute Basis für den im Sinne eines sozialistischen Gesundheitswesens geplanten Auf- und Ausbau einer den Besonderheiten des kindlichen Organismus entsprechenden prophylaktischen Überwachung. Das Engagement der Ärzte und des mittleren medizinischen Personals, diese Aufgabe bestmöglich zu erfüllen, ist mit der zunehmenden Sicherung durch die gesetzliche Fixierung und dem Einfluß aufgabenspezifischer Arbeitsordnungen angestiegen. Zum Teil wurden Aufgabenstellungen, die nach eigenem Ermessen für wichtig gehalten wurden in die tägliche Arbeit mit einbezogen.

Damit mußte bei aller Anerkennung der Notwendigkeit einer systematischen und umfassenden vorsorgenden Betreuung gerade der sich geistig und körperlich entwickelnden Bevölkerungspopulation zwangsläufig eines Tages die Frage der Relation von Aufwand und Nutzen als Problem in den Vordergrund treten.

Die Bearbeitung einer solchen Fragestellung war durch das Forschungsprojekt „Gesundheitsschutz im Kindes- und Jugendalter", das Institut für Hygiene des Kindes- und Jugendalters in Verbindung mit den medizinisch-wissenschaftlichen Gesellschaften und einer Reihe interessierter Praxisvertreter gegeben.

Zunächst wurde versucht, sich über einige wichtige Fragen zu verständigen, und evtl. im Kinder- und Jugendgesundheitsschutz bestehende Besonderheiten zu erfassen.

Dabei wurde davon ausgegangen, daß im Gesundheitswesen erfaßte Daten, sofern sie sich auf eine Person beziehen, zwei Aufgaben zu erfüllen haben.

Einmal sind sie direkt Orientierungswerte während der ärztlichen Behandlung und bei Verlaufskontrollen gleich welcher Art. Zum anderen bieten sie über die weitere Verdichtung und problemorientierte Zusammenfassung mit die Grundlage für notwendige Leitungs- und Planungsentscheidungen.

Aus Daten über die Arbeitsunfähigkeit, der Statistik über meldepflichtige Erkrankungen und aus Jahresberichten der Bezirke und Kreise usw. sind gewisse Tendenzen und Trends zu den verschiedenen Problemen abzuleiten.

Zur Beantwortung spezifischer Fragestellungen sind meist jedoch besondere Erfassungen notwendig, denn Reihenuntersuchungen, die ein dementsprechendes Aussagewort haben, stehen nicht durchgängig zur Verfügung. Das trifft vorwiegend für das Erwachsenenalter zu. Für die Durchführung der prophylaktischen Reihenuntersuchungen bei Erwachsenen zeichnet fast ausnahmslos das Betriebsgesundheitswesen verantwortlich und damit ist der erfaßte Personenkreis von vornherein nicht nur eingeschränkt, sondern es handelt sich noch dazu im Hinblick auf Gesundheit und Leistungsfähigkeit um eine positive Auswahl aus der Gesamtbevölkerung.

Der besseren Verständlichkeit des hier besprochenen Anliegens wegen wird auf bestehende fachspezifische prophylaktische Betreuungsformen nicht eingegangen.

Im Mittelpunkt von Betriebsuntersuchungen stehen außerdem im wesentlichen Fragen der individuellen Leistungsfähigkeit in bezug auf die unmittelbare Arbeitsanforderung und Probleme arbeitsbedingter Gefährdungs- und Schädigungsfaktoren.

Des weiteren werden die Zeitfolgen der Kontrolle entsprechend der bestehenden Betriebssituation festgelegt und sind damit z. T. recht verschieden.

Auch die Tatsache, daß nicht die alterungsmäßige, sondern mehr die problemspezifische Gruppenbildung im Vordergrund steht, bedingt oft eine größere Streubreite in der Aussage.

Bei Kindern und Jugendlichen ist dagegen eine kontinuierliche altersmäßige Erfassung der gesamten Population von der Geburt bis zur Schulentlassung gesetzlich gesichert und die prophylaktischen Untersuchungen sind für den ganzen Betreuungszeitraum vorgegeben. Sie werden in allen Betreuungsstellen — mit geringen Abweichungen — zum gleichen Zeitpunkt durchgeführt.

Bei der Beurteilung der Untersuchungsergebnisse steht zunehmend die Einschätzung der altersgerechten Entwicklung und die Beurteilung der Übereinstimmung von altersentsprechender Anforderung und Leistung im Vordergrund. Das hat bei der kinder- und jugendärztlichen Arbeit mit steigender Zahl der Kinder, die in Kindereinrichtungen aufgenommen werden konnten, an Bedeutung zugenommen.

Jede Betreuungsaktivität, sei sie für ein bestimmtes Kollektiv oder für ein einzelnes Kind, muß der Festigung und Förderung von Gesundheit und Leistungsfähigkeit dienen.

Die Gesamtaufgabenstellung und die Zielvorgabe für den Kinder- und Jugendgesundheitsschutz muß damit also im weitesten Sinne auch die jeder einzelnen Untersuchung sein.

Unsere Überlegungen, wie man das bestehende Niveau weiter verbessern kann, knüpfen wir besonders an die bestehende prinzipielle Einheitlichkeit im Grundanliegen, den fixierten Untersuchungsterminen und die Möglichkeit an, bei jeder Beurteilung auch das Ergebnis vorangegangener Untersuchungen zugrundelegen zu können.

Neben der angestrebten qualitativen Verbesserung jeder einzelnen Untersuchungen durch Aufwertung des Untersuchungsprogramms nach dem neuesten Stand der Wissenschaft war eine zentrale Frage auch die sinnvolle Zusammenarbeit der Kinder- und Jugendärzte mit Ärzten anderer Fachbereiche, die im Bedarfsfall zeitweilige Betreuungsaufgaben beim Kind bzw. Jugendlichen zu erfüllen haben. Das mußte u. a. auch unter dem Aspekt der von jedem Arzt dabei zu tragenden Verantwortung abgesichert werden.

Unter Beachtung der bisher gemachten Erfahrungen bei der Überwachung gesunder Kinder, Berücksichtigung der verschiedensten Auffassungen über bestmöglichste neue Wege entweder aus theoretischen oder mehr praktischen Erwägungen sowie Einbeziehungen der wesentlichsten Anforderungen für eine leitungs- und planungsentscheidungsfördernde zentrale Berichterstattung usw. legten wir zunächst folgende theoretische Vorgaben für die Überarbeitung des bestehenden zu einem noch wirksameren Betreuungssystem fest:

1. Alle altersspezifisch notwendigen Untersuchungen und Kontrollen müssen zum annähernd gleichen Zeitpunkt mit gleicher Aufgaben- und Zielstellung durchgeführt werden.
2. Die Untersuchungsmethoden müssen einheitlich sein.

3. Für eine möglichst einheitliche Beurteilung der Untersuchungsergebnisse sind wertungsspezifisch skalierte Einschätzungskriterien erforderlich.

4. Den Kinder- und Jugendärzten ist von den verschiedensten Fachärzten vorzugeben:

a) welches die bestmöglichen Untersuchungsmethoden für den Kinder- und Jugendgesundheitsschutz auf diesem speziellen Gebiet sind (evtl. auch altersgegliedert),

b) wie die erhobenen Befunde fachspezifisch zu werten sind,

c) bei welchen Befunden und in welchem Alter eine Überweisung zum Facharzt notwendig ist.

5. Die Untersuchungsbefunde und sonstigen wichtigen Daten über das Kind müssen in einer Dokumentation eingetragen werden:

a) die das Kind von der Geburt bis zur Schulentlassung begleitet,

b) die einfach und gut überschaubar ist,

c) die dem jeweils betreuenden Arzt eine schnelle Information über die bisher abgelaufene Entwicklung, den derzeitigen Stand und evtl. bestehende Besonderheiten ermöglicht,

d) die über die Datenverarbeitung global und nach spezifischer Anforderung schnell und ohne überhöhten Aufwand auswertbar ist.

6. Über eine Anschlußdokumentation, d. h. eine Reihe von Formularen mit spezifischem Informationsgehalt ist die Information und Rückinformation mit anderen Fachgebieten — auch außerhalb des Gesundheitswesens — ohne größere Arbeitsbelastung zu garantieren.

7. Die erhobenen bzw. vorliegenden Untersuchungsdaten müssen jederzeit auf zweckmäßigste Weise für alle Leitungsebenen angeschlossen werden können.

Auf der Grundlage dieser theoretischen Vorgaben haben wir inzwischen ein Betreuungsprogramm für den Kinder- und Jugendgesundheitsschutz erarbeitet. Es ist mehrteilig und die einzelnen Teile sind völlig aufeinander abgestimmt, so daß es als ein System bezeichnet werden kann. Es beginnt mit der einfachen Untersuchungsvorgabe, berücksichtigt alle aus diesen Ergebnissen resultierenden Erfordernisse und geht bis zur gruppen- oder problemspezifischen Zusammenfassung allgemein wichtiger oder speziell abgeforderter Daten.

Es ist vom Ministerium für Gesundheitswesen inzwischen zur Einführung in die Praxis freigegeben worden und wird ab 1. 1. 1979 nach einem genauen Programm schrittweise praxiswirksam.

Im Einzelnen besteht es aus:

1. *Standardprogramm*

Das ist eine Arbeitsanleitung zur periodischen gesundheitlichen Überwachung der Kinder und Jugendlichen im Alter von 0—18 Jahren. Dieses Programm informiert über alle Aufgaben, die bei der altersgerechten Betreuung des gesunden Kindes durch Arzt und Fürsorgerin zu erfüllen sind.

Ausgehend von der kindlichen Entwicklung als einheitlichen und kontinuierlichen Prozeß wurden jeweils die dafür besonders wichtigen Betreuungs-, Überwachungs- und Kontrollaufgabe festgelegt.

Für die Kinder von 0—3 Jahren ist darin die Überwachung der normalen psychischen Entwicklung mit einbezogen. Die sich mit der Verwirklichung des Sozialpolitischen Programms ergebenen Veränderungen sind noch berücksichtigt worden.

Die allgemeinen Betreuungsaufgaben werden im Anhang durch fachmethodische Hinweise zur Durchführung bestimmter Untersuchungen und durch Bewertungskriterien zur Ergebniseinschätzung ergänzt.

Dieser Teil des Programms ist in enger Zusammenarbeit mit den jeweiligen Fachärzten konkretisiert worden. Nach Fertigstellung wurden die Vorgaben von den medizinisch-wissenschaftlichen Gesellschaften geprüft und z. T. ergänzt.

Mit dem Einverständnis der Gesellschaften haben sie den Teil des Programms nicht nur anerkannt, sondern auch die Garantie dafür übernommen, daß alles den neuesten wissenschaftlichen Erkenntnissen entspricht und langjährige Erfahrungen anerkannt wurden.

Die Beachtung der gegebenen Hinweise wird sicher die Wirksamkeit der Behandlung selbst, die termingerechte Überweisung und die zeitweiligen fachspezifischen Kontrollen. bei erforderlicher Mehrfachbetrachtung verbessern und hoffentlich in Zukunft zu einem echten Zusammenspiel zwischen den Ärzten zum Wohle der Kinder werden.

Spezielle Hinweise sind unter Einbeziehung volkswirtschaftlicher Erfordernisse darüber hinaus für die Beurteilung der Schulabgänger und der Studienbewerber zusammengestellt worden.

Eine Zusammenstellung über die wichtigsten gesetzlichen Bestimmungen und die gültigen Formblätter soll auch von dieser Seite aus den Betreuenden befähigen, zum richtigen Zeitpunkt das Richtige zu tun.

2. *Dokumentation*

Sie ist direkt abgestimmt auf den Inhalt des Untersuchungsprogramms, entspricht den allgemeinen Grundsätzen an Informationsgehalt, Gliederung nach Komplexen, technischer Gestaltung usw. und berücksichtigt die rechentechnischen Anforderungen zur EDV-Auswertung.

Die durch die IX. Revision des Verzeichnisses der Krankheiten, Verletzungen und Todesursachen bedingten Veränderungen sind bei der Bearbeitung des Dokumentations- und des Auswertungsprogramms beachtet worden.

Die Dokumentation besteht aus:

a) Der Grunddokumentation mit allen wichtigen Daten und Informationen über das Kind selbst und seine familiäre und soziale Situation. Sie wird in der Entbindungsstation angelegt und bis zur Schulentlassung kontinuierlich geführt.

b) Der Anschlußdokumentation

Die Anschlußdokumentation besteht wiederum aus einer Reihe von kleineren Dokumentationsunterlagen — im Sinne von zeitlich begrenzt verwendbaren Formularen mit spezifischem Informationsgehalt für andere Fachbereiche innerhalb und außerhalb des Gesundheitswesens. Sie sind nicht in das allgemeine Auswertungsprogramm einbezogen.

3. *EDV-Projekt*

Zur Analyse der Untersuchungsergebnisse wurde das EDV-Projekt „Kinder- und Jugendgesundheitsschutz“ erarbeitet.

Auf altersspezifischen Datenträgern werden zukünftig die Untersuchungsergebnisse signiert und ebenfalls altersdifferenziert rechentechnisch aufbereitet.

Die Brauchbarkeit dieses Projekts wurde in einem 2jährigen Test in 11 Versuchskreisen erprobt. Diese Probeläufe wurden unter praxisrelevanten Bedingungen durchgeführt. Dadurch konnten in der Praxis sich nicht bewährende Vorgaben noch problemlos reguliert werden.

Die nach Einführung des Projektes zur Verfügung stehenden Ergebnisse ermöglichen allen Leitungsebenen einen objektiven Überblick über die altersentsprechende Entwicklungssituation ihrer Kinderpopulation. Die einheitliche Erfassung und Aufbereitung der Daten gewährleistet die allgemeine Vergleichbarkeit der Ergebnisse, macht territoriale Besonderheiten sichtbar und unterstützt damit wissenschaftlich begründete Entscheidungsfindung.

Die Einführung des „Untersuchungsprogramms zur periodischen gesundheitlichen Überwachung von Kindern und Jugendlichen" sichert die Durchführung der medizinischen Untersuchung in allen Altersklassen, der Dokumentation, der Untersuchungsbefunde und der Ausfüllung der Datenträger nach einheitlichen Grundprinzipien. Durch die Zusammenfassung der bisher gesonderten Dokumentation für Mütterberatung und Jugendgesundheitsschutz ergeben sich folgende Vorteile:

a) Der allgemeine Informationsgehalt ist größer,

b) Es entfällt das Anlegen einer neuen Grunddokumentation bei der Übernahme der Kinder von der Mütterberatung in die Betreuungsverantwortung der Beratungsstellen des Kinder- und Jugendgesundheitsschutzes.

c) Die Entwicklung des Kindes ist von der Geburt bis zur Schulentlassung zu jedem Zeitpunkt vom Arzt einschätzbar.

Unter Berücksichtigung ökonomischer Aspekte erfolgt ab 1979 eine fraktionierte Einführung. Diese Einführung bedarf auch keiner besonderen Organisationsform. Sämtliche Teile der Dokumentation sind in den Stellen, in denen prophylaktische Betreuung durchgeführt wird, bei Beibehaltung der bestehenden Organisationsform anzuwenden.

Das ab 1979 für den Kinder- und Jugendgesundheitsschutz verbindliche Betreuungsprogramm ist in enger Zusammenarbeit von Wissenschaft und Praxis entstanden.

Es wurde von vornherein versucht, der Komplexität der Prozesse voll Rechnung zu tragen.

So wurde z. B. für jeden Abschnitt des Programms genauestens die damit entstehende Wirkung auf weitere Prozeßabläufe in- und außerhalb des Gesundheitswesens überprüft. Erst wenn klar ersichtlich war, daß eine Anpassung möglich ist, erfolgte die exakte inhaltliche Festlegung.

Ein weiterer Vorteil für die Sicherung der Funktionstüchtigkeit in der Praxis war die von Anfang an enge Zusammenarbeit mit den Spezialisten der Rechentechnik. So konnte jede aufgeworfene Frage bei einer geplanten und gewünschten Auswertung sofort hinsichtlich der bestehenden Möglichkeit und den dazu notwendigen Voraussetzungen beantwortet werden.

Mit vollem Recht können wird sagen, daß das von uns vorgestellte Programm von sehr vielen, auch von solchen Kollegen, die später in der Praxis arbeiten sollen, miterarbeitet worden ist.

Es ist deshalb wohl legitim zu sagen, daß das Betreuungsprogramm in echter Gemeinschaftsarbeit entstanden ist. Das wird uns helfen, die bei jeder Neuerung auftretenden Schwierigkeiten schnell zu überwinden und schrittweise zu Aussagen zu kommen, die den Gesundheitszustand unserer Kinder und Jugendlichen wirklich charakterisieren.

Zu Fragen der Rationalisierung des Systems der Berichtsinformation im Gesundheits- und Sozialwesen

H. Ziesemer

Institut für Sozialhygiene und Organisation des Gesundheitsschutzes, HA Statistik, Berlin

Die bisherigen Untersuchungen zum Informationssystem für Planung, Rechnungsführung und Statistik des Gesundheits- und Sozialwesens haben die Notwendigkeit aufgezeigt, die Informationsprozesse in den folgenden Hauptrichtungen zu analysieren und zu rationalisieren: Informationsprozesse, die auf den Patienten, die auf die Einrichtung und die auf den Beschäftigten bezogen sind.

Die einrichtungsbezogenen Informationen umfassen aggregierte Daten über die Eigenschaft, die Funktion, den Aufwand und die Leistungen der Einrichtungen des Gesundheits- und Sozialwesens. Sie wurden bisher in der Einrichtung gewonnen, in staatlichen Berichterstattungen gemeldet und in verschiedenen Verdichtungsstufen manuell und teilweise maschinell berarbeitet.

Das gegenwärtig bestehende System der Berichtsinformation ist das Ergebnis einer historischen Entwicklung, in der eine Vielzahl von Berichterstattungen entstanden, die nach Aufgabenbereichen und Sachgebieten isoliert und demzufolge in Inhalt, Form und Aufbau uneinheitlich gestaltet wurden.

Zur Überwindung dieser unbefriedigenden Situation bedarf es des Aufbaus eines aussagefähigen und rationell organisierten Informationssystems, das in der Lage ist, die für die Leitungspraxis auf allen Ebenen notwendigen Informationen bereitzustellen. Unter der Voraussetzung, die Möglichkeiten des zunehmenden Einsatzes der EDVA der 3. Generation (ESER) auszuschöpfen, erfordert die Verwirklichung dieser Zielstellung:

1. das Informationssystem des Gesundheitswesens, zentral aufgebaute Informationssysteme der Volkswirtschaft und territoriale Informationssysteme zu einem einheitlichen System zu integrieren und
2. eine höhere Flexibilität der Auswertung, entsprechend den aktuellen Anforderungen an den Informationsbedarf, zu berücksichtigen.

Auf dem Gebiet der einrichtungsbezogenen Informationen besteht die Aufgabe, ein für alle Einrichtungen einheitliches, in seinen Teilen aufeinander abgestimmtes Berichtsdokument (Einrichtungsbericht) zu entwickeln und einzuführen, das die Möglichkeit bietet, weitere Berichtsbausteine — soweit sie die Einrichtung betreffen — anzuschließen.

Die mittels des Einrichtungsberichtes anzustrebenden Rationalisierungseffekte sind vor allem auf die inhaltliche Qualifizierung und Vereinfachung der Informationsprozesse, deren Beschleunigung, insbesondere der Rückinformation sowie auf die Entlastung von Schreib- und Verwaltungsarbeit gerichtet.

Der Schwerpunkt in der Gestaltung der Verarbeitungsstufen Erfassung und Analyse liegt in der Ermittlung des Informationsbedarfes, der für die Verwirklichung der Ziele und Aufgaben des Gesundheitswesens notwendig ist. Dabei ist die Leitungs- und Planungstätigkeit im Gesundheits- und Sozialwesen in solchen Aufgaben zu unterstützen wie Prognose, Perspektiv- und Volkswirtschaftsplanung, Analyse und Kontrolle, Finanzplanung, Aus- und Weiterbildung und Gestaltung der Arbeits- und Lebensbedingungen.

Mit der Ergebnisanalyse werden Einblicke in solche Sachverhalte gewonnen, wie

a) in die territoriale Verteilung und das Profil der Einrichtungen,

b) über den Umfang und die Struktur der medizinischen und sozialen Betreuungsleistungen sowie

c) über den materiellen, personellen und finanziellen Aufwand und seine Beziehung zur Leistung,

d) über die Entwicklung der Arbeitskräfte und des Lohnfonds,

e) zur Qualifikations- und Berufsstruktur der Beschäftigten sowie

f) zum Stand der Arbeits- und Lebensbedingungen in den Einrichtungen.

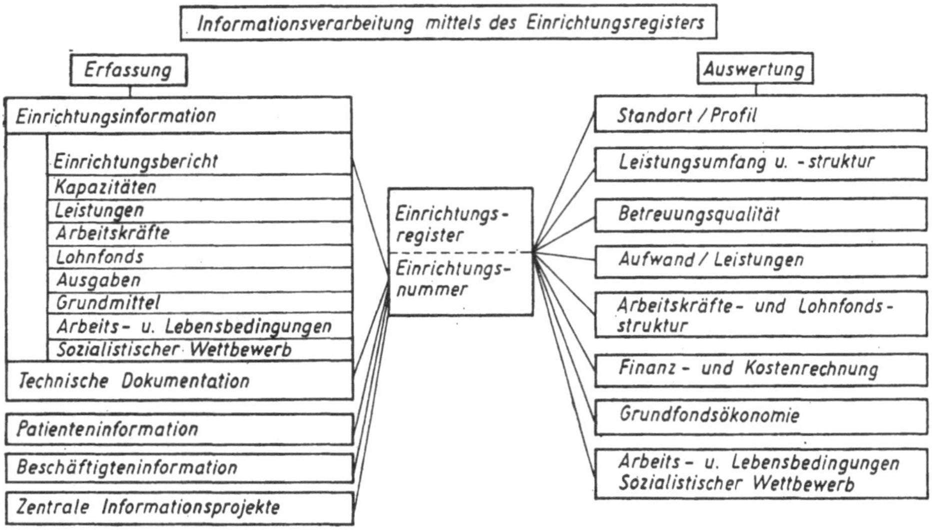

Die Hauptnutzer der hierüber bereitgestellten Informationen sind zentrale Partei- und Staatsorgane, Räte der Bezirke und Kreise, Einrichtungen des Gesundheits- und Sozialwesens sowie Forschungsinstitute.

Die einrichtungsbezogenen Informationen werden als für örtliche und zentrale Ebene leitungsrelevante Daten in folgenden Kategorien unterschieden:

1. *Ordnungsdaten* der Einrichtung, d. h. Angaben über die Identifizierung, die Zuordnung zum Territorium, zur Eigentumsart und der Unterstellung sowie Angaben über die Einordnung der Einrichtung in Aufgabenbereiche, wie z. B. in die Bereiche ambulante oder stationäre medizinische Betreuung bzw. Bereiche der medizinisch und wirtschaftlich-technischen Versorgungseinrichtungen;

2. *Berichtsdaten*, untergliedert nach

— *Bestandsdaten*, d. h. Daten, die die qualitativen und quantitativen Voraussetzungen

zur Erfüllung der Hauptaufgabe der Einrichtungen zum Ausdruck bringen, z. B. Daten über den materiellen, finanziellen und personellen Aufwand;
— *Daten über den Betreuungsprozeß*, d. h. Daten über wichtige innerbetriebliche Vorgänge und ihre ökonomischen Bezüge, z. B. Behandlungen, Ausgaben u. a.

Demnach sind für die Analyse des Standes und der Prozesse im Gesundheits- und Sozialwesen folgende Arten von Kennziffern in den Berichten der Einrichtungen aufzunehmen:

a) Kennziffern über Kapazitäten und Leistungen nach Aufgabenbereichen.
b) Kennziffern über Arbeitskräfte, Finanzen und Grundmittel.
c) Kennziffern über Arbeits- und Lebensbedingungen sowie über den sozialistischen Wettbewerb.
d) Kennziffern über den technischen Zustand der Einrichtung.

Darüber hinaus werden in zentralen Berichterstattungen von anderen staatlichen Organen Kennziffern abgefordert, die im Rahmen der Volkswirtschaft von Bedeutung sind, wie z. B. zentrale Investitions- oder Arbeitskräfteberichterstattungen.

Die bisherigen Arbeiten bei der Gestaltung einrichtungsbezogener Informationsprozesse haben zu der Erfahrung geführt, daß es notwendig und zweckmäßig ist, ein *Einrichtungsregister* aufzubauen.

Im Einrichtungsregister werden die Zuordnungsmerkmale der Einrichtung in einem relativ selbständigen Projekt erhoben. Der Vorteil liegt darin, daß Ordnungsdaten als relativ stabile Stammdaten einer Einrichtung nicht mehr wie bisher in allen Berichtsformularen mit einem erheblichen Dokumentationsaufwand eingetragen werden müssen, sondern einmal erfaßt, ständig aktualisiert und im Einrichtungsregister gespeichert werden. Es wird nur noch eine einzuführende 8stellige Einrichtungsnummer zur Identifizierung zu verwenden sein. Diese ermöglicht eine ordnungsgemäße Aufgliederung und Zusammenfassung aller auf die Einrichtung bezogenen Informationen sowie die Verknüpfung der Ordnungsdaten mit den Berichtsdaten der Einrichtung.

Verbindungen zu anderen Informationsprojekten, wie z. B. zur technischen Dokumentation, zu patientenbezogenen Informationen aber auch zu volkswirtschaftlich zentral aufgebauten Informationsprojekten (gesellschaftliches Arbeitsvermögen) sind herstellbar. Die Hauptfunktion des Einrichtungsregisters ist somit die Integration der Teile des Informationssystems.

Es werden mit der Einrichtungsnummer als Integrationsgröße die gleichen Effekte erzielt, wie sie durch die Einführung der Personenkennzahl für alle personenbezogenen Informationsprojekte erreicht werden.

Als relativ selbständiges Projekt gibt das Einrichtungsregister darüber hinaus einen Überblick über die Struktur des Gesundheitswesens, und es dient der Eingangs- und Vollständigkeitskontrolle für die Berichterstattungen der Einrichtungen.

Die Einrichtungsnummer ist wie folgt aufgebaut:

1. und 2. Stelle: Nummer des Bezirkes
3. und 4. Stelle: Nummer des Kreises
5. bis 7. Stelle: laufende Nummer der Einrichtung im Kreis
8. Stelle: Prüfziffer (Modul 9, Sollprüfrest 8).

Die Einrichtungsnummer ist nicht identisch mit der von der Staatlichen Zentralverwaltung für Statistik vorgegebenen Betriebsnummer.

Für den Aufbau des Einrichtungsregisters kommt ein Beleg mit folgendem Inhalt zur Anwendung:

Einrichtungsnummer, Bezeichnung bzw. Name, Postleitzahl, Ort, Straße, Hausnummer, Kurzbezeichnung, Telefonnummer, Einrichtungsart, Wirtschaftleitendes Organ, Kapitelnummer, Betriebsnummer der Staatlichen Zentralverwaltung für Statistik, Einrichtungsnummer der Verwaltungseinrichtung, Gemeindenummer, Anzahl der Standorte.

Das Einrichtungsregister wird einmalig zentral erstellt, jährlich aktualisiert und die Ergebnisse den Bezirken bereitgestellt.

Der große Datenumfang des Einrichtungsberichtes, aber vor allem die Vielfalt seines Inhaltes erfordert es, die Erarbeitung und Einführung des Einrichtungsberichtes in Berichtsteilen und entsprechend den zur Zeit gegebenen technisch-organisatorischen Möglichkeiten zeitlich gestaffelt vorzunehmen. Dazu muß der Einrichtungsbericht als Formblattsatz so aufgebaut sein, daß die Berichtsteile paßfähig und schrittweise nach Abschluß der Arbeiten des jeweiligen Abschnittes eingeführt werden können. Die Verknüpfbarkeit der Daten zwischen den Berichtsteilen wird nach Fertigstellung des Gesamtprojektes mittels der Einrichtungsnummer gewährleistet. Bei einer solchen Vorgehensweise muß die Gestaltung des Einrichtungsregisters als erstes vorgenommen werden. Die Festlegung der Rangfolge weiterer Bausteine richtet sich nach der Dringlichkeit der erforderlichen Informationen des entsprechenden Abschnittes sowie nach den technisch-organisatorischen Möglichkeiten.

Es ist anzustreben, die Informationsgewinnung und -verarbeitung des Einrichtungsberichtes dezentral nach einem einheitlich zentral erarbeiteten Programm vorzunehmen. Die Bezirksergebnisse werden in Form der gedoppelten Datenträger an das zentrale Organisations- und Rechenzentrum zu übermitteln sein. Weitere dezentrale Sonderauswertungen entsprechend den spezifischen Belangen des jeweiligen Territoriums sowie der Aufbau einer zentralen Datenbank sind somit möglich.

Literatur

[1] Otto, J., und W. Schneider, „Die Weiterentwicklung des Informationssystems für Leitung und Planung, Rechnungsführung und Statistik im Gesundheits- und Sozialwesen". Zeitschr. f. Gesamte Hygiene, **24**, 4 (1978).

[2] Kleinecke, R., G. Voss, K. Wolf und H. Ziesemer, „Das Einrichtungsregister als Mittel und Voraussetzung für die Rationalisierung des Berichtswesens im Gesundheits- und Sozialwesen". Zeitschr. f. Gesamte Hygiene, **25**, 8 (1979).

Prognostizierung komplexer Gebiete der Grundlagenforschung im biowissenschaftlichen Bereich

G. Schlutow

Humboldt-Universität, Sektion Wissenschaftstheorie und -organisation, Berlin

1. Die wachsende Bedeutung der Wissenschaft als soziale Kraft verlangt die Beachtung ihrer Wirkung als Produktivkraft genauso wie ihre Wirkung auf die Förderung und Erhaltung der Gesundheit und damit der Leistungsfähigkeit des Menschen, der Hauptkomponente in allen gesellschaftlichen Prozessen. Hierbei fällt der Grundlagenforschung, wie in den Beschlüssen des IX. Parteitages der SED hervorgehoben, eine besondere Verantwortung zu. Der Umstand, daß das Prognostizieren von Wissenschaftsentwicklungen Bestandteil des wissenschaftlichen Forschungsprozesses ist, weist im Zusammenhang mit der Notwendigkeit der staatlichen Leitung der Prozesse auf die Bedeutung der Prognostizierung komplexer Gebiete der Grundlagenforschung speziell im lebenswissenschaftlichen Bereich hin. Die Gewinnung der Informationen und ihre Bewertung sind dabei Problemstellungen, die einmal die interdisziplinäre Gemeinschaftsarbeit von Wissenschaftlern sehr verschiedener Disziplinen und zum anderen den Einsatz der automatisierten Informationsverarbeitung in mehrfacher Hinsicht erfordern.

2. Bei der Prognostizierung solcher Projekte ist methodologisch in Anlehnung an die den Mitgliedsländern des RGW zur Anwendung empfohlenen Methodik der Prognostizierung von Wissenschaft und Technik [1] die Methode des Prognosegraphen und ihre für den speziellen Anwendungszweck entwickelten Modifizierungen von besonderer Bedeutung.

Andersartige Vorgehensweisen als Bestandteil einer Methodik zur Prognostizierung derartiger Gebiete der Grundlagenforschung sind z. B.

a) die Zusammenstellung der Auswahlkriterien für die Konstituierung von Expertengruppen für die in der Methodik zum Einsatz kommenden Methode der kollektiven Expertenbefragung, insbesondere unter inhaltlichem Aspket,

b) der genetische Aufbau des Prognosegraphen unter Berücksichtigung von Klassifizierungsfragen im umfänglichen Sinne neben den Problemgliederungen.

Die Erfassung und Strukturierung großer Informationsmengen führten dabei zu solchen Entwicklungen wie:

1. Der Methode der Zerlegungs- und Aggregationsoperatoren.
2. Dem Matrizenverfahren zur Strukturerfassung.
3. Dem iterativen Verfahren zur Bearbeitung der Programmphase einer komplexen Wissenschaftsprognose.
4. Dem Prinzip des mehrfach iterativen Vorgehens bei permanenten Prognostizierungsprozessen.

Die Entwicklung des methodischen Vorgehens wird durch Abbildung 1 deutlich gemacht. Der in der Abbildung rechts verlaufende Weg (von oben nach unten) zeigt den erreichten Entwicklungsstand.

Die Zahlen 1, 2, 3 an den Pfeilen bezeichnen dabei die iterative Vorgehensweise von einfachen zu komplizierteren Methodiken bei etwa 10jähriger Zusammenarbeit mit etwa dem gleichen Expertenkreis.

Weg 1 bezeichnet die Vorgehensweise bei der Erarbeitung der Prognose: Wissenschaftliche Grundlagen der Optimierung der menschlichen Lebensprozesse.

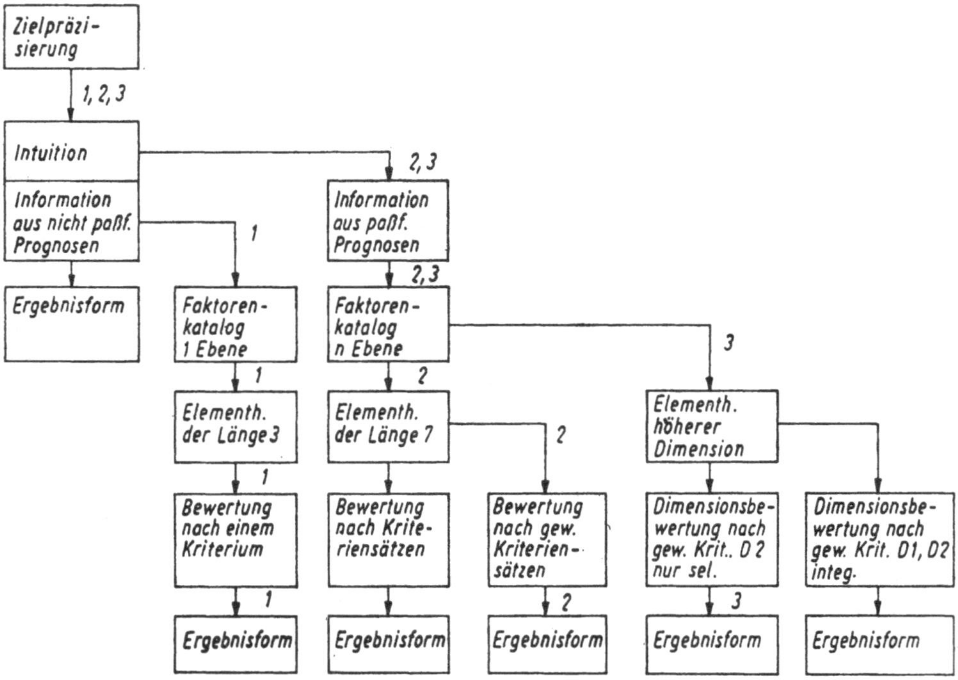

Weg 2 kennzeichnet die Erarbeitung der Prognose: Forstwirtschaft und Weg 3 die der bilateralen Prognose (DDR—CSSR): Wissenschaftliche Grundlagen der Analyse und Bewertung der körperlichen und geistigen Leistungsfähigkeit des Menschen in verschiedenen Lebensaltern.

3. Bei den Arbeiten an den aufgeführten und weiteren Prognosen im Auftrage des Ministeriums für Wissenschaft und Technik bzw. des Forschungsrates und anderer Ministerien wurden eine Anzahl formalisierter Ausdrücke gewonnen, die es zunehmend ermöglichen, nicht nur die statistische Auswertung und die horizontale und vertikale numerische Analyse rechentechnisch durchzuführen, sondern auch die Struktur des Prognosegraphen und ihre Veränderung zu erfassen. Speziell dieser Funktion dienen „Matrizen zur Strukturerfassung", die das mit minimalem Speicheraufwand gestatten.

Die Anwendung des iterativen Verfahrens zur Bearbeitung der Programmphase einer komplexen Wissenschaftsprognose, wie sie in Abb. 1 vereinfacht dargestellt ist, erfolgte dabei parallel mit der Anwendung des Verfahrens der Zerlegungsoperatoren zur analytischen Überwachung des genetischen Aufbaus des Prognosegraphen (der in seiner vorläufigen Endstruktur bei der DDR—CSSR-Prognose: ... „Leistungsfähigkeit“ ... über 6000 interpretierte Knoten erfaßt).

Tragende Begriffe für die Formalisierung und die Gewinnung weiterer Problemstellungen, auf die ich am Ende meines Beitrages eingehen möchte, sind zur Charakterisierung einer Elementhierarchie:

Aspekt a_i:	als eine Variable für in einem bestimmten Sinne äquivalente Begriffe,
Belegung eines Aspektes:	Begriff aus der beschriebenen Äquivalenzklasse eines Aspektes,
Element e_j:	n-Tupel von Belegungen von n Aspekten,
Strukturmatrix:	im einfachsten Fall eine zweireihige Matrix

$$= \begin{matrix} a_1\, a_2 \ldots a_n, \\ b_1\, b_2 \ldots b_n \end{matrix} \quad \text{mit } b \quad b \text{ für } i \neq n.$$

Die Interpretation für diesen Fall wird in den Erklärungen zur Tabelle 1 angegeben.

In Tabelle 1 sind die zu den in Abb. 1 angegebenen Konnektoren gehörenden Erklärungen in Form von Beispielen dargestellt.

Tabelle 1

Formel Struktur	Element	Aspekt	Belegung (Beispiele)	Prognose
$[a_1]$	—	Einflußfaktor	Soz. Umwelt, Nat. Umwelt, Geb. Umwelt	OML*
$\begin{bmatrix} a_1 \\ a_2 \\ a_3 \\ a_4 \end{bmatrix}$	—	Gegenstd.	Kpl. Leistgsf.	ABL**
	—	Altersph.	Leistgsalter.	
	—	Meßmethd.	Hautfalten-dickenmessg.	
	—	Problem	Auswahl geeigneter Meßstellen	

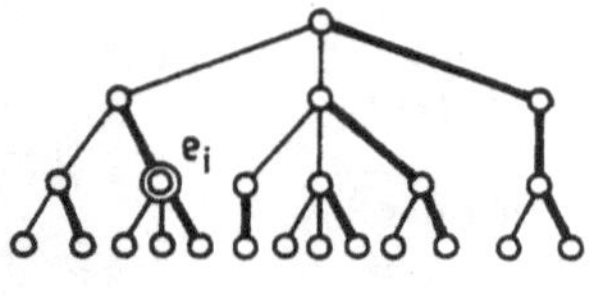

$$a = \begin{pmatrix} 2 & 3 & 1 & 3 & 2 & 2 \\ 1 & 2 & 1 & 1 & 2 & 3 \end{pmatrix}$$

* Abkürzung für die Prognose: Wissenschaftliche Grundlagen der Optimierung der menschlichen Lebensprozesse ...

** Abkürzung für die Prognose: Wissenschaftliche Grundlagen für die Analyse und Bewertung der körperlichen und geistigen Leistungsfähigkeit des Menschen ...

Fortsetzung von Tab. 1

Formel Struktur	Element	Aspekt	Belegung Beispiele)	Prognose
$e_i = [a_1{}^i, a_2{}^i, a_3{}^i]$	Meßsyst.	Meßobjekt Meßgröße	Biorhythmen Rhythmuskoord.	ABL**
$\mathfrak{a} \Delta \mathop{F}\limits_{i=1}^{\lvert\mathfrak{a}\rvert} e_i$		Meßmethode	Frequenzanalyse	
$\lvert\mathfrak{a}\rvert = \sum\limits_{j=1}^{n} (a_j + b_j)$				
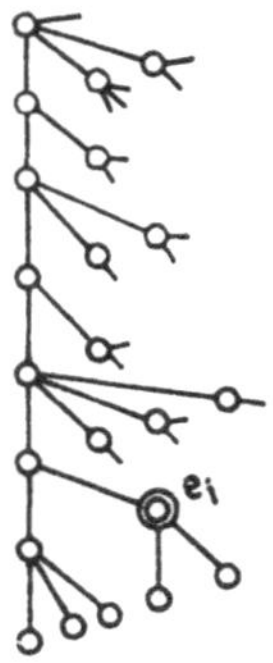				
$\mathfrak{a} = \begin{pmatrix} 3 & 2 & a_3 & a_4 \cdots a_n \\ 1 & 2 & b_3 & b_4 \cdots b_n \end{pmatrix}$				
$e_i = [a_1{}^i, a_2{}^i, a_3{}^i, a_4{}^i]$	Vorh.	Gegenstd.	Biol. Grdlg. des Bodens	OML
$\mathfrak{a} \Delta \mathop{F}\limits_{j=1}^{\lvert\mathfrak{a}\rvert} e_j$		Gegenstds.-beschreibg.	Bio- u. techn. Wissenschaft.	
		Teilziel	Gestaltung der Ressource Boden (günstig. Parameterwerte)	
		Methode der Zielerreichung	Schutz gegen best. biol. Einflüsse, biol. Aufbesserung	

Fortsetzung von Tab. 1

Formel Struktur	Element	Aspekt	Belegung (Beispiele)	Prognose

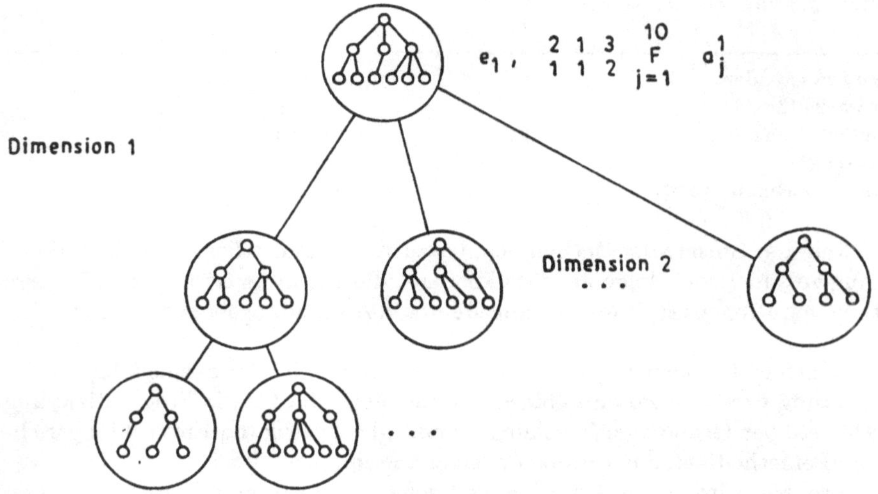

$a\Delta \overset{|a|}{\underset{i=1}{F}} e_i$

$\mathfrak{B}_i\Delta \overset{|\mathfrak{B}_i|}{\underset{j=1}{F}} e_j{}^i$

$a\Delta \overset{|a|}{\underset{i=1}{F}} e_i$, $\mathfrak{B}_i\Delta \overset{|\mathfrak{B}_i|}{\underset{j=1}{F}} e_j{}^i$ zweidimensionale Elementhierarchie

Kriterium	Gewicht des Kriterium	Bewertungsmatrix		Formel
K_1	—	u_1	$u_2 \cdots u_r$,	$w_i{}^h = iu_i{}^1$
K_{i1}	u_{i1}	u^i_{11}	$u^i_{12} \cdots u^i_{1r}$,	$w_k{}^h = \sum_{j=1}^{n} u_{ij}u^i_{jk}$
K_{i2}	u_{i2}	u^i_{21}	$u^i_{22} \cdots u^i_{2r}$,	$w_k{}^v = \prod_z w_z{}^h$
$\vdots$	$\vdots$	$\vdots$	$\vdots \quad \vdots$	
K_{in}	u_{in}	u^i_{n1}	$u^i_{n2} \cdots u^i_{nr}$	
$i = 1, \ldots, m$	Normierungsbedingungen:			
	$\sum_{j=1}^{n} u_{ij} = 1$	$\sum_{j=1}^{r} u^i_{kj} = 1$		

Fortsetzung von Tab. 1

	Gewichtungsskala		Prognose
Bedeutung des Elementes	0	keine	OML
für die Zielerreichg.	1	mittlere	
	2	hohe	
Bei Lösung zu erwartender	0	keine	ABL
Erkenntniszuwachs für die	1	geringe	
— Grundlagenforschung	2	mittlere	
— angew. Forschg.	3	hohe	
— gerätetechn. Forschg. u. Entw.	4	sehr hohe	

4. Für den weiteren Einsatz der Rechentechnik bei der Prognostizierung in der Grundlagenforschung zeichnen sich folgende Probleme ab, die bei ihrer Lösung eine weitere Objektivierung von Prognoseaussagen im angedeuteten Anwendungsbereich ermöglichen würden.

Das erste derartige Problem ist die Einbeziehung eines Simulationsmodells für die Potentialgestaltung bzw. den Potentialeinsatz in die Methodik für die Prognostizierung komplexer Gebiete der Grundlagenforschung, womit gleichzeitig die Entwicklungsrichtung zu Prognosemethodiken einer größeren Tiefe angesprochen ist.

An diesem Problem wird gegenwärtig für unterschiedliche Einsatzgebiete in verschiedenen Ländern gearbeitet.

Ein weiteres Problem ist die Vervollständigung von Datenbanksystemen bis zu einem Adressierungssystem, das einem Forscher die Möglichkeit gibt, ein Problem, das von ihm erkannt ist, dann in die Datenbank zu geben, wenn er optimal in der Lage ist, es zu formulieren.

Die Zufälligkeit bezogen auf die Aussagefähigkeit von Experten, hervorgerufen durch die Zufälligkeit des Zeitpunktes für eine angesetzte Befragung, könnte damit ausgeschlossen werden.

Voraussetzungen für die Lösung dieses Problems sind aus technischer Sicht Rechnernetz und Zugriffsmöglichkeiten für den Forscher und aus organisatorischer Sicht eine Datenbankorganisation, die es ermöglicht, vom erfaßbaren Umfang einzugebender Informationen her (der zur Verfügung stehenden Speicherkapazität) wie von inhaltlichen Interpretationen und den Relationen und Operationen ein System von Adressen zu schaffen, das sowohl ermöglicht ein Problem einzugeben, als auch es jederzeit für prognostische Zwecke wiederzufinden. Die n-dimensionale Elementhierarchie ist m. E. ein Schritt auf dem Weg der Schaffung dieser Voraussetzung. Die in Arbeit befindlichen ersten Ansätze zur Konstruktion eines Beziehungsraumes könnten einen weiteren Schritt bestimmen.

Literatur

[1] Autorenkollektiv DDR, UdSSR, CSSR und internationales Wissenschaftlerkollektiv (RGW), Methodik der gemeinsamen Prognostizierung der Entwicklung von Wissenschaft und Technik durch die interessierten Mitgliedsländer des RGW, Moskau (1975) (Herausgegeben vom Ministerium für Wissenschaft und Technik, deutschsprachige Fassung).

Aspekte beim Aufbau rationeller Informationsbeziehungen zur Leitung großer medizinischer Hochschuleinrichtungen

G. Haefner

Humboldt-Universität, Sektion Wissenschaftstheorie und -organisation, Berlin

Um die anspruchsvollen Aufgaben, die dem Bereich Medizin (Charité) im Zusammenhang mit Neubau und Rekonstruktion gestellt sind, zu erfüllen, ist ein hohes Niveau und große Wirksamkeit der zentralen Leitung erforderlich. Es sollen nachfolgend Gedanken zur weiteren Gestaltung des Leitungssystems im Zusammenhang mit der Vervollkommnung des Leitungsinformationssystems dargelegt werden.

Die Verflechtungen zwischen den Arbeitsprozessen Erziehung und Ausbildung, Forschung und medizinische Betreuung einschl. der materiell-technischen und versorgungsmäßigen Sicherstellung dieser Prozesse, die historische Entwicklung der Leitungsstruktur innerhalb der Charité (Kliniken, Institute und selbständige Einrichtungen), die Leistungen und Größe des Bereiches Medizin (Ausbildungs-, Forschungs- und Betreuungsaufgaben, die vorgeschriebene und praktizierte Einbindung in der zentralen Leitung der Universität, die Einflußnahme von zentralen Institutionen z. B. durch das Ministerium für Gesundheitswesen und den Magistrat von Groß-Berlin auf die medizinische Betreuung und Forschung) und nicht zuletzt subjektive Elemente, die die Leitungstätigkeit beeinflussen, komplizieren die zentrale Leitung des Bereiches Medizin (Charité) außerordentlich.

In diesem Prozeß wird neben der Leitungs- und Verwaltungsorganisation, die rationelle Verarbeitung von Leitungsinformationen immer mehr zum bedeutungsvollen Faktor für die Erhöhung der Qualität, Effektivität und Abrechenbarkeit der Arbeitsergebnisse in den Leitungsprozessen. Das ist gleichzeitig die bestimmende Voraussetzung für eine wirkungsvolle politische und fachliche Leitung der Charité und für die Führung des sozialistischen Wettbewerbs auf allen Ebenen.

Der Prorektor für Medizin als Direktor des Bereiches Medizin (Charité) und die Fachdirektoren, d. h. die zentrale Leitung, können nur dann zielgerichtet auf die Kliniken und Institute sowie die anderen Einrichtungen einwirken, wenn sie ständig einheitlich und ausreichend mit aussagefähigen Informationen über den Umfang und die Qualität der Leistungen und den Ablauf der zu leitenden Prozesse versorgt sind. Das befähigt die Leiter zur kontinuierlichen langfristigen Arbeit, ein sicheres Reagieren auf Ausnahmesituationen und bei Abweichungen vom geforderten Sollzustand, ein korrigierendes Eingreifen. Ausreichende Informationen schaffen die notwendige Stabilität im Leitungsprozeß.

Die Praxis zeigt, die Befriedigung des Informationsbedarfs der Leiter ist nicht nur unabdingbare Notwendigkeit zur effektiven Lösung einer Vielzahl von Arbeitsaufgaben und Voraussetzungen zum rationellen Treffen von Leitungsentscheidungen; sie ist gleichzeitig Gradmesser der Effektivität und der Anerkennung des Leitungsinformationssystems durch die Verantwortlichen und Mitarbeiter.

Die Befriedigung des Informationsbedarfs hängt eng mit dem bestehenden Leitungsinformationssystem und der erreichten Aussagefähigkeit zusammen. Zum Beispiel ist die Qualität von Leitungsentscheidungen zur vollen Nutzung der Kapazität einer Klinik als Bestandteil aller Leistungsaufgaben, wie medizinische Ausbildung und Forschung, Ökonomie u. a. in wesentlichem Maße von der Aussagekraft, Aktualität und Zuverlässigkeit der zur Verfügung stehenden Informationen abhängig. Mängel des derzeitigen Leitungsinformationssystems sind u. a., daß

1. eine Vielzahl von Leitungsinformationen nicht gewichtet, aggregiert und geordnet entsprechend den unterschiedlichen objektiven Erfordernissen und gegebenen subjektiven Bedürfnissen der Leiter vorliegt,

2. ein niedriges Niveau der Organisation, Speicherung, Ermittlung, Verarbeitung und Abrufbarkeit der Leitungsinformation gegeben ist,

3. bei der Ermittlung der Leitungsinformationen vielfach Doppelarbeit von verschiedenen Verantwortlichen geleistet wird, die Aufbereitung schwerfällig ist und nicht immer in der notwendigen Verdichtung erfolgt,

4. die Verfügbarkeit der Leitungsinformationen nicht immer zum geforderten Termin möglich ist,

5. notwendige Daten überhaupt nicht, unvollkommen oder zum Teil mit unterschiedlichem Zahlenwert zum gleichen Objekt und von verschiedenen Verantwortlichkeiten unter unterschiedlichen Aspekten erfaßt und für die Leitung und Planung genutzt werden und

6. notwendige Informationen vielfach überhaupt nur durch einen erheblichen Mehraufwand gesichert werden können.

Eine wesentliche Voraussetzung zur weiteren Entwicklung rationeller Methoden der Ermittlung des Leitungsinformationsbedarfs ist die Herausarbeitung der exakten Determiniertheit sowohl allgemein theoretisch als auch spezifisch auf das jeweilige Verantwortungs- bzw. Arbeitsgebiet in der Charité bezogen. Dabei müssen der Leitungsinformationsbedarf und die Methoden seiner Ermittlung eine dialektische Einheit bilden. Nur die theoretische und praktische Durchdringung und Bestimmung des objektiven Informationsbedarfes der Leiter und die Herausarbeitung effektiver Methoden seiner Ermittlung bietet Gewähr für eine rationelle Befriedigung des Informationsbedarfes.

Das erfordert, gesichert durch ausreichenden wissenschaftlichen Vorlauf, die Erarbeitung von Varianten über die einheitliche Gestaltung des Leitungssystems, der Krankenhausorganisation und -betriebswirtschaft sowie des davon bestimmten Informationsprozesses einschließlich seiner inneren Strukturierung bei möglichst weitgehender Anpassung an die Leitungsprozesse mit dem Ziel, Rationalisierung der Ablauf- und Aufbauorganisation und der Organisationsarbeit zu erreichen. Eine durchgeführte Analyse über die Anforderungen, die ans Leitungsinformationssystem der Charité gestellt werden müssen, ergab folgendes:

a) Die Menge an Leitungsinformationen muß entsprechend dem Bedarf der jeweiligen Leitung (Leitungsebene) niedrig und damit überschaubar gehalten werden. Ein wichtiger Faktor ist hier der Wegfall von Doppelinformationen, veralteter Informationen u. a.; d. h. ein hoher Erkenntniszuwachs für das Treffen der Entscheidung zur Leitung der Prozesse.

b) Die Leitungsinformationen müssen sich quantitativ auf das objektive und subjektive Bedarfsprofil des jeweiligen Leiters orientieren und sollten zur Erleichterung eingeschränkt bzw. aggregiert von den Fachdirektoren verbal interpretiert werden.

c) Die Leitungsinformationen müssen rasch bzw. zum festgelegten Termin dem jeweiligen Leiter übermittelt werden. Das erfordert Festlegungen seitens der Leitungen, wann die Leitungsinformationen für wen in welcher Form benötigt werden. Grundlage dafür sind die verbindlichen zentralen Berichterstattungstermine, Arbeits- und Terminpläne der Leitungen u. a. Arbeitsunterlagen, die bestimmte Entscheidungen erforderlich machen.

Im Mittelpunkt der Vervollkommnung der Leitung steht die Gestaltung rationeller übersichtlicher Leitungsinformationsbeziehungen zwischen den verschiedenen Leitern und Leitungsebenen. Dazu gehören:

1. Die Informationsbeziehungen zwischen der Leitung des Bereiches Medizin und den Leitungen der Kliniken und Institute.

2. Die Informationsbeziehungen zum Rektor und den übergeordneten Leitungen der Universität.

3. Die Informationsbeziehungen innerhalb der zentralen Leitung des Bereiches Medizin, d. h. zwischen dem Prorektor und den Fachdirektoren sowie den zentralen Abteilungen.

4. Die Informationsbeziehungen des Bereiches Medizin zum hauptstädtischen Gesundheitswesen und zum Ministerium für Gesundheitswesen und anderen Informationsempfängern in der hochspezialisierten medizinischen Betreuung und Forschung.

Durch eine den neuesten Erkenntnissen gerecht werdende und auf fortgeschrittene Erfahrungen basierende Organisationsform der unterschiedlichen spezifischen Arbeitsprozesse einschließlich ihrer Verflechtungen ist gleichzeitig eine bedeutende Möglichkeit zur Rationalisierung und zur Schaffung einer schöpferischen Arbeitsatmosphäre gegeben. Leitungsaktivitäten können rationalisiert bzw. eingeschränkt werden. Der Einsatz einer modernen Datenverarbeitungstechnik kann diesen Effekt in den spezifischen Leistungs- und Leitungsprozessen noch wesentlich verstärken. Von besonderer Bedeutung sind in diesem Zusammenhang:

1. die *Patientenbetreuungsorganisation*

— insbesondere im stationären und ambulanten Bereich, die Terminplanung, Kapazitäten und Leistungen, Bettenauslastung und Arbeitsablaufoptimierung u. a.;

2. die *Forschung*

— insbesondere die Information über den Erfüllungsstand und zeitlichen Ablauf entsprechend den geplanten Leistungsstufen sowie über das eingesetzte Potential (Arbeitskräfte, neue Geräte u. a.).

— Darlegung über die Zusammenhänge zwischen medizinischer Forschung und Betreuung und Überleitung von Forschungsergebnissen in die Volkswirtschaft bzw. in die Kliniken.

— Informationen über die zentralen Forschungsobjekte (Forschungsverbände) u. a.;

3. die *Aus-* und *Weiterbildung*

— insbesondere die Zulassungen, Studienorganisation, Leistungsentwicklung und Fluktuation, Absolventenvermittlung u. a.,

— Facharztausbildung,

— Fachschulausbildung.

4. *Leitung* und *Planung*

— insbesondere die Arbeitskräfteentwicklung, Arbeits- und Lebensbedingungen, Kaderentwicklung, Aus- und Weiterbildung, Lohn- und Gehaltsrechnung, Kosten- und Finanzplanung, Grundfondswirtschaft (Investitionen), Patientenbewegung und das Berichts- und Meldewesen u. a.;

5. *Krankenhausorganisation* und *-betriebswirtschaft*

— insbesondere die Speiseversorgung, Medikamentenversorgung, Ver- und Endsorgung (Hol- und Bringedienst), Textilversorgung und -reinigung und Materialversorgung u. a.

Die unter 4. und 5. genannten Aktivitäten haben einen hohen Anteil an schematischer und formalisierbarer Routinearbeit mit hohem Rationalisierungseffekt. Hier bietet sich auch die Adaption von Lösungen aus anderen gesellschaftlichen Bereichen an. Bezogen auf die Leitung und Planung können folgende Effekte auftreten:

a) Weitgehende Einschränkung der Schreib- und Verwaltungsarbeit sowie Routinearbeit des medizinischen Personals.

b) Verbesserung der Leistungs- und Leitungsprozesse durch rechtzeitige und umfassende Bereitstellung der erforderlichen Informationen für die verschiedenen Leitungsebenen.

c) Rationalisierung der Verwaltungsarbeit und des Berichtswesens.

d) Senkung der Kosten für Leistungen u. a. m.

In diesem Zusammenhang ist es notwendig, eine für den gesamten Bereich Medizin verbindliche einheitliche Erfassung und Bearbeitung der Leitungsinformationen einschließlich der Quantifizierung und verbale Auswertung zu sichern. Das erfordert eine positive ideologische und fachliche Einstellung der Leiter zum Leitungsinformationssystem. Neben einer fachlich fundierten Informationspropaganda helfen Leitungsinformationen mit hohem Erkenntniszuwachs über die bestehenden Vorbehalte hinweg. Es muß für alle deutlich sein, daß das Leitungsinformationssystem Mittel zum Zweck der besseren Befriedigung der Bedürfnisse der Leiter in den Leitungsebenen ist, zur Arbeitserleichterung und Sicherung der Kontinuität der Prozesse beiträgt und keinen Selbstzweck darstellt. Hauptwege zur weiteren Vervollkommnung des Leitungssystems sind in diesem Zusammenhang eine rationelle und effektive Gestaltung von Leitungsprozessen in Übereinstimmung mit den Zielen und Grundsätzen der sozialistischen Leitungstätigkeit, die sinnvolle Anwendung moderner Formen, Methoden und Instrumentarien der Informationsvorbereitung und Entscheidungsfindung und eine zielgerichtete Auswahl der Informationen hinsichtlich ihres Inhaltes, Umfanges und des Zeitpunktes ihrer Bereitstellung, um somit eine hohe Qualität der Entscheidungsfällung durchzusetzen.

Hauptwege zur weiteren Vervollkommnung des Leitungsinformationssystems in der Charité können sein:

1. Gründliche Analyse des vorhandenen Systems im Komplex mit der Herausarbeitung der notwendigen Elemente des Informationssystems in Einheit mit den zu bewältigenden Leitungsaufgaben und dem erforderlichen objektiven Informationsbedarf der Leitungen in den verschiedenen Ebenen, ihre spezifischen Beziehungen zueinander und unter dem Aspekt, welche Leitungsinformationen sind für die Lösung der im Funktionsplan enthaltenen Aufgaben erforderlich. Dazu gehört auch die Bestimmung der erforderlichen Eingangs- und Ausgangsinformationen und der Informationsströme für und innerhalb der Leitungen mit den notwendigen bzw. möglichen Aggregationen, verbalen Beschreibungen, Wichtungen, Terminen der Verfügbarkeit usw.

2. Erarbeitung von Varianten für die Hauptrichtungen der Vervollkommnung des Leitungsinformationssystems und die wissenschaftliche Begründung dazu. Das erfordert auf der Grundlage der realen Arbeitsprozesse eine unmittelbare Einbindung in das Leitungssystem und die Krankenhausorganisation und -betriebswirtschaft.

3. Ausgehend von einer gründlichen und umfassenden Analyse ist ein System von miteinander verflochtenen und aggregierten Kennziffern über den Ablauf und die Ergebnisse der Arbeitsprozesse und andere Ergebnisse zu erarbeiten. Das vorhandene Zahlenmaterial erscheint dafür ausreichend, erfordert aber eine genaue Beschreibung der Kennziffern sowie weitgehende Standardisierung, Klassifizierung der Terminologie in Nomenklaturen als Voraussetzung für den Einsatz der EDV.

4. Es ist eine verbindliche Technologie für die Erhebung, Verarbeitung, Speicherung und Übertragung der Daten, d. h. der Informationsströme zu entwickeln und im Zusammenhang mit der Projektierung des EDVA-Einsatzes in Etappen schrittweise einzuführen.

5. Die Gesamtverantwortung der zentralen Leitung und die Verantwortung der verschiedenen Leiter ist dazu eindeutig festzulegen.

Organisation und Anwendung der EDV zur Unterstützung der Leitung und Planung des Gesundheitswesens

N. Fichtner

Institut für Sozialhygiene und Organisation des Gesundheitsschutzes, ORZ, Berlin

Entsprechend der gesundheitspolitischen Aufgabenstellung der DDR ist die Unterstützung der Leitungs- und Planungsprozesse im Gesundheits- und Sozialwesen (GSW) auf die weitere Erhöhung von Qualität und Wirksamkeit der medizinischen Betreuung bei der Prophylaxe, Diagnostik, Therapie und Metaphylaxe gerichtet.

Die durch die Anwendung der automatisierten Informationsverarbeitung mögliche Verbesserung der Leitung, Planung sowie der Organisation des Gesundheitsschutzes (einschließlich der sozialistischen Kaderarbeit und der Intensivierung der Versorgungsprozesse) erfolgt durch eine Rationalisierung der Informationserfassung, -speicherung, -auswertung und -bereitstellung. Die somit mögliche umfassendere, gezielte und nach beliebigen Gesichtspunkten erfolgende Auswertung von anfallenden bzw. zu erhebenden Informationen bedeutet eine grundsätzlich neue Qualität der Gestaltung der Informationsprozesse und muß ihren Niederschlag in der Leitung und Planung des GSW finden. So kann beispielsweise die Organisation des Gesundheitsschutzes durch den Aufbau zentraler Register[1] unmittelbar auf die Verbesserung der prophylaktischen, metaphylaktischen und Dispensairebetreuung der Bevölkerung gerichtet werden. Das geschieht z. B. durch solche, von unserem Organisations- und Rechenzentrum (ORZ) bearbeiteten Register wie das nationale Tbk-Register im Rahmen des Forschungsprojektes chronische Lungenkrankheiten und das zentrale Herzinfarktregister im Rahmen des Forschungsprojektes Herz-Kreislauf-Krankheiten. Auf letzteres wird Herr Zimmermann in seinem Vortrag näher eingehen (s. in diesem Band).

Unter Nutzung der Möglichkeiten der elektronischen Datenverarbeitung (EDV) können die anfallenden Massendaten rationell verarbeitet werden und durch die Analyse der Betreuungsergebnisse zur wirksamen Unterstützung der Leitung und Planung beitragen. Hierzu wird sich Frau Zschau in ihrem Beitrag in diesem Band äußern. Zur Unterstützung sowohl der zentralen als auch territorialen Leitung und Planung muß der Einsatz der EDV insbesondere orientiert werden auf:

a) Ermittlung des Bedarfes der Bevölkerung an medizinischer und sozialer Betreuung.
b) Beurteilung der Bedarfsbefriedigung.
c) Einschätzung der Qualität.

[1] Unter einem Register soll nach Kreuz ein Verfahren verstanden werden, durch das relevante Informationen über alle Kranken (auf eine Krankheit bezogen) in einer geographisch definierten Bevölkerung gewonnen, zentral gesammelt, systematisch geordnet und wiederauffindbar aufbewahrt werden.

d) Verbesserte Ausnutzung der Fonds und Auslastung der Kapazitäten.

e) Nutzung von Informationen aus der epidemiologischen Forschung durch ihre Verknüpfung mit Leitungs- und Planungsinformationen.

Neben der problemanalytischen und programmiertechnischen Bearbeitung der einzelnen Aufgabenstellungen erfordert die Lösung der Problemstellungen insgesamt die rechentechnische Aufbereitung umfangreichen Datenmaterials über:

1. Den Gesundheitszustand der Bevölkerung.
2. Die regionale Verteilung von Krankheiten und Todesursachen.
3. Den medizinischen Versorgungsgrad der Bevölkerung anhand erbrachter Leistungen in Prophylaxe, Diagnostik, Therapie und Metaphylaxe in den verschiedenen Leistungsbereichen.
4. Arbeitskräfte.
5. Kapazitäten.
6. Die Nutzung finanzieller Fonds, Grundmittel und Investititonen.

Auf die in dem behandelten Zusammenhang sehr wichtigen EDV-Projekte zur Erfassung und Analyse der Arbeitsbedingungen, der Gesundheitsentwicklung und der arbeitsmedizinischen Betreuung der Werktätigen werden die Herren Enderlein und Wulke in ihren Beiträgen in diesem Band eingehen.

Um die zur Lösung dieser Aufgaben an die EDV gestellten Anforderungen qualitativ und quantitativ erfüllen zu können, sind im „Vorfeld" des EDV-Einsatzes bestimmte Voraussetzungen zu schaffen. Das bezieht sich u. a. auf

a) den wissenschaftlichen Vorlauf zur Formulierung der Anforderungen, welche Informationen wofür und aus welchen Daten benötigt werden,

b) die komplizierten Strukturen und Organisationsformen des Gesundheits- und Sozialwesens. Aspekte der in diesem Zusammenhang wesentlichen Analyse informationeller Systeme zur effektiven und leistungsadäquaten Anwendung der EDV werden in den Ausführungen von Herrn Klatt in diesem Band behandelt,

c) die Schaffung von aussagefähigen Kennziffernsystemen und Normativen sowie einheitlichen begrifflichen Definitionen,

d) die Ausbildung auf dem Gebiet der medizinischen Statistik,

e) die Entwicklung einheitlicher Dokumentationen,

f) den Aufbau und die planmäßige Erweiterung einer eigenen rechentechnischen Basis im GSW.

Die Lösung der anstehenden Aufgaben bedingt die Berücksichtigung EDV-technischer Erfordernisse und stellt bestimmte Anforderungen an die Organisation der Datenverarbeitung im zentralen und territorialen Gesundheitswesen. Das sind u. a.:

1. Aufbau einer zentralen Datenbank für die Leitung und Planung, ausgehend von den Datenfonds der wichtigsten staatlichen Berichterstattungen des GSW und dem sukzessiven Anschluß von Kennziffern ihrer Anschlußdokumentationen.

2. EDV-technische Aufbereitung der zentralen DDR-Register für gesundheitspolitisch relevante Krankheiten (Herzinfarkt-, Geschwulst- und Tuberkulose-Register) und zentrale Auswertung der Registerdaten für die territoriale und zentrale Leitung und Planung (Zugänge, Betreutenmengen, territoriale Häufigkeitsunterschiede, durchschnittliche Lebenserwartung, Betreuungsaufwand usw.).

3. Flexible Aufbereitung der wesentlichen Gesundheitsstatistiken wie Krankenblattdokumentation und Todesursachenstatistik sowie Absicherung der maschinellen Verknüpfbarkeit dieser Informationen mit der zentralen Datenbank und den zentralen DDR-Registern für ausgewählte Krankheiten.

4. EDV-technische Aufbereitung von Berichterstattungen im Territorium, z. T. anhand zentral projektierter einheitlicher EDV-Projekte, die der Unterstützung der territorialen Leitung und Planung sowie der Datenaggregation und -anlieferung für die zentrale Datenbank dienen.

5. Durch die Schaffung der technischen und organisatorischen Voraussetzungen muß der Aufbau weiterer Datenbanken im Gesundheits- und Sozialwesen gesichert werden, wie:

— Krankenhaus-Informations-Systeme hinausgehende personenbezogene Datenbanken im Territorium
— Territoriale Datenbanken mit einrichtungsbezogenen personellen, materiellen und finanziellen Fonds
— Medizinische Auskunftssysteme.

Während die beiden erstgenannten Datenbanken territorial vorhanden sein müssen, sind medizinische Auskunftssysteme unter Nutzung der Datenfernverarbeitung für einen großen Nutzerkreis territorial bzw. zentral notwendig. Auf Einzelheiten zur Anwendung von Datenbanktechniken wird Herr Nagel in seinem Vortrag in diesem Band eingehen.

Zur Gewährleistung eines schnellen Informationsflusses zwischen den verschiedenen Leitungsebenen und wegen des hohen Datenanfalls sind die technischen Voraussetzungen zur Datenverarbeitung unter Beachtung der dem GSW zur Verfügung stehenden materiellen, finanziellen und personellen Fonds sowohl auf zentraler als auch auf bezirklicher Ebene auszubauen. Mit der Erweiterung bzw. dem Aufbau einer eigenen, d. h. zweigspezifischen, zugriffsbereiten EDV-Technik müssen EDV-organisatorische Voraussetzungen zur Erfüllung folgender Forderungen geschaffen werden:

— Entsprechend der Leitungsebene müssen standardisierte Schnellauswertungen zur Verfügung stehen.
— Grundsätzlich sind Rechercheprogramme für Datenbestände (Abrufmöglichkeiten für verschiedene Entscheidungsvorbereitungen) notwendig.
— Der Informationsaustausch im Bereich des Gesundheits- und Sozialwesens und mit anderen Bereichen der Volkswirtschaft ist durch die Paßfähigkeit der Datenbestände zu sichern.
  Der Datentransport ist mit maschinenlesbaren Datenträgern durchzuführen.

Die Forschung auf dem Gebiet der Leitung und Planung des GSW, die bei Unterstützung durch Kapazitäten in den Bezirken zentralisiert erfolgt, wird sich hauptsächlich im Rahmen folgender Teilgebiete vollziehen:

1. Erarbeitung von praktikablen Lösungen für die Prozesse der territorialen und zentralen Leitung und Planung des GSW.

2. Sicherung der Einheitlichkeit des Informationssystems der Leitung und Planung des GSW.

3. Register.

Die Organisation der Datenverarbeitung in einem definierten Territorium — sinnvollerweise wird ein Bezirk betrachtet — kann EDV-technisch und -organisatorisch in enger Verbindung zur Datenverarbeitung in anderen Bezirken stehen. Die Informationsflüsse (Information und Rückinformation) zwischen territorialer und zentraler Leitung und Planung beeinflussen ebenfalls die Organisation der Datenverarbeitung im Territorium. Aus den genannten Aufgaben- und Zielstellungen, den EDV-technischen Erfordernissen sowie der Sicherung aktueller Informationen leiten sich die Anforderungen zur Schaffung der notwendigen rechentechnischen Basis im GSW ab. Der Aufbau bzw. die Erweiterung der rechentechnischen Basis muß so konzipiert werden, daß sie für die Lösung unterschiedlicher Problemstellungen in den verschiedenen Bereichen und Ebenen des GSW gleichzeitig zu nutzen ist. Schon jetzt wird die im GSW und in den medizinischen Hochschulbereichen installierte Rechentechnik auch zur Bearbeitung von Problemen der medizinischen Forschung unter Anwendung methematisch-statistischer Verfahren genutzt. Weitere Einsatzfälle in dem genannten Sinn bieten sich bei der gleichzeitigen Nutzung der Rechentechnik zur automatisierten Meßwertverarbeitung und zur automatisierten patientenbezogenen Informationsverarbeitung unter Fremdnutzung einer mittleren bis größeren elektronischen Datenverarbeitungsanlage (EDVA) für die patientenbezogene Informationsverarbeitung an. Zur EDV-technischen Unterstützung der Leitung und Planung des GSW kann die installierte Rechentechnik in sinnvoller Weise grundsätzlich genutzt werden. Andererseits kann die auf zentraler Ebene installierte EDVA zur Lösung der Probleme der Leitung und Planung auf Republiksebene durchaus zur Abarbeitung von Aufgaben der automatisierten patientenbezogenen Informationsverarbeitung, zur Abarbeitung von Registern, zur Unterstützung der medizinischen Forschung usw. mitgenutzt werden. Eine solche Konzeption wird auch mit der Installation von Nachfolgerechentechnik in unserem ORZ realisiert werden.

Ausgehend von der Notwendigkeit, daß jedem Bezirk die schnelle und unkomplizierte Nutzung von Rechentechnik ermöglicht werden muß, bieten sich entsprechend den gesellschaftlichen Gegebenheiten im wesentlichen zwei Varianten der Realisierung an. Vorausgesetzt wird dabei, daß für die Belange der zentralen Leitung und Planung des Gesundheits- und Sozialwesens eine EDVA zur Verfügung steht.

Variante 1: In jedem Bezirk der DDR steht zur territorialen Nutzung eine EDVA zur Lösung der Aufgaben der Datenverarbeitung im GSW zur Verfügung.

Diese territoriale Nutzung kann durch folgende drei Möglichkeiten realisiert werden:

1. Die EDVA steht im GSW selbst zur Verfügung (Standort: Medizinische Einrichtung).
2. Die EDVA gehört zum Bereich des Ministeriums für Hoch- und Fachschulwesen (Standort: Medizinische Akademie, Universität/Hochschule).
3. Es wird ein Rechner des VEB Maschinelles Rechnen (DVZ) genutzt.

Variante 2: Mehrere Bezirke nutzen einen zweigspezifischen Rechner des Gesundheits- und Sozialwesens bzw. der medizinischen Hochschulbereiche.

Die zur Anwendung kommende Variante sowie das Spektrum der zu bearbeitenden Problemstellungen bestimmen die Leistungsparameter der zu installierenden EDVA. Demzufolge können hierzu kaum spezifische Aussagen gemacht werden. Hinzu kommt, daß mit der weiteren technischen Entwicklung des *E*inheitlichen *S*ystems *E*lektronischer *R*echentechnik (ESER) immer leistungsfähigere Anlagen angeboten werden, die in jedem Fall zur Lösung der genannten Problemstellungen unter Berücksichtigung der EDV-technischen und organisatorischen Erfordernisse geeignet sind.

Fest steht schon jetzt, daß bei Nutzung des Datenbankbetriebssystems Robotron (DBS/R) und der Realisierung der Datenfernverarbeitung, die für den Einsatz der EDVA auf zentraler Ebene unumgänglich sein wird, eine interne Speicherkapazität der Zentraleinheit von 1024 K-Byte nicht unterschritten werden darf. Extern müssen für diese EDVA schnelle Massenspeicher mit Direktzugriff verfügbar sein. In Frage kommen hierfür z. Z. nur Wechselplattenspeicher. In der 1. Peripherie muß des weiteren über Magnetbandspeicher verfügt werden können. Für die Datenfernverarbeitung ist die Konfiguration entsprechend zu erweitern.

Bei der Konzipierung und schrittweisen Verwirklichung sinnvoller Strukturen zur Organisation der Datenverarbeitung im Gesundheits- und Sozialwesen der DDR muß von einer prognostischen Vorstellung bis 1990 ausgegangen werden. Dabei wird offensichtlich, daß die krankenhausinterne Datenverarbeitung in Form patientenbezogener Informationssysteme in einer engen Beziehung zur Datenverarbeitung für die Bereiche der Leitung, Planung und Organisation des Gesundheits- und Sozialwesens steht. Das ist keinesfalls nur inhaltlich gemeint, sondern auch wesentlich im Hinblick auf die Organisation des Aufbaues der rechentechnischen Basis zur maschinellen Unterstützung des Informationssystems im Gesundheits- und Sozialwesen der DDR. Notwendige Forderungen und effektive technische und organisatorische Realisierungsformen der Anwendung der EDV in den medizinischen Einrichtungen beeinflussen die technischen und organisatorischen Lösungsvarianten für den Einsatz der EDV für die Leitung und Planung auf territorialer und zentraler Ebene des GSW und umgekehrt. Dabei kann bei der Konzipierung organisatorischer und technischer Lösungsvarianten zum Einsatz der EDV zur Unterstützung der Leitung und Planung im GSW von der medizinischen Einrichtung als Element des Informationssystems ausgegangen werden. Forderungen werden nur hinsichtlich des Inhaltes, Umfanges und der Form der Datenbereitstellung zur Information und Rückinformation gestellt. Das bedeutet, daß medizinische Einrichtungen Möglichkeiten zur Nutzung einer territorialen EDVA besitzen. Dem derzeitigen Erkenntnisstand entsprechend erscheint es als sinnvoll und technisch realisierbar, ausgewählten stationären und ambulanten Einrichtungen die Nutzung des im Territorium installierten Rechners zu ermöglichen. Die Nutzung von Teilen eines umfassenden Projektes zur patientenbezogenen automatisierten Informationsverarbeitung kann auch für kleinere Einrichtungen eine beachtliche Unterstützung ihrer Arbeit bewirken. Über die Erfassung zusätzlich erhobener einrichtungsbezogener Kennziffern können die Belange der Leitung und Planung des GSW ausreichend berücksichtigt werden.

Legt man eine solche Konzeption der weiteren Vorgehensweise bei der schrittweisen Verwirklichung des Einsatzes der EDV im GSW zugrunde, so ist von vornherein die Einrichtung der Datenfernübertragung für jede mit dem ORZ des Territoriums verbundene medizinische Einrichtung vorzusehen. Ein physischer Datenträgertransport würde die Unterstützung der medizinischen Einrichtungen gerade in den Teilen ihrer Arbeit beeinträchtigen, die eine schnelle Informationsbereitstellung erfordern. Der Informationsfluß der anderen medizinischen Einrichtungen, die nicht mit dem territorialen Rechner verbunden sind, müßte dann über die MSB der Bezirke gesteuert werden. Bis 1990 wird im allgemeinen in dieser Form nur ein off-line-Betrieb zu verwirklichen sein. Danach wäre die durchgängige Einführung des on-line-Betriebes in Form von Teilhaber- bzw. Teilnehmersystemen denkbar.

Die notwendige umfassende Einrichtung der Datenfernübertragung läßt die Verwirklichung einer Variante, die die Nutzung der Betriebe der VVB MR vorsieht, problematisch erscheinen. Nach den vorliegenden Erfahrungen ist ihre Einbeziehung im Rahmen eines derart konzipierten und schrittweise zu verwirklichenden Systems nicht möglich. Das bedeutet notwendigerweise die Konzentration auf die Verwirklichung der Variante, die die Nutzung einer zweigspezifischen EDVA für mehrere Bezirke vorsieht. In einem solchen Falle würde sich die Anzahl der stationären und ambulanten medizinischen Einrichtungen, die über die Datenfernübertragung (DFÜ) mit dem territorialen ORZ zu verbinden sind, erhöhen.

Die notwendigen technischen Möglichkeiten hierzu bestehen nur unter der einschränkenden Voraussetzung eines begrenzten Umfanges der von den einzelnen Einrichtungen aufzubereitenden Datenmengen.

Über die Verwirklichung des konzipierten Weges läßt sich sinnvoll die rechentechnische Basis im GSW verstärken und ausbauen. Ziel muß es dabei sein, jedem Bezirk eine für die Belange des GSW nutzbare EDVA zur Verfügung zu stellen. Mit der Schaffung dieser rechentechnischen Basis ist gleichzeitig das Informationssystem des GSW insgesamt zu konzipieren, da ein derartiges, notwendiges Informationssystem einerseits nicht ohne eigene rechentechnische Basis realisierbar ist, andererseits die aufzubauende rechentechnische Basis ohne konzipiertes Informationssystem nicht optimal genutzt werden würde. Bei der Konzipierung des Informationssystems ist davon auszugehen, daß die Anwendung der elektronischen Rechentechnik für die Qualitätssteigerung in der Betreuung ebenso wirksam wird wie für die bessere Unterstützung und Qualifizierung der zentralen und territorialen Leitung und Planung. Diese Vorstellungen stehen in voller Übereinstimmung mit den Richtlinien zur Entwicklung und Anwendung der elektronischen Rechentechnik in der DDR.

Unter Berücksichtigung des nationalen Standes der Anwendung der Rechentechnik und unter Beachtung sowohl der rechentechnischen als auch ökonomischen Möglichkeiten ist der vorgestellte Weg Voraussetzung zur besseren Beherrschung der informationellen Prozesse im GSW. Unter der Leitung des MfGe wird an der Präzisierung der konzeptionellen Vorstellung und ihrer schrittweisen Verwirklichung gearbeitet.

Im Gesundheits- und Sozialwesen der DDR sind mehr als 400000 Mitarbeiter beschäftigt. Im Durchschnitt kann folglich mit einer Beschäftigtenzahl von 25—30000 pro Bezirk gerechnet werden. Vergleicht man den Istzustand des EDV-Einsatzes im GSW mit dem in anderen Bereichen der Volkswirtschaft sowie mit den Forderungen für die Entwicklung des Einsatzes der EDV in der DDR, so sollte der Grad der Nutzung dieses modernen technischen Hilfsmittels „EDV“ im GSW der DDR wesentlich erhöht werden. Die notwendige Installation zweigspezifischer EDVA in den Bezirken und einer zentral zu nutzenden zweigspezifischen EDVA muß helfen, die wachsende Diskrepanz zwischen Datenanfall und Nutzung zu beseitigen. Die vorgestellte Variante des schrittweisen Aufbaues bzw. der Erweiterung zweigspezifischer Rechentechnik erscheint als eine praktikable Zwischenstufe zur Lösung der anstehenden Probleme.

Zur Entwicklung von EDV-Projekten zum Aufbau von Registern für ausgewählte erkrankte und gefährdete Bevölkerungsgruppen sowie zur Automatisierung des Aufruf- und Bestellsystems im Rahmen des Impfwesens und weiterer vorbeugender Maßnahmen des Gesundheitsschutzes sind u. a. zu nennen:

— Cervix-Karzinom,
— Impfprojekt,

— Diabetesprojekt,
— Blutspendeprojekt,
— Herzinfarktregister,
— Nierentransplantation.

Über die Leitung und Planung dienen solche und ähnliche Projekte der Verbesserung der individuellen medizinischen Betreuung der Bürger, der Qualifizierung des Bedarfes an speziellen Betreuungsleistungen und der Rationalisierung der medizinischen Arbeit.

Die im Rahmen des medizinischen Leistungsprozesses anfallenden Informationen sollten für die Belange der Leitung und Planung sowie für die medizinische Forschung mitgenutzt werden. Im Rahmen des Einsatzes der EDV zur Unterstützung der medizinischen Forschung werden Daten aus Registern, Versuchsreihen, Screenings, Quer- und Längsschnittuntersuchungen usw. ausgewertet und mit Hilfe von mathematisch-statistischen Verfahren analysiert und auf bestimmte Hypothesen hin geprüft. Zur gezielten Erhebung von Stichproben werden geeignete Modelle entwickelt bzw. für die Anwendung im Betreuungsprozeß getestet. Arbeiten hierzu werden z. B. im Rahmen der Forschungsverbände mit Unterstützung der im GSW und im Hochschulwesen bestehenden Rechenzentren geleistet. Im Zusammenhang mit der Generierung von Auswertungsprogrammen wird Herr Bauer in seinem Vortrag auch auf die Auswertung großer Datenmengen mit Hilfe mathematischer Modelle eingehen.

Erwähnt werden muß, daß eine ständig steigende Nachfrage besteht, die vielfältigen Aktivitäten in Instituten und Versorgungseinrichtungen problemanalytisch, programmier- und rechentechnisch zu unterstützen. Auch hier wird eingeschätzt, daß der gegenwärtige Stand der Anwendung der EDV im GSW weiter entwickelt werden muß, um den gesellschaftlichen Verhältnissen und dem gesellschaftlichen Bedarf in der DDR sowie unseren ökonomischen und technischen Möglichkeiten zu entsprechen.

Der Einsatz der EDV in der medizinischen Forschung wird entsprechend dem bereits vorhandenen Bedarf an problemanalytischen, programmier- und rechentechnischen Leistungen zunehmend dazu beitragen, grundsätzliche Erkenntnisse zur Festlegung weiterer Schwerpunkte und Richtungen der medizinischen Forschung zu gewinnen, die medizinische Betreuung zu unterstützen und zu verbessern sowie die Leitung und Planung des GSW zu unterstützen. Zur Auswertung des umfangreichen Datenanfalls aus Registern, Screenings und epidemiologischen Studien gemeinsam mit zusätzlich erhobenen Daten ist die umfangreiche und nutzerfreundliche Bereitstellung mathematisch-statistischer Verfahren notwendig. Das erfordert:

a) Die Generierung des VOPP-Statistik bzw. des PP-Statistik.
b) Die Erweiterung des VOPP-Statistik bzw. PP-Statistik.
c) Die Entwicklung von mathematisch-statistischen Programm-Systemen.
d) Die Algorithmisierung und Programmierung mathematischer Beziehungen zur Beschreibung medizinischer Sachverhalte.

Für spezielle Auswertungen von Datenbeständen der Register für die medizinische Betreuung sind folgende Aufgaben zu lösen:

1. Anschluß der Programmpakete Statistik an das DBS/R.
2. Nutzung von Teilen der Programmpakete Statistik zur Auswertung von Datenbeständen der Register.
3. Nutzung weiterer statistischer Standardprogramme.

4. Überregionale Zusammenführung verdichteter bzw. ausgewählter Daten aus regionalen Registern für die wissenschaftliche Auswertung.
5. Erarbeitung von nutzerfreundlichen Modellösungen und Fallbeispielen zur mathematisch-statistischen Auswertung von Datenbeständen der Register.
6. Verknüpfung von Datenbeständen unterschiedlicher Register.
7. Verknüpfung von vorhandenen Datenbeständen mit zusätzlich erhobenen Daten.

Um den Informationsgehalt der für die medizinische Forschung auszuwertenden Daten auszuschöpfen, ist die Unterstützung der Planung und Auswertung epidemiologischer Studien notwendig. Das bezieht sich im wesentlichen auf:

— Methodische Unterstützung zur EDV-gerechten Versuchsplanung,
— Beleggestaltung,
— Schaffung von Modellösungen und Fallbeispielen zur mathematisch-statischen Auswertung epidemiologischer Studien,
— Unterstützung bei der Interpretation der gewonnenen mathematischen Ergebnisse,
— Untersuchungen zur Repräsentativität, zum Stichprobenumfang und zur Leistungsfähigkeit mathematisch-statistischer Verfahren.

Die in der Forschung erzielten Ergebnisse werden wiederum durch die Leitung, Planung und Organisation des GSW für die medizinische und soziale Betreuung der Bevölkerung wirksam gemacht.

Anwendung von Datenbanktechniken im Gesundheits- und Sozialwesen

H.-J. Nagel

Institut für Sozialhygiene und Organisation des Gesundheitsschutzes, ORZ, Berlin

Informationsprozesse im Gesundheits- und Sozialwesen sind in grober Trennung in drei Kategorien teilbar.

1. Patientenbezogene Informationsprozesse

Hierunter verstehen wir Untersuchungen zur Mortalität und zur stationären und ambulanten Morbidität, die Betreuung von Kindern und Jugendlichen, die Betreuung von Schwangeren und die Ergebnisse von Reihenuntersuchungen und Registern für ausgewählte Krankheiten (wie beispielsweise das Krebsregister, das Herzinfarktregister, das Tuberkuloseregister).

2. Einrichtungsbezogene Informationsprozesse

Das sind Informationen über die Struktur der Einrichtungen des Gesundheits- und Sozialwesens selbst; Kennziffern über Arbeitskräfte, medizinische Leistungen, medizinische Kapazitäten, Grundmittel, Finanzen und Investitionen; sowie Anschlußdokumentationen über einrichtungsbezogene Berichterstattungen. Die Erhebung dieser Kennziffern ermöglicht es u. a., den Umfang und die Struktur der Leistungen, die Quantität und Qualität der medizinischen und sozialen Betreuung sowie das Verhältnis von Aufwand und Nutzen näher zu bestimmen. Diese Informationen sind eine grundlegende Voraussetzung für die Gewährleistung einer qualifizierten Durchführung der Leitungs- und Planungsprozesse durch zentrale Staatsorgane, durch die Bezirke, durch die Räte der Bezirke und Kreise sowie die Einrichtungen des GSW auf den unterschiedlichen Leitungsebenen.

3. Beschäftigtenbezogene Informationsprozesse

Hierunter verstehen wir nicht die Anzahl von Arbeitskräften bestimmter Berufsgruppen oder ähnliches, sondern personenbezogene Informationen, wie sie aus dem Kaderprojekt und dem Projekt gesellschaftliches Arbeitsvermögen resultieren oder resultieren sollen. Beschäftigtenbezogene Informationsprozesse werden hier im weiteren außer acht gelassen.

Patienten- und einrichtungsbezogene Informationen werden in unterschiedlichen hierarchischen Ebenen des GSW erhoben, aufbereitet und ausgewertet. Die aus Sicht der Informationsverarbeitung wichtigsten Ebenen sind die Einrichtungsebene, die territoriale (also hauptsächlich die Bezirksebene) und die zentrale Ebene, mit der wir uns im ORZ des ISOG primär zu beschäftigen haben. Gegenstand der Informationsverarbeitung auf zentraler Ebene ist schwerpunktmäßig die Informationsbereitstellung für die zentrale Leitung und Planung, also für die Ebene des Ministeriums für Gesundheitswesen und andere zentrale Organe. Das spiegelt sich im Charakter der bei uns bearbeiteten EDV-Projekte wider.

Zu nennen wären hier stellvertretend:

Das Einrichtungsregister, der Einrichtungsbericht mit seinen Anschlußdokumentationen, die neue Krankenblattdokumentation, die neue Schwangerendokumentation, das nationale Tbk-Register, das zentrale Herzinfarktregister und zukünftig auch die zentrale Auswertung der Totenscheine. Einige Bemerkungen zum Istzustand der Informationsverarbeitung im Gesundheitswesen sind hier unerläßlich. Dieser Istzustand soll aber nicht umfassend analysiert, sondern unabhängig von den erwähnten Leitungsebenen nur grob am Beispiel der Leitung und Planung charakterisiert werden.

Im GSW sind mehr als 400000 Arbeitskräfte in ca. 28000 Einrichtungen verschiedenster Art beschäftigt. Die Einrichtungen lassen sich in ca. 15 Wirtschaftsgruppen unterscheiden, wie etwa stationäre Einrichtungen, ambulante Einrichtungen, Kur- und Bäderwesen und Einrichtungen des Sozialwesens. Eine qualifizierte Leitung und Planung ist hier, zentral wie territorial, unerläßlich. Das erfordert aber auch einen den Anforderungen entsprechenden Informationsfluß und Informationsrückfluß. Ursprung der Informationsprozesse ist (am Beispiel der Leitung und Planung) im wesentlichen das Berichtswesen, das sich z. Z. aus ca. 80 Berichterstattungen und periodischen Erhebungen zusammensetzt, die aber außerordentlich uneinheitlich und redundant sind, dabei häufig nicht vergleichbare Berichtszeiträume zugrunde legen und jeweils nur isoliert — und dabei zum großen Teil noch manuell — ausgewertet werden. Der Informationsfluß und Informationsrückfluß sind noch mangelhaft organisiert.

Hieraus wird die Notwendigkeit der verstärkten EDV-Anwendung im GSW an sich deutlich, die Forderung nach dem Aufbau von Datenbanken resultiert erst aus weiteren Überlegungen. Es ist bekannt, daß die Anwendung von Datenbanktechniken eine neue Qualität der Datenverarbeitung ermöglicht, die sich u. a. in größerer Flexibilität der Auswertungen und des Änderungsdienstes der Daten, in einer größeren Variationsbreite der Datenauswertung durch Datenverknüpfungen und durch eine größere Auswertungstiefe — z. B. durch die Abarbeitung von Recherchen — äußert. Der Nutzeffekt des Aufbaues von Datenbanken im GSW wird unter Zugrundelegung dieser neuen Qualität der Datenverarbeitung, die durch den Einsatz von Datenbanken möglich wird, deutlich, wenn berücksichtigt wird, daß

1. vorhandene Informationen bei Nutzung herkömmlicher EDV-Projektierungsverfahren nicht mit vertretbarem Aufwand komplex auswertbar sind,
2. in der Medizin durch die Verknüpfung von Daten, die zu unterschiedlichsten Zwekken erhoben wurden, qualitativ neue, höherwertige Informationen gewonnen werden können.

Erinnert sei hier an die bekannte, EDV-technisch schon realisierbare Methode des medical record linkage zur personenbezogenen Datenspeicherung, die in übertragenem Sinne auch für das Gebiet der Leitung und Planung anwendbar ist. So wäre die Möglichkeit der Herstellung von Beziehungen zwischen Daten verschiedener Berichterstattungen mit Daten der Krankenblattdokumentation sicher wünschenswert. Gleiches gilt für die Daten der Krankenblattdokumentation und der zentralen Register einerseits, der zentralen Register mit der Auswertung der Totenscheine andererseits. Die Zweckmäßigkeit dieser Datenverknüpfungen resultiert daraus, daß die Berichterstattungen vorwiegend medizinische Kapazitäten, ökonomische Fonds, Arbeitskräfteinformationen usw. enthalten, der Bedarf hierfür, nach territorialen und sonstigen Gesichtspunkten, aber über die Krankenblattdokumentation und zentrale Register teilweise ableitbar ist. Es gibt eine Vielzahl derartiger sinnvoller Kombinationsmöglichkeiten, die einer umfassenden Analyse bedürfen. Das kann aber nur durch interdisziplinäre Zusammenarbeit zwischen Medizinern und Datenverarbeitern realisiert werden. So wie innerhalb des Bereichs der Leitung und Planung bestehen auch zwischen den Datenfonds verschiedener Ebenen derartige sinnvolle Möglichkeiten der Datenverknüpfung; also zwischen der Einrichtungs-, der territorialen und der zentralen Ebene. Zu denken ist hier beispielsweise an die spezialisierte Dispensairebetreuung in den Bezirken. Bei der Größe des Informationsvolumens und der Vielzahl sinnvoller Verknüpfungsmöglichkeiten werden in der Perspektive hierarchisch gegliederte und miteinader korrespondierende Datenbanken nicht nur sinnvoll sein, sondern notwendig werden. Hierbei sind nur einige der gegenwärtigen EDV-Anwendungsgebiete im GSW, insbesondere aus dem Gebiet der Meßwertverarbeitung, auszuklammern.

Ausgehend von den eingangs erwähnten wichtigsten Leitungsebenen sind die Hauptanwendungsgebiete von Datenbanken fixierbar:

Das sind auf Einrichtungsebene Krankenhaus-Informations-Systeme (KIS) für Großkrankenhäuser oder zur gemeinsamen Nutzung durch mehrere mittlere Krankenhäuser.

Auf territorialer Ebene gibt es zwei unterschiedliche Anwendungsmöglichkeiten von Datenbanken. Zum einen jeweils eine Datenbank für einrichtungs- bzw. kreisbezogene Leitungs- und Planungsinformationen, zum anderen jeweils eine personenbezogene Datenbank. In personenbezogenen territorialen Datenbanken könnten durchgeführte Impfungen und verwendete Seren, angewandte Therapien, besondere Gefährdungen, erbliche Belastungen, als Alergen wirkende Stoffe, Medikamentenunverträglichkeiten usw. gespeichert werden. Besonders die Abspeicherung von Berufskrankheiten, chronischen Krankheiten und die Zugehörigkeit zu Risikogruppen könnte von Bedeutung sein. (Über den Inhalt einer derartigen Datenbank wird es sehr unterschiedliche Auffassungen geben, über die letztendlich von Medizinern entschieden werden muß. Aus Sicht der Datenverarbeitung können hier nur Denkanstöße gegeben werden.) Integrierte Bestandteile oder direkte Anschlußstellen einer derartigen Datenbank wären die territorialen Register, z. B. Herzinfarktregister, und EDV-Projekte zur Organisierung der spezialisierten Dispensairebetreuung einschließlich automatisierter Bestellsysteme für Nachuntersuchungen mit Überwachung der Einhaltung von Nachuntersuchungsterminen. Eine derartige Datenbank würde zur Verbesserung der Dispensairebetreuung des großen Patientenkreises beitragen, der wegen Geschwulstkrankheiten, bestimmten Herzkreislauf-Krankheiten, Diabetes, Berufskrankheiten usw. medizinisch betreut oder überwacht wird. Derartige personenbezogene Datenbanken müssen eng mit den territorialen Bevölkerungsdatenbanken zusammenarbeiten, um den personenbezogenen Änderungsdienst, der aus dem Meldewesen abgeleitet wird, ohne zusätzlichen Aufwand für das GSW realisieren zu können. Verbindungen ergeben sich durch die Abrufmöglichkeit der aufgeführten Daten auch zu den erwähnten KIS, da diese Daten nicht in jedem Fall in den KIS enthalten sein werden. Informationsquellen für diese Datenbank wären Reihenuntersuchungen (Röntgenreihenuntersuchungen, Mütterberatung, Krebsvorsorgeuntersuchung), ausgewählte Daten der Krankenblattdokumentation, Erfassungen meldepflichtiger Krankheiten, Auswertungen betriebsärztlicher Untersuchungen usw. Die hohe Quantität von Eingabeinformationen verschiedenster Herkunft macht einerseits den Wert einer derartigen Datenbank für die medizinische Betreuung und Forschung sichtbar, weist andererseits aber auch die Kompliziertheit des Aufbaues einer derartigen Datenbank aus. Das Problem besteht dabei weniger in der rein EDV-technischen Realisierung, es besteht vor allem in der Organisation der Datenbereitstellung und -zusammenführung. An dieser Stelle sei darauf hingewiesen, daß Konzeptionen zu dieser Themenstellung zur Zeit national, wie auch international im Rahmen des RGW, bearbeitet werden.

Auf zentraler Ebene sind Anwendungsmöglichkeiten von Datenbanken in drei Richtungen denkbar, für die zentrale Leitung und Planung, für zentrale Register ausgewählter Krankheiten und für Auskunftssysteme. Eine Datenbank für die zentrale Leitung und Planung würde, ganz ähnlich wie für die territoriale Leitung und Planung, einrichtungsbezogene Kennziffern aus verschiedenen Berichterstattungen enthalten. Diese Kennziffern werden z. Z. ja auch erhoben, sie können aber mit der zur Verfügung stehenden Technik nur ungenügend ausgewertet und nutzbar gemacht werden. Die Notwendigkeit der Anwendung von Datenbanktechniken wird deutlich, wenn man berücksichtigt, daß eine Vielzahl von Kennziffern verschiedener Sachgebiete, wie Arbeitskräfte, Grundmittel, Finanzen, medizinische Leistungen und Kapazitäten von den ca. 28000 Einrichtungen des GSW erhoben werden. Hierbei ist die Palette der Einrichtungen wiederum sehr unterschiedlich und damit sind natürlich auch die Datenfonds sehr differenziert. Die beispielsweise von stationären oder ambulanten Einrichtungen oder aber von Altersheimen zu erhebenden Kennziffern, unterscheiden sich innerhalb eines Sachgebietes, wie z. B. den medizinischen Leistungen, naturgemäß erheblich. Die komplizierte Struktur des Gesundheitswesens, die u. a. in der Unterstellungsvielfalt von Einrichtungen zum Ausdruck kommt, erfordert eine hohe Kombinierbarkeit der Auswertungen nach einer Vielzahl von Ordnungskriterien und nach mehreren Verdichtungsstufen. Ein den differenzierten Bedürfnissen der Nutzer gerecht werdendes flexibles Auswertungssystem ist ohne den Aufbau einer zentralen Datenbank bei vertretbarem ökonomischem Aufwand nicht möglich.

Zweites Anwendungsgebiet von Datenbanken auf zentraler Ebene sind die erwähnten Register für ausgewählte Krankheiten. Diese Register sind eine wichtige informationelle Grundlage der epidemiologischen Forschung und auch zur Gewinnung von Aussagen für die Leitung/Planung verwendbar. Aufgrund der folgenden Vorträge über das zentrale Herzinfarktregister und das nationale Tuberkuloseregister möchte ich mich hier auf den Hinweis beschränken, daß derartige Register den Aufbau von Datenbanken nicht zwingend erforden. Wenn man jedoch über die routinemäßige Anfertigung von Zugangs-, Abgangs- und Bestandslisten hinauskommen will, d. h. wenn man der schon bestehenden Forderung der Nutzer nach flexiblen und gezielten Auswertungen in Form von Recherchen nach einer Vielzahl von Kriterien gerecht werden will, bietet sich technologisch die zukünftige Nutzung von Datenbank-Software an.

Auf die Datenbankanwendungsmöglichkeiten für zentrale Auskunftssysteme möchte ich nur kurz hinweisen. In der Perspektive werden sie sinnvoll für Aufgaben, die in jedem Land nur einmal bearbeitet werden müssen. Zu denken wäre hier an:

— die Diagnose- und Therapieunterstützung,

— die Information/Dokumentation,

— eine toxikologische Datenbank,
— eine Transplantationsdatenbank und
— eine Arzneimittelbank.

Die aufgeführten Anwendungsmöglichkeiten von Datenbanken im Gesundheitswesen der DDR umfassen eine umfangreiche Palette. Die Voraussetzungen zum Beginn von Datenbankprojektierungen sind in Form der EDVA EC 1040 bzw. EC 1055 und der zukünftig verfügbaren Datenbanksoftware in Form des DBS/R und des AIDOS gegeben. Der arbeitskräfteseitige und gerätetechnische Aufwand schließen es aber aus, gleichzeitig auf allen Datenbankanwendungsgebieten im GSW der DDR wirksam zu werden. Hieraus sind im wesentlichen zwei Schlußfolgerungen zu ziehen:

1. Es muß eine Auswahl von Schwerpunkten erfolgen, also eine Rangfolge zu realisierender Datenbankanwendungen unter Zugrundelegung einer zeitlichen Staffelung festgelegt werden.
2. Es müssen eine Reihe von methodischen, inhaltlichen und organisatorischen Maßnahmen durchgeführt werden, bzw. entsprechende Festlegungen im Sinne einer Koordinierung der Aktivitäten getroffen werden, um die spätere Paßfähigkeit und die Kommunikationsmöglichkeit der verschiedenen Datenbankanwendungen sicherzustellen.

Ausgehend von der Festlegung einer Rangfolge sind die methodischen, inhaltlichen und organisatorischen Maßnahmen zur Koordinierung der Datenbankanwendung auf verschiedenen Gebieten einzuleiten, um die Datenkommunikation zwischen den Datenbanken (als den KIS, den personen- und einrichtungsbezogenen territorialen Datenbanken und den Datenbanken auf zentraler Ebene für die Leitung/Planung, für Register und Auskunftssysteme) zu gewährleisten. Gegenstand zukünftiger analytischer Tätigkeit müßte es sein, den Inhalt der jeweiligen Datenbanken zu ermitteln. Im Interesse der späteren Paßfähigkeit sind die aus diesen Analysen abzuleitenden Festlegungen vor dem Beginn der Projektierungsarbeiten zu fixieren. Das trifft in gleicher Weise auf erforderliche organisatorische Regelungen zu, wie Festlegung von verantwortlichen Institutionen zur Bearbeitung der jeweiligen Aufgabengebiete, und das trifft ebenfalls auf erforderliche methodische Fragen zu. Hierbei ist u. a. an die Festlegung einheitlicher methodischer Regelungen zur Sicherung der Nachnutzungsfähigkeit und den Problemkreis der Datenbereitstellung hinsichtlich der Schaffung einheitlicher Primärdokumentationen und einheitlicher Schlüsselsysteme zu denken. Organisatorische Regelungen sind des weiteren notwendig, um die Probleme in den Griff zu bekommen, die aus der Unterstellungsvielfalt medizinischer Einrichtungen resultieren. Schwerpunktmäßig zu sehen sind hierbei insbesondere die nicht dem MfGe unterstellten Einrichtungen des Ministeriums für Hoch- und Fachschulwesen, des Verkehrsmedizinischen Dienstes, des Sportmedizinischen Dienstes usw. Weitere Anforderungen ergeben sich hinsichtlich der territorial und zeitraumbezogenen Planung erforderlicher Arbeitskräfte und Gerätetechnik, bis hin zur Modifizierung der Aus- und Weiterbildung medizinischer Fachkräfte. Die skizzierten inhaltlichen, methodischen und organisatorischen Aspekte der Koordinierung des EDV-Einsatzes im GSW, die durchaus nicht nur für Datenbankanwendungen erforderlich sind, können nur durch enge, interdisziplinäre Gemeinschaftsarbeit erfolgen. Diesem Erfordernis müßte schon heute verstärkt Rechnung getragen werden.

Erarbeitung von Registern für die Leitung, Planung und epidemiologische Forschung im Gesundheits- und Sozialwesen der DDR am Beispiel des Nationalen Tuberkuloseregisters

E. Zschau

Institut für Sozialhygiene und Organisation des Gesundheitsschutzes, ORZ, Berlin

1. Das Nationale Tuberkuloseregister — NTR

1.1. Zielstellung

Träger des Nationalen Tuberkuloseregisters ist das Forschungsinstitut für Lungenkrankheiten und Tuberkulose (FLT) in Berlin-Buch.

Das NTR ist das erste mittels EDV bearbeitete nationale Register in der Deutschen Demokratischen Republik. Die quantitative Verringerung des Tuberkuloseproblems gewährleistet die Beherrschbarkeit der anfallenden Informationsmengen auch über größere Zeiträume hinweg. Die mit dem NTR gewonnenen Erfahrungen geben damit eine gute Grundlage für die Aufbereitung weiterer nationaler Register für ausgewählte Krankheiten. Das Nationale Tuberkuloseregister reduziert die statistische Arbeit auf das Ausfüllen von Meldebogen und läßt Angaben über bestimmte, bisher noch nicht sichtbare Zusammenhänge erwarten. Die Verbreitung der Krankheit ist exakter kontrollierbar, territoriale Besonderheiten sind schneller erkennbar, und die Ausdehnung der Krankheit kann sowohl durch intensive Betreuung als auch durch rasch erfolgende Maßnahmen der Leitung und Planung wirksam verhindert werden. Auf diese Weise dient die Statistik der Rationalisierung der Arbeit und der Weiter- bzw. Neuentwicklung von Bekämpfungsmethoden. Ebenso wird die Wirksamkeit von Maßnahmen der Vorsorge und Betreuung mit dem Register bestimmt.

1.2. Erfassungsmodus

Es wurden zunächst in das NTR alle am 1. 1. 1977 in der DDR als noch behandlungsbedürftig erkannten und in den PALT (Poliklinische Abt. für Lungenkrankheiten und Tuberkulose) als Tuberkulosekranke registrierten Personen aufgenommen [3]. Das NTR wird nach 8 Jahren die Daten von etwa 70000 Betreuten enthalten. Entsprechend den geltenden Richtlinien [2] ist dieser Bestand in die 3 Betreuungsgruppen Krankengruppe, Bewährungsgruppe und Überwachungsgruppe eingeteilt. Für die Erfassung der notwendigen Daten wurden Meldebogen entwickelt, die sämtlich in den PALT ausgefüllt werden. Von diesen Bogen wird eine Signierleiste abgetrennt und zur Datenerfassung an das zentrale Register geschickt. Eine Druchschrift verbleibt als Arbeitsunterlage in der PALT. Hiermit wird eine in allen Betreuungsstellen einheitliche, übersichtliche Katalogisierung der Betreuungsfälle erreicht. Nach maschineller Prüfung der Daten auf Vollständigkeit, Einhaltung von Intervallgrenzen und logische Zusammenhänge wird daraus für jeden Erkrankten ein Datenbestand variabler Länge im Register zusammengestellt. Die variable Länge resultiert aus der fallweise unterschiedlichen Menge von Ereignissen, die zu Meldungen an das Register führen.

1.3. Auswertungsmodus

Die erste Erarbeitungsstufe des EDV-Projektes NTR umfaßt neben dem Aufbau der Registerdateien die Herstellung des Jahresberichtes der Betreuungsstellen.

Dieser Bericht umfaßt eine Reihe von Listen, die eine genaue Analyse der epidemiologischen Größen Bestand, Zugänge und Abgänge im Verlauf des Berichtsjahres darstellen und die eine Untersuchung der Einflüsse auf diese Größen ermöglichen. Des weiteren wird eine Bestandsliste erstellt, die die Kontrolle der Übereinstimmung zwischen dem Registerbestand und dem in den Betreuungsstellen geführten Bestand gewährleistet. In einer späteren Projektierungsstufe sollen Rechercheprogramme hergestellt werden, deren Zielsetzung sich aus den Problemen der Forschung und der weiteren Arbeit mit dem NTR ergibt.

2. Das Datenverarbeitungsprojekt NTR

2.1. Allgemeines

Das EDV-Projekt NTR wird im Organisations- und Rechenzentrum (ORZ) des Institutes für Sozialhygiene und Organisation des Gesundheitsschutzes für den Rechner EC 1040 im Betriebssystem OS/ES erarbeitet. Es läßt sich im wesentlichen in drei Bestandteile gliedern:

1. Prüfprogramme.
2. Registerorganisationsprogramme.
3. Auswertungsprogramme.

2.2. Prüfprogramme

Die Prüfprogramme sind im derzeitigen Projektaufbau der umfangreichste und komplizierteste Teil. Das liegt weniger an der relativ großen Anzahl der Erfassungsbelege als vielmehr an den zahlreichen möglichen logischen Verknüpfungen

— innerhalb eines Meldebogens,
— zwischen mehreren zu ein und derselben Person gehörenden Meldebogen,
— zwischen einem Meldebogen und schon im Register vorhandenen Informationen.

Die daraus resultierenden Fehlermöglichkeiten werden in den Prüfprogrammen weitgehend erfaßt.

2.3. Registerorganisationsprogramme

Das eigentliche Register ist eine sequentielle Datei mit den Ordnungsbegriffen PALT-Nr. und PKZ. Ein Satz besteht jeweils aus einem Steuerteil und einer Folge von Daten, die aus allen zu einer PKZ an das Register eingehenden Meldungen aufgebaut wird. Der Steuerteil gibt Auskunft, an welcher Stelle des Satzes welche Information steht.

Aus den im Sinne der Prüfprogramme richtigen Meldebogensätzen werden in der Registerdatei neue Sätze aufgebaut, wenn die Ordnungsbegriffe des Belegsatzes im Register noch nicht enthalten sind. Existiert bereits ein Registersatz mit diesen Ordnungsbegriffen, so wird der Meldebogeninhalt eingefügt und der Steuerteil entsprechend verändert.

Des weiteren dienen die Registerorganisationsprogramme der Einfügung automatischer Änderungen im Register. Es werden Sätze ausgegliedert bei Todesfall oder Übergang in die gesunden Befundträgergruppen. Außerdem werden Korrekturen im Register ausgeführt, die sich durch die von den Prüfprogrammen nicht erfaßbaren Fehler ergeben. Zusätzlich erfolgt eine Aufbereitung für die Jahresberichterstattung.

Es wird je eine Datei für die durch Todesmeldung aus dem Register ausgeschiedenen Sätze und für die Gesunden Befundträger aufgebaut. Die Auswertung dieser Dateien bleibt einer späteren Realisierungsstufe vorbehalten.

2.4. Auswertungsprogramme

Für die Auswertung wurden Tabellenprogramme erstellt, die die Wertematrizen für alle Drucklisten über die verschiedenen Berichtsebenen (PALT, Kreis, Bezirk, DDR) berechnen. In einem Druckaufbereitungsprogramm werden die Wertematrizen mit Überschriften und Randtexten zu Drucklisten vervollständigt. Außerdem wird je PALT eine Liste mit dem aktuellen Bestand gedruckt, die die wesentlichsten Angaben zu den Betreuten enthält und der Überprüfung des Registerinhaltes dient.

Literatur

[1] Autorenkollektiv, Die Einführung eines Nationalen Registers für Tuberkulosekranke in der DDR und erste Erfahrungen. Arbeitsmaterial des FLT, (1976), unveröffentlicht.

[2] Autorenkollektiv, Richtlinien für die Registrierung und gesundheitliche Überwachung der tuberkulosen Betreuungsfälle. Berlin (1974).

[3] Steinbrück, P., Bericht über die Einführung des in einer Pilotstudie zwei Jahre im Bezirk Frankfurt erprobten Nationalen Tuberkuloseregisters nach 9 Monaten Wirksamkeit in der gesamten DDR. Forschungsbericht des FLT, Berlin (1978), unveröffentlicht.

Einsatz der EDV zum Aufbau und zur Nutzung eines zentralen Herzinfarktregisters im Rahmen der Bekämpfung von Herz-Kreislaufkrankheiten

N. Zimmermann

Institut für Sozialhygiene und Organisation des Gesundheitsschutzes, ORZ, Berlin

1. Die epidemiologische Situation bei den Herz-Kreislauferkrankungen und die Notwendigkeit ihrer Bekämpfung

Die epidemiologische Situation in der DDR ist im mittleren und höheren Lebensalter durch die dominierende Stellung der Herz-Kreislaufkrankheiten (HKK) als Todesursache und eine hohe stationäre HKK-Morbidität gekennzeichnet [3]. Ihre Bekämpfung ist deshalb eine gesundheitspolitische Aufgabe von außerordentlicher Relevanz [1]. Einen besonderen Schwerpunkt stellt dabei die primäre und sekundäre Prophylaxe des akuten Myokardinfarkts (AMI) dar, dessen Gefährlichkeit sich in einer Zugangsrate von ca. 30 Fällen je 10000 Einwohner bei einer Sterblichkeit von ca. 50% [4] dokumentiert und der die häufigste Ursache für Invalidisierungen ist [3].

Zur Bekämpfung des AMI entwickelte der Forschungsverband für Herz-Kreislaufkrankheiten der DDR 1974 ein komplexes Programm, dessen Elemente bereits in mehreren Kreisen der DDR erfolgversprechend getestet und in die örtlichen Pläne aufgenommen wurden. Zur optimalen Durchführung muß dieses Herzinfarktbekämpfungsprogramm (HBP) jedoch insgesamt als auch die einzelnen Details betreffend in seiner Effektivität gemessen und bewertet werden. Die Effektivitätsbeurteilung basiert auf einer Reihe von Kennziffern, die nach bestimmten Zeitabschnitten neu berechnet werden. Aus verschiedenen Gründen können die herkömmlichen Gesundheitsstatistiken die hierzu benötigten Informationen in Qualität und Umfang nicht im erforderlichen Maße zur Verfügung stellen, so daß im Rahmen des HBP ein eigenes geeignetes Meß- und Führungsinstrument konzipiert werden mußte — das Meßstellensystem/Herzinfarktregister (MSS/HIR). Das MSS/HIR bildet keine neue, selbständige Gesundheitsstatistik, sondern dient als integraler Bestandteil ausschließlich der Unterstützung, erfolgreichen Durchführung und Weiterentwicklung des HBP.

2. Konzeption und Zielstellung des Meßstellensystems/Herzinfarktregisters

Das MSS/HIR wird definiert als ein operatives Überwachungsnetz von vereinfachten, vollständigen Herzinfarktregistern in ausgewählten Territorien. Die territorialen Herzinfarktregister sind das „Instrument zur Erfassung und Verlaufsbeobachtung aller akuten Herzinfarkt- und -Verdachtsfälle“ in einem Gebiet. Sie bilden die Informationsquelle für die Effektivitätsbeurteilung und sind damit Basis der örtlichen und zentralen Führung des HBP [2].

Die Zielstellung des MSS/HIR richtet sich auf die Erhöhung der Qualität und Wirksamkeit der medizinischen Betreuung und besteht aus folgenden wesentlichen Punkten:

1. Ermittlung von Schwerpunkten und Engpässen für die Planung und Durchführung des HBP durch Erfassung und Anlyse der epidemiologischen Situation
2. Beurteilung der Effektivität einzelner Elemente des HBP anhand geeigneter Kennziffern
3. Mobilisierung und Stimulierung der territorialen Aktivitäten durch Rückinformation über den erreichten Effekt.

Die in der Definition angesprochene Vereinfachung und Vollständigkeit bezieht sich auf die Reduzierung des Datenvolumens gegenüber internationalen Herzinfarktstudien der WHO [5] und die Erfassung aller 3 Phasen des Krankheitsverlaufes, der prähospitalen, der hospitalen und der posthospitalen Phase.

Zur Beurteilung der im HBP durchgeführten Maßnahmen der primären Prophylaxe (Verhütung des Auftretens der ischämischen Herzkrankheit ... einschl. des Herzinfarktes [2]) und der sekundären Prophylaxe (Maßnahmen nach AMI zur Erhaltung des Lebens, Verhütung von Komplikationen und Wiederherstellung der Leistungsfähigkeit [2]) werden u. a. folgende Kennziffern benutzt:

a) Inzidenz und Inzidenzrate (Neuerkrankungsfälle je 10000 Einwohner).
b) Letalität (Prozentsatz an Verstorbenen).
c) Überlebensrate.
d) Prähospitale Verzögerungszeiten zwischen dem akuten Anfall und ersten medizinischen Maßnahmen.
e) Mediane stationäre Verweildauer.
f) Mediane Arbeitsunfähigkeitsdauer.
g) Invalidisierungsrate.
h) Prozentsatz an Patienten mit organisierter Rehabilitation und Dispensairebetreuung.
i) Prozentsatz an erneut berufstätigen bzw. physisch und psychisch reaktivierten Patienten.

Ein Teil dieser Kennziffern wird für eine detaillierte Analyse alters- und geschlechtsspezifisch bereitgestellt. Ein besonderer Vorteil des MSS/HIR liegt in der standardisierten Verwendung diagnostischer WHO-Kriterien [5] und anderer, für die Effektivitätsbeurteilung wichtiger Begriffe und Bezugsgrößen, um die Aussagekraft und Vergleichbarkeit der erhaltenen Kennziffern sichern zu helfen.

3. Struktur des Meßstellensystems, Bedarf an Informationen und Organisation der Datenerhebung

Das MSS/HIR gliedert sich territorial in einzelne Wohnkreise, deren Zahl zu definierten Zeitpunkten vergrößert werden kann. Jeweils eine Kreisregisterstelle übernimmt die Organisation eines territorialen Herzinfarktregisters und geht dabei von folgenden organisatorischen Prinzipien aus:

a) Erfassung jedes Patienten mit AMI oder -Verdacht einschließlich plötzlicher Todesfälle.

b) Stationäre Einweisung jedes Patienten mit AMI oder -Verdacht.

c) Laufende Dispensairebetreuung und Rehabilitation jedes Patienten mit bestätigtem AMI nach Krankenhausentlassung.

Der Bedarf an Informationen besteht entsprechend dem Auswertungskonzept aus:

1. Angaben zur Identifikation von Person, Fall (Zeitpunkt) und Wohnkreis.
2. Diagnostischen Angaben.
3. Basisdaten für die Berechnung der benötigten Kennziffern.
4. Angaben zur territorialen Bevölkerungsstruktur und besondere territoriale Aktivitäten der AMI-Bekämpfung.

Die Daten für 1. bis 3. werden im Prozeß der medizinischen Betreuung der Herzinfarktpatienten auf der Grundlage einer einheitlichen Organisationsrichtlinie und entsprechenden Meldeordnung mit Hilfe von 4 Meldebogen erhoben:

— Meldebogen I (MI) ist der Prähospitalbogen, der vom ersten herbeigerufenen Arzt ausgefüllt wird.
— Meldebogen II (MII) wird bei der stationären Behandlung angelegt.
— Meldebogen III (MIII) faßt bei Überlebenden einmal jährlich die Maßnahmen der Dispensairebetreuung und Rehabilitation zusammen.
— Meldebogen IV (MIV) ist der Todesmeldebogen, der vom Pathologen ausgefüllt und von der Kreisregisterstelle ergänzt wird.

MI, MII und z. T. MIV sind fallbezogene Meldungen. Je nach Verlauf des AMI wird ein Fall durch verschiedene Kombination von Meldebogen vollständig dokumentiert. MIII dient der langfristigen Verlaufsverfolgung eines Patienten bis zum Lebensende bzw. bis zum Wechsel des Wohnsitzes aus den Kreisen des MSS/HIR. Die anfallenden Meldebogen werden unmittelbar nach Abschluß der einzelnen Betreuungsphasen an die Registerstellen weitergeleitet und dort zu Person und Fall zusammengeführt, kontrolliert, ggf. ergänzt und korrigiert und von hier in regelmäßigen Abständen der zentralen Aufbereitung zugeführt.

Das MSS/HIR umfaßt 1978 die Bezirke Halle und Erfurt sowie die Kreise Leipzig, Karl-Marx-Stadt, Cottbus, Gera und Jena. In diesen Territorien leben zusammengenommen ca. 5 Mill. Einwohner, das sind über 30% der DDR-Bevölkerung. Bei einer vorabgeschätzten Inzidenzrate von 30 Fällen pro 10000 Einwohner im Jahr mit je 2,5 Meldebogen je AMI fallen jährlich 35···50000 Meldebogen an. Die Verarbeitung und Auswertung von Datenmengen dieser Größenordnung erfordern für das umrissene Auswertungskonzept den Einsatz der Elektronischen Datenverarbeitung (EDV).

4. EDV-organisatorisch-technische Lösung der Datenaufbereitung

Die EDV-technische Datenaufbereitung ist für eine Rechenanlage EC 1040 im Stapelbetrieb konzipiert. Die Meldebogen gelangen von den Kreisregisterstellen zunächst an die zentrale Beratungsgruppe für das HBP, die eine Übersicht über die Datenanlieferung nach Kreisen und Berichtsperioden führt und die Vollständigkeit der Ausfüllung nochmals kontrolliert. Das Rechenzentrum stellt von den weitergeleiteten Belegen Lochkarten her, die auf ein Magnetband gelesen und in eine nach Personenkennzahl, Datum und Meldebogennummer geordnete Sortierfolge gebracht werden. In der maschinellen

Einzelprüfung werden Belegfehler ausgewiesen und die betreffenden Lochkarten ausgesondert. Anschließend erfolgt die protokollierte Aktualisierung der Registerdateien, d. h. der Falldatei aus den Kombinationen von MI/MII/MIV, der Nachtuntersuchungsdatei (MIII) und der personenbezogenen Stammdatei. Die Aktualisierung berücksichtigt nur vollständige Meldebogenkombinationen und nimmt gleichzeitig die Einstufung neuer Fälle in diagnostische Kategorien vor. Ein weiteres Protokoll weist die unvollständigen Falldokumentationen und fehlende Jahresmeldungen von der Dispensairebetreuung aus. Im Hinblick auf die dezentrale Korrektur ist es erforderlich, die Fehlerprotokolle der Einzelbelegprüfung und der Vollständigkeitskontrolle der Aktualisierung zusammengefaßt nach Kreisen zu sortieren und zu drucken. Die Aufbereitung der Daten zu Kennziffern läßt sich erst nach Abschluß der Aktualisierung und korrigierenden Rechnungen des Jahresberichtszeitraumes durchführen. Sie erfolgt in zwei Stufen — Datenverdichten zu Häufigkeitsmatrizen und Kennziffernberechnung unter Einbeziehung zusätzlicher Daten über die territorialen Bevölkerungsstrukturen. Unmittelbar nach den einzelnen Aufbereitungsstufen liefert das Rechenzentrum die anfallenden Protokolle und Listen an die zentrale Beratungsgruppe für das HBP aus, die die Verteilung vornimmt, die Fehlerkorrekturen veranlaßt und die zentrale Auswertung durchführt.

Die EDV-Projektierung erfolgt in 3 Ausbaustufen:

Datenprüfung, Aktualisierung und Kennziffernberechnung. Jede fertiggestellte Stufe kann unmittelbar genutzt werden und erhöht damit schrittweise die Wirksamkeit des MSS/HIR als Führungsinstrument des HBP.

Literatur

[1] Bericht des ZK der SED an den IX. Parteitag der SED. Berlin (1976).

[2] Herzinfarktbekämpfungsprogramm der DDR. Arbeitsmaterial des Forschungsverbandes für Herz-Kreislauf-Krankheiten der DDR. Berlin (1974).

[3] Autorenkollektiv, Das Gesundheitswesen der Deutschen Demokratischen Republik 1977. Berlin **12** (1977).

[4] Aubisch, R., S. Böthig, I. Schneider und H. Bitter, Herzinfarktregister Berlin-Lichtenberg — Anlage und Zwischenergebnisse. Santé Publique Revue Int., **3** (1972) 311—318.

[5] WHO Regional Office for Europe. Myocardial infarction community registers. Public Health in Europe. Copenhagen **5** (1976).

EDV-Projekte zur Erfassung und Analyse der Arbeitsbedingungen, der Gesundheitsentwicklung und der arbeitsmedizinischen Betreuung der Werktätigen

G. Enderlein und P. Wulke

Zentralinstitut für Arbeitsmedizin der DDR, Berlin

Im Forschungsverband Arbeitsmedizin werden seit der im Jahre 1971 erfolgten Gründung der Abteilung Biometrie/DV des Zentralinstituts für Arbeitsmedizin in verstärktem Umfange statistische Methoden und die EDV zur Planung, Dokumentation und Auswertung epidemiologischer Studien eingesetzt. Dabei geht es um eine rationelle Erfassung aussagekräftiger Kennzahlen und Parameter der Arbeitsbedingungen, der Gesundheitsentwicklung und der arbeitsmedizinischen Betreuung der Werktätigen sowie um die Ermittlung von Beziehungen zwischen den Arbeitsbedingungen und der Gesundheitsentwicklung der Werktätigen. Außerdem wird in unserem Institut die EDV in größerem Umfange zur Auswertung physiologischer, psychologischer und industrietoxikologischer Experimente eingesetzt. Wir verwenden dafür vor allem den ungarischen Prozeßrechner TPAi.

Bei der Erfassung und Aufbereitung von Daten, die vorrangig im Betriebsgesundheitswesen anfallen, wurde von uns zunächst eine Systemanalyse durchgeführt. Vorrangig sind folgende Ziele für den Einsatz der EDV auf diesem Gebiet:

1. Es müssen die Schwerpunkte der Gefährdung der Gesundheit der Werktätigen möglichst genau quantitativ und qualitativ erfaßt werden, um daraus eine optimale Strategie der Sanierung der Arbeitsbedingungen ableiten zu können.

2. Es ist die prophylaktische Betreuung der Werktätigen im Betrieb zu optimieren, und zwar durch einen gesundheitsgerechten Einsatz der Werktätigen, die Früherkennung von Gesundheitsschäden, die Ableitung von Tauglichkeits- und Überwachungskriterien, die optimale Vergabe von Kuren, den Aufbau von Dispensaires usw.

3. Es ist der derzeitige Stand der prophylaktischen Betreuung der Werktätigen zu erfassen und zu analysieren, um Maßnahmen zur Beseitigung vorhandener Mängel einleiten zu können.

Ausgehend von diesen Zielvorstellungen konzentrieren wir uns zunächst auf die Teilsysteme, bei denen mit relativ geringem Aufwand aussagekräftige Informationen zu gewinnen sind, und gehen von einer Informationsbedarfsanalyse aus. Auf die Paßfähigkeit der Teilsysteme wurde vorrangig Wert gelegt. Deshalb wurden im Forschungsverband Arbeitsmedizin große Anstrengungen unternommen, einheitliche allgemein verbindliche Methodiken und Nomenklaturen zu schaffen und anzuwenden. Im einzelnen wurden entwickelt und erprobt:

a) Die arbeitshygienische Komplexanalyse mit einem System von Kennzahlen, das in die Grundmethodik der wissenschaftlichen Arbeitsorganisation integriert wurde.

b) Ein detailliertes Verzeichnis der arbeitshygienischen Schad- und Belastungsfaktoren.

c) Ein Tabellenwerk der Gesundheitsstufen, welches in vier Stufen die Funktionsminderung, die mit einem medizinischen Befund verbunden ist, diagnosenspezifisch bewertet.

Derzeit wird ein neues Verzeichnis der anerkannten Berufskrankheiten entwickelt. Wir verwenden in unseren EDV-Projekten die gesetzlich verbindlichen Nomenklaturen der Staatlichen Zentralverwaltung für Statistik, wie die volkswirtschaftlichen Arbeitskräftesystematiken, das Schlüsselverzeichnis der Wirtschaftsleitenden Organe und die Betriebssystematik. Bei der statistischen Auswertung wenden wir insbesondere die Verfahren der Häufigkeitsanalyse, und zwar speziell die mehrfaktorielle Kontingenztafelanalyse, die Berücksichtigung von Störfaktoren durch Standardisierung, sowie die mehrfaktorielle Varianzanalyse mit ungleicher Klassenbesetzung an.

Begonnen haben wir im Jahre 1972 mit einem EDV-Projekt zur Auswertung aller anerkannten Berufskrankheiten eines Jahres. Dieses Projekt wurde 1973 überarbeitet und liefert seitdem jährlich wertvolle Informationen für das Ministerium für Gesundheitswesen, die Arbeitshygieneinspektionen der Bezirke sowie die Industrieministerien. Als wichtigste Parameter werden die Art der Berufskrankheit, Alter und Geschlecht des Werktätigen bei der Anerkennung, die einwirkende Noxe, die Expositionsdauer und die Höhe des Körperschadens in Abhängigkeit vom Wirtschaftszweig und Territorium betrachtet. Voraussichtlich ab 1981 werden die Voraussetzungen dafür gegeben sein, daß die Angaben zur Exposition nach Art, Stärke und Dauer und der aufgetretene Gesundheitsschaden detailliert erfaßt werden können.

Ab 1980 soll auch der Arbeitshygienische Bericht, der eine Übersicht über die Arbeitsbedingungen in den Betrieben der DDR gibt, mit Datenverarbeitungsanlagen angefertigt werden.

Im Jahre 1973/74 wurde eine epidemiologische Querschnittsstudie von rund 16000 arbeitsmedizinischen Tauglichkeits- und Überwachungsuntersuchungen ausgewertet. Sie bildet die Grundlage für die Entwicklung eines EDV-Projektes, das die Auswertung aller arbeitsmedizinischen Tauglichkeits- und Überwachungsuntersuchungen in der DDR zum Inhalt hat. Für dieses EDV-Projekt erfolgte in den Jahren 1977/78 ein Probelauf mit 150000 Untersuchungen. Das EDV-Projekt ist so angelegt, daß folgender Informationsbedarf befriedigt wird:

1. Territoriale Übersichten über die Morbidität, die Untersuchungsindikationen und ihre Kombinationen sowie über die sich daraus ergebenden Anforderungen an die zusätzliche Diagnostik und deren Erfüllungsstand für die Arbeitshygieneinspektionen, die Kreisärzte, Bezirksärzte, den Forschungsverband Arbeitsmedizin und das Ministerium für Gesundheitswesen.

2. Wirtschaftszweigbezogene und territoriale Übersichten über die Häufigkeit der arbeitshygienischen Schadfaktoren und ihrer Kombinationen für die Arbeitshygieneinspektionen, die arbeitshygienischen Zentren der Wirtschaftszweige und den Forschungsverband Arbeitsmedizin.

3. Betriebliche und wirtschaftszweigbezogene Übersichten über Morbidität und Tauglichkeit in den untersuchten Tätigkeits- und Exponiertengruppen, sowie über arbeitsmedizinische Betreuungsmaßnahmen für Betriebsärzte, arbeitshygienische Zentren der

Wirtschaftszweige, Arbeitshygieneinspektionen und den Forschungsverband Arbeitsmedizin.

4. Übersichten zur Suche von Beziehungen zwischen den arbeitshygienischen Faktoren, anderen Faktoren (wie Alter, Geschlecht, Rauchen, Übergewicht usw.) und der Morbidität für den Forschungsverband Arbeitsmedizin und interessierte Ärzte im Betriebsgesundheitswesen.

5. Gezielte Tabellen zu Hypothesen über die Wirkung von Faktorenkombinationen auf die Morbidität für den Forschungsverband Arbeitsmedizin und interessierte Ärzte im Betriebsgesundheitswesen.

Die geplante Organisation der EDV-Auswertung geht von einer dezentralen Datenerfassung unter Kontrolle der Arbeitshygieneinspektionen der Bezirke aus. Die Auswertung wird zentral in einem DVZ vorgenommen. Das EDV-Projekt wird im Jahre 1981 eingeführt. Besonderer Wert wurde auf eine rationelle Gestaltung des Datenerfassungsbelegs gelegt, um den Ausfüllaufwand für die Mitarbeiter des Gesundheitswesens so gering als möglich zu halten. Sobald die entsprechende Technik in der DDR zur Verfügung steht, ist ein Übergang auf Klarschriftbelegleser geplant.

In Zusammenarbeit mit dem VEB Modul Karl-Marx-Stadt und der Verwaltung der Sozialversicherung entwickelten wir ein EDV-Projekt „Betriebliche statistische Krankenstandsanalyse". Der Leistungsumfang des Projektes ist vom Minister für Gesundheitswesen und der Verwaltung der Sozialversicherung beim Bundesvorstand des FDGB allen Fachministerien zur Anwendung empfohlen worden. Eine programmierte Version für ESER-Rechner im Betriebssystem DOS liegt seit 1978 zur Nachnutzung vor. Infolge der vielfältigen betrieblichen Bedingungen sind Anpassungsprogrammierungen erforderlich.

Bei allen genannten Projekten ist langfristig geplant, diese schrittweise zu Datenbanken zu erweitern. Dabei werden aus Gründen des sehr hohen Aufwandes keine zentralen Datenbanken, sondern begrenzte Datenbankprojekte realisiert werden.

Datenbankprojekte und ihre Vorstufen sind primär Bestandteil des Informationssystems der Betriebe und Kombinate. Zum Teil können sie auch überbetrieblich für einen Industriezweig oder ein Territorium konzipiert und organisiert werden. Sie haben das Ziel, Informationen zur Verbesserung der arbeitsmedizinischen Betreuung der Werktätigen und der arbeitshygienischen Überwachung der Arbeitsplätze für die Leiter der Betriebe, die Betriebsgesundheitseinrichtungen und die arbeitshygienischen Kontrollorgane zu speichern und bereitzustellen. In Abhängigkeit von der Aufgabenstellung gibt es mehrere Organisationsformen solcher Datenbanken und ihrer Vorstufen. Wir sind bemüht, bei der Konzeption der Datenbanken das Datenbankbetriebssystem und andere Programmsysteme vom Kombinat Robotron anzuwenden.

Zur Rationalisierung der Datenerfassung müssen dabei soweit als möglich die Dokumentations- und Erfassungsbelege zentraler Projekte genutzt werden.

Bei den betrieblichen Datenbanken ist vom Arbeitskräftestammband auszugehen, und es sind personenbezogene Angaben zur Arbeitsunfähigkeit, zur Tätigkeit, zur arbeitshygienischen Exposition mit Stärke und Dauer, zu Befunden der Reihenuntersuchungen, zu Betreuungsmaßnahmen und zu den Unfällen zu speichern. Überbetriebliche Datenbanken sollen insbesondere für die Betreuung bestimmter Gruppen von Exponierten, z. B. Lärmarbeiter, und zum Zwecke der Übersicht über die Arbeitsplätze eines Industriezweiges bzw. Territoriums aufgebaut werden. Eine Speicherung von

Angaben zu allen Arbeitsplätzen ermöglicht es, Sanierungsmaßnahmen gezielt zu planen und zu überwachen. Vom WTZ für Arbeitsschutz und Arbeitshygiene der Chemischen Industrie sind dafür bereits wesentliche Vorarbeiten geleistet worden.

Zusammenfassend kann festgestellt werden, daß wir uns beim Aufbau von Datenbanken in der Arbeitsmedizin noch vorrangig in der konzeptionellen Phase befinden und daß wir schrittweise für volkswirtschaftliche Schwerpunktbereiche kompatible EDV-Projekte und dezentrale Datenbanken entwickeln.

Rationalisierung der EDV-Anwendung durch Analyse informationeller Systeme

G. Klatt

Humboldt-Universität, ORZ, Berlin

Das Tempo der Bereitstellung immer leistungsfähigerer elektronischer Datenverarbeitungsanlagen übertrifft gegenwärtig noch das Tempo der Rationalisierung von Projektierung und Programmierung sowie der Erschließung qualitativ neuer Einsatzgebiete. Deshalb ist es verständlich, daß mit zunehmender Diskrepanz zwischen der Bereitstellung moderner EDVA und effektiver Anwendungstechnologien das Interesse an theoretischen Konzeptionen zur Durchdringung inhaltlich-organisatorischer Problemstellungen der automatisierten Informationsverarbeitung zunimmt. Man verspricht sich davon Anwendungserweiterungen und weitere Rationalisierungseffekte, vordringlich im Bereich der Administration und Labortechnik. Insbesondere muß die weltweit betriebene Datenbankforschung unter diesem Aspekt gesehen werden. Datenbanken ermöglichen die Überwindung der Grenzen einer partiell betriebenen EDV-Anwendung, die vorwiegend auf relativ starren Formen der Kopplung von automatisierten Informationsverarbeitungssystemen mit der schöpferischen menschlichen Informationsverarbeitung beruht. Sie unterstützen die Realisierung verschiedenartigster Informationsverarbeitungsprozesse, indem sie aus den organisatorisch vereinigten Datenbeständen verschiedenster Anwendungsgebiete problemspezifische Daten anbieten. Datenbanken gestatten deshalb eine multivalente Verarbeitung der Daten bei gleichzeitiger Minimierung des Erfassungs- und Wartungsaufwandes sowie einer Verbesserung des Aufwand-Nutzen-Quotienten. Mit der Fähigkeit, Daten multivalent zu verarbeiten, eignen sich Datenbanken insbesondere für eine kombinierte Anwendung mit komplexen Datenauswertungssystemen zur Unterstützung wechselnder Aufgabenstellungen. Daneben sind sie aber auch für die Realisierung fixierter Aufgaben eines vorgegebenen Systems von Auswertungsprogrammen verwendbar sowie zur Lösung einfacher Rechercheaufgaben mit definierten Such- und Antwortalgorithmen.

Die Vielfalt angebotener Datenbankkonzepte kann nicht darüber hinwegtäuschen, daß sich berechtigte Erwartungen der EDV-Nutzer nach Bereitstellung neuer Anwendungstechnologien zur Unterstützung insbesondere von Problembearbeitungs- und lösungsprozessen nicht erfüllt haben. Die Ursachen dafür sind darin zu suchen, daß die Projektierung von Systemen meist vom Systementwickler zum Nutzer hin betrieben wird, ohne sich gründlich genug mit der Struktur nutzerseitiger Informationsverarbeitungsprozesse zu beschäftigen. Es wird noch zu wenig von den Bedürfnissen des Nutzers ausgegangen. In Erkenntnis dieser Zusammenhänge erfolgte in den letzten Jahren eine verstärkte Hinwendung zum Nutzer, die zu solchen Ergebnissen, wie Datenmodelle aus der Nutzersicht, Psychologie des Nutzers, Nutzerverhalten etc. führte.

Das Charakteristische bisheriger Systemanalysen besteht darin, daß Routineprozesse,

d. h. sich ständig in gleicher Weise wiederholende Verarbeitungsprozesse, Gegenstand der Automatisierung waren und sich daraus ergebende Aufgabenstellungen über die mathematisch-kybernetische Modellierung von Informationssystemen schrittweise zu integrierten Gesamtsystemen aufgebaut wurden. Damit sind aber die vorhandenen Möglichkeiten der heutigen Datenverarbeitungstechnik und -technologie noch nicht ausgeschöpft. Der erreichte Entwicklungsstand der EDV läßt durchaus auch die Unterstützung der geistig schöpferischen Tätigkeiten des Menschen zu. Hierdurch ergeben sich vielseitige Nutzungsmöglichkeiten von Informationssystemen. Geistig schöpferische Tätigkeiten treten insbesondere im Bereich der höheren Leitungstätigkeit sowie der Forschung und Entwicklung auf. Sie zeichnen sich aufgrund variierender Ziele und Inhalte der Tätigkeiten durch die Unmöglichkeiten der Festlegung von Schemata ihrer Bearbeitung aus. Die Erfassung und Analyse der Ziele und Inhalte geistig schöpferischer Tätigkeiten beeinflussenden Bedingungen ist als ein semantikgesteuerter schöpferischer geistiger Prozeß zur Durchdringung ihrer wesentlichen Zusammenhänge und als ein Suchen nach geeigneten Lösungsmöglichkeiten aufzufassen. Hierzu werden die im System enthaltenen Informationen herangezogen und verarbeitet. Die Problembearbeitung und -lösung setzt demnach eine Auseinandersetzung mit den konkreten Bedingungen und Situationen voraus. Somit bestimmt die Spezifik des jeweiligen Problems, welche Informationen auf welche Weise bearbeitet werden müssen, um den gegebenen Bedingungen Rechnung tragen zu können. Daraus läßt sich schlußfolgern, daß im Gegensatz zur schematischen Aufgabenabarbeitung, deren Bedingungen und Anforderungen voraussehbar und fixierbar sind, die Problembearbeitung und -lösung zu höheren Anforderungen an ein Datenbankverarbeitungssystem führt. Die EDV-Unterstützung der Problembearbeitung und -lösung muß von fehlenden vorfixierten Aufgabenstellungen ausgehen. Problemlösende Datenverarbeitungssysteme können folglich nicht auf bekannten Aufgabenstellungen aufbauen, weil sich die formulierbaren Aufgaben erst aus dem Problembearbeitungs- und -lösungsprozeß selbst ergeben. Dies führt zu der paradoxen Forderung, daß leistungsfähige Systeme aufgebaut werden müssen, die nichtschematische Aufgaben lösen, ohne daß diese zum Zeitpunkt der Projektierung bekannt sind. Mit automatisierten Informationsverarbeitungssystemen, die einen hohen Grad von Variabilität aufweisen, der sie wiederum genügend anpassungsfähig gegenüber wechselnden Aufgabenstellungen sein läßt, ist diese Forderung erfüllbar. Solche Systeme in Form von datenbankunterstützten allgemeinen Datenauswertungssystemen erreichen die geforderte hohe Variabilität, indem sie über ein multivariables technisch-organisatorisches Instrumentarium verfügen, das bisherige Vorstellungen über eine relativ festdefinierte Verarbeitungslogik der Datenverarbeitung und ihrer Organisation überwindet. Der Trend zur Flexibilität und Anpassungsfähigkeit informationeller Systeme räumt der Organisation einen breiten Spielraum ein; er führt zu unbestimmten Mengen von Organisationssystemen, da Informationen, Informationswege und Algorithmen potentiell miteinander kombinierbar sind. Damit rücken Fragen der Organisation der Informationsverarbeitung immer mehr in den Vordergrund, insbesondere deshalb, weil jetzt die Formulierung von Datenverarbeitungsaufgaben nichtschematischen Charakters zu einem neuen technologischen Prozeß führt. Mit dem Verzicht auf eine definierte aufgabenadäquate Verarbeitungslogik wird der Übergang vom zu lösenden Problem zum entsprechenden Programm vereinfacht. Damit entfällt aber eine direkte Kopplung zwischen dem Nutzer und der automatisierten Abarbeitung von Auswertungsprogrammen, wodurch die Problematik der Beherrschung variabler Schnittstellen aufgeworfen wird. Solche Systeme mit variablen Schnittstellen, auch als dynamische automatisierte Informationsverarbeitungssysteme bezeichnet, bedingen zu ihrer Anwendung ein hohes Maß an systemspezifischen Kenntnissen sowie Verständnis für die Problemstellungen des Nutzers. Da vom Nutzer keine umfangreichen Systemkenntnisse verlangt werden können, ist die Installation eines speziellen Bindegliedes zwischen ihm und dem Informationssystem erforderlich. Dieses Bindeglied, eine Informationszentrale, definiert problembezogene Schnittstellen im System, d. h. die Informationszentrale formuliert gemeinsam mit dem Nutzer die Datenverarbeitungsaufgabe und besorgt deren Realisierung. Zur Realisierung der Aufgabenstellung bedarf es der Projektierung und Programmierung von Auswertungsprogrammen sowie des Aufbaus und des Aufrufs von Datenbanken verwalteten Daten.

Sowohl Auswertungsprogramme als auch Datenbanken müssen variabel genug sein, um wechselnde Schnittstellen definieren zu können. Für die Nutzung von Datenbanken bedeutet dies:

1. Eine der jeweiligen Problemstellung angepaßte Menge von Daten, die sich aus inhaltlich verschiedenartigen aber logisch zusammengehörigen Datenbeständen ergeben kann. Daraus ergibt sich die Einrichtung von Indexdateien mit Verbindungscharakter. Sie müssen die beliebige und zeitsparende Kombination von Daten unbeachtet ihrer strukturellen Zuordnung unterstützen.
2. Die Zurverfügungstellung von Daten, deren Strukturen zwar logisch, aber nicht physisch variiert wurden. Eine der Aufgabenstellung angepaßte strukturelle Datenlogik vermittels Indexdateien mit Sortierfolgecharakter läßt den Aufbau beliebig organisierter Datenstrukturen mit erheblichen Zeitgewinnen zu.
3. Den vereinfachten Aufruf logisch und inhaltlich zusammengehöriger Daten durch eine von der Auswertung abgetrennte Vorabverdichtung von Daten. Die Potenzen zur Bildung verdichteter Daten müssen mit der Fixierung von Datenstrukturen bereits gegeben sein.

Die Berücksichtigung dieser Forderungen stellt m. E. eine entscheidende Voraussetzung für das Funktionieren einer Datenbank dar. Zur Integration der Datenbank in ein multivariables Informationsverarbeitungssystem sind wir an der Humboldt-Universität zu Berlin von diesen Forderungen ausgegangen und haben weiter überlegt, welche Konsequenzen sich daraus für die Systemanalyse ergeben. Wir sind zu der Auffassung gelangt, daß diese Variabilität durch die relative Unabhängigkeit einer Datenbankorganisation von konkreten Datenstrukturen und eines allgemeinen Datenauswertungssystems von konkreten Datenmanipulationen geschaffen werden kann. Nur auf der Grundlage eines allgemeinen Datenauswertungssystems ist die relativ schnelle Umwandlung einer sich aus einem Problem ergebenden Aufgabe in ein problemangepaßtes Auswertungsprogramm möglich.

Von allgemeinen Datenauswertungsprogrammen kann berechtigt dann gesprochen werden, wenn diese nicht über definierte Datenein- und Datenausgabekommandos verfügen. Das bedeutet, sie müssen lediglich eine weitgehende allgemeine Datenaufruf- und Verarbeitungslogik aufweisen, die es erlaubt, inhaltlich verschiedenartige Aufgabenstellungen durch das Gemeinsame ihrer Logik zu bearbeiten. Solche Programme werden von uns in Form von Rumpfprogrammen entwickelt. Sie gewinnen ihre spezifische Auswertungsfunktion durch die Komplettierung mittels Parameter und Algorithmen und können jederzeit wieder die Form allgemeiner Rumpfprogramme annehmen. Die mehrmalige Anwendung komplettierter Rumpfprogramme zur Lösung von Routineaufgaben wird deren wiederholte Generierung ausschließen. Diese Programme gehen in eine aufgabenabhängige Programmbibliothek ein, wodurch die Arbeit mit dem Datenauswertungssystem weiter rationalisiert werden kann.

Der allgemeine Charakter von Rumpfprogrammen führt auch zu einer Vereinfachung der Dokumentation. Bisherige Verfahrensweisen sahen die vollständige Übernahme einer Programmlogik vor, die auf eine definierte Aufgabenstellung bzw. deren definierte Variationsbreite ausgerichtet war. Diese Dokumentationen umfassen sämtliche Lösungsschritte, angefangen von der Dateneingabe bis hin zur Datenausgabe. Auf diese Weise wird der Nutzer befähigt, dokumentierte Programme relativ problemlos selbst zu nutzen. Allgemeine Rumpfprogramme ohne aufgabenabhängige Datenein- und Datenausgabebefehle können folglich nicht zu Dokumentationen führen, die definierte Aufgabenlösungen beschreiben. Vielmehr müssen sie die Steuerung der Generierung von Auswertungsprogrammen beschreiben, d. h. Anweisungen zur Bearbeitung unterschiedlicher Aufgabenstellungen mit Rumpfprogrammen geben.

Bei der an der Humboldt-Universität zu Berlin praktizierten Vorgehensweise des Aufbaus eines datenbankunterstützten allgemeinen Datenauswertungssystems hat es sich herausgestellt, daß es zweckmäßig ist, folgende Phasen der Abarbeitung von Datenverarbeitungsaufgaben zu unterscheiden:

1. Die Eingabe mit den Funktionen der Eingabestromanalyse und -verarbeitung einschließlich der Realisierung eines Datenschutzes.
2. Die Generierung von parameter- und algorithmengesteuerten Auswertungsprogrammen.
3. Die Ausgabe der Ergebnisse in Abhängigkeit vom Typ der jeweiligen Aufgabenstellung.

Allein die Klärung der Modalitäten einer Aufgabenabarbeitung befähigt den Nutzer noch nicht, mit dem System zu arbeiten. Nur zu häufig wird die Unterstützung des Nutzers darauf reduziert, ihm ein möglichst perfektes System anzubieten, das diverse Zugriffs- und Manipulationsmöglichkeiten über Terminals gestattet. Diese Vorstellung über das Verhältnis des Nutzers zum System unterschätzt die Anforderungen von Problembearbeitungsprozessen. Vorstellungen dieser Art sind nur zutreffend, wenn es sich um die Lösung schematischer Aufgaben handelt, für die adäquate Programme bereits vorliegen. Dadurch wird der Nutzer von detaillierten Systemkenntnissen entlastet. Es ist ihm also möglich, aus einer Menge von gegebenen Aufgaben selbständig die entsprechenden auszuwählen. Er bedarf dazu nicht der Unterstützung durch den EDV-Spezialisten. Die Arbeit mit der EDVA gehört zu seinem ständigen Arbeitsprozeß. Darüber hinaus kann es aber notwendig sein, daß für solche Anwendungsgebiete, wie die on-line-Erarbeitung von Programmen mit Hilfe dialogfähiger Compiler, dennoch vom Nutzer umfassende Systemkenntnisse gefordert werden müssen. Diese Aufgabenstellungen bedingen das hochqualifizierte Fachwissen des Nutzers und sind insofern nicht auf einen EDV-Spezialisten ohne weiteres übertragbar.

Bei den genannten Anwendungsmöglichkeiten von Datenbanken wird man die on-line-Nutzung mit großem Erfolg praktizieren können. Offen bleibt aber die Behandlung der Aufgabenklasse, die sich aus der Problembearbeitung und -lösung ergibt und zu deren Beherrschung umfangreiche Systemkenntnisse erforderlich sind. Vom Nutzer können diese Kenntnisse nicht gefordert werden, weil er allein verantwortlich für die

Problemfindung sein muß. Deshalb schränkt ein noch so perfektes Informationsverarbeitungssystem die Anwendungsmöglichkeiten durch den Nutzer im direkten Dialog ein. Für aus der Problembearbeitung und -lösung sich ergebende nichtschematische Aufgaben kann demnach nur eine indirekte Nutzung des Systems in Frage kommen. Die Vermittlung der Kommunikation zwischen Nutzer und System bedarf systemspezialisierter Berater, die die aus der Problembearbeitung des Nutzers sich ergebenden Aufgaben datenverarbeitungsgerecht formulieren können. Mit der Einrichtung einer Informationszentrale kann die problemspezifische Beratung des Nutzers vorgenommen werden. Die Informationszentrale wird in Kenntnis der vorliegenden Datenstrukturen und Algorithmen, die bis dahin vom Nutzer nicht lösbaren nichtschematischen Aufgabenstellungen lösen helfen und eine Lücke im Informationsbedarf des Nutzers schließen.

Im Mittelpunkt der Arbeitsweise einer Informationszentrale steht die Nutzerberatung. Sie beginnt mit der Problemanalyse durch den jeweiligen Mitarbeiter der Informationszentrale. In ihrem Verlaufe kommt es darauf an, die Wünsche und Absichten sowie das vom Nutzer herangetragene Problem zu klären. Dabei bedient sich die Informationszentrale entsprechender Daten- und Programmkataloge und unterbreitet dem Nutzer Lösungsvarianten, die der Problemstellung möglichst nahe kommen. Die vom Nutzer präzisierten Lösungsvorschläge führen zur Formulierung der Datenverarbeitungsaufgabe, deren Realisierung dann von der Informationszentrale übernommen wird. Der Sinn der Beratungsfunktion kann aber nicht nur als eine Formulierung von Datenverarbeitungsaufgaben aufgefaßt werden, sondern aus dem Kontakt mit den Mitarbeitern der Informationszentrale eröffnen sich dem Nutzer neue Möglichkeiten der Problemfindung über seinen Arbeitsprozeß. Ebenso auch für die Informationszentrale selbst, indem sie die Informationsinteressen des Nutzers über den geführten Dialog durchdringen kann und somit befähigt wird, ihm eigenständige Angebote zur Unterstützung seiner Leitungstätigkeit zu unterbreiten. Auf diesem Wege werden die in der Datenbank liegenden Auswertungspotenzen umfassender genutzt. Ein so verstandenes Informationsverarbeitungssystem ist sowohl nutzer- als auch nutzungsfreundlich. Die geschickte Nutzung vorhandener Hard- und Software-Komponenten führt hier schneller zum Ziel als der Aufbau perfektionierter Systeme.

Die Funktion der Datenverarbeitungsspezialisten kann in diesem Zusammenhang nicht als eine einmalige Aufgabe angesehen werden, die mit der Erstellung des Systems beendet ist. Der Systemspezialist wird sich vielmehr in einem ständigen Wechselwirkungsprozeß mit dem Nutzer befinden, d. h., es wird eine Brücke für produktiv vermittelnde Beziehungen zwischen dem Nutzer und dem System geschlagen.

Die Generierung von Auswerteprogrammen — ein Ziel moderner automatisierter Informationsverarbeitungssysteme

G. Bauer

Humboldt-Universität, ORZ, Berlin

Das Verlangen nach einer Informationsverarbeitungstechnologie, die allen Anforderungen des Gesundheitswesens gerecht wird, entsteht im wesentlichen durch die relativ schnell zunehmenden Veränderungen der Krankheiten und durch die ebenso tiefgreifenden Veränderungen in der Medizin selbst. Die akuten Infektionskrankheiten, von denen der Patient entweder geheilt wurde oder an denen er starb, sind jetzt weitgehend den chronischen Leiden gewichen, die von vielen Faktoren abhängen. Deren Ursachen liegen sowohl in der Umwelt als auch im Patienten selbst. Das berufsmäßige Eingreifen eines Arztes ist im wesentlichen dazu gedacht, Kontrolle über den Gesundheits- und Gesundungsprozeß auszuüben. Soll diese Kontrolle wirksam sein, dann erfordert sie das Eingreifen von Vertretern der verschiedensten Disziplinen. Dadurch werden die Informationsbedürfnisse und die Informationsverarbeitung erweitert. Krankheiten und Körperschäden werden bis zu einem gewissen Grade immer komplexer. Es ist zu beobachten, daß sie häufig viele Komponenten des biomedizinischen Systems einbeziehen und soziale Nachwirkungen mit sich bringen. Sie erstrecken sich über lange Zeiträume und beanspruchen Dienstleistungen von vielen, z. T. voneinander unabhängigen Stellen. Deshalb macht es sich mehr und mehr erforderlich, zu einer prozeßunabhängigen Datenverarbeitung und damit funktionell und programmtechnisch verselbständigten Datenorganisation überzugehen, wie sie heute durch Datenbanksysteme verwirklicht wird. Diese Systeme müssen vor allem eine einfache und effektive Kommunikation verschiedener Klassen von Nutzern mit der Datenbasis unterstützen. Eine Nutzerklasse zeichnet sich hauptsächlich durch die Art der Aufgabenbearbeitung aus (z. B. parametrischer Nutzer). In engem Zusammenhang mit der Vielfalt der Nutzerklassen steht die Vielfalt der Datenmodelle. Datenbanksysteme mit Baum- und Netzwerkstruktur unterstützen zwar eine effektive Nutzung durch die Klasse der Anwendungsprogrammierer, da sie jedoch keine Unabhängigkeit der Informationsanforderungen von den Zugriffspfaden bieten (der Nutzer muß die konkrete Struktur der Daten kennen), eignen sie sich nur in eingeschränktem Maße für Datenverarbeitungsaufgaben, die spontan anfallen und in kürzester Zeit bearbeitet werden sollen. Ein besserer Weg ist offenbar, Datenbanksysteme schichtenweise aufzubauen. Die Realisierung der unterschiedlichen Schichten erfolgt durch Programmsysteme, die die Transformation zwischen benachbarten Ebenen vornehmen. Wird einer solchen Architektur das Relationenmodell zugrunde gelegt, erhält man auf der einen Seite ein extrem einfaches Datenmodell und auf der anderen Seite unterschiedlich ausgebildete Schnittstellen zwischen Datenbanksystem und den verschiedenen Nutzerklassen.

Für automatisierte Informationsverarbeitungssysteme auch des Gesundheitswesens steht die Anforderung, schematische Aufgaben und in nicht geringem Umfang auch nichtschematische Aufgaben zu bearbeiten. So wird z. B. die Treffsicherheit eines Analytikers bzw. eines Diagnostikers stark bestimmt durch seine Fähigkeit, geschickte Fragen zu formulieren, um inhaltsreiche Informationen zu gewinnen. Laufen solche Vorgänge mit Unterstützung der EDV ab, so werden die Daten eines Patienten mit den medizinischen Angaben in einer Datenbank verglichen. Daraus leitet sich ab, daß nicht die Datenbank allein, sondern vor allem auch die Art der Programme zur Auswertung der gespeicherten Informationen die mögliche Flexibilität wesentlich beeinflussen. Betrachtet man den Zeitpunkt der Projektierung und Programmierung solcher Programme, gibt es prinzipiell zwei Möglichkeiten

— jede Teilaufgabe ist detailliert bekannt,
— es sind nicht alle Teilaufgaben angebbar.

Im ersten Fall handelt es sich um schematische Aufgaben. Im zweiten Fall gibt es innerhalb des zu erstellenden Programms Teilaufgaben, für die in dieser Phase keine genauen Angaben gemacht werden können, weil für sie kein Schema existiert (nichtschematische Aufgaben). Es bleiben Teile des Programms bis zur Anwendung für eine konkrete Datenverarbeitungsaufgabe offen. Zu diesem Zeitpunkt wird dann das vorgefertigte Programm komplettiert. So aufgebaute Programme sind genügend flexibel, um innerhalb bestimmter Grenzen alle nichtschematischen Aufgaben bearbeiten zu können. Die historische Entwicklung des AIVS ist wesentlich gekennzeichnet durch das Bemühen, den Anteil solcher multivalenter Programmbausteine stetig zu vergrößern. Im Vordergrund steht dabei das Bestreben, dauf der Grundlage eines ständig erweiterbaren Fundus multivalenter Programmbausteine innerhalb des vorgegebenen Informationsverarbeitungssystems die jeweils notwendigen Programme rationell erzeugen zu können.

Im Zuge dieser Entwicklung wird an der Humboldt-Universität ein Datenauswertungs- und Verwaltungssystem (kurz Auswertungssystem) mit folgendem Ziel erarbeitet:

Dem ORZ zu ermöglichen, nicht vorhergesehene Aufgaben mit einem vorhandenen Datenbestand kurzfristig zu lösen, wobei ein Zeitraum von einigen Stunden bis zu zwei Tagen für die Aufgabenbearbeitung als hinreichend angesehen wird.

Kernstück des Auswertungssystems sind Auswertungsprogramme, die

1. variable Auswertungen der Datenbasis nach unterschiedlichen, zum Zeitpunkt der Programmerarbeitung nicht bekannten, Gesichtspunkten ermöglichen, und
2. den Aufwand bei der Programmierung der einzelnen Datenverarbeitungsaufgaben minimieren.

Zu diesem Zweck werden

a) die Programme unabhängig von der Datenstruktur (Satzaufbau) erstellt. Dabei wird die Beschreibung der Struktur gesondert gespeichert und zur Ausführungszeit dem Auswertungsprogramm bereitgestellt,

b) die Auswertungsprogramme weitestgehend vorgefertigt. Dazu werden die Funktionen, die in immer gleicher Weise auszuführen sind, in einem Programmrumpf realisiert.

Die Programmrümpfe werden so angelegt, daß mit jeweils einem eine datenverarbeitungstechnische Klasse von Aufgaben bearbeitet werden kann. Die gegenwärtige Ausbaustufe des Auswertungssystems ermöglicht, bis zu zehn Objektklassen (Dateien) synchronisiert einzulesen und die Verarbeitung nach Satzgruppen vorzunehmen.

Ein Programm für sequentielle Auswertung besteht aus dem vorgefertigten Programmrumpf und Algorithmen, die vom Anwender angegeben werden. In Abhängigkeit von der konkreten Auswertung können zusätzliche Parameter spezifiziert werden. Die Algorithmen sind in PL/1 zu formulieren, die Parameter werden mit Hilfe der Makrosprache des Assemblers bereitgestellt. Der Programmrumpf ist permanent in der EDVA gespeichert. Er enthält die Funktionen, die in immer wieder der gleichen Weise angewandt werden. Die jeweils für eine konkrete Auswertung erforderlichen PL/1-Anweisungen werden mit dem Programmrumpf verbunden. Dadurch wird ein der jeweiligen Aufgabenstellung angepaßtes Auswertungsprogramm erzeugt.

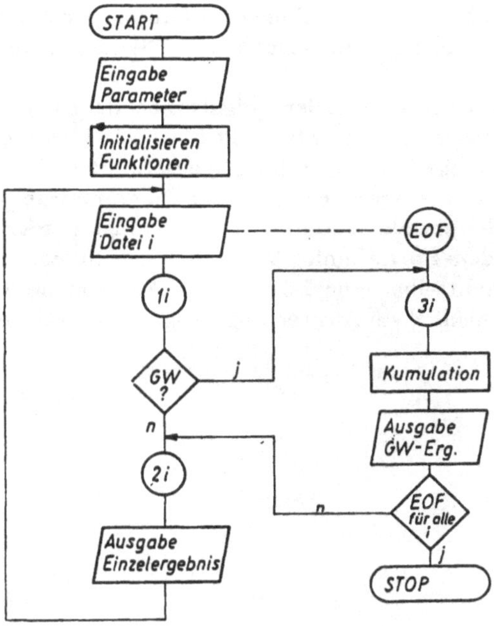

Abb. 1

Die Funktionen des vorgefertigten Programmrumpfes werden mittels Parameter entsprechend den jeweiligen Anforderungen ausgewählt und angepaßt. Die PL/1-Algorithmen werden an den Programmrumpf angekoppelt, es werden entsprechende Verzweigungen erzeugt. Die im vorgefertigten Programmrumpf enthaltenen Funktionen sind

— Eingabe der Objektsätze,
— Steuerung der Gruppenbearbeitung,
— Kumulation,
— Ausgabe der Ergebnisse.

In den Programmrumpf sind Ausgänge eingearbeitet, an die die auswertungsspezifischen PL/1-Algorithmen angekoppelt werden. Diese Ausgänge sind in Abb. 1 als Konnektoren dargestellt.

Am Ausgang vom Typ 1 kann angefügt werden:

— Algorithmus zur Auswahl der Objektsätze innerhalb einer Datei. In diesem Algorithmus werden Bedingungen formuliert, die als Auswahlkriterien gelten. Jeder Objektsatz der Datei wird überprüft, ob er diesen Bedingungen genügt. Wenn ja, ist er ausgewählt, er wird zur Verarbeitung freigegeben. Wenn nicht, wird er übergangen.

An den Ausgang vom Typ 2 wird angekoppelt:

— Algorithmus zur Erzeugung abgeleiteter Daten bei jedem ausgewählten Objektsatz.

Am Ausgang vom Typ 3 kann ein

— Algorithmus (pro Sortiermerkmal) zur Erzeugung abgeleiteter Daten bei Gruppenwechsel

angefügt werden. Die Aussteuerung erfolgt im Rahmen der Gruppenwechselbearbeitung des Programmrumpfes. Er übernimmt auch die Ausgabe der Objektsätze und der abgeleiteten Daten.

Es läßt sich feststellen, daß trotz der Vielfalt der Aufgaben bei der sequentiellen Auswertung von Daten ein prinzipieller Ablauf dafür angebbar ist. Dabei ergeben sich Funktionen, die in stets gleicher Weise benötigt werden. Diese werden einmal programmiert und als Programmrumpf zur Verfügung gestellt. Der Programmrumpf ist so aufgebaut, daß der variable Teil jeder einzelnen Auswertung eingefügt werden kann. Aufgrund der im Rumpf enthaltenden Programmlogik braucht der Nutzer nur noch die Befehle zu formulieren, die unmittelbar zur Lösung der Aufgabe notwendig sind. Auf diese Art lassen sich unterschiedlichste Auswertungsprogramme rationell erzeugen.

7. Probleme der Aus- und Weiterbildung auf dem Gebiet der Informatik in der Medizin

Probleme der Ausbildung in allgemeiner und angewandter Informatik — Notwendigkeit und Besonderheiten der Tätigkeit von Organisatoren in der Medizin und Gesichtspunkte ihrer Ausbildung[1]

R. Tschirschwitz

Humboldt-Universität, Sektion Wissenschaftstheorie und -organisation, Berlin

1. Ziel und Notwendigkeit organisatorischer Tätigkeit auch im medizinischen Arbeitsprozeß

Wenn trotz einer erfolgreichen Bilanz der EDV-Anwendung in der Medizin auch kritische Akzente gesetzt werden, dann zwingt das dazu, sich tiefer Gedanken zu den Ursachen zu machen, die Anlaß zu derartigen Wertungen sind. Neben ideologischen Problemen wird diese Situation auch durch nicht oder nur unzureichend bewältigte inhaltliche Probleme der Anwendung bedingt. Es geht dabei nicht nur um die Konsequenzen der EDV-Nutzung, sondern auch um den Einsatz weiterer Rationalisierungs- und Erkenntnismittel zur Intensivierung medizinischer Arbeitsprozesse.

Das Grundanliegen dieses Kolloquiums ist es, auf eine entscheidende Komponente dieser Situation aufmerksam zu machen und Lösungsansätze aufzuzeigen: Es geht um die sachprozeßadäquate Bewältigung der inhaltlichen Seiten der Schnittstellenproblematik Medizin—Computer bzw. andere Rationalisierungsmittel. Es reicht nicht aus, allein eine exzellente Technik und ausgefeilte Rationalisierungsverfahren zur Verfügung zu haben — das ist allerdings unabdingbare Voraussetzung —, sondern im medizinischen Bereich muß auch eine entsprechende Anwendungsatmosphäre entwickelt sein. Diese Atmosphäre entsteht nicht von selbst, wird nicht nur durch das Vorhandensein der technischen Basis, von Methoden etc. geschaffen, sondern entwickelt sich m. E. vor allem durch die zweckmäßige Gestaltung der Anwendungsbedingungen im konkreten medizinischen Arbeitsprozeß — sei es nun medizinische Versorgung, Laborpraxis, Forschung oder Lehre.

Die Anwendungsatmosphäre wird wesentlich mit durch die Organisationsbedingungen beeinflußt, da durch sie alle in den Arbeitsprozeß eingehenden Ressourcen zu einem Gesamtsystem zusammengeschlossen werden. Nicht unwesentliche Probleme der Anwendungsatmosphäre sprechen auch aus den Eindrücken, die Reichertz[2] bez. der EDV-Anwendung im Gesundheitswesen herausstellt, wenn er feststellt,

1. daß es „noch keine geeigneten Kriterien (gibt), um den möglichen Erfolg oder Mißerfolg eines Projektes annähernd voraussagen zu können“,
2. sich „die Methoden und Lösungen nur schwer übertragen lassen“ und

---

[1] Dieser Beitrag ist in Verbindung mit [13] zu sehen.

[2] vgl. Reichertz, P., Towards Systematization. In: Methods of Information in Medicine. Vol. 16, No. 3, July 1977, zit. nach [12]

3. daß „die hohen Kosten der Anwendungen ... zu einem kurzfristig nachweisbaren Erfolg auch dann (zwingen), wenn die Forschungsarbeiten noch nicht abgeschlossen sind.“[1]

Der Gestaltungsprozeß der Anwendungsbedingungen für die modernen Geisteswerkzeuge — EDV und auf seiner Nutzung basierende Methoden der Mathematik — weist vom Standpunkt der Integration vergegenständlichter menschlicher Wissenskraft[2] zwei Seiten auf, die aus dem Charakter dieser Arbeitsmittel resultieren. Nur formalisierbare menschliche Tätigkeiten realisieren könnend, bedarf es für die Übertragung auf den Rechner sowie für die Nutzung des mathematisch-formalen Instrumentariums zunächst der Isolation formalisierbarer geistig-produktiver Tätigkeit aus dem betreffenden Arbeitsprozeß heraus und ihrer Automatisierung (Aspekt der Ersetzung), sodann aber auch gleichzeitig der Schaffung von Bedingung für die Integration derartiger formalisierter bzw. automatisierter Operationen in den laufenden medizinischen Arbeitsprozeß. Dadurch ergeben sich für diesen Arbeitsprozeß — wie überhaupt immer im Falle der Einbeziehung von Muskel- oder Geisteswerkzeugen — jeweils neue Prozeßbedingungen im Sinne der Modifikation und Neusetzung von Prozeßelementen und -abläufen.[3] Aus dieser ständig wirkenden, jedoch leider nur wenig theoretisch und vor allem praktisch reflektierten Wirkung der Schaffung von (physischen und geistigen) Produktionsinstrumenten — erwachsen vor allem Anforderungen an die Organisation der jeweiligen Arbeitsprozesse. Hier wird der Begriff der Organisation recht weit als Gestaltung einer „zielgerichteten Ordnung des Beziehungsgefüges zwischen Elementen eines Systems“[4] gefaßt. Die organisatorischen Aktivitäten bestehen darin, die zur Gesamtaufgabenerfüllung des Arbeitsprozesses notwendige Menge von Teilaufgaben zu bestimmen und auf Funktionsträger so zu verteilen, daß ein zieleffizientes Beziehungsgefüge entsteht (Struktur). Dabei ist ein Grundproblem die Schaffung eines ausgewogenen Verhältnisses zwischen Spezialisierungsvorteilen und dem dann notwendigen Koordinierungsaufwand.

Gerade die Beherrschung der inhaltlich-organisatorischen und der technisch-technologischen Komponenten beeinflußt die Effektivität der Arbeitsprozesse in viel entscheidenderem Maße als irgendwelche Änderungen der materiellen Prozeßbedingungen. Die Organisationslösungen bringen die Vorzüge oder Nachteile materieller Bedingungen in gezielter Weise zur Wirkung. Erst in dem organisierten Zusammenwirken materieller, individueller und kollektiver Faktoren des Arbeitsprozesses in Einheit mit der Nutzung finanzieller und vor allem auch informationeller Ressourcen bildet sich die Spezifik des jeweiligen Arbeitsprozesses aus und entstehen die Grundlagen für die Effektivitätsbewertung. Durch die Möglichkeiten der Manipulation mit seinen Elementen ergeben sich für den Arbeitsprozeß Ansatzpunkte für seine Rationalisierung, d. h. für die Gestaltung solcher Organisationsbedingungen, die entweder bei gegebenenen materiellen, personellen u. a. Ressourcen den Zielstellungen entsprechend einen höheren Effekt oder bei gleichbleibendem Resultat einen geringeren Ressourceneinsatz erfordern. Eine dabei bisher wenig explizit formulierte Bedingung ist m. E. die Forderung nach stetiger

---

[1] [12], S. 237
[2] vgl. [11], S. 594
[3] vgl. [3] und [6]
[4] vgl. [8], Sp. 2847–2868

Verringerung der physischen und psychischen Belastung des tätigen Menschen. Damit wird die Rolle organisatorischer und technologischer Arbeiten für die Effektivität eines Arbeitsprozesses deutlich.

Es ist m. E. ein Kennzeichen zunehmender Produktivkraftfunktion von Wissenschaft und Technik, daß Organisation und Technologie der Gestaltung von Arbeitsprozessen mit der zunehmenden Komplexität materieller und vor allem auch geistiger Produktion immer notwendiger, aber wohl auch komplizierter werden. Diese Feststellung gilt auch für die Medizin.

Auf diese Komponente der Produktivkraftfunktion von Wissenschaft und Technik bei der Beherrschung der Schnittstellenproblematik Wissenschaft/Technik — Gesellschaft wies Marx bereits hin, der in den organisatorischen und vor allem technologischen Komponenten die „bewußt planmäßige und je nach dem bezweckten Nutzeffekt systematisch gesonderte(n) Anwendungen der (Natur-)[1]Wissenschaft“[2] sah, von denen „es weitgehend abhängt, wie menschliche Arbeit eingespart und erleichtert, ... noch produktiver und interessanter wird.“[3]

Mit der zunehmenden Umsetzung von Ergebnissen des wissenschaftlich-technischen Fortschritts in der gesellschaftlichen Praxis allgemein und im medizinischen Arbeitsprozeß im besonderen ändern sich laufend die technischen und organisatorischen Grundlagen sowie Abläufe der Arbeitsprozesse. Es wird die Organisationstätigkeit für deren Effektivität immer bedeutsamer. Organisationstätigkeit wird zu einer wissenschaftlichen Tätigkeit, deren Grundlagen, Methoden und Verfahren es gezielt herauszuarbeiten und in den konkreten medizinischen Arbeitsprozessen zu nutzen gilt.

In der Praxis ist nicht nur eine zunehmende Bedeutung der Organisationskomponente in den verschiedensten Arbeitsprozessen festzustellen, sondern es zeichnet sich insbesondere auch die Tendenz ihrer zunehmenden relativen Verselbständigung ab. Dieses Phänomen ist seit längerem im Bereich der Betriebswirtschaft nachweisbar. Es wächst in seinen Dimensionen mit der zunehmenden Einbeziehung des Computers und anderer formaler Instrumentarien in die Arbeitsprozesse. Auf die Berücksichtigung dieser Gesichtspunkte wird im Prinzip kein Bereich verzichten können. Der Anteil an organisatorischen Tätigkeiten variiert zwar zwischen den verschiedenen Tätigkeiten, jedoch „frei“ davon ist kein Tätigkeitsprofil.

Allerdings kann man nicht so formal herangehen und sagen, daß aus dem Arbeitsprozeß heraus jedwede Organisationstätigkeit von der „eigentlich inhaltlich relevanten“ Tätigkeit abgespalten werden kann. Ich möchte die These formulieren, daß *nur die* Komponenten der Organisationstätigkeit abspaltbar sind, d. h. relativ verselbständigt werden können, die *objektivierbar* sind und objektiv rationale Tätigkeiten im Sinne von [3] darstellen.

Eine Grundeigenschaft organisatorischer Tätigkeit ist ihr stets konkreter Bezug zu einem Objektbereich, dessen Arbeitsprozeßelemente und -beziehungen sie zu komponieren, zu koordinieren und zu entwickeln hat. Wenngleich sie sich dabei auch allgemeingültiger und universell nutzbarer Methoden und Techniken des Organisierens bedient, so bedarf es doch eines von Sachbereichskenntnis getragenen konkreten Implementierungsprozesses, dessen Fachspezifik man nicht unterschätzen darf. Auf diese notwendige

---

[1] Klammer vom Verfasser

[2] [10], S. 510

[3] [1], S. 46

Differenzierung macht bereits Kant aufmerksam, wenn er schreibt: „Die Natur organisiert sich selbst und in jeder Spezies ihrer organisierten Produkte, zwar nach einerlei Exemplar, aber doch auch mit schicklichen Abweichungen, die die Selbsterhaltung nach den Umständen erfordert."[1] Weiterhin ist es erforderlich, im Organisationsprozeß Instrumentarien vielfältigster Wissensgebiete nicht nur zu nutzen, sondern auch zum Gleichklang zu bringen. Diese Interdisziplinarität des Herangehens bedeutet im vorliegenden Fall die Berücksichtigung spezifischer natur-, struktur- und gesellschaftswissenschaftlicher wie technischer Disziplinen in ihrer Einheit.

So ergibt sich die These, daß Organisationsarbeit zwar interdisziplinäre Tätigkeit ist, aber ihre Funktion in Hinblick auf die Implementierung von Lösungen in konkreten Arbeitsprozessen nicht vollkommen von deren Spezifik abstrahieren kann, so daß man nicht schlechthin von *der* (konkreten) Organisationstätigkeit sprechen kann, sondern diese jeweils für bestimmte Teilbereiche des Reproduktionsprozesses Besonderheiten aufweist, die insbesondere aus dem Charakter des betreffenden Arbeitsprozesses resultieren. So weist z. B. der Bereich der materiellen Produktion Besonderheiten in den Organisationsprozessen gegenüber dem Bereich der nichtmateriellen Produktion auf, in dem dann weiterhin im Sinne einer konkreten Spezialisierung eine weitere Differenzierung notwendig wird. Die Besonderheiten werden auch wesentlich mit durch die notwendigen Voraussetzungen für eine Kommunikation im und mit dem Fachbereich bestimmt, so daß der Organisator durch seine sowohl fachgerichteten als auch querschnittsorientierten Kenntnisse ein Instrumentarium in der Hand hat, das ihm helfen kann, seine integrierende Funktion in den mit anderen Spezialisten gemeinsam durchzuführenden Problembearbeitungs- und -lösungsprozessen des jeweiligen Anwendungsbereiches voll wahrzunehmen. Und gerade „die zunehmende Komplexität der Medizin drängt nach Methoden der Rationalisierung, nach Systemen zur Bewältigung der Fülle anfallender Daten und Informationen. ... die praktische Medizin hat viele Züge eines Informationssystems ... Für ... (viele — R. T.) ... Teilaspekte der ärztlichen Tätigkeit bieten sich als ... Ausweg aus dem bereits sehr fühlbar werdenden Dilemma ... die elektronischen Datenverarbeitungsanlagen an"[2], die allerdings erst auf der Grundlage zugkräftiger Organisationslösungen in den medizinischen Arbeitsprozeß zu integrieren sind. Auf diese „Krise der allgemeinen medizinischen Information, der medizinischen Techniken im weitesten Sinne" etc. wies bereits Grabner 1971 auf der Leopoldina-Tagung zur INFORMATIK in Halle hin.[3] Es bedarf also des Fachkaders, der die Brücke zwischen Fachinhalt und dem Instrumentarium zur Intensivierung und Rationalisierung der Sachprozesse schlägt: des Organisators, im speziellen Falle zur Gestaltung von Informationsprozessen.

2. Die medizinische Tätigkeit als wissenschaftlicher Arbeitsprozeß und die Möglichkeiten des Einsatzes von Organisatoren

Bezüglich des Wirkungsbereiches der Organisationsarbeit und der Bestimmung des Profils der sie realisierenden Kader sollte — wie oben deutlich wurde — von einer Analyse der Arbeitsprozesse des betreffenden Teilbereiches des Reproduktionsprozesses

[1] cit. nach [2]
[2] [9], S. 5
[3] vgl. [6]

ausgegangen werden. Die verschiedenen Formen des medizinischen Arbeitsprozesses kann man als Realisierungen des wissenschaftlichen Arbeitsprozesses ansehen. Für den wissenschaftlichen Arbeitsprozeß ist neben den für Arbeitsprozesse an sich geltenden allgemeinen Gesetzmäßigkeiten besonders die dominierende Rolle der informationellen Ressourcen und der sie nutzenden semantischen und syntaktischen Informationsverarbeitungsprozesse charakteristisch. Diese Besonderheiten, die sich aus Ziel und Charakter geistiger Tätigkeiten ergeben, widerspiegeln sich in der dialektischen Einheit von Konzipierung und Realisierung von Informationsverarbeitungsprozessen. Im jeweiligen Arbeitsprozeß werden die verschiedensten materiellen und geistigen Erkenntnis-, Realisierungs- und Rationalisierungsmittel eingesetzt, deren Charakter und Möglichkeiten durch die Spezifik des Arbeitsprozesses bestimmt werden.

Inhaltlich können in den Arbeitsprozessen zwei grundlegende Aufgabenbereiche unterschieden werden:

a) seine Leitung und Planung sowie

b) die Durchführung des Arbeitsprozesses,

wobei bez. a) noch weiter differenziert werden sollte in

a_1) Leitung und Planung der Gestaltung der materiell-technischen Voraussetzungen des Arbeitsprozesses und

a_2) Leitung und Planung der Gestaltung des Inhaltes des Arbeitsprozesses.

Wir vertreten hier die Auffassung, daß es möglich ist, die Organisationsfunktionen von a_1) für einen genügend komplexen Problembereich als solche relativ zu verselbständigen und einem speziell für derartige Querschnittsfragen leitungsmäßig-ökonomischer Belange profilierten Organisator zu übertragen, während u. E. für die beiden anderen Ebenen über Organisationskenntnisse verfügende Fachkader zuständig sein sollten, da hier die Einheit von Organisationsfunktion und Sachprozeßrealisierungsfunktion wohl nur in den seltensten Fällen genügend umfangreich aufgelöst werden kann.

Eine andere Dimension bilden dagegen die Informationsprozesse des jeweiligen Arbeitsprozesses. Sie kann man in Hinblick auf eine Ersetzung durch maschinelle Realisierungsträger über alle Ebenen hinweg detaillierter untersuchen. Daraus läßt sich dann der Einsatz eines weiteren Grundtyps von Organisator ableiten: des Organisators für Informationsprozesse. Er hat die Aufgabe, in engstem Kontakt mit den Fachspezialisten dazu beizutragen, daß deren Informationsverarbeitung unter Nutzung modernster Informationsverarbeitungstechnik und weiterer wirkungsvoller Organisationsmittel so rationell wie möglich gestaltet wird. Will er elektronische Datenverarbeitungsanlagen einsetzen, die allein zu syntaktischer Strukturverarbeitung befähigt sind[1], so ist die Beherrschung einer rationellen Technologie der Überführung semantischer in syntaktische Informationsverarbeitung wie auch die der Integration syntaktischer Informationsverarbeitung in die semantischen Informationsprozesse unumgänglich.

Auch für die medizinischen Arbeitsprozesse bedarf es einer differenzierten Betrachtung ihres Wesens unter informationellem Aspekt, um die Möglichkeiten der Nutzung der EDV sowie anderer formal-logischer Instrumentarien aufzuzeigen.

Wir erachten folgende Klassen als zweckmäßig[2]:

1) Geistige Prozesse mit dem Ziel, leistungsfähige Hypothesen und Theorien zu entwickeln, d. h., im Prinzip in wissenschaftliches Neuland vorzustoßen,

---

[1] vgl. [3]–[5]

[2] vgl. [4]

2) geistige Routinetätigkeit, bei der schöpferisch ein System gesicherter Erkenntnisse auf neue Situationen angewandt wird.
Das Neue besteht hier darin, daß geeignete Kombinationen oder Modifikationen solcher Erkenntnisse und Verfahren gefunden werden, die zur Lösung führen.
3) Aufgabenabarbeitung bzw. Informationstransformation.

Diese drei Formen finden wir auch in den medizinischen Arbeitsprozessen und sie widerspiegeln sich informationell als

1') konstruktive Erweiterung des bestehenden Informations- und Methodenfonds (Nichtroutinetätigkeit),
2') schöpferische Kombination von bekannten Informationen und Methoden (Routinetätigkeit),
3') formalisierte Kombination von Daten und Algorithmen (Datenverarbeitung).

Der jeweilige konkrete medizinische Arbeitsprozeß erweist sich als spezifische Mischung formalisierbarer und nichtformalisierbarer Informationsverarbeitungsprozesse. Die Aufgabe des Organisator/Systemanalytikers ist in Zusammenarbeit mit den Fachspezialisten die Bestimmung des Charakters der ablaufenden Informationsprozesse und die Bereitstellung adäquater Automatisierungsmittel und -lösungen.

Wenn der Arbeitsprozeß unter informationellem Aspekt konkreter betrachtet wird, so lassen sich u. a. folgende wesentliche Komplexe von Informationsbeziehungen unterscheiden:[1]

a) bez. der Leitung und Planung der Gestaltung der materiell-technischen Voraussetzungen des Arbeitsprozesses,
b) bez. der Leitung und Planung der Gestaltung des Inhaltes der schöpferischen Tätigkeit im Arbeitsprozeß,
c) Informationsbeziehungen innerhalb des Kollektivs, das den Arbeitsprozeß realisiert,
d) Informationsbeziehungen zum gesellschaftlichen Wissensstand (Informationsversorgung — Information und Dokumentation sowie Recherchesysteme),
e) Informationserzeugung und -prüfung im wissenschaftlichen Arbeitsprozeß.

Innerhalb dieser Komplexe können dann alle Prozesse, die auf syntaktische Informationsverarbeitungsprozesse reduzierbar, d. h. formalisierbar sind[2], Gegenstand einer EDV-Anwendung werden und sind somit unmittelbarer Gegenstand der Tätigkeit des Organisators. Über die Bestimmung der prinzipiellen Automatisierbarkeit hinaus sind allerdings noch Kriterien der Automatisierungswürdigkeit zu berücksichtigen, denn nicht alles Wünschenswerte kann auch unter gegebenem, real begrenztem Mitteleinsatz realisiert werden. Aus dieser Blickrichtung heraus hat der Organisator eine gesellschaftliche Verantwortung für die Ökonomie des Mitteleinsatzes. Auch im Bereich der medizinischen Arbeitsprozesse kann durch unsere sozialistische Gesellschaft nicht mehr ausgegeben werden, als für diese Aufgabenstellung erarbeitet worden ist. Allerdings bestimmen andere Kriterien die dafür einzusetzenden Fonds als in der kapitalistischen Gesellschaft, wo der Profit der entscheidende Faktor ist. So wird im kapitalistischen Wirtschaftsbereich dies zum entscheidenden Kriterium der EDV-Anwendung: „Die Kostenexplosion in der Medizin ist heute zu einem Politikum geworden.“[3]

[1] vgl. [4]
[2] vgl. [3], [5]
[3] vgl. [12]

Eine konkretere Analyse der Anforderungen an die organisatorische Tätigkeit liefert zwei grundlegende Profile organisatorischer Tätigkeit:

(I) *Profil des Organisators/Systemgestalters*

Er erfüllt die Voraussetzung, das Schaffen von Organisationslösungen als einen vollwertigen Beruf zu praktizieren. Sie sind „hauptberuflich oder zum überwiegenden Teil ihrer Tätigkeit damit befaßt, aufgrund von Analysen der Aufgaben, die zur Erreichung des Zieles erforderlich sind ... sowie aufgrund von Analysen des gegenwärtigen Zustandes ... Regelungen zu entwickeln, die die Aufgabenerfüllung überhaupt und in wirtschaftlicher Weise sicherstellen."[1]

Auf spezifisch medizinbezogene Details und vor allem die Problematik dieser Tätigkeit wird im nächsten Abschnitt eingegangen.

(II) *Profil des Organisationsfunktionen ausübenden Fachspezialisten*

Er ist als Fachwissenschaftler, Arzt etc. tätig und verfügt über für seine Tätigkeit relevante Kenntnisse von Organisationsprinzipien und -methoden. Er stellt also eine zielgerichtete Subspezialisierung von medizinischem Fachpersonal dar.

Das Profil (I) kann durch ein Direktstudium ausgebildet werden, d. h. im Rahmen einer an den Belangen der Teilbereiche orientierten und sachlich differenziert durchgeführten Ausbildung. Im Hochschulwesen der DDR wird in der Ausbildung bereits eine derartige Differenzierung praktiziert, indem beispielsweise EDV-Organisatoren für den Bereich der sozialistischen Volkswirtschaft im Rahmen der Wirtschaftswissenschaften und analog in dem 5jährigen Wissenschaftsorganisationsstudium an der Humboldt-Universität für den Bereich von Wissenschaft und Technik ausgebildet werden. Dort wird in einer Spezialisierungsausbildung sowohl ein Organisator für „Informationsprozesse in wissenschaftlichen Einrichtungen" als auch für „Leitung und Ökonomie wissenschaftlicher Einrichtungen" ausgebildet.[2] Die bisherigen Erfahrungen zeigen, daß die Absolventen in einem breiten Spektrum von Fachgebieten nach relativ kurzer Einarbeitungszeit wirksam werden konnten. Es erwies sich allerdings z. T. als nachteilig, daß sie nur allgemein, d. h. auf den wissenschaftlichen Arbeitsprozeß als solchen, orientiert waren und nicht auf einen konkreten Teilbereich. Es ist aber aufgrund der Gegebenheiten des Ausbildungsortes möglich, daß in Kooperation mit den Einrichtungen des Gesundheitswesens im Territorium auch eine zweigspezifische Ausbildung von Wissenschaftsorganisatoren für den Einsatzbereich Medizin gemäß den Anforderungen der ASU-Kadergruppen realisiert werden kann.

In gleicher Weise ist die Weiterbildung von Fachkadern im Rahmen eines auf Informatik bzw. auf leitungswissenschaftliche Aspekte in der Medizin spezialisierten postgradualen Studiums realisierbar.

Ein derartiges postgraduales Studium hat eine zweifache Aufgabe und damit inhaltlich zwei Formen. Einmal dient es der turnusmäßigen fachspezifischen Weiterbildung von Organisatoren (Absolventen des Direktstudiums). Zum anderen — und das wäre wohl die dringlichste und gegenwärtige Hauptaufgabe, die sich in der Medizin ergibt — dient es der zielstrebigen Vermittlung organisatorischen Wissens und Könnens in Anknüpfung an vorhandenes medizinisches Grund- und Berufswissen sowie eigene Praxis-

---

[1] vgl. Lindelaub, H., Organisatoren. In: [7], Sp. 1261—1265

[2] vgl. Studienplan „Sozialistische Wissenschaftsorganisation", MHF, Berlin 1975

erfahrung. Die Weiterbildung hätte weiterhin noch das Ziel, dem Mediziner den Blick für allgemeingültige Entwicklungen seines Fachgebietes und der in ihnen einsetzbaren modernen Instrumentarien zu weiten und die komplexere Einordnung der eigenen Arbeitsprozesse in die des Fachbereiches unter Nutzung modernen Rationalisierungsinstrumentariums vollziehen zu können.

3. Zu Aufgaben und einigen Problemen der Aus- und Weiterbildung von Fachkadern der Organisation — insbesondere der Informatik — im medizinischen Bereich

Über umfangreichere Erfahrungen auf diesem Gebiet verfügt die DDR z. Z. noch nicht. Jedoch lassen sich u. a. bereits aus den bisherigen Erfahrungen mit Matrikeln von Direkt- und Zusatzstudenten der Wissenschaftsorganisation, die in der Medizin eingesetzt wurden bzw. aus ihr kamen, einige Aussagen ableiten. In der SU wurden bereits Erfahrungen mit der Ausbildung des „врач-кибернетик" am II. Moskauer Medizinischen Institut gesammelt. In der BRD wurde 1972 an der Fachhochschule Heilbronn ein Direktstudium „Medizinische Informatik" aufgebaut, entsprechende Ausbildungen gibt es an den TU München, Braunschweig, den Universitäten Hamburg und Kiel, sowie der medizinischen Hochschule Hannover, deren Ergebnisse mit in die Auswertung einbeziehbar sind.[1]

Die Grundaufgabe der Aus- wie auch der Weiterbildung ist es, einen wirksamen Beitrag zur Überwindung der geistigen und praktischen Barrieren zwischen Medizin und modernen Rationalisierungsverfahren sowie entsprechender Technik für die medizinischen Arbeitsprozesse zu leisten. Es gilt dabei, die stark voneinander abweichenden Denkhaltungen und Begriffswelten miteinander so zu verbinden, daß die notwendige Kooperation und Kommunikation gewährleistet wird. Prinzipiell dürfte es dabei keine grundlegenden Schwierigkeiten geben, da die Medizin ja bereits technische Hilfsmittel in großem Umfang nutzt, sich allerdings — bedingt durch die zentrale Stellung des Menschen — als Naturwissenschaft „besonderer Art" fühlt und in der Praxis z. Z. noch „gegenüber den technischen Hilfsmitteln des Arztes — und dazu gehört auch der Computer — eine allgemeine Unsicherheit und Hilflosigkeit bemerkbar"[2] ist. Hier hilft bei allen Beteiligten — Patient und Mediziner — nur die Schaffung von Klarheit (d. h. einer entsprechenden Anwendungsatmosphäre) und die Heranbildung von Spezialisten, die als Mittler sowohl anerkannt werden als auch ihren Aufgaben gewachsen sind. Sie sind also nicht nur Spezialisten, sondern müssen auch Persönlichkeiten darstellen. Damit wäre das Direktstudium der Wissenschaftsorganisation bei aller möglichen Orientierung auf das Objekt Medizin „kein Ersatzstudium für verhinderte Mediziner"[3] wie es generell kein Ersatz für ein Fachstudium einer der traditionellen Disziplinen ist, obwohl der Einsatz dann Fachkenntnisse fordert, aber einer ganz anderen Art und mit ganz anderer Aufgabenstellung.

Andererseits fordert die Weiterbildung von Fachmedizinern eine unbedingte Aufgeschlossenheit gegenüber solchen Fachgebieten wie Informatik, Mathematik, Naturwissenschaft und Technik sowie auch Leitungswissenschaft und Ökonomie und fordert vor allem die Bereitschaft zu kollektiver Problembearbeitung und -lösung.

---

[1] vgl. [9] und [14]

[2] [12], S. 235

[3] vgl. [9]

An dieser Stelle sollte noch auf eine andere Problematik dieser Kooperation von Medizin und Rationalisierungsinstrumenten verwiesen werden. Es reicht nicht aus, allein Spezialisten aus- und weiterzubilden, wenn an der ideologischen Atmosphäre in der Medizin selbst nicht gearbeitet wird. Über die „Könner in der Nutzung modernen Instrumentariums“ hinaus bedarf es des viel umfangreicheren Kreises der „allgemeinen Kenner“ und der gegenüber den neuen Möglichkeiten „Aufgeschlossenen“ d. h., in der fachmedizinischen Aus- und Weiterbildung muß zwangsläufig die erforderliche Anwendungsatmosphäre mit vorbereitet werden. Das darf m. E. nicht in Form einer aufgepfropften Informatik-Ausbildung geschehen. Die Aufgeschlossenheit muß — in Übereinstimmung mit den Erfahrungen des Bereiches Wirtschaftswissenschaften und der Landwirtschaft — in den medizinischen Fachvorlesungen etc. durch die Fachexperten selbst erzeugt werden. Sie selbst müssen die Bedürfnisse wecken und den Blick für die Vorzüge, aber auch Anforderungen schärfen. Erst dann überwinden wir den jetzigen unschönen und eigentlich unnatürlichen Zustand des Buhlens der Informatik um den Anwendungsbereich Medizin, während die an und für sich natürliche Situation die Forderung der Medizin nach der Anwendung von Mitteln wäre, die es ihr gestatten, ihre Arbeitsprozesse rationeller und wirkungsvoller, aber auch ökonomischer zu gestalten.

Im Rahmen des Direktstudiums ist wohl eines der Hauptprobleme die wirkungsvolle Zusammenführung der für Organisationsleistungen im medizinischen Fachgebiet notwendigen Wissens- und Könnens-Komponenten aus Medizin, Mathematik, Informatik, Leitung und Ökonomie sowie Naturwissenschaft und Technik. Dabei kommt der mathematischen Grundausbildung eine nicht geringe Bedeutung zu, da sie und ihre Anwendungen einen nicht kleinen Teil des Instrumentariums eines Organisators/Systemgestalters ausmachen — allerdings ist die Grundforderung dabei, daß sie dem Studienziel entsprechend dargeboten wird und nicht zum Selbstzweck wird. Diese Bemerkung gilt generell für die Vermittlung des dem Organisator notwendigen Instrumentariums.

Die Informatikkenntnisse sind ebenfalls anwendungsbezogen zu vermitteln, so daß die Organisatoren „ihre künftigen Arbeitsgebiete, den Routinebetrieb eines Krankenhauses ..., die Arbeitswelt des Arztes“ und der medizinischen Forschung kennenlernen und „Anregungen sammeln, die sie im weiteren Verlaufe des Studiums verwerten können“,[1] d. h., es muß ein Grundverständnis für die vielfältigen medizinischen Arbeitsprozesse erzeugt werden. Dieses Grundverständnis ist durch entsprechende Praktika im medizinischen Bereich auszubauen. Hier kann dann — je nach Neigung und gesellschaftlichem Bedürfnis — die Beschäftigung mit einem der Ausbildungsschwerpunkte zu einer Subspezialisierung ausgebaut werden, wo sich gegenwärtig neben dem Aufgabengebiet für den leitungswissenschaftlich spezialisierten Organisator für den auf Informationsverarbeitung spezialisierten Organisator folgende Betätigungsfelder ergeben[2]:

a) Administrativer oder Verwaltungsbereich,
d. h. Krankenhausinformationssystem, Information und Dokumentation.

b) Medizinisch-technischer Bereich,
d. h. Laborautomatisierung, Meßdatenverarbeitung, Einsatz der Prozeßrechentechnik, von Mikrorechnern.

c) Medizinisch-klinischer Sektor (Diagnosemodelle, Therapiemodelle etc.).

---

[1] ebenda
[2] vgl. [6], [9]

d) Sektor der medizinischen Forschung (Information und Dokumentation, Anwendung mathematischer Verfahren etc.).

Derartige Schwerpunkte und Subspezialisierungen zeichnen sich m. E. auch aufgrund der Herkunftsbereiche für die Weiterbildung ab.

In welcher Form die Organisatoren in den konkreten medizinischen Arbeitsprozeß eingegliedert werden, hängt von ihren unmittelbaren Aufgaben und auch den spezifischen Gegebenheiten der jeweiligen Einrichtung ab. Es ist das gesamte Spektrum zwischen Zentralisierung und Dezentralisierung denkbar. Eine Grundanforderung ist jedoch die, daß sie als Organisatoren auch wirken können, d. h., ihre Aufgabe relativ unabhängig von den subjektiven Besonderheiten der Arbeitsprozesse, in denen sie tätig sind oder werden, erfüllen können. Das bedeutet, es wird ein wohlausgewogenes Maß von Unabhängigkeit wie auch Verbundenheit mit dem Arbeitsprozeß gefordert, das ihm die Möglichkeit gibt, die organisatorischen Gegebenheiten als Einheit subjektiv und objektiv rationaler Tätigkeiten des Menschen im Sinne von [3] zu objektivieren.

Für die Tätigkeit des Organisators scheint bezogen auf die oben genannten Betätigungsfelder bez. a) eine relative strukturelle Selbständigkeit einer Organisatorengruppe sinnvoll zu sein in Angliederung an den für den Gesamtbereich verantwortlichen staatlichen Leiter, während bez. b) — d) eine unmittelbare Integration des Organisators in die jeweiligen Arbeitsgruppen als vollwertiges und gleichberechtigtes Mitglied sinnvoll wäre, das in engem Kontakt mit der rechentechnischen Basis der betreffenden Einrichtung steht. Die Einrichtung muß nicht notwendig über einen eigenen Rechner verfügen. Der Organisator muß nur in geeigneter Form Zugriff zu diesem Instrumentarium haben und als Vermittler rechentechnischer Leistungen fungieren können, beispielsweise auch für den auf dem Gebiet der Informatik weitergebildeten, in der praktischen Betreuung, im Labor, Forschung und anderweitig tätigen Fachmediziner.

Für die Effektivität der Organisationsarbeit sind nicht nur die durch die Aufbauorganisation der Institution gegebenen Bedingungen bedeutsam, sondern als noch weitaus entscheidender erweisen sich die menschlichen Qualitäten. Von dieser Seite her ist eine besonders sorgfältige Arbeit bei der Auswahl und Zulassung zum Studium zu leisten. Es bedarf eben nicht nur der unmittelbaren Fachkenntnis, sondern des lebendigen, für die Organisationsarbeit engagierten Menschen. „Derjenige, der nur die äußere Technik der Einrichtung eine(r Institution) ... kennt, der nur weiß, daß die Arme und Beine zum Bewegen dienen, ist kein Organisator, sondern nur der, der die Geschehnisse ... nach ihren inneren Zweckmäßigkeiten kennt, der ein Physiologe und Psychologe ist, der ein Seelenkenner der Menschen eine(r Institution) ... ist, ... der stark genug ist, seinen Willen durchzusetzen, der die Führung nicht nur kennt, sondern sie täglich erlebt, täglich in innigstem Kontakt mit den Geführten steht."[1]

Mit der weiteren Vervollkommnung der Organisationsmittel und vor allem der konsequenten Erfüllung der der sozialistischen Gesellschaft gestellten Hauptaufgabe wachsen auch ständig die Aufgaben der Organisation, so daß die Tätigkeit des Organisators — heute von vielen noch nicht voll verstanden — ein auf die Zukunft orientierter Beruf ist, der interessante, vielseitige Aufgaben bietet, den Initiative und Ideenreichtum auszeichnen und dessen Anwendungsfeld bei weitem noch nicht erschlossen ist, was in vollem Umfang auch für die Medizin gilt.

[1] vgl. [2]

Literatur

[1] IX. Parteitag der SED, Programm der SED. Berlin (1976).

[2] Beck, H., Was ist Organisation? Wer ist Organisator? In: Zeitschrift für Organisation 9, 8 (1934) 368—369.

[3] Fuchs-Kittowski, K., H. Kaiser, R. Tschirschwitz und B. Wenzlaff, Informatik und Automatisierung. Berlin 1 (1976).

[4] Fuchs-Kittowski, K., K. Lemgo und R. Tschirschwitz, Rationalisierung des wissenschaftlichen Arbeitsprozesses durch Mensch—Maschine—Kommunikation — Vortrag auf der Konferenz INFO '77. Neubrandenburg (1977).

[5] Fuchs-Kittowski, K., R. Tschirschwitz, und B. Wenzlaff, Mensch und Automatisierung. In: Proceedings of the XVth World Congress of Philosophy, Sofia (1973) bzw. Deutsche Zeitschrift für Philosophie, Sonderheft (1973).

[6] Grabner, G., Die elektronische Datenverarbeitung in der klinischen Medizin. In: Nova acta Leopoldina, NF, Bd. 37 Vorabdruck aus Nr. 206, Leipzig (1972) 19—22.

[7] Grochla, E., (Hrsg.), Handwörterbuch der Organisation. Stuttgart (1973).

[8] Grochla, E., und W. Wittmann, (Hrsg.), Handwörterbuch der Betriebswirtschaftslehre, in 3 Bdn. Stuttgart (1974—76).

[9] Hofmann, J., Ein neuer Studiengang: Medizinische Informatik. In: Angewandte Informatik, 1 (1976) 5—8.

[10] Marx, K., Das Kapital, Berlin 1 (1969).

[11] Marx, K., Grundrisse der Kritik der Politischen Ökonomie. Berlin (1974).

[12] Mierzowski, K., MEDCOMP: Medizin-Computer: Mehr Schatten als Licht. In: Online-adl-Nachrichten. 4 (1977) 235—237.

[13] Fuchs-Kittowski, K., und R. Tschirschwitz, Zur Ausbildung von Organisatoren für Systemgestaltung der automatisierten Informationsverarbeitung im Gesundheitswesen. In: ZfR-Informationen, ZfR-77.13, AdW der DDR, Berlin (1978).

[14] Koeppe, P., Education in Medical Informatics in the Federal Republic of Germany. In: Methods of Information in Medicine — Methoden der Information in der Medizin. Stuttgart—New York Vol. 16, No. 3, Juli (1977).

8. Schlußwort

K. Fuchs-Kittowski

Humboldt-Universität, Sektion Wissenschaftstheorie und -organisation, Berlin

Der Rat für Planung und Koordinierung der medizinischen Wissenschaften führte im Oktober 1967 das nationale Symposium „Sozialismus, wissenschaftlich-technische Revolution und Medizin" durch. Von dem Symposium gingen auch wesentliche Impulse für die Entwicklung der automatisierten Informationsverarbeitung in der Medizin aus. So hat sich bei uns auf diesem Gebiet in den letzten Jahren sehr viel entwickelt.

Ich möchte feststellen, daß es mit dem hinter uns liegenden Kolloquium gelungen ist:

1. deutlich zu machen, was in den letzten 10 Jahren auf dem Gebiet des Einsatzes der elektronischen Datenverarbeitung in der Medizin, im Gesundheits- und Sozialwesen der DDR geleistet wurde,

2. die Leitlinien, Prinzipien und Grundsatzkonzeption für die künftig gemeinsam mit der Sowjetunion und den anderen sozialistischen Ländern zu leistende Arbeit abzustecken,

3. bestimmte Entwicklungstendenzen und damit zukünftige Aufgaben, so z. B.

a) die Fragen der Entwicklung der Informatik in der Medizin als eigenständiges Wissenschaftsgebiet,

b) ethische, soziale, methodologische sowie

c) organisatorische und auch technische Grundfragen des Automateneinsatzes in der Medizin und damit insbesondere verschiedene Konzeptionen des Aufbaus von Informationssystemen in der Medizin sowie

d) Tendenzen und Entwicklungen in der Biostatistik produktiv zu diskutieren.

4. einen breiten Austausch von Erfahrungen bei der Biosignalanalyse für Screening und Diagnostik, Patientenüberwachung, Meßwertverarbeitung in der Nuklearmedizin, Bildanalyse durchzuführen, wobei eine relativ starke Berücksichtigung die Behandlung der Einsatzmöglichkeiten von Mikroprozessoren und Mikrorechnern zur Meßwertverarbeitung fand,

5. die Orientierung auf Probleme der Systemgestaltung und Modellierung, der Anwendung von Simulationsmodellen von der biomedizinischen Grundlagenforschung bis hin zur Schaffung und Anwendung von Modellen zur Unterstützung der Planung gesundheitlicher Betreuung zu richten.

Ein wichtiger Aspekt unserer Tagung ist sicher auch die Unterrichtung einer breiten Öffentlichkeit über das Thema Informatik in der Medizin und Biologie, über die Möglichkeiten und Grenzen des Automateneinsatzes in den Biowissenschaften. Die Öffentlichkeit hat ein Recht, daß sie in Medizin und Gesundheitswesen an der Diskussion über Probleme des Gesundheitswesens beteiligt wird, da das Gesundheitswesen in unmittelbarem Bezug steht zu unserer politischen Grundlinie der Einheit von Wirtschafts- und Sozialpolitik. Die breite Öffentlichkeit hat jedoch dieses Recht besonders aber auch deshalb, weil sich gegenüber diesem Hilfsmittel des Arztes immer noch eine bestimmte Unsicherheit bemerkbar macht, die einen effektiven Einsatz erschwert. Ja, vielleicht den einen oder anderen auch von uns unsicher macht oder er sich allein gelassen fühlt.

Ich möchte daher deutlich sagen, daß es sicher auch ein wichtiges Ziel der Tagung war, dies stärker in das öffentliche Bewußtsein zu heben. So wie Prof. ADAM in der Diskussion feststellte, ein Stück jeder Tagung ist Selbstdarstellung, ist das berechtigte Vorzeigen dessen was in Wirklichkeit geleistet wurde. Ich glaube, daß dies gerade in unserem Falle eine besonders wichtige wissenschaftspolitische Aufgabe ist, denn wenn man sich die Publikationen auf unserem Gebiet ansieht, so könnte der Eindruck entstehen, als würde nur in bestimmten technologisch besonders vorangeschrittenen Ländern etwas auf dem Gebiet des Einsatzes der EDV im Gesundheits- und Sozialwesen getan.

Der Nutzen der EDV in der Medizin liegt jedoch sicher nicht allein in speziellen Anwendungen, wie Computertomographie oder für spezielle Diagnosen, sondern *im breiten Einsatz* der EDV, wie er durch die Orientierung auf die von Minister MECKLINGER genannten 4 Schwerpunkte möglich wird, und wo wir m. E. schon heute entsprechend den Möglichkeiten eines sozialistischen Gesundheitswesens Erfolge haben.

Daher sind wir dankbar dafür, daß der Akademie-Verlag sich bereit erklärt hat, wichtige Referate bei entsprechender Überarbeitung in den „Abhandlungen“ zu veröffentlichen.

Man kann m. E. mit Recht sagen, daß die auf dieser Tagung gehaltenen Beiträge zeigen, daß die Generallinie des IX. Parteitages der SED verstanden wurde, und zwar gerade hinsichtlich seines sozialpolitischen Programms, seiner Orientierung auf die Verbindung von Ergebnissen des wissenschaftlich-technischen Fortschritts mit den Vorzügen der sozialistischen Gesellschaftsordnung, der Erhöhung der Effektivität wissenschaftlicher Arbeit. So spiegelt sich auch in der Orientierung des Ministeriums für Gesundheitswesen für den Einsatz der EDV in der Medizin diese Zielstellung wider. Daß diese Linie verstanden wurde sagt sich leicht hin. Dahinter liegt jedoch ein langwieriger Prozeß des geistigen Ringens eines jeden von uns mit den verschiedensten Problemen. Wir können z. B. rückblickend auf unser 1. Kolloquium zur Organisation der Informationsverarbeitung, das kurz nach dem VIII. Parteitag stattfand, sagen, daß es uns damals unter dem schlichten Titel „Neue Wege auf dem Gebiet der Datenverarbeitung?!“ zunächst darum ging, nach der berechtigten Kritik von Partei- und Staatsführung an überzogenen Konzeptionen, nun ein wirkliches theoretisches Umdenken zu erzielen. Diese Probleme konnten ja nicht, wie einige zu glauben schienen, allein durch Sprachregelungen gelöst werden, sondern eine wirkliche geistige Auseinandersetzung mit den Wirkungen des Automaten auf die Gesellschaft war und ist weiterhin dringend erforderlich.

Wir müssen rückblickend aber auch einschätzen, daß uns dieses 3. Kolloquium, verglichen mit den vorangegangenen, wesentlich vorangebracht hat, da wir mit der Hinwendung zu diesem konkreten Anwendungsgebiet wesentlich spezieller und damit Qualität und Wirksamkeit erhöht werden konnten.

Wir haben auch trotz der Spezialisierung auf die Probleme der Informatik in Medizin und Biologie fast wieder die Teilnehmerzahl von 500 erreicht. Angemeldet waren 436. Da besonders gestern zu den Sektionstagungen noch viele aus dem Berliner Raum zusätzlich hinzukamen, ergibt sich eine Teilnehmerzahl von 494.

Charakteristisch für unsere Kolloquien war vor allem aber wieder auch die komplexe Zusammensetzung. Das entscheidende und durch die Tagung auch erreichte Ziel war, die in den verschiedensten Bereichen auf diesem Gebiet tätigen Kräfte zusammenzuführen. Denn entscheidend für das Gelingen der praktischen Arbeit, wie für die Entwicklung der Informatik als Wissenschaft, ist die Zusammenführung von Medizinern, Biomathematikern einerseits, EDV-Spezialisten andererseits.

Der Verlauf unserer Tagung zeigte, daß eine Zunahme des Einsatzes von Simulationsmodellen und der dazugehörigen Software in verschiedenen Teilgebieten der Biowissenschaften festgestellt werden kann. Die Notwendigkeit des Einsatzes der Modellmethode in der Biologie ergibt sich unmittelbar aus der erkenntnistheoretischen Tatsache, daß es nicht uneingeschränkt möglich ist, aus der Summe von Einzelerkenntnissen auf das Gesamtverhalten zu schließen. Hieraus leitet sich das Erfordernis nach mathematischen Simulationsmodellen ab. Das System rein analytischer Methoden muß durch ein System analytisch-synthetischer Methoden ergänzt werden.

Die Arbeit mit Simulationsmodellen kann selbst für intensiv experimentell untersuchte Systeme Hinweise auf neue, bisher nicht beachtete Verhaltensweisen bringen, die dann Rückschlüsse auf funktionelle und strukturelle Eigenschaften des Systems gestatten.

Die Vorträge und Diskussionen lassen einige Tendenzen in der Entwicklung der Biostatistik erkennen, die ihrerseits auf die Entwicklung der Informationsverarbeitung in der Medizin und Biologie rückwirken:

— Einsatz der statistischen Versuchsplanung in der biomedizinischen Forschung,
— Berücksichtigung des Fehlers 2. Art,
— Nutzung und kritische Einschätzung multivarianter Verfahren,
— mathematische Unterstützung ärztlicher Entscheidungsfindung.

Auch die Tendenz der Entwicklung der Programmbestände wird von diesen Schwerpunkten her bestimmt. Dabei zeichnet sich ein Trend zu stärker integrierten, sehr variabel nutzbaren Programmpaketen ab.

Die Bereitstellung von Methoden der Programmentwicklung steht allerdings noch am Anfang. Es sollte jedoch angemerkt werden, daß historisch bedingt durch die Breite und Vielfalt der Anwendungen und Anwendungsgruppen auf dem Gebiet der Biomathematik eine große Anzahl nicht paßfähiger Programme entstanden sind. Es zeichnet sich ab, und diesem Ziel diente ja auch unsere Tagung, daß diese Zersplitterung durch besseren Informationsaustausch und wissenschaftliche Kooperation abgebaut wird. Dies hängt ganz zweifellos auch mit der beginnenden Konsolidierung der Informatik als Wissenschaft zusammen.

Auch bei den Vorträgen zum Krankenhausinformationssystem zeigte sich, daß Entwicklungen vorgestellt wurden, die nicht abgestimmt waren. Bestimmte konzeptionelle Vorstellungen, die von verschiedenen Referenten vorgetragen wurden, können in ihrer Komplexität Grundlinien der Entwicklung aufzeigen, aber nicht das konkrete Aktionsprogramm von morgen sein.

Es zeigte sich also, daß gerade in Zusammenhang mit dem Aufbau der patientenbezogenen Informationssysteme unterschiedliche Konzeptionen vorgetragen wurden. Unterschiedliche Gedanken und Konzeptionen zusammenzuführen war auch gerade das entscheidende Anliegen der Tagung. Jetzt kommt es m. E. darauf an, ohne die Besonderheiten, die notwendige Spezifik zu negieren, das Allgemeingültige abzuheben, zu verallgemeinern und verbindlich festzuhalten.

Wir brauchen eine Linie, die so flexibel ist, daß sie die erforderlichen Besonderheiten berücksichtigt und das Allgemeine festschreibt. Hier liegt die entscheidende Verantwortung der Forschungsverbände, wenn sie wissenschaftlich-inhaltlich und nicht nur organisatorisch leiten wollen.

Ich möchte daher den Blick auch noch auf die erforderliche prognostische Arbeit lenken.

Sehr verehrte Kollegen und Freunde!

Es ist, wie gesagt, in den vergangenen Jahren viel geleistet worden, aber überall dort, wo wir zu einem brauchbaren Stand gekommen sind, eröffnet sich auch jedesmal ein weites Feld noch ungelöster Probleme, bei denen man auch noch nicht einmal abschätzen kann, ob sich ein Automateneinsatz lohnen wird. Mir scheint, daß die prognostische Arbeit auf unserem Gebiet verstärkt werden sollte.

So sind zur Erhöhung der gesundheitsfördernden Wirksamkeit des einzelnen Arztes die informationsorganisatorischen Möglichkeiten zu erschließen, die ihm für den jeweiligen Patienten einen großen Erfahrungsschatz für seine Diagnose- und Therapieentscheidungen rasch in Form eines rechnergestützten Konsultationssystems zugänglich machen.

Dem wissenschaftlich tätigen Mediziner ist bei der Erhöhung seiner Forschungsleistungen Unterstützung insbesondere durch die Erleichterung des Zugangs zu den Hilfsmitteln für die Anwendung biomathematischer Methoden und Verfahren zu geben. Das sind vorwiegend die mathematisch-statistische Auswertung von Massendaten, die aus der medizinischen Betreuung oder aus Experimenten gewonnen werden, die Modellierung biologischer, medizinischer oder epidemiologischer Sachverhalte und Prozeßabläufe sowie die Versuchsplanung.

Zur langfristigen Planung der Gesundheitsversorgung der Bevölkerung sind Modelle der Prognose des Gesundheitszustandes der Bevölkerung und der Planung der medizinischen Betreuung sowie der Struktur und Standorte medizinischer Einrichtungen auf der Grundlage von Trendanalysen durch Auswertung von Massendaten aus dem medizinischen Betreuungsprozeß zu entwickeln.

Zur Durchführung der Forschungsarbeiten sowie zur Durchsetzung der Forschungsergebnisse im Gesundheitswesen der DDR ist eine langfristige Konzeption zur Anwendung einer einheitlichen Informationstechnologie auszuarbeiten.

Hierbei gilt es unter anderem zu sichern, daß die geschaffenen Beispiele untereinander und mit den territorialen und zentralen Projekten des Gesundheitswesens sowie den staatlichen Projekten (Einwohnerdatenspeicher, gesellschaftliches Arbeitsvermögen) abgestimmt und in Informationsprozessen des territorialen und zentralen Gesundheitswesens eingeordnet werden.

Wir hoffen, daß die Tagung zu einem regen Erfahrungs- und Gedankenaustausch Anlaß geboten hat, wobei die Diskussionen zu vielen Problemen sicher auch noch nach der Tagung fortgeführt werden müssen. Wichtig ist, daß wir diese Diskussion auf der Tagung in einem breiten internationalen Rahmen führen konnten. Es sind unsere wichtigsten Kooperationspartner aus der Sowjetunion hier, aus der ČSSR, Polen, Rumänien und Ungarn. Wir möchten uns auch besonders bedanken für ihre Beiträge und die der Mitarbeiter des IIASA.

Ich glaube, alle Teilnehmer der Konferenz haben mit Dankbarkeit empfunden, mit welchem persönlichen Engagement Minister MECKLINGER hier zu uns gesprochen hat und damit eine klare Linie für unsere weitere Arbeit festgelegt hat. Aus dieser Orientierung darf ich abschließend vielleicht nochmals die entscheidenden Grundgedanken hervorheben:

1. Fortführung der Arbeiten auf den genannten 4 Forschungsschwerpunkten des EDV-Einsatzes, bei noch stärkerer Beachtung der Zielstellung, Erhöhung der Qualität und Wirksamkeit der medizinischen Arbeit.
2. Noch bessere kooperative Zusammenarbeit in den medizinischen Bereichen des Hochschulwesens, medizinischen Einrichtungen des Gesundheits- und Sozialwesens mit der Akademie der Wissenschaften.
3. Erhöhung der Effektivität der medizinischen und biologischen Forschung und
4. nicht zuletzt die Verbesserung und Vertiefung der internationalen Kooperation mit der Sowjetunion und den anderen sozialistischen Bruderländern.

Es verbleibt mir nur noch den Dank zu sagen insbesondere an alle Mitarbeiter des Ministeriums für Gesundheitswesen, die von Beginn der Planung dieser Tagung an stets mit Rat und Tat uns zur Seite gestanden haben, an die Mitarbeiter des Ministeriums für Hoch- und Fachschulwesen sowie an die Vertreter der verschiedenen wissenschaftlichen Gesellschaften, die unsere Tagung unterstützt haben.

Ich möchte aber vor allem auch all jenen danken, die hinter den Kulissen die aufreibende Arbeit hatten, wie Frau KOLLAT von der Gesellschaft für physikalische und mathematische Biologie der DDR und stellvertretend für alle, die an der Organisation beteiligt waren, Herrn MÜHLENBERG, wie auch allen, die besonders in der Arbeitsgruppe „Informatik in der Medizin" des Koordinierungsrates Informationsverarbeitung im Berliner Raum an den inhaltlichen Diskussionen zur Vorbereitung dieser Tagung teilhatten.

9. Autorenverzeichnis

J. Adam, Martin-Luther-Universität Halle—Wittenberg, Hygiene-Institut, Lehrstuhl f. Medizinische Statistik und Datenverarbeitung, 402 Halle, Harz 42—44

N. Adam, Forschungsinstitut für Medizinische Diagnostik, 808 Dresden, Greifswalderstr. 8

S. Adomssent, Wilhelm-Pieck-Universität Rostock, Rechenzentrum, 25 Rostock 1

C. Bärenwald, Rat des Bezirkes Karl-Marx-Stadt, Büro f. Sozialhygiene, Abt. Gesundheits- und Sozialwesen, 90 Karl-Marx-Stadt, Straße der Nationen 25

H. Bäumler, Humboldt-Universität, Bereich Medizin, Institut für medizinische Physik und Biophysik, 104 Berlin, Invalidenstr. 42

D. Barthel, Karl-Marx-Iniversität, Bereich Medizin, Institut für Biophysik, 701 Leipzig, Liebigstr. 27

G. Bauer, Humboldt-Universität, ORZ, 1086 Berlin, PSF 1297

K. Bellmann, Akademie der Wissenschaften der DDR, Zentralinstitut für Kybernetik und Informationsprozesse, 1199 Berlin, Rudower Chaussee 9

G. Berndt, Forschungsinstitut für Medizinische Diagnostik, 808 Dresden, Greifswalderstr. 8

K. Biener, Humboldt-Universität, Sektion Mathematik, 1086 Berlin, PSF 1297

K. Bobert, Forschungsinstitut für Medizinische Diagnostik, 808 Dresden, Greifswalderstr. 8

K. Börner, Karl-Marx-Universität, ORZ, 701 Leipzig, Liebigstr. 27

J. Born, Akademie der Wissenschaften der DDR, Zentralinstitut für Kybernetik und Informationsprozesse, 1199 Berlin, Rudower Chaussee 9

D. Bräuer, Zentralinstitut für Arbeitsmedizin, Abt. Biochemie und Datenverarbeitung, 1134 Berlin, Nöldnerstr. 40—42

H. Cammann, Humboldt-Universität, Bereich Medizin, Institut für medizinische Physik und Biophysik, 104 Berlin, Invalidenstr. 42

K. Dähnert, Karl-Marx-Universität, Bereich Medizin, Institut für Biophysik, 701 Leipzig, Liebigstr. 27

H. David, Institut für Wissenschaftsinformation in der Medizin, 104 Berlin, PF 140

H. Dobbert, Krankenhaus im Friedrichshain, ORZ, 1017 Berlin, Leninallee 49

F. Dörre, Medizinische Akademie „C. G. Carus", ORZ, 8019 Dresden, Fetscherstr. 74

G. Einer, Forschungsinstitut für Medizinische Diagnostik, 808 Dresden, Greifswalderstr. 8

G. Enderlein, Zentralinstitut für Arbeitsmedizin, 1134 Berlin, Nöldnerstr. 40—42

H. Engelbert, Humboldt-Universität, Sektion Wissenschaftstheorie und -organisation, 1086 Berlin, PSF 1297

M. Falck, Zentralinstitut für Molekularbiologie, Rechenzentrum, 1115 Berlin, Lindenberger Weg 70

N. Fichtner, Institut für Sozialhygiene und Organisation des Gesundheitsschutzes, 1134 Berlin, Nöldnerstr. 34—36

J. Forberg, Karl-Marx-Universität, Bereich Medizin, Lehrstuhl für Medizinische Statistik und Dokumentation, 701 Leipzig, Liebigstr. 27

P. Franz, Akademie der Wissenschaften der DDR, Zentralinstitut für Philosophie, 108 Berlin, O.-Nuschke-Str. 10—11

K. Fuchs-Kittowski, Humboldt-Universität, Sektion Wissenschaftstheorie und -organisation, 1086 Berlin, PSF 1297

R. J. Gibbs, International Institute for Applied Systems Analysis (IIASA), 2361 Laxenburg (Österreich)

W. Gleiser, Medizinische Akademie Erfurt, Zentrales Labor für Meßwertverarbeitung, 50 Erfurt, Nordhäuser Str. 74

W. Graubner, Medizinische Akademie „C. G. Carus“, AFG Patientenüberwachung, 8019 Dresden, Fetscherstr. 74

W.-D. Grimm, Medizinische Akademie „C. G. Carus“, ORZ, 8019 Dresden, Fetscherstr. 74

B. Gross, Humboldt-Universität, Sektion Wissenschaftstheorie und -organisation, 1086 Berlin, PSF 1297

J. U. Grünes, Medizinische Akademie Magdeburg, Nervenklinik, 301 Magdeburg, Leipzigerstr. 44/1

P. Gudermuth, Krankenhaus im Friedrichshain, ORZ, 1017 Berlin, Leninallee 49

B. Guráth, Humboldt-Universität, Bereich Medizin, Institut für medizinische Physik und Biophysik, 104 Berlin, Invalidenstr. 42

S. Gursky, Karl-Marx-Universität, Bereich Medizin, Radiologische Klinik, 701 Leipzig, Liebigstr. 27

G. Haefner, Humboldt-Universität, Sektion Wissenschaftstheorie und -organisation, 1086 Berlin, PSF 1297

D. Händel, Humboldt-Universität, Bereich Medizin, AG Informationsverarbeitung, 104 Berlin, H.-Matern-Str. 19

C. Hartmann, Humboldt-Universität, Sektion Wissenschaftstheorie und -organisation, 1086 Berlin, PSF 1297

J.-J. Heinrich, Medizinische Akademie „C. G. Carus“, 8019 Dredsen, Fetscherstr. 74

E. Hohdorf, Karl-Marx-Universität, Bereich Medizin, Radiologische Klinik, 701 Leipzig, Liebigstr. 27

B. Irrgang, Forschungsinstitut für Medizinische Diagnostik, 808 Dresden, Greifswalderstr. 8

M. Karsten, Humboldt-Universität, ORZ, 1086 Berlin, PSF 1297

G. Klatt, Humboldt-Universität, ORZ, 1086 Berlin, PSF 1297

A. A. Klementiev, Internatonal Institute for Applied Systems Analysis (IIASA), 2361 Laxenburg (Österreich)

A. Knorr, Medizinische Akademie „C. G. Carus“, 8019 Dresden, Fetscherstr. 74

V. M. Komarov, Allunionsforschungsinstitut für Sozialhygiene und Organisation des Gesundheitsschutzes (Semaschko), Moskau (UdSSR)

H. E. Krinke, Medizinische Akademie „C. G. Carus“, AFG Patientenüberwachung, 8019 Dresden, Fetscherstr. 74

W. Kröger, Wilhelm-Pieck-Universität, Bereich Medizin, Radiologische Klinik, Abt. für Röntgendiagnostik, 25 Rostock 1, E.-Heydemann-Str. 6

H. Krüger, Bezirkskrankenhaus Görlitz, Abt. Medizinische Elektronik und Informatik, 89 Görlitz

G.-E. Kühne, Medizinische Akademie Magdeburg, Nervenklinik, 301 Magdeburg, Leipziger Str. 44/1

L. Kulik, Medizinische Akademie „C. G. Carus“, AFG Patientenüberwachung, 8019 Dresden, Fetscherstr. 74

J. Läuter, Akademie der Wissenschaften der DDR, Zentralinstitut für Herz- und Kreislauf-Regulationsforschung, 1115 Berlin, Wiltbergstr. 50

R. Laue, Karl-Marx-Universität, Bereich Medizin, Institut für Biophysik, 701 Leipzig, Liebigstr. 27

F. Manglus, Krankenhaus im Friedrichshain, ORZ, 1017 Berlin, Leninallee 49

E. Mansfeld, Medizinische Akademie „C. G. Carus“, ORZ, 8019 Dresden, Fetscherstr. 74

J. Matauschek, Medizinische Akademie „C. G. Carus", AFG Patientenüberwachung, 8019 Dresden, Fetscherstr. 74
E. Mater, TH Ilmenau, Institut INER, 63 Ilmenau, PSF 327
L. Mecklinger, Ministerium für Gesundheitswesen der DDR, 102 Berlin, Rathausstr. 3
J. Michel, Humboldt-Universität, Bereich Medizin (Charité), Institut für medizinische Physik und Biophysik, 104 Berlin, Invalidenstr. 42
E. M. Mirskij, Akademie der Wissenschaften der UdSSR, Institut für Geschichte der Naturwissenschaften und Technik, Moskau K 12, Staropanski per. 1/5 (UdSSR)
E. Mühlenberg, Humboldt-Universität, Sektion Wissenschaftstheorie und -organisation, 1086 Berlin, PSF 1297
H.-D. Müller, Akademie der Wissenschaften der DDR, Wissenschaftliches Informationszentrum, 104 Berlin, Schiffbauerdamm 19
B. Münnich, Akademie der Wissenschaften der DDR, Wissenschaftliches Informationszentrum, 104 Berlin, Schiffbauerdamm 19
H.-J. Nagel, Institut für Sozialhygiene und Organisation des Gesundheitsschutzes, 1134 Berlin, Nöldnerstr. 34—36
C. Noack, Humboldt-Universität, ORZ, 1086 Berlin, PSF 1297
J. Otto, Institut für Sozialhygiene und Organisation des Gesundheitsschutzes, HA III, 1134 Berlin, Nöldnerstr. 34—36
W. A. Petruchin, Akademie der Wissenschaften der Ukrainischen SSR, Institut für Kybernetik, Abteilung Medizinische Informationssysteme, Kiev (UdSSR)
A. Plotzki, Karl-Marx-Universität, Bereich Medizin, Radiologische Klinik, 701 Leipzig, Liebigstr. 27
A. A. Popow, Akademie der Wissenschaften der Ukrainischen SSR, Institut für Kybernetik, Abt. Medizinische Informationssysteme, Kiev (UdSSR)
H. C. Reissmann, Medizinische Akademie Erfurt, Zentrales Labor für Meßwertverarbeitung 50 Erfurt, Nordhäuser Str. 74
R. Richter, Humboldt-Universität, ORZ, 1086 Berlin, PSF 1297
W. Richter, Akademie der Wissenschaften der DDR, Wissenschaftliches Informationszentrum, 104 Berlin, Schiffbauerdamm 19
F. Rieger, Forschungsinstitut fü Medizinische Diagnostik, 808 Dresden, Greifswalderstr. 8
T. Rother, Karl-Marx-Universität, Bereich Medizin, Institut für Biophysik, 701 Leipzig, Liebigstr. 27
M. Rübesamen, Medizinische Akademie Erfurt, Zentrales Labor für Meßwertverarbeitung, 50 Erfurt, Nordhäuser Str. 74
V. N. Sadovskij, Akademie der Wissenschaften der UdSSR, Institut für Geschichte der Naturwissenschaften und Technik, Moskau K 12, Staropanski per. 1/5 (UdSSR)
A. Sälzler, Institut für Hygiene des Kindes- und Jugendalters, 104 Berlin, Reinhardtstr. 34
H.-G. Scharnow, Zentralinstitut für Information und Dokumentation, Abt. Chemieinformation, 117 Berlin, Köpenickerstr. 325
W. Schiementz, Humboldt-Universität, Sektion Wissenschaftstheorie und -organisation, 1086 Berlin, PSF 1297
G. Schlutow, Humboldt-Universität, Sektion Wissenschaftstheorie und -organisation, 1086 Berlin, PSF 1297
D. Schreiter, Medizinische Akademie „C. G. Carus", ORZ, 8019 Dresden, Fetscherstr. 74
E. N. Shigan, International Institute for Applied Systems Analysis (IIASA), 2361 Laxenburg (Österreich)
U. Spranger, Forschungsinstitut für Medizinische Diagnostik, 808 Dresden, Greifswalderstr. 8
H. Stöck, Medizinische Akademie Magdeburg, Nervenklinik, 301 Magdeburg. Leipzigerstr. 44/1
R. Straube, Medizinische Akademie „C. G. Carus", ORZ, 8019 Dresden, Fetscherstr. 74
J. Strauss, Forschungsinstitut für Medizinische Diagnostik, 808 Dresden, Greifswalderstr. 8

K. Strelocke, Medizinische Akademie „C. G. Carus“, 8019 Dresden, Fetscherstr. 74
V. M. Timonin, Allunionsforschungsinstitut für Sozialhygiene und Organisation des Gesundheitsschutzes (Semaschko), Moskau (UdSSR)
D. Tölle, Medizinische Akademie „C. G. Carus“, HNO-Klinik, 8019 Dresden, Fetscherstr. 74
R. Tschirschwitz, Humboldt-Universität, Sektion Wissenschaftstheorie und -organisation, 1086 Berlin, PSF 1297
A. D. Ursul, Akademie der Wissenschaften der UdSSR, Institut für Philosophie, Moskau, (UdSSR)
J. Voigt, Akademie der Wissenschaften der DDR, Zentralinstitut für Ernährung, Bereich Wissenschaftlicher Informationsdienst, 1505 Bergholz-Rehbrücke, Arthur-Scheunert-Allee 114—116
H. Weihrauch, Humboldt-Universität, Bereich Medizin, AG Informationsverarbeitung, 104 Berlin, H.-Matern-Str. 19
W. Weinstock, Krankenhaus im Friedrichshain, ORZ, 1017 Berlin, Leninallee 49
P. Weiss, Institut für Wissenschaftsinformation in der Medizin, 104 Berlin, PF 140
B. Wenzlaff, Humboldt-Universität, ORZ, 1086 Berlin, PSF 1297
K.-D. Wernecke, Humboldt-Universität, Bereich Medizin (Charité), Augenklinik, 104 Berlin, Ziegelstr. 12
P. Wulke, Zentralinstitut für Arbeitsmedizin, 1134 Berlin, Nöldnerstr. 40—42
H. Ziesemer, Institut für Sozialhygiene und Organisation des Gesundheitsschutzes, HA Statistik, 1134 Berlin, Nöldnerstr. 34—36
N. Zimmermann, Institut für Sozialhygiene und Organisation des Gesundheitsschutzes, 1134 Berlin, Nöldnerstr. 34—36
E. Zschau, Institut für Sozialhygiene und Organisation des Gesundheitsschutzes, 1134 Berlin, Nöldnerstr. 34—36
H. Zühlke, Zentralinstitut für Diabetes „G. Katsch“, Bereich Datenverarbeitung und Dokumentation, 2201 Karlsburg

FSC
www.fsc.org
MIX
Papier | Fördert gute Waldnutzung
FSC® C083411

Kolibri 360 GmbH
Ferdinand-Jühlke-Straße 7
99095 Erfurt, Deutschland
produktsicherheit@kolibri360.de